国家卫生健康委员会住院医师规范化培训规划教材

外科学 神经外科分册
Neurosurgery

第 2 版

主　编　李新钢　王任直

副主编　赵世光　康德智　江　涛　刘如恩

人民卫生出版社
·北 京·

图书在版编目（CIP）数据

外科学. 神经外科分册 / 李新钢，王任直主编. —
2 版. —北京：人民卫生出版社，2023.2
国家卫生健康委员会住院医师规范化培训规划教材
ISBN 978-7-117-32882-1

Ⅰ. ①外… Ⅱ. ①李… ②王… Ⅲ. ①外科学—职业
培训—教材 Ⅳ. ①R6

中国版本图书馆 CIP 数据核字（2022）第 028953 号

人卫智网	www.ipmph.com	医学教育、学术、考试、健康，购书智慧智能综合服务平台
人卫官网	www.pmph.com	人卫官方资讯发布平台

外科学　神经外科分册
Waikexue Shenjing Waike Fence
第 2 版

主　　编：李新钢　王任直
出版发行：人民卫生出版社（中继线 010-59780011）
地　　址：北京市朝阳区潘家园南里 19 号
邮　　编：100021
E - mail：pmph @ pmph.com
购书热线：010-59787592　010-59787584　010-65264830
印　　刷：中农印务有限公司
经　　销：新华书店
开　　本：850×1168　1/16　印张：23
字　　数：779 千字
版　　次：2015 年 11 月第 1 版　　2023 年 2 月第 2 版
印　　次：2023 年 4 月第 1 次印刷
标准书号：ISBN 978-7-117-32882-1
定　　价：89.00 元

打击盗版举报电话：010-59787491　E-mail：WQ @ pmph.com
质量问题联系电话：010-59787234　E-mail：zhiliang @ pmph.com

编 者 名 单

编　　委（按姓氏笔画排序）

王任直　北京协和医院

王新宇　山东大学齐鲁医院

王镛斐　复旦大学附属华山医院

刘如恩　北京大学人民医院

刘建民　上海长海医院

江　涛　首都医科大学附属北京天坛医院

李新钢　山东大学齐鲁医院

吴安华　中国医科大学附属第一医院

余新光　中国人民解放军总医院

陈陆馗　南方医科大学中西医结合医院

赵世光　哈尔滨医科大学附属第一医院

侯立军　上海长征医院

徐建国　四川大学华西医院

郭东生　华中科技大学同济医学院附属同济医院

菅凤增　首都医科大学宣武医院

康德智　福建医科大学附属第一医院

蒋宇钢　中南大学湘雅二医院

程宏伟　安徽医科大学第一附属医院

詹仁雅　浙江大学附属第一医院

魏俊吉　北京协和医院

编写秘书　黄　斌　山东大学齐鲁医院

出 版 说 明

为配合 2013 年 12 月 31 日国家卫生计生委等 7 部门颁布的《关于建立住院医师规范化培训制度的指导意见》，人民卫生出版社推出了住院医师规范化培训规划教材第 1 版，在建立院校教育、毕业后教育、继续教育三阶段有机衔接的具有中国特色的标准化、规范化临床医学人才培养体系中起到了重要作用。在全国各住院医师规范化培训基地四年多的使用期间，人民卫生出版社对教材使用情况开展了深入调研，全面征求基地带教老师和学员的意见与建议，有针对性地进行了研究与论证，并在此基础上全面启动第二轮修订。

第二轮教材依然秉承以下编写原则。①坚持"三个对接"：与 5 年制的院校教育对接，与执业医师考试和住培考核对接，与专科医师培养与准入对接；②强调"三个转化"：在院校教育强调"三基"的基础上，本阶段强调把基本理论转化为临床实践、基本知识转化为临床思维、基本技能转化为临床能力；③培养"三种素质"：职业素质、人文素质、综合素质；④实现"三医目标"：即医病、医身、医心；不仅要诊治单个疾病，而且要关注患者整体，更要关爱患者心理。最终全面提升我国住院医师"六大核心能力"，即职业素养、知识技能、患者照护、沟通合作、教学科研和终身学习的能力。

本轮教材的修订和编写特点如下：

1. 本轮教材共 46 种，包含临床学科的 26 个专业，并且经评审委员会审核，新增公共课程、交叉学科以及紧缺专业教材 6 种：模拟医学、老年医学、临床思维、睡眠医学、叙事医学及智能医学。各专业教材围绕国家卫生健康委员会颁布的《住院医师规范化培训内容与标准（试行）》及住院医师规范化培训结业考核大纲，充分考虑各学科内亚专科的培训特点，能够符合不同地区、不同层次的培训需求。

2. 强调"规范化"和"普适性"，实现培训过程与内容的统一标准和规范化。其中临床流程、思维与诊治均按照各学科临床诊疗指南、临床路径、专家共识及编写专家组一致认可的诊疗规范进行编写。在编写过程中反复征集带教老师和学员意见并不断完善，实现"从临床中来，到临床中去"。

3. 本轮教材不同于本科院校教材的传统模式，注重体现基于问题的学习（PBL）和基于案例的学习（CBL）的教学方法，符合毕业后教育特点，并为下一阶段专科医师培养打下坚实的基础。

4. 充分发挥富媒体的优势，配以数字内容，包括手术操作视频、住培实践考核模拟、病例拓展、习题等。通过随文或章节二维码形式与纸质内容紧密结合，打造优质适用的融合教材。

本轮教材是在全面实施以"5+3"为主体的临床医学人才培养体系，深化医学教育改革，培养和建设一支适应人民群众健康保障需要的临床医师队伍的背景下组织编写的，希望全国各住院医师规范化培训基地和广大师生在使用过程中提供宝贵意见。

融合教材使用说明

本套教材以融合教材形式出版，即融合纸书内容与数字服务的教材，读者阅读纸书的同时可以通过扫描书中二维码阅读线上数字内容。

如何获取本书配套数字服务？

第一步：安装 APP 并登录

扫描下方二维码，下载安装"人卫图书增值"APP，注册或使用已有人卫账号登录

第二步：扫描封底二维码

使用 APP 中"扫码"功能，扫描教材封底圆标二维码

第三步：输入激活码，获取服务

刮开书后圆标二维码下方灰色涂层，获得激活码，输入即可获取服务

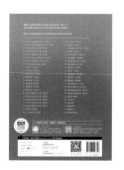

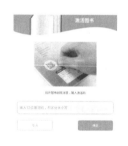

配 套 资 源

- ➢ **配套精选习题集：《外科分册》** 主编：康　骅　刘忠军
- ➢ **电子书：《外科学 神经外科分册》（第2版）** 下载"人卫"APP，搜索本书，购买后即可在 APP 中畅享阅读。
- ➢ **住院医师规范化培训题库** 中国医学教育题库——住院医师规范化培训题库以本套教材为蓝本，以住院医师规范化培训结业理论考核大纲为依据，知识点覆盖全面、试题优质。平台功能强大、使用便捷，服务于住培教学及测评，可有效提高基地考核管理效率。题库网址：tk.ipmph.com。

主 编 简 介

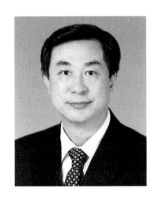

李新钢

男，医学博士，主任医师，二级教授，博士生导师，"泰山学者"特聘专家，国家卫生健康委员会和山东省有突出贡献中青年专家，山东大学齐鲁医院神经外科学科带头人。现任山东大学脑与类脑科学研究院院长、山东省神经系统疾病防治示范工程技术研究中心主任、山东省脑功能重构省级重点实验室主任。兼任中华医学会神经外科学分会副主任委员、中国医师协会神经外科医师分会副会长、山东省医学会神经外科学分会主任委员。

从事神经外科医疗、教学和科研工作 38 年，开展了多项疑难危重病症的治疗抢救工作，在国内较早开展了神经内镜手术，在脑肿瘤的基础与临床、颅脑外伤和脑血管病的综合诊疗、功能与立体定向神经外科等领域积累了丰富的经验。曾获山东省科技进步奖一、二、三等奖、中华医学科技奖三等奖等 19 项奖励。在国内外学术杂志上发表论文 219 篇，其中 SCI 收录 104 篇。主编和参编各类著作 18 部。被评为全国优秀科技工作者，曾获得中国神经外科医师最高奖"王忠诚中国神经外科医师年度奖——学术成就奖"。被山东省人民政府记二等功 3 次、三等功 2 次。山东省"富民兴鲁"劳动奖章获得者，首批山东省卫生系统杰出学科带头人，山东省医学领军人才。

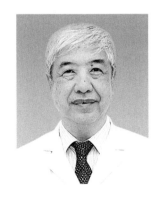

王任直

男，北京协和医院神经外科教研室主任，主任医师，二级教授，博士生导师，北京协和医学院（八年制）再生医学系副主任。曾任北京协和医院神经外科主任，外科学系副主任，外科学系党总支书记，北京协和医院党委委员。现任中国医师协会智慧医疗分会副主任委员，世界华人医师协会智慧医疗分会副主任委员，中国神经科学学会神经肿瘤分会副主任委员，中国神经重症管理协作组顾问，国家干细胞临床委员会委员，国家自然科学基金委员会评委，科技部科技发展基金项目评委以及国家科学技术奖励评审委员会委员。

从事神经外科工作 39 年，善于处理神经外科各种疑难复杂问题。作为首席科学家承担国家"863"课题 3 项；作为课题负责人，承担国家自然科学基金委员会中美合作重大课题 1 项，面上课题多项，科技部重大研究前期专项 1 项，科技部、国家卫生健康委员会北京市科学技术委员会、国家教委博士点基金课题等多项。申请国家级各级政府科研课题 24 项，作为第一作者或通信作者发表 SCI 医学论文 128 篇，获得国内外专利 7 项，正在申请中 32 项，主编或主译各类医学论著 18 部，参与编写各种医学类教科书 10 余部，组织编写各类疾病共识或指南 20 余部。

副主编简介

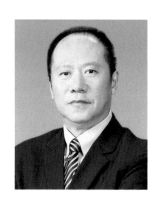

赵世光

男，现任深圳大学总医院院长，深圳大学特聘教授，哈尔滨医科大学附属第一医院终身教授，二级教授，博士生导师，博士后指导教师。享受国务院政府特殊津贴专家、卫生部有突出贡献中青年专家、中华医学会神经外科学分会副主任委员、中国医师协会神经外科医师分会副会长、黑龙江省医学会及医师协会神经外科专业委员会主任委员。

从事教学工作 38 年；擅长复杂和疑难神经外科疾病的诊治；共培养博硕士 148 名。先后主持国家及省级课题 30 余项；在国内外期刊发表论文 200 余篇；以第一完成人获省部级奖励 20 余项、国家级专利 5 项；出版专著和译著 15 部。

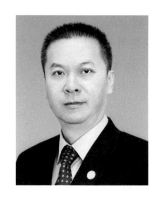

康德智

男，现任福建医科大学附属第一医院党委副书记、院长，福建省神经医学中心主任，福建省神经病学研究所所长。主编、副主编、参编专著 12 部；承担国家自然科学基金及各类省部级科研项目 19 项；获省部级科技进步奖一等奖 1 项、二等奖 1 项、三等奖 2 项。

从事教学工作至今 31 年，被授予国家卫生健康委脑卒中筛查与防治工作模范院长、国家卫生健康委脑卒中防治工程杰出贡献奖。获福建省五一劳动奖章，被中共中央、国务院、中央军委授予"全国抗击新冠肺炎疫情先进个人"荣誉称号。兼任中国医师协会神经外科医师分会副会长、国家卫生健康委脑卒中防治工程委员会出血性卒中外科专业委员会主任委员、中华医学会神经外科学分会常委。

副主编简介

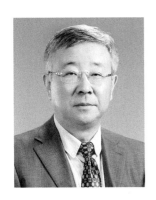

江涛

男，现任北京市神经外科研究所副所长、北京天坛医院神经外科中心副主任，中国抗癌协会脑胶质瘤专业委员会和中国神经科学学会神经肿瘤分会主任委员。

从事医教研工作33年，是我国神经功能保护手术理念的率先实践者、手术保护策略的主要创建者，为我国神经外科跻身国际前列做出突出贡献。发表论文301篇，含 Cell、PNAS 等 SCI 论文195篇。获国家发明专利/软件著作权12项、美国专利1项，5项实现转化。主持编写《脑胶质瘤诊疗规范》等6部规范或指南，主编专著9部。以第一完成人获国家科学技术进步奖二等奖1项、省部级一等奖3项。

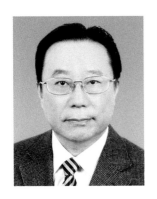

刘如恩

男，北京大学、中国医学科学院、南昌大学博士生导师。北京大学功能神经外科研究中心主任，北京大学神经外科学系副主任，北京大学人民医院神经外科主任，中国医师协会周围神经专业委员会主任委员，中国医师协会神经外科医师分会常委，中华医学会神经外科学分会功能神经外科学组委员，国家创伤临床医学中心颅脑创伤专业委员会副主任委员，中国抗癫痫协会神经调控委员会委员。中华神经创伤外科电子杂志副总编辑、中华实验外科杂志等编委。

从事教学工作30余年，主持科技部国家重点研发计划1项、国家自然科学基金5项，发表论文153篇，出版专著6部。

前　言

2013年元月，国家卫生计生委启动了住院医师规范化培训教材编撰工作，2014岁末之际，教育部、国家卫生计生委、国家中医药管理局、国家发展改革委、财政部、人力资源和社会保障部六部委联合印发了《关于医教协同深化临床医学人才培养改革的意见》，住院医师规范化培训制度作为医学本科毕业生为主体的毕业后教育，该项工作已于全国范围内全面启动。2015年出版的第一版教材针对住院医师规范化培训的轮转要求，结合神经外科专业特点，在完整概括规培大纲要求的前提下，力求简洁、实用。教材出版后，编写团队和出版社收到了很多学员和同道的宝贵建议。在国家卫生健康委指导下，基于以上建议和第一版教材编写经验，本次修订主要做出了如下调整：1. 在第二章增加了"病史采集"内容；2. 增加第十一章"神经外科手术基本知识"；3. 进一步规范了书中部分专业术语的使用。

本书共十一个章节，第一至三章着重介绍神经系统解剖与生理学，神经系统查体方法和定位诊断，以及神经外科常用辅助检查方法，作为轮转学员需要掌握的基本知识；第四至九章按照不同疾病类型分章节介绍诊断和治疗方法，重点突出对神经外科常见病和急危重症的讲解；第十至十一章介绍了轮转学员需要掌握的神经外科常用操作和手术基本知识，旨在提高轮转人员的基本技能。参照本教材轮转学习，住院医师能够掌握神经外科常见疾病的发病机制、临床特点、诊断与鉴别诊断及治疗原则；熟悉常见颅脑损伤的急救处理原则，颅内高压的临床诊断及初步处理原则；了解颅内和椎管内肿瘤、颅内和椎管内血管性疾病的临床特点、诊断与鉴别诊断及治疗原则。

本书编撰过程中承蒙国内神经外科界诸多同仁参编，他们中既有长期从事神经外科临床和教学工作的国内知名专家，也有在专科领域卓有建树的青年一代神经外科精英，在教材的编写过程中他们付出了辛勤的汗水，在此表示衷心感谢。

针对住院医师神经外科规范化培训编撰工作，本教材根据规培大纲的要求以及第一版教材的经验和反馈来进行编写，尽管编委会多次讨论几易其稿，亦难免会有缺点和纰漏之处，真诚希望参加规范化培训的住院医师以及神经外科同道能够多提宝贵意见和建议，以便我们再版时予以改进。

目　录

住培考典…………………………………………………………………………

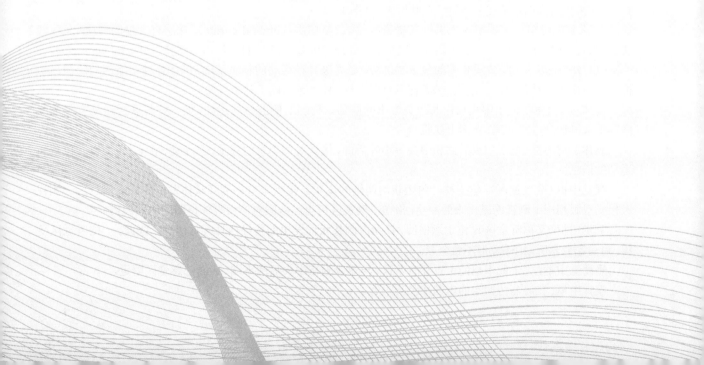

第一篇

总　论

第一章　神经系统解剖与生理学

神经系统(nervous system)由中枢神经系统(central nervous system)和周围神经系统(peripheral nervous system)两部分组成。中枢神经系统包括位于颅腔的脑和位于椎管的脊髓,周围神经系统则是脑和脊髓以外的神经成分。神经系统是机体内对生理功能活动的调节起主导作用的系统。体内各器官、系统的功能和各种生理过程都不是各自孤立地进行,而是在神经系统的直接或间接调节控制下,互相联系、相互影响、密切配合,使人体成为一个完整统一的有机体,实现和维持正常的生命活动。

第一节　神经系统解剖基础

一、脑

脑(brain)位于颅腔内,可分为端脑(大脑)、间脑、小脑、中脑、脑桥和延髓6个部分。通常把中脑、脑桥和延髓合称为脑干。

(一)端脑

端脑(telencephalon)又称为大脑,是脑的最高级部位。两侧大脑半球由胼胝体相连而成。

1. 大脑的外形和分叶　大脑半球表面起伏不平,凹陷处成沟(sulci),沟之间形成长短、大小不一的隆起,为回(gyri)。在两侧大脑半球之间由大脑纵裂(cerebral longitudinal fissure)将其分开,纵裂的底为连接左右半球的胼胝体(corpus callosum)。大脑半球表面有3条恒定的沟,将其分为5叶,即额叶、顶叶、枕叶、颞叶、岛叶。外侧沟(lateral sulcus)起于大脑半球下面,行向后上的深裂;中央沟(central sulcus)起于半球上缘中点稍后方,斜向前下方,下端与外侧沟隔一个脑回,上端延伸至半球内侧面;顶枕沟(parietooccipital sulcus)位于半球内侧面后部,自距状沟起自下而上,并转至上外侧面。在外侧沟上方和中央沟以前的部分为额叶(frontal lobe);外侧沟以下的部分为颞叶(temporal lobe);顶枕沟以后部分为枕叶(occipital lobe);顶叶(parietal lobe)为外侧沟上方、中央沟后方及枕叶以前的部分;岛叶(insular lobe)(又称脑岛)呈三角形岛状,位于外侧沟深面,被额叶、顶叶、颞叶所掩盖(图1-1)。

2. 大脑的结构　大脑半球表层被灰质覆盖,称大脑皮质(cerebral cortex),深层有大量的白质(又称髓质)。在大脑底部白质内的灰质团块为基底节(basal ganglia),半球内的腔隙称为侧脑室(lateral ventricle)。

(1)大脑皮质:大脑皮质是脑的最重要部分,是高级神经活动的物质基础,机体各种功能活动的最高中枢在大脑皮质上具有相应的定位,形成许多重要中枢,具体包括以下几个方面:

躯体运动中枢:位于中央前回和中央旁小叶前部。控制对侧肢体的运动,但一些与联合运动有关的肌肉则受双侧运动区的支配,如面上部肌。

躯体感觉中枢:位于中央后回和中央旁小叶后部,接受对侧半身的痛觉、温度觉、触觉、压力以及位置和运动觉信息。

视觉中枢(或视觉区):位于枕叶内距状沟两侧的皮质。接受来自外侧膝状体发出的视觉信息。一侧视区接受双眼相同半侧视网膜传来的冲动,损伤一侧视区可引起双眼对侧视野偏盲即同向性偏盲。

听觉中枢(又称听觉区):位于颞横回,接受内侧膝状体发出的传导两耳听觉信息。因此,一侧听觉区受损,可引起双耳听力下降,但不致全聋。

平衡觉中枢:关于此中枢的位置存在争议,一般认为在中央后回下端、头面部感觉区附近。

嗅觉中枢:在海马旁回沟的内侧部及其附近。

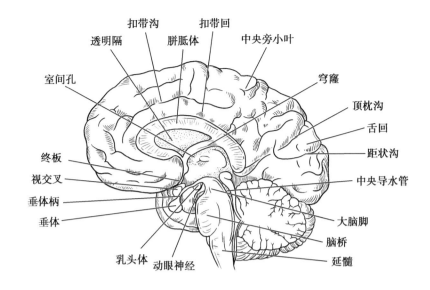

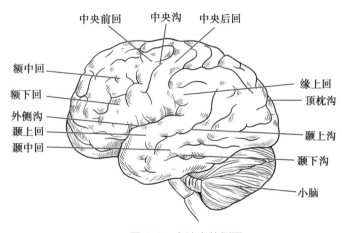

图 1-1 大脑内外侧面

味觉中枢：可能在中央后回下部，舌和咽的一般感觉区附近。

运动性语言中枢：又称 Broca 区，位于额下回的后部。此中枢受损，可产生运动性失语症，即不能说出具有意义的语言，但仍能发音。

听觉性语言中枢：又称 Wernicke 区，位于颞上回后部。此中枢受损，虽然患者听觉正常，但不能理解别人及自己说话的意思，称为感觉性失语症。

书写中枢：位于额中回后部，靠近中央前回的上肢代表区。此中枢受损，虽然手的运动功能仍然保存，但写字、绘图等精细动作发生障碍，称为失写症。

视觉性语言中枢：又称阅读中枢，在顶下小叶的角回，靠近视觉中枢。此中枢受损时，视觉常无障碍，但不理解字意、句意，称为失读症。

（2）基底节（basal ganglia）：因靠近大脑半球的底部而得名，包括纹状体、屏状核和杏仁体（图 1-2）。

纹状体（corpus striatum）包括尾状核和豆状

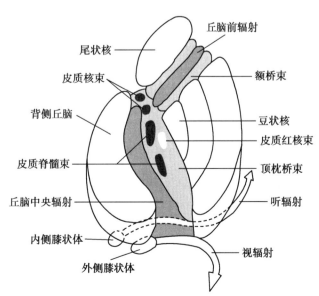

图 1-2 基底节区主要结构示意图

3

核,其前端互相连接。尾状核(caudate nucleus)呈"C"形弯曲,分头、体、尾3部分,其全长围绕豆状核和丘脑。豆状核(lentiform nucleus)位于岛叶深部,借内囊与尾状核和丘脑分开,由外侧部的壳(putamen)和内侧两部的苍白球(globus pallidus)组成。纹状体是锥体外系的重要组成部分,参与躯体运动的调节。

屏状核(claustrum)位于岛叶皮质和豆状核之间,屏状核与豆状核之间的白质,称外囊。

杏仁体(amygdaloid body)在侧脑室下角前端的上方,海马旁回钩的深面,与尾状核的末端相连,为边缘系统的皮质下中枢,与调节内脏活动和情绪的产生有关。

(3)大脑半球的髓质:主要由联系皮质部分和皮质下结构的神经纤维组成,可分为:①连合纤维(commissural fibers),连接左右半球皮质的纤维,包括胼胝体、前连合和穹窿连合;②联络纤维(association fiber),一侧半球内部各叶间的连接纤维;③投射纤维(projection fibers),由大脑皮质与皮质下各中枢间的上、下行纤维组成,大部分经过内囊。内囊(internal capsule)位于丘脑、尾状核(二者居内侧)和豆状核(居外侧)之间。在水平切面上,内囊是"V"字形的白质板,分前肢、膝和后肢3部分。

(4)侧脑室:是位于两侧大脑半球内的腔隙,腔内有脉络丛,分为中央部、前角、后角和下角4部分。

3.边缘系统 在半球的内侧面,扣带回和海马旁回等,围绕胼胝体等成一环状,加上被挤到侧脑室下角的海马和齿状回,共同组成边缘叶(limbic lobe)。边缘叶再加上与它联系密切的皮质和皮质下结构,如杏仁体、隔区(内有隔核)、下丘脑、背侧丘脑的前核和中脑被盖等,共同组成边缘系统(limbicsystem)。边缘系统与内脏活动、情绪反应及性活动有密切关系,还参与个体生存(如觅食、防御、攻击等)和种族延续(如生殖行为),其中海马等结构还与学习记忆功能有关。

(二)间脑

间脑(diencephalon)位于中脑和大脑之间,它的两侧和背面被高度发展的大脑皮质所掩盖。间脑共分5部分,包括背侧丘脑、后丘脑、上丘脑、底丘脑和下丘脑。间脑的内腔是一正中矢状窄裂隙,称第三脑室(the third ventricle),室前部两侧的室间孔(interventricular foramen)通大脑半球内的侧脑室(lateral ventricle),室后部通中脑水管。第三脑室顶由脉络组织构成;底由视交叉、灰结节、漏斗和乳头体构成;前壁为终板;侧壁为背侧丘脑和下丘脑。

1.背侧丘脑(dorsal thalamus) 又称丘脑,位于下丘脑的背侧和上方,是一对卵圆形灰质团块,左右各一,中间为第三脑室。背侧丘脑是皮质下感觉的最后中继站,可能感知粗略的痛觉,并调节躯体运动。

2.后丘脑(metathalamus) 包括丘脑枕后下方的两个小团块,偏外侧的为外侧膝状体(lateral geniculate body),偏内侧的为内侧膝状体(medial geniculate body),二者分别参与视觉和听觉信号的传导。

3.上丘脑(epithalamus) 位于第三脑室顶部的周围,包括松果体(pineal body)、缰三角、缰连合、丘脑髓纹和后连合。松果体为内分泌腺,分泌褪黑激素,有抑制性腺发育及调节生物钟的功能,16岁后逐渐钙化。

4.底丘脑(subthalamus) 为间脑与中脑的移行区,位于背侧丘脑的下方、下丘脑的外侧。内含底丘脑核,与苍白球等结构有密切的纤维联系,是锥体外系的重要结构。人类一侧底丘脑核受损,可产生对侧肢体尤其是上肢较为显著的不自主的舞蹈样动作。

5.下丘脑(hypothalamus) 居丘脑的下方,形成第三脑室下部的侧壁。在脑底面,此部的最前方是视交叉(optic chiasma),后方为灰结节(tuber cinereum),向下移行于漏斗(infundibulum)。漏斗上端称正中隆起(median eminence),下端与垂体(hypophysis)相接。灰结节后方有一对圆形的隆起称为乳头体(mammillary body)。下丘脑是神经内分泌的中心,是皮质下调节自主神经活动的高级中枢,将神经调节与激素调节融为一体参与对情绪、饮食、体温、水盐平衡、睡眠、觉醒及垂体内分泌活动的调节。

(三)小脑

小脑(cerebellum)位于颅后窝,在脑桥和延髓的背面。小脑两侧膨大,称小脑半球(cerebellar hemisphere),参与调节随意运动;中部较狭窄,称小脑蚓(vermis),主管平衡和调节肌紧张。小脑借上、中、下3对小脑脚连于脑干的背面。在小脑半球下面前内侧部有一突出部分,称为小脑扁桃体(tonsil of cerebellum)。当颅内某种病变引起颅内压增高时,小脑扁桃体可向下嵌入枕骨大孔,形成小脑扁桃体疝,或称为枕骨大孔疝。

小脑表面的灰质称小脑皮质(cerebellar cortex),小脑深面的白质称小脑髓质(medulla)。在髓质里还埋着灰质核团,称小脑核(cerebellar nuclei)。小脑的功能主要包括协调躯体随意运动、管理编程运动、调节肌张力及维持身体平衡。

（四）脑干

脑干是位于脊髓与间脑之间的部分，自下而上由延髓、脑桥和中脑3部分组成。延髓和脑桥的背面与小脑相连。

1. 脑干的外形

（1）脑干的腹侧面观

1）延髓（medulla oblongata）：形似倒置的圆锥体，表面有与脊髓相连续的同名沟和裂，上端借延髓脑桥沟与脑桥为界。在延髓上部、前正中裂两侧各有一纵行隆起，称为锥体（pyramid），由锥体束的纤维聚集而成。锥体外侧有一卵圆形隆起，称为橄榄（olive），在橄榄与锥体之间的前外侧沟中有舌下神经根丝；而在橄榄背外侧的后外侧沟内，由上而下依次排列有舌咽神经根、迷走神经根和副神经根。

2）脑桥（pons）：腹面宽阔膨隆，称为脑桥基底部。延髓脑桥沟中自内向外依次有展神经根、面神经根和前庭蜗神经根。脑桥上缘与中脑的大脑脚相连。基底部向两侧逐渐变窄，移行为小脑中脚（middle cerebellar pedicle），二者的分界处有三叉神经根。

3）中脑（midbrain）：腹侧面有一对粗大的柱状结构，称为大脑脚（crus cerebri），内由大量来自大脑皮质的下行纤维组成，左右大脑脚之间的凹窝称为脚间窝，窝底为后穿质。大脑脚内侧有动眼神经根（图1-3）。

（2）脑干的背侧面观：延髓背面可分为上下两部分，上半部构成菱形窝的下部。下半部形似脊髓，后正中沟的两侧各有一对突起，内侧的一对称为薄束结节（gracile tubercle），外侧的一对称为楔束结节（cuneate tubercle）。楔束结节外上方的隆起，称为小脑下脚（inferior cerebellar peduncle），又称绳状体（restiform body），其纤维向后连于小脑。

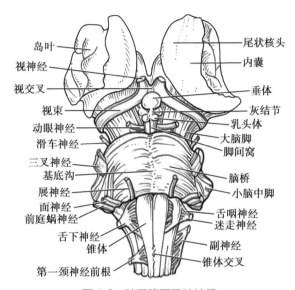

图1-3 脑干腹面及脑神经

脑桥背面构成菱形窝的上半部，窝的两侧为小脑上脚。菱形窝上有横行的髓纹，为延髓和脑桥在背面的分界。

中脑背部为顶盖，有两对圆形隆起，上方的一对为上丘（superior colliculus），是皮质下视觉中枢，借上丘臂（brachium of superior colliculus）连于间脑的外侧膝状体；下方的一对为下丘（inferior colliculus），是皮质下听觉中枢，借下丘臂（brachium of inferior colliculus）连于间脑的内侧膝状体，下丘下方有滑车神经根。上丘和下丘合称四叠体（corpus quadrigemina）。

2. 第四脑室 位于延髓、脑桥和小脑之间的室腔。它上通中脑水管；下通延髓和脊髓中央管；顶端朝向小脑，为第四脑室盖；室底呈菱形，故名菱形窝。室顶的壁膜构成脉络组织，并携带软膜和室管膜上皮突入室腔，形成第四脑室脉络丛（choroid plexus of fourth ventricle），产生脑脊液。第四脑室借脉络组织上的3个孔与蛛网膜下隙相通：一是不成对的第四脑室正中孔（median aperture of fourth ventricle），位于脑室下角尖部正上方；另外两个是第四脑室外侧孔（lateral aperture of fourth ventricle），分别开口于第四脑室左、右外侧尖端。

3. 脑干的内部结构 包括脑神经核、传导通路上的中继核团、网状结构和上、下行传导束（表1-1）。

（1）延髓的内部结构：延髓内有多个脑神经核团，分别与舌咽神经、迷走神经、副神经、舌下神经相连。延髓内重要的中继核有薄束核（gracile nucleus）和楔束核（cuneate nucleus），各一对，分别接受来自薄束和楔束的纤维。

（2）脑桥的内部结构：脑桥的内部有与三叉神经、展神经、面神经和前庭蜗神经相连的神经核。主要的中继核为脑桥基底部大量散布于纵横纤维之间的神经元群，即脑桥核，是传递大脑皮质运动信息到小脑的中继站。

（3）中脑的内部结构：中脑以中脑水管为界分为两部分：背侧部称为顶盖，腹侧部称为大脑脚。大脑脚又可分为被盖、黑质和大脑脚底 3 部分。在中脑内部有与动眼神经、滑车神经和三叉神经相连的神经核。上丘内有上丘核，是视觉反射中枢，参与完成由声、光刺激引起的反射活动；下丘内有下丘核，是听觉传导通路上重要的中继核，传递听觉信息。此外，中脑内还有红核和黑质，它们对调节运动有着重要作用。

表 1-1　脑神经核在脑干各部的位置及功能简表

功能柱	一般躯体运动柱	特殊内脏运动柱	一般内脏运动柱	一般和特殊内脏感觉柱	一般躯体感觉柱	特殊躯体感觉柱
位置	中线两侧	躯体运动柱腹外侧	躯体运动柱背外侧	一般内脏运动柱外侧	内脏感觉柱腹外侧	最外侧（前庭区深面）
中脑　上丘	动眼神经核（Ⅲ）		动眼神经副核（Ⅲ）			
中脑　下丘	滑车神经核（Ⅳ）				三叉神经中脑核（Ⅴ）	
脑桥　上部						
脑桥　中部		三叉神经运动核（Ⅴ）			三叉神经脑桥核（Ⅴ）	
脑桥　下部	展神经核（Ⅵ）	面神经核（Ⅶ）	上泌涎核（Ⅶ）			
延髓　橄榄上部			下泌涎核（Ⅸ）	孤束核（此核上部为味觉核，下部为心-呼吸核）（Ⅶ、Ⅸ、Ⅹ）		
延髓　橄榄中部		疑核（Ⅸ、Ⅹ、Ⅺ）	迷走神经背核（Ⅹ）	界沟		前庭神经核（Ⅷ）／蜗神经核（Ⅷ）
延髓　内侧丘系交叉	舌下神经核（Ⅻ）					
延髓　锥体交叉		副神经核（Ⅺ）				
功能	1.动眼、滑车、展神经核支配眼球外肌　2.舌下神经核支配舌内、外肌	1.三叉神经运动核支配咀嚼肌　2.面神经核支配面肌　3.疑核支配喉咽肌　4.副神经核支配胸锁乳突肌和斜方肌	1.动眼神经核支配睫状肌和瞳孔括约肌　2.上泌涎核控制泪腺、舌下腺和下颌下腺的分泌　3.下泌涎核控制腮腺的分泌　4.迷走神经背核控制大部分胸、腹内脏和心血管活动	1.味觉核接受来自味蕾的特殊内脏感觉冲动　2.心-呼吸核接受胸、腹腔器官的一般内脏感觉冲动	1.三叉神经中脑核接受咀嚼肌的本体感觉冲动　2.三叉神经脑桥核主要接受头、面部、牙、口、鼻腔的触、压觉冲动　3.三叉神经脊束核主要接受头、面部的痛、温觉冲动	1.前庭神经核接受内耳球囊斑、椭圆囊斑和壶腹嵴的平衡觉冲动　2.蜗神经核接受内耳螺旋器的听觉冲动

4.脑干的功能

（1）传导功能：大脑皮质与脊髓、小脑相互联系的传入和传出神经纤维束均经过脑干。

（2）反射的低级中枢：脑干内具有多个反射的低级中枢。如延髓内有调节呼吸和心血管活动的"生命中枢"。

（3）网状结构的功能：具有维持大脑皮质醒觉、引起睡眠、调节躯体运动和感觉及某些内脏活动的功能。

二、脊髓

（一）脊髓的位置和外形

脊髓（spinalcord）位于椎管内，上端平枕骨大孔处与延髓相连，下端在成人平第 1 腰椎体下缘（新生儿可达第 3 腰椎下缘）。脊髓全长粗细不等，有两个梭形的膨大，位于上部的称为颈膨大，位于下部的称为腰骶膨大。

脊髓的表面有 6 条纵贯全长的沟或裂。前面正中较明显的沟为前正中裂，后面正中较浅的沟为后正中沟。在前正中裂两侧有一对前外侧沟,沟内有脊神经前根的根丝附着。在后正中沟两侧有一对后外侧沟,沟内有脊神经后根的根丝附着。

每一对脊神经所连的一段脊髓,称为一个脊髓节段。因为脊神经有 31 对,因此脊髓也相应的有 31 个节段,即 8 个颈节(C)、12 个胸节(T)、5 个腰节(L)、5 个骶节(S)和 1 个尾节(Co)。由于脊髓与椎骨发育速度不同,脊髓各节段与椎骨的位置关系并不一致。成年人一般可用以下的方法来推算:上颈髓节($C_1 \sim C_4$)大致与同序数椎骨相对应,下颈髓节($C_5 \sim C_8$)和上胸髓节($T_1 \sim T_4$)与同序数椎骨的上 1 节椎体平对,中胸部的脊髓节($T_5 \sim T_8$)约与同序数椎骨上 2 节椎体平对,下胸部的脊髓节($T_9 \sim T_{12}$)约与同序数椎骨上 3 节椎体平对,全部腰髓节约平对第 10~12 胸椎,全部骶、尾髓节约平对第 1 腰椎。了解脊髓节段与椎骨的对应关系,对病变和麻醉的定位具有重要意义。例如,为避免损伤脊髓,临床上常在第 3、4 腰椎间及以下进行腰椎穿刺。

（二）脊髓的内部结构

在脊髓的横切面上,可见脊髓的中央有一细管,称中央管,中央管周围的蝶形结构称灰质(grey matter),灰质周围的结构称白质(white matter)。

1. 灰质 灰质两侧前端呈角状膨大,称前角,含有大量运动神经元的细胞体,其轴突组合成脊神经的前根,直接支配骨骼肌的运动。灰质两侧后端狭长突出,称为后角,内含感觉细胞,主要接受脊神经后根传入的感觉冲动,再由此传至中枢。在胸髓和上部腰髓,前后角之间有向外突出的侧角,是交感神经元胞体所在部位。前角和后角之间的区域称中间带。

2. 白质 白质借脊髓表面的 3 条纵行的沟分为 3 个索,前正中裂与前外侧沟之间称前索,主要由上行的脊髓丘脑束和下行的皮质脊髓前束组成;后外侧沟与正中沟之间称后索,主要由上行的薄束和楔束组成;前后外侧沟之间称外侧索,主要由上行的脊髓小脑束和下行的皮质脊髓侧束、红核脊髓束、网状脊髓束组成。

（三）脊髓的功能

1. 传导功能 在脑和各级中枢的控制下,脊髓可以通过上、下行传导束,连接躯干和四肢。

传导途径:感觉神经冲动→脊髓白质→脑(产生感觉)。

2. 反射功能 脊髓灰质内部存在低级别反射中枢,通过脊髓内部神经元的特定联系,可以完成一些反射活动,如膝反射、排便、排尿等。正常情况下,其反射活动是在脑的控制下进行的。

反射途径:运动神经冲动(脑)→脊髓白质→骨骼肌、平滑肌、心肌。

三、周围神经系统

（一）脑神经

脑神经(cranial nerves)是指与脑及脑干相连的神经,共 12 对,常用罗马数字表示(表 1-1)。

1. 感觉性脑神经(共 3 对)

Ⅰ 嗅神经(olfactory nerves)属于特殊内脏感觉神经,分布于鼻腔顶部的嗅黏膜,传导嗅觉。

Ⅱ 视神经(optic nerve)由特殊躯体感觉纤维组成,分布于眼球的视网膜上,传导视觉冲动。

Ⅷ 前庭蜗神经(vestibulocohlear nerve)又称位听神经。由前庭神经和蜗神经组成,属于特殊躯体感觉性神经,传导内耳的听觉和平衡觉的冲动入脑。

2. 运动性脑神经(共 5 对)

Ⅲ 动眼神经(oculomotor nerve)含有躯体运动和一般内脏运动两种纤维。分布于眼球外面的上直肌、下直肌、内直肌、下斜肌和上睑提肌,控制眼球向上、向下、向内、向外上运动及上提眼睑。其副交感纤维分布于睫状肌和瞳孔括约肌,调节晶状体曲度和缩小瞳孔。

Ⅳ 滑车神经(trochlear nerve)为躯体运动性神经,分布于上斜肌,收缩时使眼球转向外下方。

Ⅵ 展神经(abducent nerve)为躯体运动性神经,分布于眼球的外直肌,收缩时使瞳孔转向外侧。

Ⅺ 副神经(accessory nerve)由颅根和脊髓根组成。颅根含特殊内脏运动纤维,支配咽喉肌;脊髓根纤维为躯体运动纤维,支配胸锁乳突肌、斜方肌。

Ⅻ 舌下神经(hypoglossal nerve)由躯体运动纤维组成,支配舌肌运动。

3. 混合性脑神经(共 4 对)

Ⅴ 三叉神经(trigeminal nerve)含有一般躯体感觉和特殊内脏运动两种纤维,支配咀嚼肌运动和头面部

（鼻腔及口腔黏膜、牙髓、眼、皮肤、脑膜等）的一般感觉。

Ⅶ面神经（facial nerve）含有 3 种主要纤维成分：①特殊内脏运动纤维，支配面肌的运动；②一般内脏运动纤维，分布于泪腺、下颌下腺、舌下腺及鼻、腭的黏膜腺；③特殊内脏感觉纤维，即味觉纤维，分布于舌前 2/3 的味蕾。

Ⅸ舌咽神经（glossopharyngeal nerve）含 5 种纤维成分：①特殊内脏运动纤维，支配茎突咽肌和咽缩肌；②一般内脏运动（副交感）纤维，司腮腺分泌；③特殊内脏感觉纤维，分布于舌后 1/3 的味蕾；④一般内脏感觉纤维，分布于咽、舌后 1/3 等处黏膜以及颈动脉窦和颈动脉小球；⑤一般躯体感觉纤维，分布于耳后皮肤。

Ⅹ迷走神经（vagus nerve）含有 4 种纤维成分：①一般内脏运动（副交感）纤维，主要分布到颈、胸和腹部的脏器，管理平滑肌、心肌和腺体活动；②特殊内脏运动纤维，支配咽、喉肌；③一般内脏感觉纤维，分布于颈、胸和腹部的脏器；④一般躯体感觉纤维，主要分布于耳郭、外耳道的皮肤和部分硬脑膜。

（二）脊神经

脊神经（spinal nerves）共 31 对，包括 8 对颈神经（cervical nerves）、12 对胸神经（thoracic nerves）、5 对腰神经（lumbal nerves）、5 对骶神经（sacral nerves）和 1 对尾神经（coccygeal nerve）。每对脊神经借前根和后根与脊髓相连。前根由脊髓前角的运动神经元和侧角内的交感神经元的轴突构成；后根由感觉神经纤维构成。前根与后根在椎间孔处合成脊神经，故每对脊神经为混合性神经，含有躯体感觉、躯体运动、内脏感觉、内脏运动 4 种纤维。在椎间孔附近脊神经后根有一膨大，称脊神经节，内有假单级神经元的细胞。脊神经出椎间孔后立即分为前支和后支等分支。脊神经前支分布于躯干前外侧和四肢的肌肉及皮肤。除胸神经前支的节段性比较明显外，其余脊神经的前支均交织形成丛，即颈丛、臂丛、腰丛和骶丛等。后支分为肌支和皮支。肌支分布于颈、背、腰、骶部深层肌肉；皮支分布于颈、背、腰、骶部的皮肤，其分布有明显的节段性（图 1-4）。

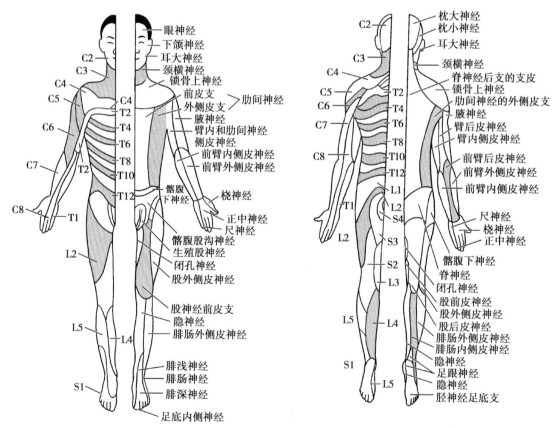

图 1-4 皮肤节段性神经分布

（三）内脏神经系统

内脏神经系统（visceral nervous system）主要指分布于内脏、心血管、平滑肌和腺体的神经，包括感觉和运动两种纤维成分,可分为交感神经和副交感神经。其中内脏运动神经的主要功能是调节内脏、心血管的运动和腺体的分泌,这种调节通常不受意志控制,故得名自主神经。又因其不参与控制动物所特有的骨骼肌运动,主要是控制和调节动、植物所共有的物质代谢活动,故又称植物性神经系统。

四、被膜、血管及其脑脊液循环

(一)脑和脊髓的被膜

脑和脊髓的表面均包有3层被膜,由外向内依次为硬膜、蛛网膜、软膜,它们有保护、支持脑和脊髓的作用。

1. 硬膜(duramater)　厚而坚韧,分为硬脊膜和硬脑膜。

硬脑膜内层在一定部位折叠并向颅腔内伸延形成隔幕,其中主要的隔幕有大脑镰(cerebral falx)、小脑幕(tentorium of cerebellum)、鞍膈(diaphragma sella)等。当颅内压增高时,脑组织发生移位,若在隔幕或狭窄位置发生嵌顿,可能形成脑疝,如小脑幕切迹疝、枕骨大孔疝。硬脑膜在某些部位两层分开形成的腔隙,内衬一层内皮细胞,称为硬脑膜静脉窦(duralvenoussinuses)。脑的静脉、部分硬膜本身的静脉和板障静脉等均注入窦内。硬脑膜窦内的血液流向归纳如图1-5。

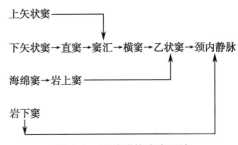

图1-5　硬脑膜静脉窦回流

2. 蛛网膜(arachnoid matter)　位于硬膜的深面,为半透明薄膜。蛛网膜与软膜之间有许多结缔组织小梁互相连接,其间存在腔隙,称蛛网膜下隙(subarachnoid space),内充满脑脊液。蛛网膜下隙在某些部位扩大,称为池,重要的池有小脑延髓池、脚间池、交叉池等。

3. 软膜(pia matter)　薄而富含血管,紧贴脑和脊髓表面,并伸入脑和脊髓的沟裂,分别称为软脑膜及软脊膜。在脑室壁,软脑膜及其血管与脑室的室管膜上皮共同突向脑室,形成脉络丛(choroid plexus)。

(二)脑脊液及其循环途径

侧脑室脉络丛产生的脑脊液,经室间孔流入第三脑室,与第三脑室脉络丛产生的脑脊汇合,经中脑水管流入第四脑室,再与第四脑室脉络丛产生的脑脊液一起,经第四脑室顶的正中孔和两个外侧孔进入蛛网膜下腔,使整个脑、脊髓和马尾等均浸泡在脑脊液中。脑脊液在蛛网膜下腔内流向大脑背面,最后经蛛网膜粒渗入到上矢状窦内,从而回到血液循环中。

健康成人脑脊液含量约为150ml,每天分泌量为400~500ml。可若脑室系统发生机械性阻塞或脑脊液吸收受限,可产生脑积水及颅内压增高。

(三)脑和脊髓的血液供应

1. 脑的动脉　脑的动脉来自成对的颈内动脉和椎动脉。前者供应大脑半球的前2/3和间脑前半部;后者供应脑干、小脑、间脑后半部和大脑半球的后1/3。二者供应范围大致以顶枕沟为界。临床上把脑的血液供应归纳为颈内动脉系和椎基底动脉系。两动脉系的分支又可分为皮质支(营养皮质及其下方的髓质)和中央支(深入脑实质,供应丘脑、基底节和内囊等)(图1-6)。

(1)颈内动脉(internal carotid artery,ICA):起自颈总动脉,经颈部向上至颅底,穿颞骨岩部的颈动脉管进入海绵窦内侧壁,由海绵窦穿出后行至蝶骨的前床突转向后上,分为大脑前动脉和大脑中动脉两终支。颈内动脉的主要分支如下。

1)大脑前动脉(anterior cerebral artery,ACA):在视神经的上方,向前内行,进入大脑纵裂,与对侧的同名动脉借前交通动脉(anterior communicating artery)相连,然后沿胼胝体沟后行,分布于顶枕沟以前的大脑半球内侧面、额叶底面的一部分及额、顶两叶上外侧面的上部。从大脑前动脉的近段发出中央支经前穿质进入脑实质,供应尾状核、豆状核前部和内囊前肢。

2)大脑中动脉(middle cerebral artery,MCA):可视为颈内动脉的直接延续,向外进入外侧沟内,并分出若干皮质支随此沟向后外方,供应半球上外侧面的大部分和岛叶。这些区域内有躯体运动、躯体感觉和语言中枢,故该动脉一旦发生栓塞或破裂出血,将对机体产生严重影响。此外,大脑中动脉途经穿质时尚发出数条细小的中央支,又称豆纹动脉,这些中央支垂直穿入脑实质深部,供应尾状核、豆状核、内囊膝和后肢的前部。

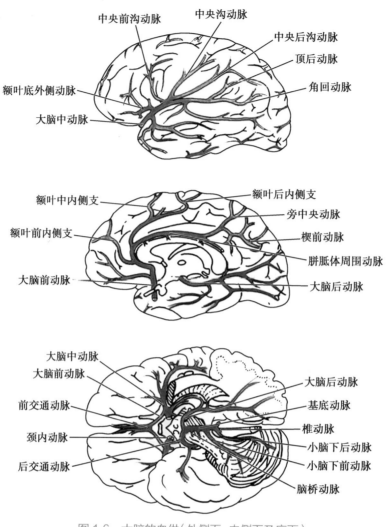

中央前沟动脉　中央沟动脉
中央后沟动脉
顶后动脉
角回动脉
额叶底外侧动脉
大脑中动脉

额叶中内侧支　额叶后内侧支
旁中央动脉
额叶前内侧支　楔前动脉
胼胝体周围动脉
大脑前动脉　大脑后动脉

大脑中动脉　大脑后动脉
大脑前动脉　基底动脉
前交通动脉　椎动脉
颈内动脉　小脑下后动脉
后交通动脉　小脑下前动脉
脑桥动脉

图 1-6　大脑的血供（外侧面、内侧面及底面）

3）脉络丛前动脉（anterior choroidal artery）：为一细小动脉，沿视束下面向后外行，进入侧脑室下角，终止于侧脑室脉络丛。沿途发支供应视束的大部分、内囊后肢的后下部、大脑脚底的中 1/3 及苍白球等。因该动脉细小，行程较长，故较易发生血栓。

4）后交通动脉（posterior communicating artery）：跨越视束下面向后行，与大脑后动脉吻合，是颈内动脉系和椎动脉系之间的吻合支。

（2）椎动脉（vertebral artery）：起自锁骨下动脉，发出后穿经第 6 至第 1 颈椎横突孔，经枕骨大孔入颅，在脑桥延髓交界处左、右椎动脉汇合成一条基底动脉（basilar artery），基底动脉沿脑桥腹侧面上行，至脑桥上缘分为左、右大脑后动脉。

椎动脉主要有以下分支。

1）脊髓前、后动脉（见脊髓的血管）。

2）小脑下后动脉（inferior posterior cerebellar artery）：一般在两侧椎动脉汇合成基底动脉之前发出，向后外行于延髓与小脑扁桃体之间，主要供应延髓后外侧部和小脑下面的后部。该动脉行程弯曲，较易形成血栓。

基底动脉主要有以下分支。

1）小脑下前动脉（inferior anterior cerebellar artery）：自基底动脉起始部发出，经展神经、面神经和前庭蜗神经的腹侧达小脑下面，供应小脑下面的前部。

2）迷路动脉（labyrinthine artery）：又名内听动脉，常见从小脑下前动脉发出。迷路动脉很细，伴随面神经和前庭蜗神经进入内耳，供应内耳迷路。

3）脑桥动脉（pontine artery）：为一些细小分支，起自基底动脉，供应脑桥基底部。

4）小脑上动脉（superior cerebellar artery）：自基底动脉的末端发出，绕大脑脚向后，供应小脑上面。

5）大脑后动脉（posterior cerebral artery）：为基底动脉的终支。在脑桥上缘附近发出，绕大脑脚向后，沿大脑半球下面行至枕叶内侧面，发出皮质支主要分布于大脑颞叶基底部和枕叶。大脑后动脉尚发出脉络丛后动脉，参与形成侧脑室和第三脑室脉络丛。大脑后动脉的中央支亦起自其根部，由脚间窝入脑实质，供应背侧丘脑、内侧膝状体、外侧膝状体、下丘脑、底丘脑等。

（3）大脑动脉环（cerebral arterial circle）：即 Willis 环，由前交通动脉、两侧大脑前动脉起始段、两侧颈内动脉末段、两侧后交通动脉和两侧大脑后动脉起始段共同组成。在脑底下方，蝶鞍上方，围绕视交叉、灰结节及乳头体周围形成环状。此环使颈内动脉系与椎基底动脉系血液得以沟通，是一种潜在的循环代偿装置。但是，大脑动脉环有许多变异，发育不良或异常者约占一半，而不正常的动脉环易发生动脉瘤。

2. 脑的静脉　脑的静脉壁薄，既无平滑肌又无瓣膜。脑静脉与静脉窦共同组成脑的静脉系统。脑的静脉一般分为浅、深静脉系统，它们不与动脉伴行，而是先注入硬脑膜静脉窦，再流入颈内静脉。浅、深静脉之间互相吻合。

3. 脊髓的血管　脊髓的动脉有两个来源：一是来自椎动脉分出的脊髓前动脉和脊髓后动脉；二是来自一些节段性动脉，如肋间动脉、腰动脉、骶外侧动脉等的脊髓支。脊髓的静脉汇集成脊髓前静脉和脊髓后静脉后，汇入位于硬膜外隙内的椎内静脉丛。

知识点

常用术语

在中枢和周围神经系统中，神经元的胞体和突起因聚集部位和排列方式不同而有不同的术语。

1. 灰质（gray matter）　在中枢神经系统内，神经元的胞体连同其树突集中的部位，色泽灰暗，称灰质。位于大脑和小脑表层的灰质分别称大脑皮质和小脑皮质。

2. 白质（white matter）　在中枢神经系统内，神经元轴突集中的部位，因多数轴突具有髓鞘，颜色苍白，称白质。小脑深部的白质分别称大脑髓质和小脑髓质。

3. 神经核（nucleus）　在中枢神经系统内，包埋在白质内的灰质团块，内有形态和功能相同的神经元胞体，称神经核。

4. 神经节（ganglion）　是神经元胞体在周围的集中部位，外面为结缔组织所包绕，并与一定的神经相联系。根据节内神经元的功能又可分为感觉性神经节和植物性神经节。感觉性神经节为感觉神经元胞体的聚集地，例如脊神经后根节、三叉神经半月节等。植物性神经节由交感或副交感神经的节后神经元胞体集中所形成。

5. 神经（nerve）　在周围神经系统中，神经纤维集合成大小、粗细不等的集束，由不同数目的集束再集合成一条神经。在每条纤维、每个集束及整条神经的周围，都包有结缔组织被膜，分别称神经内膜、神经束膜和神经外膜。

6. 纤维束（fiber tract）　在中枢神经系统白质内，起止、行程和功能相同的神经纤维集聚成束，称纤维束或传导束。

（王新宇　李新钢）

第二节　颅脑局部显微解剖

一、蝶鞍区

蝶鞍区是指颅中窝的蝶鞍及其附近的结构。蝶鞍节和鞍背之间为凹下的垂体窝，其中容纳垂体。蝶鞍位于蝶骨体的中部，前界为鞍结节，后界为鞍背，鞍结节两侧的突起为前床突，鞍背两侧的突起为后床突。在同侧的前、后床突之间由硬膜形成的床突间韧带相连接。在蝶骨体两侧方有颈内动脉沟，颈内动脉的海绵窦段在此处自后向前走行。蝶鞍的两侧是海绵窦，蝶鞍的下方是蝶窦（图 1-7）。

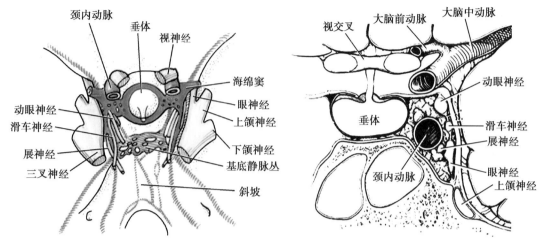

图 1-7　蝶鞍及海绵窦

（一）蝶鞍

蝶鞍（sella）的形态、大小及蝶鞍骨壁的厚度与垂体手术关系密切。蝶鞍的形状，自侧面观有弓形、椭球形、球形、"U"形、盘形和勺形。蝶鞍具有 3 个骨壁：鞍前壁、鞍底和鞍后壁。

（二）鞍膈

鞍膈（diaphragma sella）为硬膜翻折而成，位于蝶鞍顶部，周缘较厚，中间开口处较薄。鞍膈孔是鞍膈中间圆形或椭圆形小孔，漏斗通过鞍膈孔进入鞍内。鞍膈孔的直径大多为 5mm。当其直径大于 5mm 或无鞍膈的情况下，蛛网膜可下陷到鞍内，其可能是空蝶鞍形成的前提，同时在经蝶手术时无屏障作用，易损鞍上结构。

（三）垂体

正常成年人的垂体（hypophysis）重约 0.75g，呈蚕豆形，其形态和大小存在个体差异。垂体可分为前方的腺垂体和后方的神经垂体两大部分。位于前方的腺垂体来自胚胎口凹顶的上皮囊（Rathke 囊），包括远侧部、结节部和中间部；位于后方的神经垂体较小，由第三脑室底向下突出形成。垂体上方为鞍膈，下方为鞍底，侧方无骨性结构，而是海绵窦软组织，两侧的颈内动脉有结缔组织桥索与垂体的被膜相连接，垂体柄和垂体共同包裹在一个单层薄膜内，即垂体囊，并构成垂体前、后叶之间的界膜。

二、海绵窦区

海绵窦区（cavernous sinus region）是指海绵窦及其附近有关的神经和血管（图 1-7）。

（一）海绵窦的位置

海绵窦位于颅中窝蝶鞍的两侧，前部至眶上裂，与视神经管和颈内动脉床突上段相邻；后部达颞骨岩部的尖端，与颈内动脉管和半月节相邻；内侧与垂体及蝶鞍相邻；上外侧邻大脑的颞叶，下壁以薄骨板与蝶窦相隔。海绵窦是两层硬膜之间较宽大而不规则的腔隙，其中有许多纤维小梁，把窦腔分成多个相互交通的小腔隙，形似海绵状，因此得名。两侧的海绵窦借海绵间静脉窦相连接。海绵窦的前部与蝶顶窦相通，并借眼静脉与面部内眦静脉相通；海绵窦的后部借岩上窦与横窦相通，借岩下窦与乙状窦和颈内静脉交通。它收纳眼上静脉、眼下静脉、大脑浅静脉、蝶顶窦的静脉血，由岩上窦、岩下窦以及颅底的导静脉引流。

（二）海绵窦内结构

海绵窦外壁走行结构自上而下依次为动眼神经、滑车神经、展神经（不在外壁上）、三叉神经眼支和上颌支。动眼神经自小脑幕游离缘内下方、后床突的侧方进入海绵窦，在窦内的位置接近窦顶，向前至窦的前端，经眶上裂入眶。滑车神经进入海绵窦的位置紧靠动眼神经的后外方，穿出窦前端进眶上裂。展神经跨过岩下窦达其前外侧，经岩蝶韧带下穿后壁进入海绵窦，后经眶上裂入眶。

海绵窦内走行动脉主要包括颈内动脉及其分支。颈内动脉经颈动脉管及破裂孔进入海绵窦。先向上达到后床突根旁，继而转向前方。在前床突的内侧转向后方，穿出海绵窦前部的上壁。海绵窦内的颈内动脉部分称为颈内动脉海绵窦段。该段动脉按其形态又可分为后升段、后曲段、水平段、前曲段和前升段 5 个连续的部分。了解颈内动脉海绵窦段及主要分支走行，在颅内肿瘤、颈内动脉海绵窦瘘以及脑血管畸形等疾患的诊断和治疗中有重要意义。

三、桥小脑角区

桥小脑角区（cerebellopontine angle）是指脑桥、延髓与其背方的小脑相交的地带。此区域内自头侧到尾侧，相关脑神经包括三叉神经、外展神经、面神经、中间神经、位听神经、舌咽神经和迷走神经；相关动脉包括小脑后下动脉、小脑前下动脉和内听动脉等；相关骨性结构包括内听道、颈静脉孔、岩骨尖部和斜坡侧缘。

（一）三叉神经及其邻近结构

三叉神经位于小脑幕附着缘之下，向前外侧走行，越过岩骨嵴后进入梅克尔（Meckel）腔，与半月神经节相连。向后下弯曲抵达脑桥旁，穿脑桥臂根部入脑。该段神经根实际是由半月神经节的中枢支组成，其中包括传导面部痛、温觉的大根，传导头面部轻触觉的中间根和执行运动功能的小根。脑桥臂接受小脑上动脉供血，小脑上动脉与三叉神经的接触被认为是三叉神经痛的原因之一，也是三叉神经微减压术中的主要责任动脉。

（二）面听神经及其邻近结构

面神经和位听神经在脑桥下缘橄榄体之间出大脑，走行于脑桥小脑池内，在脑干外侧稍向上行经内耳门入内耳道。面神经包括运动根（面神经根）和感觉根（中间神经），位听神经包括前庭神经和耳蜗神经。

（三）后组脑神经及其邻近结构

后组脑神经主要包括舌咽神经、迷走神经及副神经。舌咽神经由延髓橄榄体与小脑下脚之间的橄榄后沟出脑，位于面神经、位听神经根与迷走神经根之间。舌咽神经根丝向外侧走行并集合成干。其中感觉根位于背侧，运动根位于腹侧，经颈静脉孔出颅。迷走神经的根丝在舌咽神经根的下方穿出延髓，向外走行，穿颈静脉孔出颅。副神经的延髓根于迷走神经根的尾侧出脑，两者紧邻，并经颈静脉孔出颅。

四、枕骨大孔区

枕骨大孔位于颅后窝最低部的中央，呈卵圆形。孔的前半由于两侧枕骨髁略窄于后半。在枕骨髁与其内侧结节之间为舌下神经管的开口，有舌下神经穿过此管出颅。枕骨大孔的前方为枕骨基底部分，即斜坡，枕骨大孔的后方为枕内嵴，是小脑镰的附着处。

枕骨大孔下缘相当于延髓与脊髓的衔接处，即延髓腹面的锥体交叉纤维的下缘和上颈髓的腹面。枕大孔的前部及前上方为延髓，后上方为小脑的蚓锥及侧方的小脑扁桃体，下方为颈髓。发自椎动脉的脊髓前后动脉均通过枕骨大孔营养脊髓。椎动脉脑膜支亦通过枕骨大孔入颅，其中前支主要供应枕骨大孔前方硬膜，后支在颅后窝行于颅骨与硬脑膜之间，分支供应小脑镰、大脑镰、小脑幕和邻近的硬脑膜。

（王新宇　李新钢）

第三节　神经系统生理学特点

一、神经系统对姿势和运动的调节

（一）神经系统对姿势的调节

1. 脊休克（spinal shock）　脊髓突然横断失去与高位中枢的联系，受损伤断面以下脊髓暂时丧失反射活动能力进入无反应状态，这种现象称为脊休克，主要是由于失去了高位中枢对脊髓的易化作用。表现为脊休克时断面下所有反射均暂时消失，发汗、排尿、排便无法完成，同时骨骼肌由于失去支配神经的紧张性作用而表现紧张性降低，随意运动永久丧失，血管的紧张性也降低，血压下降。

2. 脊髓对姿势的调节

（1）对侧伸肌反射：动物在受到伤害性刺激时，受刺激的一侧肢体关节的屈肌收缩而伸肌弛缓，肢体屈曲，称为屈肌反射（flexor reflex）。该反射具有保护意义，不属于姿势反射。加大刺激强度，则可在同侧肢体发生屈曲的基础上出现对侧肢体伸展反射,称为对侧伸肌反射(crossed extensor reflex)。对侧伸肌反射是一种姿势反射,对保持身体平衡具有重要意义。

(2)牵张反射(stretch reflex):神经支配的骨骼肌,受到外力牵拉使其伸长时,能引起受牵拉肌肉的收缩,这种现象称为牵张反射。感受器为肌梭,效应器为梭外肌。牵张反射的基本过程:当肌肉被牵拉导致梭内、外肌被拉长时,引起肌梭兴奋,通过Ⅰ、Ⅱ类纤维将信息传入脊髓,使脊髓前角运动神经元兴奋,通过α纤维和γ纤维导致梭内、外肌收缩。其中α运动神经元兴奋使梭外肌收缩以对抗牵张,γ运动神经元兴奋引起梭内肌收缩以维持肌梭兴奋的传入,保证牵张反射的强度。牵张反射有两种类型:腱反射(tendon reflex)和肌紧张(muscle tonus)。

1)腱反射是指快速牵拉肌腱时发生的牵张反射,主要是快肌纤维收缩。腱反射为单突触反射。

2)肌紧张是指缓慢持续牵拉肌腱时发生的牵张反射,表现为受牵拉的肌肉能发生紧张性收缩,阻止被拉长。肌紧张是维持躯体姿势的最基本的反射活动,是姿势反射的基础。

3.脑干对姿势的调节　在动物中脑上、下丘之间切断脑干后,动物出现抗重力肌(伸肌)的肌肉紧张亢进,表现为四肢伸直、坚硬如柱、头尾昂起、脊柱挺硬,这一现象称为去大脑强制(decerebrate rigidity)。

当皮质与皮质下失去联系时,可出现明显的下肢伸肌僵直及上肢的半屈状态,称为去皮质强直(decorticate rigidity),这也是抗重力肌肌紧张增强的表现。人类在中脑疾患出现去大脑僵直时,表现为头后仰,上、下肢均僵硬伸直,上臂内旋,手指屈曲。出现去大脑僵直往往提示病变已严重侵犯脑干,是预后不良的信号。

(二)神经系统对运动的调节

1.大脑皮质对运动的调节

(1)大脑皮质主要运动区:包括中央前回(4区)和运动前区(6区),是控制躯体运动最重要的区域。接受本体感觉冲动,感受躯体的姿势和躯体各部分在空间的位置及运动状态,并借此调整和控制全身的运动。运动区有以下功能特征:①对躯体运动的调节为交叉性支配,即一侧皮质支配对侧躯体的肌肉。但在头面部,除下部面肌和舌肌主要受对侧支配外,其余部分均为双侧性支配。②精细功能定位,运动越精细、越复杂的肌肉,其代表区面积越大。③运动区定位从上到下的安排是倒置的,但头面部为正立位。

(2)锥体系(pyramidal system)和锥体外系(extrapyramidal system)

1)锥体系:是指由皮质发出并经延髓锥体抵达对侧脊髓前角的皮质脊髓束和抵达脑神经运动核的皮质脑干束。锥体系的皮质起源主要是大脑皮质4区,躯体运动的调节作用是发动随意运动,调节精细动作,保持运动的协调性。

2)锥体外系:是指除锥体系以外的一切调节躯体运动的下行传导系。主要作用是调节肌紧张,配合锥体系协调随意运动。

2.脑干对运动的调节　脑干参与的姿势反射有状态反射(attitudinal reflex)、翻正反射(righting reflex)等。其中状态反射可协调头部与躯干之间的相对位置;翻正反射能保证身体正常的站立姿势。

3.基底节、小脑对运动的调节　基底节、小脑均参与运动的设计和程序编制、运动的协调、肌紧张的调节,以及对本体感觉信息的处理等。而目前,认为基底节主要在运动的准备阶段起作用,而小脑则主要在运动进行过程中起作用。此外,基底节主要与大脑皮质构成回路,而小脑除与大脑皮质形成回路外,还与脑干、脊髓有大量的纤维联系。因此,基底节可能主要参与运动的设计,而小脑除参与运动的设计外,还参与运动的执行。

二、自主神经系统及下丘脑调节功能

(一)自主神经系统对内脏功能的调节

自主神经系统(autonomic nervous system)包括交感神经和副交感神经。它们分布于内脏、心血管和腺体,并调节这些器官的功能。自主神经也受中枢神经系统的控制。

1.自主神经系统的功能特征

(1)紧张性支配:自主神经对效应器的支配一般具有紧张性作用。

(2)对同一效应器的双重支配:许多组织器官都受交感和副交感神经的双重支配,两者的作用往往是相互拮抗的。

（3）受效应器所处功能状态的影响：自主神经的活动度与效应器当时的功能状态有关。

2. 对整体生理功能调节的意义 在环境急骤变化的情况下，交感神经系统可以动员机体许多器官的潜在能力，以适应环境的急剧变化。

（二）下丘脑内脏调节功能

下丘脑是较高级的调节内脏活动的中枢，调节体温、摄食行为、水平衡、内分泌、情绪反应、生物节律等重要生理过程。

1. 体温调节 视前区 - 下丘脑前部存在温度敏感神经元，在体温调节中起着调定点的作用。

2. 水平衡调节 下丘脑内存在渗透压感受器，调节抗利尿激素的释放。

3. 对腺垂体激素分泌的调节。

4. 摄食行为调节 下丘脑外侧区存在摄食中枢；腹内侧核存在饱食中枢，故毁损下丘脑外侧区的动物食欲低下。

5. 对情绪反应的影响 下丘脑近中线两旁的腹内侧区存在所谓防御反应区。

6. 对生物节律的控制 下丘脑的视交叉上核可能是生物节律的控制中心。

三、脑电活动

（一）脑电图的波形

按频率快慢将脑电图分为 4 种波形：β 波 > α 波 > θ 波 > δ 波。这 4 种波形分别对应人体 4 种精神状态：①紧张活动状态（β 波）；②清醒、安静并闭眼（α 波）；③困倦（θ 波）；④慢波睡眠、极度疲劳、麻醉状态（δ 波）。

（二）脑电图形成的机制

脑电图波形是大脑皮质浅层大量胞体与树突的局部突触后电位总和形成的，如果是兴奋性突触后电位，皮质表面则出现向上的负波，如果是抑制性突触后电位，皮质表面则出现向下的正波。

（三）皮质诱发电位（evoked cortical potential）

感觉传入系统受刺激时，在中枢神经系统内引起的电位变化称为皮质诱发电位。诱发电位可分为两部分：主反应和后发放。主反应是大锥体细胞电活动的综合表现，为先正后负的电位变化。后发放是主反应后一系列正相的周期性电位变化，是皮质与丘脑接替核之间环路活动的结果。

（黄　斌　李新钢）

第四节　神经系统病理生理学

颅内压增高、脑水肿、脑疝是神经外科常见的临床症状，掌握其病理生理学特点对其临床诊断和治疗有重要的指导意义。

一、颅内压增高

（一）概述

颅内压是指颅内容物对颅腔壁产生的压力，以脑脊液压力为代表。成人平卧时，腰椎穿刺检测脑脊液压力正常范围为 5～15mmHg 或 70～180mmH$_2$O。成人颅内压超过 200mmH$_2$O，即为颅内压增高。

（二）病因

颅内压的生理调节失控是产生颅内压增高的关键。神经外科中引起颅内压增高的常见疾病有以下几种：

1. 颅脑损伤 颅脑损伤引起颅内血肿、脑挫裂伤、脑水肿是常见病因。

2. 颅内肿瘤 颅内肿瘤由于生长迅速或瘤周水肿的体积超过机体生理代偿的限度；脑室或中线部位的肿瘤堵塞室间孔、中脑导水管、第四脑室等脑脊液循环通路，引起梗阻性脑积水，以致颅内压增高。

3. 颅内感染 脑脓肿、脑膜炎造成脑脊液循环通路受阻，引起梗阻性脑积水，出现颅内压增高。

4. 脑血管疾病 蛛网膜下腔出血引起脑血管痉挛、脑梗死、脑脊液循环不畅或多种原因引起的脑出血都可产生明显的颅内压增高。

5. 脑寄生虫病、颅脑先天疾病等。

（三）颅内压增高的病理生理

生理条件下，机体通过调节脑组织、脑脊液、血液体积，实现颅内压在一定限度内，保持正常平衡状态；当超出机体代偿范围时，即出现颅内压增高。颅内压增高的病理生理学特点及其调节机制包括以下 3 点：

1. 颅内容积代偿 压力 - 容积关系中的顺应性代表颅内的容积代偿能力，即承受颅内容物增加的潜在能力。正常情况下，良好的脑顺应性可以耐受颅内体积变化，颅内压升幅极小；当脑顺应性受损时，如脑水肿、颅内血肿、脑脊液循环通路受阻，即使是容积微小的增加，也可引起颅内压急剧升高。颅脑压力 - 容积关系见图 1-8。

2. 脑血流量调节 脑血流计算公式如下。

脑血流（CBF）=［平均动脉压（MAP）- 颅内压（ICP）］/ 脑血管阻力（CVR）

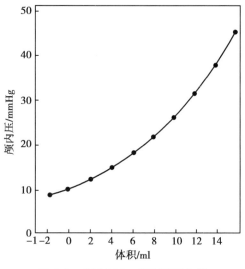

图 1-8 颅脑压力 - 容积关系曲线

根据该公式，脑血流量与脑灌注压（平均动脉压与颅内压之差）成正比，与血管阻力成反比。机体通过中枢和自动调节改变阻力血管的管径，维持脑组织血流量的恒定性。脑血管管径的大小受动脉内 $PaCO_2$ 和动脉血的酸碱度影响，进而影响脑血流量。$PaCO_2$ 上升，pH 降低，脑血管扩张，脑血流量增加；$PaCO_2$ 下降，pH 升高，脑血管收缩，脑血流量减少。此外，全身性血管加压反应液参与脑血流量的调节。在颅脑创伤急性期，机体通过自主神经系统的反射来调节脑血流量，以保持颅内压相对恒定，即周围动脉收缩而使动脉压升高，增加每次心排血量使心搏有力而慢，提高脑血流的灌注压，呼吸变慢变深，肺泡内 CO_2 和 O_2 充分交换，提高氧饱和度，改善缺氧。

3. 脑脊液调节 当颅内压增高时，脑脊液吸收量增加，而颅内压增高对脑脊液生成的速度影响小，可以一定程度地缓解颅内压增高；另一方面，脑室、蛛网膜下腔与脑池内的部分脑脊液可以受挤压流入脊髓蛛网膜下腔，使颅内容物总体积减小，有利于颅内压降低。

（四）临床表现

1. 头痛、恶心、呕吐 头痛常位于枕后、双颞部、额部；呕吐呈喷射状。

2. 视盘水肿与视力减退 长期颅内压增高的重要体征。主要表现为视盘充血水肿，边界模糊，中央凹变浅或消失，静脉怒张、迂曲，搏动消失，严重时眼底可出现大片状或火焰状出血。头痛、恶心呕吐及视盘水肿是颅内压增高三主征。

3. 精神与意识障碍 颅内压增高可引起严重的脑供血障碍。

4. 生命体征变化 出现库欣（Cushing）综合征，即颅内压升高时呼吸、脉搏减慢而血压升高。

（五）诊断

一方面应着眼于病因诊断，另一方面应依临床症状结合视盘水肿。可谨慎行腰椎穿刺测压。梗阻性脑积水的患者，有时可做侧脑室穿刺引流，同时测压。此外，还可以采用颅内压监测，观察颅内压增高的动态变化。颅内压监测指标对颅内压增高诊断最为确切。

（六）治疗

颅内压增高的治疗应着眼于病因治疗，积极消除加重颅内压升高的因素，控制颅内压并维持正常脑血流与代谢，预防脑缺血，同时应用脱水药物及激素对抗水肿，必要时可采取脑室引流术、开颅减压术等措施及时对症治疗。

二、脑水肿

（一）概述

脑水肿是指脑内水分增加，导致脑容积增大的病理现象，是脑组织对各种致病因素的反应，可致颅内高压、损伤脑组织。临床上常见于颅脑损伤、颅内占位性病变、颅内感染、脑血管病、脑缺氧、外源性或内源性中毒、脑代谢障碍、脑的放射性损害等。

（二）分类

根据病理特点和水肿发生机制，目前国际上将脑水肿分为血管源性、细胞性、渗透压性和脑积水性脑水肿 4 类（表 1-2）。

表 1-2　脑水肿的分类及其特点

特点	血管源性	细胞性	渗透压性	脑积水性
发病机制	血脑屏障损害引起脑毛细血管通透性增加	缺血缺氧造成脑细胞内渗透压升高、细胞肿胀	血浆渗透压降低	脑脊液循环受阻造成脑脊液增多外渗
水肿液成分	血浆渗透液（含蛋白质）	血浆超滤液，水和钠增加	血浆超滤液	脑脊液
水肿位置	白质、细胞外	灰质、白质（邻近）、细胞内	灰质、细胞内白质、细胞外	脑室旁白质、细胞外
血脑屏障	破坏	正常	正常	正常
发生时间	伤后 30min～数小时（48～72h 达到高峰）	伤后 24h 内	脑损伤亚急性期	脑损伤后期或恢复期
CT 所见	白质低密度，可增强	灰质、白质低密度	正常	脑室扩大，其周围白质低密度

1. 血管源性脑水肿　主要因血脑屏障受损导致脑实质内的毛细血管内皮通透性增高，造成液体外渗到血管周围或细胞外间隙所引起的一类水肿。多见于脑挫裂伤，水肿主要发生于脑挫裂伤灶周围；水肿液含有血浆成分（蛋白质），水肿可向周围组织扩散。

脑水肿的进展取决于血管内液体静力压与脑实质内组织压之差；水肿的吸收途径主要靠脑脊液循环和毛细血管的重吸收。

2. 细胞性脑水肿　是指脑细胞肿胀，同时细胞外间隙相对缩小的一类水肿。多见于中毒、重度低温、脑缺血与缺氧等；血脑屏障不受影响，血管周围间隙及细胞外间隙无明显扩大；细胞内水肿液不含蛋白质，钠、氯离子升高；对神经功能影响最为严重；多于伤后 72 小时水肿开始消退；稀释性低钠血症会加重细胞性脑水肿。

3. 渗透压性脑水肿　渗透性脑水肿是由于细胞内、外液及血液中电解质与渗透压改变引起的细胞内水肿。病理状态下，下丘脑损伤可导致促肾上腺皮质激素分泌不足、神经垂体大量释放抗利尿激素，从而发生抗利尿激素分泌异常综合征，产生水滞留、血容量增加、血液稀释、低血钠和低血浆渗透压，促进血管内水分向细胞内渗透，引起神经细胞与胶质细胞内水肿。常出现低钠的同时尿钠增多的反常现象，应给予应用促肾上腺皮质激素（ACTH）和利尿剂，切勿盲目补充钠盐。

4. 脑积水性脑水肿　又称间质性脑水肿，是指由于脑积水造成的脑室周围白质中水含量增多的一类水肿。常见于梗阻性脑积水出现脑室周围白质脑水肿，水肿程度取决于脑室压高低。

（三）发病机制

脑水肿发病机制尚不明确，可能是血脑屏障功能障碍、脑微循环障碍、脑细胞代谢障碍、自由基、神经细胞钙超载、颅内静脉压升高等因素综合作用的结果。

1. 血脑屏障功能障碍　血脑屏障对脑水肿的关系最大。正常情况下，水、电解质、葡萄糖和脂溶性物质能通过血脑屏障；但当出现脑损伤、脑瘤、炎症时，血脑屏障破坏，使血浆大分子物质能够由血管腔内通透到脑细胞间隙，因此，血脑屏障的功能与结构损害是血管性脑水肿的病理基础。

2. 脑微循环障碍　脑微循环障碍是脑水肿发生过程中的一个重要因素。颅脑外伤、脑瘤、炎症等病变时，脑血管发生痉挛或麻痹，微循环功能障碍，其静脉压增高，脑充血、脑缺氧，导致发生脑代谢紊乱、脑水肿。

3. 脑细胞代谢障碍　脑细胞代谢中，葡萄糖代谢是最主要的方面。正常情况下以有氧代谢方式进行；脑缺氧时，葡萄糖代谢转变为无氧方式进行，分解为乳酸、丙酮酸等，但释放能量仅为正常有氧代谢的 5%，致使细胞本身及细胞膜的功能受损，钠泵、钙泵等离子泵运转失常，不能将细胞内多余的钠离子排出，氯离子由胞外进入胞内，使细胞内渗透压增高，水由细胞外进入细胞内，形成细胞内水肿。而细胞内酸性物质的产生又使细胞膜通透性增加，加重细胞水肿。

4．自由基 脑损伤、脑出血、脑缺血再灌注时，自由基在脑内大量增加，使细胞膜系统损害，血脑屏障损害，引起脑水肿。

5．神经细胞钙超载 神经细胞膜钙通道的改变，神经细胞内钙超载是引起脑水肿的先行重要因素。病理条件下，细胞膜钙通道异常开放，则细胞外钙离子进入细胞内，发生神经细胞内钙超载，损害细胞骨架系统和膜系统，影响神经细胞内的快反应基因的表达和调控，影响细胞 DNA，使细胞严重损害。还可使脑血管痉挛和脑毛细血管通透性发生改变。钙通道开放与神经细胞钙超载已被视为引起脑水肿的关键环节之一。

6．颅内静脉压升高 颅内压增高引起脑静脉回流受阻，使颅内静脉压升高，脑动静脉压差变小，脑血流量降低，使脑组织缺氧，加重脑水肿。

（四）临床表现

1．脑损害症状 轻微的脑水肿，一般不增加脑损害症状；较重的局限性脑水肿多发生在局部脑挫裂伤灶或脑瘤等占位病变及血管病的周围，可使原有症状加重。常见的症状为癫痫与瘫痪症状加重，或因水质范围扩大，波及语言运动中枢引起运动性失语。脑损伤后，如症状逐渐恶化，应多考虑脑水肿所致。

2．颅内压增高症状 表现为头痛、恶心、呕吐加重，躁动不安，嗜睡甚至昏迷，眼底检查可见视盘水肿。早期出现脉搏与呼吸减慢、血压升高的代偿症状，如继续恶化则可能发生脑疝。

3．其他症状 脑水肿影响额叶、颞叶，丘脑前部可以引起精神障碍，严重者神志不清、昏迷。

（五）诊断

1．根据疾病的临床表现和过程 脑水肿多继发于原发疾病，如在短时间内临床症状显著加重，应考虑局限性脑水肿；如果患者迅速出现严重颅内压增高症状，昏迷，多为广泛性或全脑水肿。应用脱水治疗，如出现利尿效果，且病情也随之改善，也表明存在脑水肿。

2．颅内压监护 颅内压监护可以显示和记录颅内压的动态变化，可以提示脑水肿的发展与消退。

3．CT 或 MRI CT 或 MRI 扫描是直接提示脑水肿的最可靠诊断方法。CT 图像显示在病灶周围或白质区域有不同范围的低密度区，MRI 显示 T_1 与 T_2 加权像为高信号。

（六）治疗

脑水肿的治疗原则是解除病因及采用综合性的脑水肿治疗，两方面相辅相成。

1．消除诱发脑水肿的全身因素 纠正缺氧、低血压，预防休克，改善脑细胞缺血缺氧状态；保持呼吸道通畅，如出现低氧血症与高碳酸血症时，需采用辅助呼吸，控制性通气；控制高热，物理降温和引用解热药物。

2．脱水治疗 根据病情，选用脱水药物，目前常用 20% 甘露醇、呋塞米、甘油果糖。可辅以人血白蛋白，脱水降压效果好。同时限制水摄入量，控制钠盐补给。

3．应用钙通道阻滞剂 可给予尼莫地平，对脑血管的选择性作用最强，能持续降低颅内压，抑制脑血管痉挛，改善脑血流量，达到消除脑水肿和降低颅内压的目的。

4．激素治疗 对脑细胞损害应用激素等药物，但大剂量应用激素如糖皮质激素尚缺乏统一意见。自由基清除剂有一定治疗作用。

5．过度通气 通过促使脑血管收缩及减少脑血流量的途径降低颅内压，尤其对严重的脑水肿且已开始表现脑疝征象的患者有效。

6．ICU 监护 病情严重者，给予颅内压、脑血流量及脑灌注压等项监测不仅能早期发现并及时纠正引起脑供氧降低和耗氧增加的因素，而且能帮助尽早发现颅内高压、低血压、低碳酸血症等并发症迹象。

7．手术治疗 及时解除病因是治疗脑水肿的根本。脑挫裂伤，浸润、坏死、液化的脑组织及蛛网膜下腔出血，应清除颅内血肿，祛除刺入脑内的骨片与整复凹陷骨折，解除对脑组织的刺激和压迫，脑瘤切除，非外伤性脑内血肿清除。病因清除后，脑水肿也自然消退。此外，还需对接受系统药物救治无明确疗效且生命体征不稳定，甚至出现瞳孔扩大的脑疝危象者，积极实施开颅减压手术；梗阻性脑积水引起的脑积水性脑水肿，应行侧脑室持续体外引流。

8．其他 包含预防性抗炎治疗、预防脑性应激性消化道溃疡治疗、止血药物治疗、神经营养和脑保护剂治疗、抗癫痫治疗、祛痰治疗、全身营养支持治疗及亚低温治疗和高压氧治疗等，应视病情程度和发展趋势灵活运用。

三、脑疝

(一) 概述

脑疝是指占位性病变或颅内高压压迫脑组织、血管等重要结构使之移位，嵌入颅内坚韧裂隙或孔道，致使脑中枢、循环和呼吸等多系统功能衰竭所产生的一系列危急症状。通常根据脑疝发生部位和疝出的脑组织，将脑疝分为小脑幕切迹疝、枕骨大孔疝、小脑幕切迹上疝、大脑镰疝、蝶骨脊疝、脑中心疝等。前两种类型脑疝极易发生危及生命的颅内高压危象。

(二) 病理生理学及临床表现

1. 小脑幕切迹疝　当幕上一侧的占位病变持续增长引起颅内压增高时，患侧大脑半球内压力高于其他部位，颞叶内侧的海马回和沟回向下移位，挤入小脑幕裂孔，并且压迫脑干向对侧移位。最初是患侧的动眼神经、大脑后动脉、后交通动脉和大脑脚受到牵拉和挤压；病情继续进展，将脑干压向对侧，同时对侧的神经血管亦受牵拉，最后全部中脑均受挤压。

小脑幕切迹疝压迫小脑幕切迹内的中脑、动眼神经、大脑后动脉和中脑导水管，产生以下病理生理改变及临床表现：颅内压升高出现剧烈头痛及频繁呕吐，同侧大脑脚（锥体束）和动眼神经受压，造成同侧瞳孔散大（早期动眼神经受刺激，缩小通常难以被发现）、对侧肢体上运动神经元瘫痪；中脑急性受压，发生变形、水肿、缺血，甚至出血，脑干内网状结构上行激活系统受损，产生不同程度的意识障碍；中脑导水管部分或完全受压，产生急性脑积水，使颅内压增高，脑疝演变更加严重；大脑后动脉受压狭窄，其供血区域发生梗死，加重脑水肿，且疝出的脑组织如不能及早获得还纳，可因血液回流障碍发生充血、水肿，以致引起嵌顿、出血、水肿和坏死，形成恶性循环。

2. 枕骨大孔疝　又称小脑扁桃体疝，大多发生于颅后窝血肿或占位病变，直接引起幕下颅腔压力严重增高，使小脑扁桃体受挤压，向下疝出；还见于小脑幕切迹疝的中、晚期，此时幕上压力增高传到小脑幕下，并发枕骨大孔疝。

颅后窝容积小，故其缓冲体积也很小，较小的血肿或肿瘤即可引起颅内压增高，使靠近枕骨大孔的小脑扁桃体经枕骨大孔向下疝入颈椎管上端，形成枕骨大孔疝，产生以下病理生理改变及临床表现：延髓受压，急性延髓受压常很快引起生命中枢衰竭，表现为潮式呼吸以及呼吸停止，脉搏快而微弱，血压下降，直接威胁患者生命，但瞳孔变化通常出现较晚甚至不出现；第四脑室中孔为疝出的扁桃体阻塞所引起的梗阻性脑积水，进一步促使颅内压增高，脑疝程度加重；疝出的小脑扁桃体发生充血、出血和水肿，致使延髓和颈髓上段受压加重。

(三) 治疗

预防脑疝的发生是关键，因为患者发生脑疝后往往会残留较严重的后遗症。脑疝是由于急剧的颅内压增高造成的，一旦有脑疝表现，应早期诊断，由于脑疝晚期脑干受损严重，即使积极抢救，预后仍不良，因此在作出脑疝诊断的同时，应按颅内压增高的处理原则，快速静脉输注高渗液降低颅内压，以缓解病情，争取时间。当确诊后，根据病情迅速完成开颅术前准备，着重祛除病因，如手术清除颅内血肿或切除脑肿瘤；梗阻性脑积水，应立即行脑室穿刺外引流等。脑疝患者在病灶被切除后，疝出的脑组织大多可以自行还纳，表现为散大的瞳孔已缩小，患者意识状态好转。如难以确诊或虽确诊而病因无法祛除时，可选用侧脑室体外引流术、脑脊液分流术及减压术等姑息性手术，以降低颅内高压和抢救脑疝。

推 荐 阅 读

[1] 丁文龙,刘学政. 系统解剖学. 9 版. 北京:人民卫生出版社,2018.

[2] 郭光文,王序. 人体解剖彩色图谱. 3 版. 北京:人民卫生出版社,2018.

[3] 周良辅. 现代神经外科学. 3 版. 上海:复旦大学出版社,2021.

[4] FELTEN D L, O'BANION M K, MAIDA M S.Netter's atlas of human neuroscience.3th ed.Philadelphia: Saunders,2015.

[5] WINN R H. Youmans and Winn neurological surgery. 7th ed.Philadelphia: Saunders(Elsevier),2016.

（王新宇　李新钢）

第二章　神经系统查体方法和定位诊断

第一节　神经系统检查法

神经系统检查是临床医师获取疾病信息的基本手段,是神经外科疾病诊断中十分重要的一个环节,全面而准确的查体对于疾病的定位诊断具有重要意义。

神经外科医师常备的检查工具应包括便携式手电筒、叩诊锤、棉签、大头针、压舌板,以及检眼镜、音叉等。

神经系统检查通常应按照一定的顺序来进行,依次是高级神经活动、脑神经、运动系统、感觉系统、共济运动、反射与病理反射等。

一、高级神经活动

高级神经活动的检查包括意识状态、语言与皮质高级智能的检查。

(一)意识状态

意识状态一般指的是正常人在觉醒状态的精神活动,正常的意识状态应包括对自我和环境的正确感知,以及高级精神活动的正确建立。一般来说,正常的觉醒状态依靠功能完整的上行网状结构激活系统维持,而正常的意识内容则主要依赖于大脑皮质健全的功能。由于各种原因造成的上述结构和功能的损害而引起的意识觉醒水平和意识内容的改变称为意识障碍(consciousness disturbance)。

正常的意识状态通常描述为意识清晰。以意识水平降低为主的意识障碍依据其严重程度可以分为意识模糊(confusion)、嗜睡(lethargy)、昏睡(stupor)和昏迷(coma)。以意识内容改变为主的意识障碍一般可有谵妄(delirium)、痴呆(dementia)等。

意识模糊(confusion):指患者的意识状态轻度抑制,出现抽象思维和信息处理的缓慢,提示相对较轻但比较广泛的脑功能障碍,可以出现于脑炎或较重的头部外伤患者。

嗜睡(lethargy):指患者经常处于病理性的睡眠状态,可以被唤醒,大部分情况下可以正确回答问题和完成指令动作,但对复杂问题理解能力明显下降,计算力、定向力和记忆力减退。注意力不易集中,表现为淡漠状态。

昏睡(stupor):指患者处于昏睡状态,与周围环境无交流,痛刺激时可以躲避或定位,但对言语无反应且仅能发出无意义的声音,痛刺激消失后立即再次陷入沉睡。

昏迷(coma):指意识完全丧失,对痛觉刺激无反应,无自主的言语反应及运动。根据昏迷程度的不同、生理反射存在与否,以及生命体征是否稳定等,昏迷可分为轻度、中度和重度昏迷。

对于昏迷的评价,临床上常采用格拉斯哥昏迷量表(Glasgow Coma Scale,GCS)来进行相对精确的量化判定,由于其观察者之间误差小、客观性高,目前在神经外科领域已广泛应用。该评分主要包括意识状态的3个方面:睁眼、言语反应和运动反应,各项最高分数总计为15分,其中8分以下一般认定为昏迷状态(表2-1)。

昏迷程度以三者分数相加来评估,即为GCS评分(最低3分,最高15分)。注意运动评分左侧右侧可能不同,用较高的分数进行评分。正常人是满分15分,昏迷程度越重者的昏迷指数越低。

轻度昏迷:13~14分。中度昏迷:9~12分。重度昏迷:3~8分。(因气管插管、气管切开而无法发声的重度昏迷患者由"T"来代表语言评分。)

表2-1 格拉斯哥昏迷量表（GCS）昏迷评分

单位：分

运动反应		语言反应		睁眼	
遵嘱活动	6	言语正确	5	自动睁眼	4
疼痛定位	5	答问混乱	4	呼唤睁眼	3
疼痛逃避	4	无意义胡言乱语	3	疼痛刺激睁眼	2
反常屈曲（去皮质强直）	3	呻吟叹息	2	不睁眼	1
伸直反应（去脑强直）	2	不出声	1		
无活动（迟缓状态）	1				

谵妄（delirium）：一般指患者在意识水平降低的同时出现大量逼真的幻觉，致使患者出现惊恐、紧张、兴奋及冲动，言语行为失当，多数情况下可以有昼轻夜重的规律。这种意识状态改变多见于感染、中毒或脑代谢性疾病。

痴呆（dementia）：一般仅指智力的丧失，放在此处应注意与上述不同类型的意识抑制状态相区别。痴呆早期多表现为记忆力减退，进展后因智力能力低下而逐渐丧失与外界环境交流的能力。

（二）言语

在患者意识状态相对清楚的情况下，与患者进行言语交流，以了解其言语状态，部分神经系统疾病患者可能由于病变累及特殊部位而产生不同类型的言语障碍，临床上比较常见的主要包括失语（aphasia）和构音障碍（dysarthria）。

运动性失语（Broca失语）：表现为对口头或书写的语言有理解力，但自主语言的表达能力差，不能整句表达、朗读、复述，发音含糊且无节律。提示病变累及运动性语言中枢Broca区。

感觉性失语（Wernicke失语）：表现为患者本身发音清晰、表达流利，但内容空洞，用词错乱，同时患者不能听懂或无法理解相对复杂抽象的词语和句子。提示病变累及感觉性语言中枢Wernicke区。

混合性失语（半球性失语）：病变同时累及Broca区和Wernicke区，患者的语言表达和理解能力同时受损，提示病变位置广泛，有时还同时伴对侧偏瘫、偏盲。

命名性失语（遗忘性失语）：表现为极易遗忘和不能称呼十分熟悉的物体和人物的名称，却能准确地描述其用途或特征。一般提示病变累及颞叶后部的角回区域。

构音障碍：指语言表达流畅、语句内容丰满，但因中枢或周围神经性的损害使言语运动肌群和呼吸肌运动障碍，导致呼吸、发音、共鸣等困难而产生语言表达不清。根据其累及的肌群及累及程度的不同一般可有以下几种：累及脑神经或支配呼吸肌的脊神经而产生的迟缓性构音障碍；累及双侧皮质延髓束而产生的痉挛性构音障碍；上下运动性神经元同时受累的混合性构音障碍；由锥体外系疾病引起的运动亢进性构音障碍；由基底节部位病变引起的运动低下性构音障碍；由小脑病变引起的共济失调性构音障碍。

（三）皮质高级智能的检查

定向力：指患者神志清楚的状态下，对时间、空间、人物等主要因素的辨认能力。通过向患者询问当前日期、就诊或家庭住所及周围亲属等方式判断定向力情况。

计算力：通过让患者在规定时间内进行快速的简单运算来判断其计算能力，一般临床上多采用100连续减7的方法，注意计算速度并观察至少5个计算结果。

记忆力：记忆力的判断一般分为即时记忆、近期记忆和远期记忆。通过让患者记忆并短时间内重复当前时刻的某个信息，来考查其即时记忆情况。通过询问近期生活内容如饮食、新闻等，考查其近期记忆情况。通过询问患者数日或数年前发生的事情来考查其远期记忆情况。

二、脑神经

脑神经的检查是神经系统查体的重要部分，是所有神经科医师必须掌握的基本功，其查体应遵循从嗅觉开始到舌部运动结束的顺序，依相关内容顺次检查，可避免遗漏重要的临床体征，亦利于患者的配合。

（一）嗅神经

嗅神经为第Ⅰ对脑神经，为特殊感觉神经，其主要功能为嗅觉辨认。

检查方法为嘱患者闭目，指压一侧鼻孔，使用香料、食用醋等非刺激性柔和气味的物品置于患者另一侧鼻下，请患者描述闻到的气味，之后换另一侧检查。

临床意义：一侧嗅觉减退有意义，见于颅底骨折、颅底脑膜炎、额叶底部肿瘤等；嗅幻觉多见于癔症、精神分裂症等。

（二）视神经

视神经是第Ⅱ对脑神经，同嗅神经一样是两条不经脑干而直接与大脑皮质相连的神经，其主要功能为视觉感知。

视神经的检查内容包括4部分：视力、视野、色觉和眼底。

视力检查：一般使用标准视力表或近视力表测试，粗测可采用让患者在一定距离阅读文字的方法。对于视力的描述包括标准视力表读数、眼前几米处数指、眼前几米处指动、有无光感等。

视野检查：正常人单眼眼球保持固定时，眼睛所见范围为内侧 60°，外侧 90°～100°，向上 50°～60°，向下 60°～75°。对视野的检查一般包括手试法和视野计法。手试法简便，临床较多采用，但较粗糙，只能发现大的缺损。患者与检查者对面而坐，相距约 1m，双方各遮一眼，检查者以手指在两人中间分别从上、下、内、外的周围向中央移动，嘱患者一见手指即说出。一眼测试完，再测另一眼。检查者根据自己的正常视野与患者进行比较。精确的视野测定用视野计检查。

色觉检查：色觉检查一般采用专用的色盲检查图。色觉障碍多为眼科先天异常，但视觉通路有病变或失认症时，也可出现对颜色辨别的困难。

眼底检查：眼底检查一般采用专业检眼镜进行检查，神经科医师多数采用在不散瞳的情况下通过瞳孔观察视盘的形态、色泽、隆起等，而临床上对视盘和眼底血管的改变也更加重视。正常的视盘为圆形或卵圆形，直径 1.5mm，边缘清晰，中央有生理凹陷；正常视网膜动、静脉血管管径比例为 2:3 左右。颅内高压的典型改变多为视盘水肿，边缘模糊，视盘充血变红，动静脉管径比例可变化为 2:4 或 2:5。

（三）动眼神经、滑车神经、展神经

动眼、滑车和展神经共同参与支配眼球活动，通常被共同称为眼球运动神经。临床上对这 3 对神经的检查包括瞳孔、眼睑裂和眼球运动。

眼睑裂检查：正常人睁眼时上眼睑一般可覆盖角膜上方 1～2mm，如出现双侧眼睑裂不对称，则一般提示有病变存在。一侧眼睑下垂多见于动眼神经麻痹，同时可伴瞳孔扩大和对光反射消失。另外，如有出现用力仍可上抬的"假性眼睑下垂"时，应考虑霍纳（Horner）综合征等疾病。在检查眼睑裂的同时，应注意眼球的突出度，如双眼突出则常见于甲状腺功能亢进，而单侧突眼则应重点注意是否有眶颅交通的肿瘤，若同时可见搏动性突眼，则应考虑颈内动脉海绵窦瘘。

瞳孔检查：瞳孔的检查一般应包括瞳孔大小、形状、位置，以及反射。正常人光亮环境下瞳孔大小一般为 3～4mm，<2mm 者为瞳孔缩小，常见于全麻未醒、吗啡中毒或脑桥病变等，急性脑干病变还可出现针尖样瞳孔；>5mm 者为瞳孔散大，常见于中脑病变、脑疝、深昏迷或临终濒死状态等。正常的瞳孔形状为圆形，边缘整齐，若瞳孔形状发生变化，则提示有眼部或脑干部位的病变或损伤。瞳孔反射也是神经科查体的另一个重点，对光反射的检查为使用手电光照射一侧瞳孔，被照射的瞳孔迅速缩小，称之为瞳孔的直接对光反射，而对侧的瞳孔缩小称为瞳孔的间接对光反射。调节和辐辏反射的检查为请患者平视前方，当物体由远及近时瞳孔随之一缩小，同时两侧眼球出现内收汇聚。

眼球运动检查：检查眼球运动时应请患者先注视前方，观察瞳孔位置有无偏斜，有无复视，然后跟随检查者手指依次向上、下、左、右方向移动，观察眼球的运动情况。眼球向颞侧注视受限提示由展神经损伤引起的外直肌活动受限；眼球向颞下方注视受限提示由滑车神经损伤引起的上斜肌麻痹；其余眼外肌的麻痹则均为动眼神经损伤。若两眼同时向一个方向的运动受限则称为凝视麻痹，一般提示大脑额中回功能区或与脑桥间的联系通路受损。

（四）三叉神经

三叉神经是同时含感觉和运动成分的混合神经，因此查体时应分别检查感觉、运动和反射功能。

感觉功能：三叉神经的 3 个分支在体表分界的标志为眼角和口角，检查时应充分使用棉签、大头针以及冷热试管检查各区域的触觉及痛温觉。三叉神经感觉成分受损产生的周围性感觉障碍一般不会超越中线，因此为能充分鉴别是否有感觉障碍，一般采用两侧对照的方法。如果检查时发现面部有明显的敏感部位，存在触发扳机点，则是三叉神经痛的重要表现。

运动功能：三叉神经的运动神经主要支配包括咬肌、颞肌、翼内肌和翼外肌的咀嚼肌。检查时应首先观察患者颞肌和咬肌是否有萎缩，接下来配合牙关紧闭时，触摸颞肌和咬肌是否松弛，有时可以让患者用一侧咬住压舌板，通过尝试拔出来判断咬肌肌力。

反射功能：三叉神经的反射检查一般包括角膜反射（corneal reflex）检查和下颌反射（chin reflex）检查。角膜反射的传入神经是三叉神经的感觉支，传出神经为面神经，反射中枢在脑桥。检查时，医师持头端捻成细束的棉签，请患者注视对侧，将棉签轻触角膜外侧（勿接触瞳孔），反射正常时双眼同时出现瞬目，神经损伤则角膜感觉丧失，双眼瞬目均消失，对侧可正常引出。下颌反射传出神经和传入神经均为三叉神经，中枢在脑桥部。检查时患者口微张，检查者将手指置于下颏中部，并以叩诊锤叩击手指，反射正常时则出现咀嚼肌的收缩而使口轻度闭合。皮质延髓束受损时，下颌反射会出现亢进表现。

（五）面神经

面神经是第Ⅶ对脑神经，支配面部各表情肌，同时兼司舌前 2/3 味觉，并支配泪腺、颌下腺和舌下腺的分泌。面神经的检查包括运动、味觉、反射和分泌。

运动功能：检查面神经运动功能时通常采用让患者做扬眉、闭目、龇牙、鼓腮或吹口哨等动作，注意额纹、眼裂和鼻唇沟的变化以及双侧的对称情况。临床上应注意区分中枢性面瘫或周围性面瘫，周围性面瘫表现为同侧的额纹减少、眼裂增宽、鼻唇沟变浅、鼓腮漏气、露齿时口角偏向健侧；而中枢性面瘫（核上瘫）时，上半部面肌几乎不受影响，仅出现对侧下半部面肌瘫痪。

味觉功能：患者伸舌，检查时用棉签蘸少许有味道的溶液如醋、盐、糖等，涂于舌的前部，然后描述或写出感受到的味道。

反射功能：包括眼轮匝肌和口轮匝肌的反射，参考前述角膜反射和下颌反射的内容。

分泌功能：主要包括唾液和泪液的分泌功能，本部分检查多依靠病史。

（六）听神经

听神经的检查内容包括蜗神经的听力检查和前庭神经的平衡检查。

1. 蜗神经　蜗神经的检查主要包括听力测试和音叉检查两部分内容。

粗测的听力检查方法为要求患者堵住一侧耳朵，用另一侧耳朵仔细辨认检查者在一定距离外的声音或说话。

音叉测试：音叉测试临床上常用的方法有如下 3 种。

骨气导比较试验（Rinne 试验）：将震动的音叉先放在耳后乳突上测试骨导，不能听到声音后立即移动至同侧外耳道 1cm 处，直至震动声无法听到。正常状态下气导应比骨导时间长约 1 倍，感音性耳聋和混合性耳聋气导也长于骨导，但时间缩短，而传导性耳聋骨导大于气导。

两侧骨导比较试验（Weber 试验）：将震动的音叉放在额顶或颅顶正中，观察两侧震动是否相同。传导性耳聋病侧较响，而感音性耳聋则健侧较响。

骨导敏感比较试验（Schwabach 试验）：将震动的音叉分别放在患者和检查者的乳突上，比较患者与检查者的骨导持续时间。

2. 前庭神经　前庭神经涉及躯体平衡、眼球运动、肌张力和体位等，主导头与躯干的空间定位和平衡。前庭神经的检查内容包括眼震检查、闭目难立征试验和运动偏离试验。

眼震检查：眼震是眼球一种不自主的节律性的往返运动，根据其往返速度和运动方向的不同提示不同的临床意义。检查时嘱患者注视检查者上下左右移动的手指，观察眼震的方向、幅度和速度。迷路性眼震常为水平眼震，同时伴有眩晕、听力下降、恶心和呕吐等症状；中枢性眼震则常为旋转性、垂直性或多向性眼震，不伴有耳鸣听力下降的症状，往往提示后颅窝病变。有时临床亦需要采用诱发刺激的方法检查眼震，常见的刺激方法包括温度刺激、加速刺激以及电刺激。

闭目难立征试验（Romberg 试验）：检查方法为让患者首先睁眼，双脚并拢并保持直立姿势后，嘱患者闭眼，继续维持此体位。如果患者睁眼时可以保持平衡而闭眼之后出现明显的摇晃或站立不稳，则称为罗姆伯格征（Romberg sign）。

运动偏离试验：检查时嘱患者将上臂伸直，示指放在检查者的示指上，随后嘱患者闭目，抬高上臂后再用示指回到原位找检查者的示指位置，反复多次，观察定位是否准确。

（七）舌咽神经和迷走神经

舌咽神经和迷走神经在临床上常在一起检查，检查的内容主要包括发音、说话、吞咽及软腭运动功能。检查内容包括运动、感觉和反射。

运动功能：让患者张嘴发"啊"音，观察软腭上抬是否对称，悬雍垂是否居中，患者大声讲话时是否出现声音嘶哑，饮水有无呛咳。

感觉功能：主要检查舌后部 1/3 的味觉检查。

反射功能：包括咽反射和软腭反射。咽反射的检查方法为：用压舌板将舌压下，使用棉棒轻触两侧咽喉壁，正常时各侧咽部肌肉出现收缩和舌部后缩。软腭反射的检查方法为：用压舌板将舌压下，使用棉棒轻触软腭和悬雍垂，正常时会引起两侧软腭的提高和悬雍垂后缩。

（八）副神经

副神经本身为运动神经，包括颅根和脊根，主要支配胸锁乳突肌和斜方肌，负责完成转颈和耸肩等动作。

检查方法：胸锁乳突肌的检查方法为在患者头部向两侧旋转和低头屈颈时施加阻力，注意收缩中的肌肉轮廓和坚硬程度。斜方肌的检查方法为用力下压患者耸肩动作。

由于副神经受双侧皮质来支配，因此该神经功能障碍多数为周围性障碍。

（九）舌下神经

舌下神经为单纯运动神经，支配舌肌收缩使舌向前伸出。

检查方法：嘱患者做张口伸舌运动，观察张口时舌在口腔内的位置，并让患者做舌尖上下左右运动，伸舌观察舌尖有无偏斜。

三、运动系统

（一）肌力

肌力（muscle power）主要是肌肉运动时的收缩力量，临床上对肌力进行分级评价，一般以两侧比较来判断。肌力检查通常采用近、远端关节和每块肌肉分别来进行。

肌力的分级标准为（6级）：0级，无肌肉收缩，完全瘫痪；1级，可见或者触摸到肌肉收缩，但不能使关节发生运动；2级：肢体关节可以水平运动，但不能抵抗重力；3级，肢体关节能够抵抗重力，但不能抵抗阻力；4级，肢体关节能够抵抗重力和一定的阻力；5级，正常肌力。

（二）肌张力

肌张力（muscle tone）是指肌肉在完全松弛和无自主收缩运动状态下保持的肌紧张度。检查方法为检查者双手握住患者一侧肢体，以不同的速度和幅度反复做被动的屈伸和旋转动作，所感到的阻力即为肢体的肌张力，通常以两侧相互比较来判断。

肌张力减低时，肌肉松弛，被动运动阻力较小，关节运动范围大，常见于下运动神经元病或脊髓休克等。肌张力增高时，肌肉坚硬，被动运动阻力很大，关节运动范围小。如锥体束受损时出现的痉挛性肌张力增高，锥体外系受损时出现的铅管样强直或伴有震颤的齿轮样强直。

（三）肌肉容积

一般通过观察、触摸和测量的方法检查是否有肌萎缩和肌肥大。如通过对比两侧对应部位肌肉在放松和收缩状态下的形态和丰满程度，或于肢体固定部位用软尺或条带测量肌肉的周径。应当注意的是记录时应同时注明测量标志点，如"鹰嘴上方10cm"等。

（四）步态

步态是直观而快速的运动系统检查方法之一，因其正常状态的维持需要多个神经通路与肌肉组织的协调，因此，对不同步态的检查有助于病灶的定位。

步态的检查方法很简单，主要是让患者离开座椅正常行走，观察包括姿势、头颈、摆臂、步幅等，必要时可以要求患者做闭目直行、脚跟对脚尖行走、单腿跳跃等动作。

临床常见的病理性步态包括以下几种。

1. 感觉性共济失调步态 患者对自己的肢体位置定位困难，因此行走时动作笨拙不协调，常需要眼睛注视双脚和地面才可以走稳，如果让患者闭目行走则会出现明显的障碍。

2.痉挛步态 行走时双下肢自髋部以下极度外展，膝部屈曲，交叉前行似剪刀状，又称为"剪刀步态"，常见于双侧性的下肢痉挛性瘫痪。

3.偏瘫步态 由于上运动神经元损害，下肢强直，行走时对侧上肢屈曲内收，下肢伸直外展，先自外向内划圈前行，多见于脑血管病后患者。

（五）共济运动

肌肉运动的协调是神经系统功能整合的结果，为完成准确、精细动作而涉及的各个肌群的协调运动称为共济运动，其功能主要由小脑及其联络纤维完成。临床常见的共济运动的检查方法包括以下几种：

1.指鼻试验 患者坐位或站直，双肩保持水平，手臂外展，以一手示指指点自己鼻尖，再回到原始位置，反复多次，不同速度，分别睁眼闭眼。观察动作是否连贯、自然、准确。辨距不良时在接近鼻尖时往往出现动作缓慢或手指颤抖。感觉性共济失调患者在闭眼时指鼻试验不准确更为明显。

2.鼻-指-鼻试验 基本同指鼻试验，患者在指点自己鼻尖后再指点检查者的手指，检查者的手指应变换位置，观察动作的连续性和准确性。

3.跟膝胫试验 患者仰卧，一侧下肢抬起，脚踝背屈，足跟放在对侧膝盖上，然后沿对侧胫骨下滑至趾，最后将足跟放在起始部位。反复多次，观察动作的连续性和流畅程度。

4.反跳试验 检查者一手护住患者肩部，另一手握住患者屈曲上肢的腕部，嘱其用力对抗，之后突然松开患者手腕，患者在突然松手后不能控制停止屈臂而击中肩部为阳性。

5.轮替动作试验 嘱患者双手快速连续做翻转手腕动作，观察动作的速度与平稳程度。

四、感觉系统

感觉系统的检查包括特殊感觉和一般感觉，其中特殊感觉在脑神经检查过程中已做了相应的介绍，这里讨论一般感觉的检查方法。

（一）浅感觉

包括轻触觉、浅痛觉和温度觉。

1.轻触觉 嘱患者闭目，用小棉絮或细毛轻轻划过皮肤，让患者说明有无感觉和部位，或点击皮肤，让患者计数碰触次数。

2.浅痛觉 用大头针按一定顺序轻刺患者皮肤，嘱其在感觉有明显异常和减退时立即告知，并画出感觉异常区域，检查时应注意两侧对比检查，必要时还可用大头针尖端和钝端轻刺，判断其反应。在检查感觉异常区域时，应注意从正常感觉区域到病变区域检查，反复多次做到尽量准确。

3.温度觉 选用玻璃试管分别装入冷水（5～10℃）和热水（30～40℃）交替接触患者皮肤，并让其说出冷热感受。

（二）深感觉

深感觉又被称为本体感觉，一般指来自肌肉、肌腱、韧带、骨和关节等深层结构的感觉，临床的检查包括振动觉、运动觉和位置觉、深痛觉。

1.振动觉 以振动的低频音叉放在患者骨突出部位，让其说出有无振动感。通常情况下，下肢的振动阈值要高于上肢。

2.运动觉与位置觉 包括关节的位置与运动，一般同时进行。让患者闭目，检查者用手捏住患者手指或足趾两侧，上下晃动后停止，让患者说出肢体所在的位置。为避免患者根据用力猜测位置，检查者检查时手指应放在肢体两侧。

3.深痛觉 挤压患者的肌肉或者肌腱，询问是否有疼痛感觉。

（三）皮质感觉

检查内容包括图形觉、形体辨识觉和两点辨别觉。

1.图形觉 嘱患者闭目，用钝物在患者皮肤上画出简单的图形或字母、数字等，让其辨认。

2.形体辨识觉 嘱患者闭目，用单手触摸钥匙、书本、茶杯或圆球等物体，让患者说出形状。

3.两点辨别觉 使用钝角圆规的两尖碰触身体不同部位的皮肤，询问患者是一点还是两点，记录患者不能分辨两点的最大距离。正常人身体各部位辨别能力并不一致，如指尖2～4mm，背部4～5cm。

五、反射与病理反射

机体在外界刺激之后表现的反应称为反射。反射包括生理性反射和病理性反射,而生理性反射又有浅反射和深反射之分。

临床上将反射的强度作了以下分级。

(−):反射消失;(+):反射存在,但减弱;(++):反射正常;(+++):反射增强;(++++):反射明显亢进或阵挛。

(一) 深反射

刺激机体深部结构引起的反应称为深反射,临床常见的深反射包括以下几类。

1. 肱二头肌反射($C_5 \sim C_6$,肌皮神经传导) 患者坐位,肘部半屈,检查者以左手托住其上臂,前部和手自然交叉置于腹部,检查者拇指放在肱二头肌肌腱上,以叩诊锤叩击位于肌腱上的手指。引起肱二头肌的收缩,肘关节迅速屈曲及微转。

2. 桡反射($C_5 \sim C_6$,桡神经传导) 肘部半屈,检查者以叩诊锤敲击患者桡骨茎突,引起肱桡肌收缩,肘关节屈曲侧转。

3. 肱三头肌反射($C_6 \sim C_8$ 节,桡神经传导) 检查时上臂体位与肱二头肌检查时相同,检查者以叩诊锤叩击鹰嘴上方的肱三头肌肌腱,引起肱三头肌收缩,肘关节伸直。

4. 膝反射($L_2 \sim L_4$,股神经传导) 患者取坐位,双腿放松置于地面,或患者取仰卧位,膝关节微屈曲并放松。检查者以叩诊锤轻叩髌骨下方股四头肌肌腱,引起小腿前伸动作。

5. 踝反射($L_5 \sim S_2$,胫神经传导) 患者取坐位,大腿呈外展外旋,膝关节屈曲,检查者一手使患者足部背屈,与小腿约成直角,另一手执锤叩击跟腱,引发腓肠肌收缩,足部跖屈。

(二) 浅反射

常见的包括以下反射检查项目。

1. 腹壁反射 以钝针从外侧向脐轻划腹壁皮肤,可见腹壁肌肉的收缩。以脐为标记,脐上为上腹壁反射,脐旁为中腹壁反射,脐下为下腹壁反射。

2. 提睾反射 钝针或棉签轻划大腿内侧皮肤,可见同侧睾丸轻度上提。

3. 肛门反射 刺激肛门周围皮肤,可见肛门收缩。

(三) 病理反射

病理反射仅在中枢神经系统受损时出现,根据受累的传导束和部位不同,一般病理反射包括肢体病理反射(皮质脊髓束受损)、皮质脑干病理反射(皮质延髓束受损)和额叶释放反射。

1. 肢体病理反射 表现形式可以为伸肌的病理反射和屈肌的病理反射。主要包括以下5种。

(1) 巴宾斯基征(Babinski 征):这是最重要的病理反射,是锥体束受损的特征性反射。检查方法为嘱患者放松平躺,检查者以稍尖锐的器械,在患者足底从足跟开始,沿脚底外侧划向小趾,再转向蹰趾。反射正常时,应出现足趾跖屈,而病理情况下,蹰趾向足背方向过伸,其他足趾如扇形外展。

(2) 查多克征(Chaddock 征):用钝针沿脚背外侧自外踝下方向前划至足趾,阳性反应同 Babinski 征。

(3) 奥本海姆征(Oppenheim 征):检查者以拇指和示指自上而下用力在患者的胫骨前内侧划下。阳性反应同 Babinski 征。

(4) 戈登征(Gordon 征):检查者用力挤压患者的腓肠肌,阳性反应同 Babinski 征。

(5) 霍夫曼征(Hoffmann 征):检查时患者腕部略伸直,手指微屈,检查者用手指夹住患者中指,用拇指向下弹拨患者中指指甲,阳性反应为拇指和其他手指掌屈内收。

2. 皮质脑干病理反射 临床常见的皮质脑干病理反射有以下两种。

(1) 掌颏反射:轻划患者一侧手掌鱼际皮肤,患者下颌跳动样上抬为阳性。

(2) 下颌反射:详细参见三叉神经查体内容。

3. 额叶释放反射 额叶释放反射指的是弥漫性皮质病变时,额叶运动通路受累的表现,临床常见的有以下两种。

(1) 吸吮反射:检查者用压舌板自外侧向中间轻划患者的嘴唇,可见嘴唇有吸吮动作。

(2) 握持反射:检查者用手指在患者的手掌从掌根向手指方向轻划,可见患者不自主地握持检查者手指的动作。

六、脑膜刺激征

脑膜刺激征常见于脑膜炎症、蛛网膜下腔出血等,包括颈强直、克尼格(Kernig)征和布鲁津斯基(Brudzinski)征。

1. 颈强直　患者仰卧位,检查者用手掌从枕部托起患者头部,被动做屈颈动作,可以感受到患者颈部的阻力。正常状态下阻力很小,当脑膜受累时,阻力强大,甚至严重时各方向运动均受限。

2. Kernig 征　患者仰卧,检查者将患者一侧髋部先屈曲至 90°,再被动伸直,大小腿夹角不足 135° 即有疼痛时称为 Kernig 征阳性。本查体应注意与 Lasegue 征鉴别。

3. Brudzinski 征　患者仰卧,检查者用手从患者枕部托起头部,做屈颈运动。正常人在屈颈时仍能保持下肢伸直状态,如出现双下肢不自主屈曲时提示阳性。

第二节　神经系统疾病定位诊断

CT、MRI 等影像学检查和诊断手段已普及应用,其在临床上可结合病史、查体结果充分了解患者的症状和体征,并据此判断病变部位,故这一神经系统疾病定位诊断的基本功仍然十分重要。

本节根据神经系统不同部位的功能差异,结合不同疾病的症状与体征,说明神经系统疾病的定位诊断在疾病诊治过程中的应用。目前,对于神经系统疾病定位的依据,依然采用脑沟回和各脑神经走行的解剖学位置及 Brodmann 脑功能分区。而结合系统病史询问和体格检查,依据解剖学和脑功能区的分布对疾病进行定位诊断,对进一步选择更加合适的检查方法以及手术入路均起到至关重要的作用。

一、脑神经相关损害的定位诊断

(一)视神经损害的定位
视觉通路自视网膜、经视神经、视交叉、视束、外侧膝状体、视放射至枕叶视觉皮质。由于各部位的解剖结构及生理功能不同,损害后的视觉和视野改变也各异,故由此可判断视路损害的部位。

1. 视神经损害　视神经损害时可出现病侧眼视力下降或全盲,同时伴直接对光反射消失,间接对光反射存在,眼底可见视盘萎缩。临床多见于视神经炎等视神经本身病变或眶内肿瘤对视神经的压迫。

2. 视交叉损害　视交叉损害时,视神经双鼻侧纤维受损,产生双颞侧偏盲,视力可以伴或不伴下降。临床多见于鞍区肿瘤,尤其是向上生长的垂体瘤。

3. 视束损害　视束损害时可导致同侧视神经颞侧纤维和对侧视神经鼻侧纤维受损,产生对侧同向偏盲,即病侧眼鼻侧偏盲,对侧眼颞侧偏盲,伴有偏盲性瞳孔强直(偏盲侧瞳孔无对光反射)。临床病变最多见于鞍区,尤其向鞍后部生长的肿瘤。

4. 视放射损害　视放射损害也会出现对侧同向偏盲,但因瞳孔光反射通路不经过该部位,因此无偏盲性瞳孔强直出现。此外,视放射后部上方和下方纤维开始逐渐出现分离,可以因损害部位的不同而出现同向上 1/4 象限偏盲(下方纤维受损)或同向下 1/4 象限偏盲(上方纤维受损)。临床上多见于颞叶肿瘤或内囊病变。

5. 视觉皮质损害　视觉皮质位于枕叶,一侧病变时的视野改变与视放射病变基本相同,出现对侧同向偏盲或上下象限性盲。双侧视皮质损害时,视力丧失,但对光及辐辏反射存在,称皮质盲。临床上多见于枕叶的脑血管病、肿瘤及变性病变。

(二)眼动功能损害的定位诊断
如前查体所述,眼球运动由动眼、滑车及展神经完成,眼动障碍可由上述神经单个或同时损害引起。根据发病情况,临床以动眼神经麻痹和展神经麻痹多见。

1. 动眼神经损害

(1)核性损害:动眼神经核位于中脑的上丘水平,司眼部不同肌肉运动的核团于双侧自上而下排列。因此,中脑病变时,多表现为双侧的某些眼肌单个麻痹,而由于动眼神经副核常不被累及,故瞳孔多正常。临床多见于脑干海绵状血管瘤等病变。

(2)核下性损害:表现为眼睑下垂,眼球外下斜位、向上、向下、向内运动受限,瞳孔散大,对光反射消失。因动眼神经走行各段邻近结构不同,临床表现也不同。①中脑病变:为髓内段动眼神经纤维受损,常累及同侧尚未交叉的锥体束，故出现病灶侧动眼神经麻痹，伴对侧中枢性面、舌瘫及肢体上运动神经元性瘫痪（Weber综合征）。常见于中脑出血、梗死、肿瘤等。②颅底病变：一侧动眼神经麻痹，多见于后交通动脉瘤、小脑幕切迹疝等。③海绵窦病变：此处病变常累及滑车神经和展神经，多为全眼麻痹。此外，因同侧三叉神经Ⅰ、Ⅱ支也受损害，而有颜面该两支神经范围内感觉减退或三叉神经痛发作。常见于海绵窦内肿瘤或血栓形成、海绵窦动静脉瘘等。④眶上裂病变：同海绵窦病变，但无眼球静脉回流受阻症状，并因动眼神经入眶上裂进而分为上、下两支，故有时仅表现为部分眼肌麻痹。见于该处肿瘤、外伤等。⑤眶内病变：同眶上裂病变外，因同时累及视神经而出现视力减退、视盘水肿。见于眶内肿瘤、炎症等。

（3）核上性损害：多数为脑干或皮质眼球协同运动中枢受损引起，临床表现为双眼协同运动障碍，如双眼侧视麻痹或同向偏斜，或双眼上视和/或下视不能，伴瞳孔对光反射消失。常多见于脑干肿瘤及大脑半球血管病变、肿瘤等。

2. 展神经损害 表现为眼球内斜视、外展受限。

（1）核性损害：展神经核位于脑桥面丘水平，被面神经所环绕。该处病变时表现为病灶同侧眼球外展不能，内斜视和周围性面瘫，因病变常累及同侧未交叉的锥体束，故还出现对侧肢体上运动神经元性瘫痪（Millard-Gubler综合征）。多见于脑干梗死及肿瘤。

（2）核下性损害：①颅底病变，展神经在颅底行程较长，故很易受损，可为单侧或双侧，出现一侧或双侧眼球外展受限或不能。见于斜坡肿瘤、颅底骨折损伤等。②海绵窦、眶上裂和眶内病变，同动眼神经描述。

（3）核上性损害：表现为双眼同向运动障碍，与动眼神经类似，也是由脑干或皮质眼球协同运动中枢受损引起，包括以下两种。①侧视麻痹：同向侧视中枢包括脑桥侧视中枢和皮质侧视中枢，此两个侧视中枢的病变均可引起侧视麻痹。脑干侧视中枢病变时，常损及邻近的面神经核和未交叉的皮质脊髓束，而出现同侧周围性面瘫和对侧肢体上运动神经元性瘫痪，以及双眼不能向病侧注视而凝视病灶对侧（Foville综合征）。见于脑桥梗死、肿瘤等。皮质侧视中枢病变时，双眼不能向病灶对侧注视，同时双眼向病灶侧偏斜；由于皮质其他部位的代偿作用，皮质侧视中枢产生的侧视麻痹多为一过性。最常见于内囊部位的脑血管病、额叶肿瘤等。②垂直运动麻痹：垂直运动脑干中枢位于中脑四叠体和导水管周围灰质，中脑病变时引起双眼不能同时上视和/或下视，可伴瞳孔对光反射和/或辐辏反射消失。见于中脑的血管病和脱髓鞘病以及肿瘤。

（三）面肌瘫痪的定位诊断

面神经核位于脑桥，接受来自大脑皮质运动区下1/3发出的皮质脑干束支配，其中面神经上组核接受双侧皮质脑干束支配，而下组核仅接受对侧皮质脑干束支配。面神经出脑后与位听神经伴行，经内耳孔及内耳道后折入面神经管内，最后出茎乳孔至支配的肌肉。行程各部因邻近解剖结构不同，故临床表现也各异，据此可进行面肌瘫痪的定位诊断。

1. 中枢性面瘫 中枢性面瘫即核上性损害，表现为病灶对侧下组面肌瘫痪，包括口角下垂、鼻唇沟变浅、示齿时口角歪向健侧、鼓腮及吹口哨不能等。主要定位于：①皮质运动区病变。一般除中枢性面瘫外，多合并有面瘫同侧以上肢为主的上运动神经元性肢体瘫痪及舌瘫；也可为刺激症状，表现为面部或同时有肢体的局限性运动性癫痫发作；见于额叶运动区占位性病变及脑膜脑炎等。②内囊病变。除中枢性面瘫外，因病变同时累及皮质脊髓束、丘脑皮质束及视放射，而出现面瘫同侧的肢体上运动神经元性瘫痪、偏身感觉障碍及同侧偏盲，称为"三偏征"。最常见于脑血管病。

2. 周围性面瘫 周围性面瘫即核下性损害，相当于肢体的下运动神经元性瘫痪。除下组面肌瘫痪外，还有上组面肌瘫痪（如抬额、皱眉不能，额纹消失，眼睑闭合不全等）。依据面神经走行及周围结构，主要定位于：①脑桥病变。同Millard-Gubler综合征，主要见于脑桥梗死、肿瘤及多发性硬化等。②脑桥小脑角病变。除面神经受损外，因累及邻近的三叉神经、位听神经及小脑，故除周围性面瘫外，还分别出现面部麻木、疼痛、咀嚼肌无力及萎缩、耳鸣、耳聋、眩晕以及共济失调等，称为"脑桥小脑角综合征"，多见于该部肿瘤（尤以听神经瘤、胆脂瘤多见）等。③面神经管病变。除周围性面瘫外，因镫骨肌神经和鼓索神经也常受累，常伴听力过敏和舌前2/3味觉丧失，多见于面神经炎等。如病变位于膝状神经节，则因多系带状疱疹病毒感染所致，故有耳郭部的带状疱疹（Ramsay-Hunt综合征）。④茎乳孔以外。仅有病侧周围性面瘫。见于面部或腮腺肿瘤等。

3. 肌源性面瘫 由双侧面肌肌肉活动障碍引起，双眼闭合及不能示齿、表情呆滞、饮水自口角外流。见于重症肌无力、肌营养不良等。

（四） 球（延髓）麻痹的定位诊断

位于延髓内的疑核和舌下神经核，发出纤维经由舌咽、迷走和舌下神经出脑，支配软腭、咽肌、声带和舌肌。疑核和舌下神经核的中枢支配为源自中央前回下方的皮质脑干束。当上述神经通路受损而出现构音、发声及吞咽障碍时，称之为"延髓性麻痹"。

1. 真性延髓性麻痹 为一侧或双侧延髓病变或舌咽、迷走及舌下神经病变所致。表现为声音嘶哑、构音不清、吞咽困难、软腭下垂、咽反射消失、伸舌偏斜或不能、舌肌萎缩并有肌纤维震颤。急性者见于急性感染性多发性神经炎、椎基底动脉闭塞等。慢性者多见于肌萎缩侧索硬化症、脑干肿瘤、延髓空洞症等。

2. 假性延髓性麻痹 为双侧皮质运动区或皮质脑干束损害所致。因疑核受双皮质脑干脑侧束支配，因此一侧病变时不发生症状。除构音、发声及吞咽障碍外，与真性延髓性麻痹不同处为咽反射存在，无舌肌萎缩及震颤，且常伴有双侧锥体束征和病理性脑干反射如吮吸反射和掌颏反射，智力多减退，双侧内囊病变时尚有强哭强笑表现。见于双侧发生的脑血管病、脑炎、运动神经元病等。

二、运动功能损害的定位诊断

运动功能的损害，临床上主要表现为各种形式的瘫痪，根据肌肉收缩时无力程度，分为不完全性瘫痪（轻瘫、肌力检查为1～4级）和完全性瘫痪（肌力为0级）两种。

根据产生瘫痪的原因，分为以下三大类：神经源性瘫痪、肌源性瘫痪和癔症性瘫痪。神经源性瘫痪，根据运动通路受损的部位，又分为因皮质运动区至支配脊髓前角的锥体束发生病变所产生的上运动神经元瘫痪，和脊髓前角、前根、神经丛及周围神经损害后引起的下运动神经元瘫痪。

上运动神经元瘫痪的特点为：①瘫痪范围较广泛；②瘫痪肢体上肢屈肌、下肢伸肌肌张力增高，称为痉挛性瘫痪；③正常受抑制的腱反射被释放，出现腱反射亢进；④正常被抑制的原始反射又复出现，即病理反射阳性；⑤除久病后瘫痪肢体呈失用性萎缩外，无肌肉萎缩。

下运动神经元瘫痪的特点为：①瘫痪多较局限；②瘫痪肢体肌张力减低，呈现弛缓性瘫痪；③腱反射减低或消失；④不出现病理反射；⑤肌肉萎缩明显。

根据临床上肢体瘫痪的部位和范围，可按单肢体瘫、双下肢瘫、偏瘫和四肢瘫分别进行定位诊断。

（一）单肢体瘫的定位诊断

1. 大脑皮质运动区（中央前回）损害 中央前回下部病变出现对侧上肢上运动神经元性瘫痪，上部病变出现对侧下肢上运动神经元性瘫痪，如病变在优势半球累及额下回后部 Broca 区时，还可伴有运动性失语。需要注意的是，当病变仅局限于皮质时，与一般上运动神经元性瘫痪后期为痉挛性者不同，瘫痪始终为弛缓性。当病变引起刺激症状时，瘫肢还可出现局限性运动性癫痫发作而无明显瘫痪。临床多见于原发脑肿瘤、脑血管病和外伤等。

2. 脊髓半横贯性病变 位于胸段以下的脊髓因同侧皮质脊髓束受损，引起同侧下肢上运动神经元性瘫痪；病变同时累及后索及脊髓丘脑束，分别引起损害水平以下同侧感觉和对侧痛温觉减退，称为"脊髓半横贯综合征"（Brown-Sequard 综合征）。如果累及腰段损及同侧脊髓前角，可同时出现病变侧下肢运动神经元性瘫痪，常伴有下肢放射性痛和感觉减退等马尾症状。以上均多见于椎管内肿瘤等引起的脊髓压迫的早期。

3. 脊髓前角病变 颈膨大（$C_5 \sim T_1$）支配上肢的肌肉运动，腰膨大（$L_2 \sim S_2$）支配下肢的肌肉运动，上述部位病变可分别引起上、下肢部分肌肉下运动神经元性瘫痪，并因刺激作用，伴有瘫痪肌的肌纤维震颤。病变如仅限于前角时，无感觉障碍，多见于脊髓前角灰质炎等。如同时伴有浅感觉分离，则见于脊髓空洞等。

4. 脊神经前根病变 所产生的瘫痪类型与脊髓前角损害相同，但肌纤维震颤较粗大，称肌纤维束性震颤。此外，病变常同时累及邻近的后根，故多伴有相应根性分布的感觉障碍，如上下肢的放射性疼痛、浅感觉的减退等。临床多见于神经根炎、增生性脊柱炎、早期椎管内占位性病变。

5. 神经丛损害 近端损害同相应的脊神经前根损害的症状，远端者则表现为其组成的有关神经干损害症状。以臂丛近端病变为例：①臂丛上干型损害。表现为 $C_5 \sim C_6$ 神经根受损，上肢近端和肩胛带肌肉瘫痪、萎缩、上肢不能上举、屈肘和外旋。肱二头肌腱反射和桡骨膜反射消失，上肢桡侧放射性疼痛和感觉障碍，前臂肌肉和手部功能正常。多见于外伤、产伤等。②臂丛下干型损害。表现为 $C_7 \sim T_1$ 神经根受损，肌肉瘫痪和萎缩以上肢远端包括手部为主，尺侧有放射性疼痛和感觉障碍，可有 Horner 征。多见于肺尖肿瘤、锁骨骨折、颈肋等。

6. 神经干病变 神经干为混合神经，损害后除引起该神经支配的肢体部分肌肉的下运动神经元性瘫痪外，并有相应区域内的感觉和自主神经障碍，后者如皮肤发凉、发绀、指/趾甲脆变或呈沟状，严重时皮肤出现难愈的溃疡等。常见的神经干损害多集中于臂丛和骶丛发出的神经干，如：①桡神经损害，表现为手腕下垂，腕及手指不能伸直，感觉障碍仅见于拇、示指背侧小三角区。②尺神经损害，表现为掌屈力弱，小指活动和拇指内收不能，各指分开、不能并拢，骨间肌、小鱼际肌萎缩。③正中神经损害，表现为前臂旋前困难，手腕外展屈曲以及第一、二、三指不能屈曲，鱼际肌明显萎缩形成"猿手"，伴第一至第四指的桡侧感觉减退，早期可有灼性神经痛。腕部操作时主要表现为拇指运动障碍，见于腕管综合征。④坐骨神经干损害，表现为沿坐骨神经走行（从臀部向股后、小腿后外侧）的放射性疼痛，股后侧肌群、小腿和足部肌力减退肌肉萎缩，致屈膝及伸屈足困难。小腿外侧痛觉减退，牵拉坐骨神经时出现疼痛，故 Kernig 征和 Laseque 征等阳性。⑤腓总神经损害，表现为足下垂（致行走呈跨阈步态），足趾不能背屈，足不能转向外侧，小腿前外侧肌肉萎缩，小腿前外侧及足背皮肤感觉障碍。

（二）双下肢瘫的定位诊断

1. 双侧旁中央小叶病变 表现为双下肢上运动神经元性瘫痪，但多呈弛缓性，可有双下肢运动性癫痫发作，并有失抑制性高张力型膀胱障碍。见于该部位累及双侧的颅内占位性病变及上矢状窦病变。

2. 脊髓病变

（1）脊髓横贯性损害：损害平面所支配的肌肉因前角受损，呈现下运动神经元性瘫痪，损害平面以下肢体因皮质脊髓束受损，呈现上运动神经元性瘫痪（脊髓休克期可为弛缓性瘫痪）；损害平面以下所有深浅感觉减退或消失；括约肌障碍因脊髓损害水平不同而异，骶部以上急性病变的休克期，表现为失张力性膀胱，但休克期过后，如膀胱反射弧的功能恢复，可逐渐转变为反射性膀胱。多见于脊髓压迫性病变、急性脊髓炎及脊髓伤。

（2）脊髓其他损害：①双侧脊髓前角损害。出现双下肢下运动神经元性瘫痪而不伴有感觉和括约肌障碍，偶见于脊髓前角灰质炎。②脊髓双侧侧索损害。引起双下肢上运动神经元性瘫痪而无其他脊髓横贯损害症状，偶见于原发性侧索硬化症。③脊髓双侧侧索和后索损害。双下肢上运动神经元性瘫痪，伴有深感觉丧失和感觉性共济失调，偶可见于营养代谢障碍引起的后侧索硬化综合征。

3. 双侧腰骶神经根病变 双下肢呈现下运动神经元性瘫痪，伴有下肢放射性疼痛和根性分布的浅感觉障碍，因骶神经根受损，出现失张力性膀胱。常见于中央型椎间盘突出及脊髓膜炎等。

（三）偏瘫的定位诊断

1. 大脑皮质损害 大脑一侧皮质损害累及整个中央前回时，可引起对侧中枢性偏瘫及面、舌瘫，可伴对侧肢体局限性运动性癫痫发作。优势半球病变时，还伴有运动性失语，累及后中央后回时常有皮质觉障碍，多见于脑膜炎。

2. 内囊病变 由于多条重要的传导束如锥体束、丘脑皮质束及视放射均在内囊通过，因此内囊损害后除出现病灶对侧中枢性偏瘫及面、舌瘫外，还可伴有对侧偏身感觉障碍以及对侧同向偏盲，即"三偏综合征"，最常见于脑血管病。

3. 半卵圆中心病变 由于上、下行的感觉和运动通路，及其支配颜面和上、下肢的纤维在此呈扇形分散排列，病变常使各种纤维受损程度不同，因此偏瘫常表现为上下肢和颜面受累程度不同，运动与感觉障碍的轻重也不平行，多见于颅内肿瘤及血管病变。

4. 脑干病变 因脑干病变损害所在平面同侧的脑神经运动核以及尚未交叉到对侧去的皮质脊髓束，而出现病灶同侧脑神经的周围性瘫痪，对侧肢体上运动神经元性瘫痪，称为交叉性瘫痪。多见于脑干肿瘤、炎症及血管病变。不同损害平面，其表现也各异，由于脑干受累部位结构多复杂，常成组出现相应的症状，如①中脑病变：病灶侧动眼神经麻痹、对侧中枢性面、舌瘫及肢体瘫痪（Weber 综合征）；②脑桥病变：病灶同侧展神经及面神经麻痹、对侧中枢性舌瘫及肢体瘫痪（Millard-Gubler 综合征）；③延髓病变：病灶同侧延髓性麻痹或舌下神经麻痹，对侧肢体瘫痪。

5. 脊髓病变 见于颈髓半横贯性损害。高颈段病变表现为病灶同侧上、下肢上运动神经元瘫痪，颈膨大病变则表现为病灶侧上肢下运动神经元性瘫痪，下肢上运动神经元性瘫痪，同时伴有病灶侧损害水平以下深感觉障碍，对侧痛温觉障碍。

（四）　四肢瘫的定位诊断

1. 大脑皮质和皮质下广泛病变　双侧中枢性面、舌瘫，四肢上运动神经元性瘫痪，同时因双侧皮质脑干束受损而有吞咽和构音障碍等假性延髓性麻痹症状，因皮质感觉区病变而有皮质性感觉障碍，并有失语和癫痫大发作等，见于脑膜脑炎。

2. 累及双侧脑干病变　除双侧偏瘫伴感觉障碍外，还有双侧损害水平的脑神经麻痹，见于脑干肿瘤、脑干脑炎等。原发性侧索硬化症侵及双侧锥体束，表现为双侧肢体上运动神经元性瘫痪伴有假性延髓性麻痹而无感觉障碍。

3. 颈髓双侧病变

（1）颈髓横贯性损害：①高颈段病变，四肢上运动神经元性瘫痪，病灶水平以下全部感觉丧失，大小便障碍，可能出现膈肌麻痹或刺激症状（呼吸困难或呃逆），以及后颈部向枕部放射的神经根性疼痛；②颈膨大部病变，双上肢下运动神经元性瘫痪，双下肢上运动神经元性瘫痪，病变水平以下全部感觉缺失，大小便障碍，常伴有 Horner 征并可有向上肢放射的神经根性疼痛。

（2）其他脊髓损害：①颈髓侧索双侧损害，四肢上运动神经元性瘫痪，不伴感觉障碍，极少数患者可有括约肌障碍，见于原发性侧索硬化症。②双侧颈髓前角及侧索损害，因损及颈膨大前角细胞而呈现上肢下运动神经元性瘫痪；下肢则因侧索受损而呈现上运动神经元性瘫痪，见于肌萎缩侧索硬化症。③脊髓双侧前角病变，四肢呈现下运动神经元性瘫痪，无感觉及膀胱障碍，见于进行性脊肌萎缩症。

4. 周围神经损害　四肢呈下运动神经元性瘫痪，伴有套式感觉障碍。见于吉兰 - 巴雷（Guillain-Barre）综合征。

5. 肌源性瘫痪　四肢呈现弛缓性瘫痪，无感觉障碍。见于周期性瘫痪、重症肌无力、癌性肌病、多发性肌炎等。

三、感觉功能损害的定位诊断

由于感觉通路各部位损害后，所产生的感觉障碍有其特定的分布和表现，可根据感觉障碍区的分布特点和改变的性质，判定感觉通路损害的部位。临床可分为以下几型。

1. 末梢型感觉障碍　表现为四肢末梢对称性手套式和袜套式分布的各种感觉减退、消失或过敏，主观表现为肢端的麻木、疼痛和各种异常感觉，如烧灼感、蚁行感等。一般因为自主神经纤维有同时受损可能，还常有肢端发凉、发绀、多汗以及甲纹增粗等自主神经功能障碍，临床常见于四肢末梢神经炎。

2. 神经干型感觉障碍　神经干损害后表现为该神经干支配区出现片状或条索状分布的感觉障碍，伴有该神经支配的肌肉萎缩和无力，常见于周围神经损伤等。

3. 神经根型感觉障碍　脊神经后根、脊神经节、后角或中央灰质损害后出现的感觉障碍，表现为节段性分布的各种感觉障碍。①后根病变：各种感觉均有障碍并常伴有沿神经根分布的放射性疼痛，见于脊神经根炎、椎管内肿瘤等。病变常同时累及前根而出现相应的下运动神经元性瘫痪症状。②脊神经节病变：同神经根病变所见，同时伴有受累神经根支配区内的疱疹，最常见于带状疱疹患者。③后角病变：因痛、温觉纤维进入后角更换神经元而受损，但部分触觉纤维及深感觉纤维则经后索传导而幸免，因而出现一侧节段性分布的痛、温觉障碍，而触觉及深感觉正常的感觉障碍，称为浅感觉分离，常见于脊髓空洞症、早期髓内肿瘤等。④脊髓中央灰质病变：双侧痛温觉纤维受损而触觉及深感觉保留，出现双侧节段性分布的分离性感觉障碍，同样常见于脊髓空洞症和髓内肿瘤。

4. 脊髓传导束型感觉障碍　与运动功能损害时脊髓病变的定位诊断类似，因累及感觉传导束而产生损害平面以下的感觉障碍。①后索损害：病灶水平以下同侧深感觉减退或消失，同时出现感觉性共济失调、肌张力减低、腱反射消失；②脊髓侧索损害：因脊髓丘脑侧束受损，产生病灶以下对侧的痛、温觉障碍；③脊髓横贯损害：损害水平以下所有深、浅感觉消失。

5. 脑干损害　脑干一侧病变时，典型表现为"交义性感觉障碍"，出现对侧躯体深浅感觉障碍及同侧颜面的感觉特别是痛觉障碍，见于脑血管病、脑干肿瘤等。

6. 内囊损害　丘脑皮质束经内囊后肢的后 1/3 投射至大脑皮质中央后回及顶上小叶，病损后出现对侧偏身的深、浅感觉障碍。

7. 大脑皮质损害　累及中央后回时，可引起对侧包括深浅感觉在内的全部感觉障碍，多见于颅内肿瘤。

四、颅底结构损害的定位诊断

颅底结构复杂，空间狭小，当颅底某部分结构损害时，常出现一系列神经功能障碍，临床上多以各种综合征的形式被定义。根据这些有规律性的神经功能损害，可以很好地作出疾病的定位诊断。

（一）前颅窝病变的定位诊断

前颅窝病变时，常表现为一侧或双侧的嗅神经及视神经损害，出现一侧或双侧嗅觉和视力的减退或丧失。眼底检查常出现原发性视神经萎缩。常见于前颅窝肿瘤，若肿瘤压迫一侧视神经，则可以出现同侧视力障碍，同侧视盘萎缩，对侧由于颅内压增高持续出现视盘水肿，即 Forster-Kennedy 综合征。

（二）中颅窝病变的定位诊断

1. 视交叉部综合征　当病变累及视交叉部位时，常出现以下表现：①因病变直接压迫或侵袭视神经导致视力障碍；②视交叉不同部位受压后产生的视野改变，如视交叉中间部分受压可出现双颞侧偏盲、视交叉外侧受累则出现患侧眼睛的鼻侧偏盲；③病变区邻近组织的受累，多以下丘脑损害为主。临床上最常见于鞍区的肿瘤和炎症。

2. 眶上裂综合征　因累及动眼、滑车、展神经和三叉神经第Ⅰ支分支，出现眼球运动障碍、上睑下垂、瞳孔散大、角膜反射减弱或消失、额部皮肤感觉减退等症状。有时因眼静脉回流不畅还可引起眼球突出。临床常见于眶上裂或蝶骨嵴内侧脑膜瘤，以及部分额眶部的复合外伤。

3. 海绵窦综合征　临床症状与眶上裂综合征类似，但由于眼静脉回流受阻，会出现明显的眼球突出和球结膜水肿。临床常见于海绵窦内病变，或外伤性颈内动脉海绵窦瘘。如果是颈内动脉海绵窦瘘疾病，可查及明确的搏动性突眼和位于头部及眼眶的持续性血管杂音。

4. 三叉神经半月节综合征　三叉神经半月节附近组织结构受累，常出现：①患侧面部麻木和疼痛，角膜反射减退或消失；②咀嚼无力，颞肌和咀嚼肌群萎缩，张口时下颌偏向右侧；③邻近结构受累常易出现动眼神经和展神经瘫；④如病变累及后颅窝，则可能出现共济失调和听力障碍等。临床常见于三叉神经半月节位置的神经纤维瘤、脑膜瘤或表皮样囊肿。

5. 岩尖综合征　表现为三叉神经与展神经受累，出现患侧的面部疼痛和展神经瘫，又称为 Gradenigo 综合征。常见于累及岩骨尖的肿瘤等。

（三）后颅窝病变的定位诊断

1. 脑桥小脑角综合征　多由位于该区的肿瘤压迫所致。临床主要表现为：①第Ⅴ～Ⅷ对脑神经受累，且多出现于病变的早期；极少累及第Ⅸ～Ⅺ对脑神经；②小脑症状，表现为步态改变、眼球震颤和共济失调；③脑室系统受压引起的脑脊液循环受阻导致的颅内压增高。

2. 颈静脉孔综合征　最常见于颈静脉孔周围的肿瘤或骨折。主要表现为第Ⅸ～Ⅺ对脑神经受累，出现声音嘶哑、吞咽困难和饮水呛咳。舌后部味觉消失，胸锁乳突肌和斜方肌肌力下降或麻痹。当颈内静脉受累时，可引起颅内静脉回流障碍而致明显的颅内压增高。

3. 枕骨大孔区综合征　多见于枕骨大孔区的肿瘤或发育畸形。主要临床表现为：①颈枕部的放射性疼痛；②头后仰或前屈受限的强迫头位；③当上颈段脊髓受累时，可能引起脊髓的横贯性损害，而出现四肢瘫和呼吸肌麻痹；④脑脊液循环通路受阻而出现梗阻性脑积水，有时可同时见第Ⅸ～Ⅻ对脑神经功能障碍，出现声音嘶哑、饮水呛咳和舌肌萎缩。

（吴安华）

第三章　神经外科常用辅助检查方法

第一节　X线检查和计算机断层扫描

（一）颅骨X线检查

随着计算机断层扫描（computed tomography，CT）和磁共振成像（magnetic resonance imaging，MRI）的普及，颅骨X线检查在临床中的应用已逐渐减少，但在CT和MRI不可获得的情况下，X线片对脑外伤仍有一定价值。X线片对明确是否存在颅骨骨折或颅内不透光异物都具有重要的诊断价值，颅骨骨折表现为骨皮质不连续，中间存在低密度透亮影，还可发现颅内积气、副鼻窦积液积血、寰枢关半脱位等。颅骨X线检查为颅脑外伤者提供了简单、快速、经济的初步影像学诊断依据。随着CT设备的普及和技术的快速发展，CT已经成为颅脑外伤时的最佳选择，X线检查目前已经极少使用。

（二）头部CT扫描

CT即计算机断层扫描，是在19世纪70年代由英国的Geoffrey Hounsfield及其同事所发明。CT是第一个结合计算机技术以生成不同灰阶数字图像的商用影像设备，通过非侵入性的检查显示体内结构从而诊断疾病与畸形，其发展和应用彻底革新了神经系统疾病的诊断、评估及治疗方式。CT是神经外科许多疾病诊断与评估的首选检查方式。但电离辐射有致癌性，要注意控制CT暴露，尤其是轻型颅脑外伤儿童的CT暴露。

1. CT扫描技术　在过去20年中，CT技术有许多重要的进展，诸如新CT扫描仪中的多排配置以及快速的扫描时间，已经将每次扫描检查的时间从数分钟缩短至仅数秒，使得其应用有强劲的复苏态势。这些进展还包括脑血管的非侵入性评估技术，如CT血管成像（CT angiography，CTA）和CT灌注成像（CT perfusion imgging，pCT）。

普通CT也能够在多个层面成像，可通过改变患者的体位及CT的机架角度实现。而新一代高分辨率CT具有较强的多平面重建功能，使得患者的体位在检查中变得并不非常重要。普通常规CT平扫不使用静脉碘化增强剂，得到从颅底到颅顶整个脑部的5mm连续轴位影像。随后，可通过静脉内导管注射碘化增强剂，行增强扫描。扫描的间隔可根据临床的需要进行调整，考虑的因素包括患者的年龄及体型，对特殊结构如眼眶、颞骨、颅底的高分辨成像要求，或者行CTA检查。多排螺旋CT扫描仪能够重建分辨率更高的轴位图像，由其再生成矢状位和冠状位的二维及三维图像，因而能够更好地显示脑实质、血管及骨性结构。由于CT扫描可随时进行，操作相对简单，扫描时间短，且对于急性脑出血、骨折、水肿和脑积水有较高的敏感性，因此，对于部分神经系统急症CT扫描通常是首选的辅助检查。

在分析CT检查结果时，需要考虑CT检查存在的部分容积效应与周围间隙现象。在同一扫描层面内，含有两种以上不同密度横向走行而又相互重叠的物质时，所得的CT值不能如实反映其中任何一种物质的CT值，这种现象即为部分容积效应或部分容积现象。由于部分容积效应的影响，层面内不同构造物体的边缘轮廓如被斜行横断，则其轮廓由于CT值的不准确而显示不清，例如侧脑室侧壁、于层面内斜向走行的导水管和没有扩大的侧脑室下角轮廓显示不清就是这种原因。高分辨的多排螺旋CT有助于降低部分容积效应。

2. 基本病变表现　CT检查能够获得丰富的颅脑病变信息，包括脑室大小、脑水肿程度、占位效应、出血及肿块位置、中线是否移位、缺血性损伤的进展、骨折、良恶性骨病变以及鼻窦病变等。由于其便捷性及较短的扫描时间，可以允许重复多次扫描，对于住院或门诊患者，无论是急性、亚急性或慢性期病变的随访都非常方便。在神经外科应用中，头部CT扫描用于术前术后的评估，包括出血、梗死、脑积水、占位效应、骨折等。

急性颅内出血的首选检查是 CT 扫描，相对于 MRI，CT 对于脑出血的检查有更高的特异性和敏感性。颅内出血通常是根据其颅内的位置来描述，如硬膜外、硬膜外下、蛛网膜下腔、脑室内以及脑实质内。每一种类型的出血均有其不同的表现和部位。

硬膜外出血位于颅骨内板与邻近硬脑膜之间，影像表现为高密影的双凸镜形轮廓。通常是由于急性创伤所致急性骨折跨过脑膜血管的分支，出血进入硬膜外腔形成。CT 值为 40～100Hu。硬膜外出血形成血块收缩则 CT 值可进一步增高。另一种少见的情况，是快速的静脉出血进入硬膜外间隙也可能导致硬膜外血肿。硬膜外出血的范围通常受到外层硬脑膜进入主要颅骨骨缝处的限制。但硬膜外血肿可以在前额部跨过中线向对侧延伸，因为其并不受到前部大脑纵裂硬膜反折的限制。

硬膜下血肿比硬膜外血肿发生率稍高，特别是在老年患者中，通常与急性脑创伤有关，病情缓慢进展。硬膜下血肿的影像表现与硬膜外血肿不同，其对应脑实质的深部边界是凹面状，其整体轮廓呈新月形。急性的硬膜下出血的 CT 值与硬膜外血肿近似，而 3 天后进入亚急性甚至慢性期，其可能随着血肿的吸收液化转为混合密度或等密度。典型急性硬膜下血肿是由于静脉出血所致，且不会受到硬膜外层插入骨缝处的限制，多波及半侧大脑半球，但会被大脑纵裂的硬膜反折所限制。

然而，超急性的硬膜下血肿或者急性蛛网膜下腔出血在凝血机制异常时可能表现为等密度或低密度。

脑挫伤包括脑表层或深层散在小出血灶、静脉淤血、脑水肿及脑肿胀。如有脑、软脑膜和血管的断裂则为脑裂伤。两者常同时发生，称为脑挫裂伤。常发生于着力部位及其附近，也可在对冲部位，例如枕部着力，于额极、颞极和额叶眶面发生广泛的对冲性脑挫裂伤。脑挫裂伤常伴发程度不等的蛛网膜下腔出血，乃因脑皮质血管破裂或软脑膜撕裂所致。典型表现为低密度脑水肿区中出现多发散在斑点状高密度出血灶，也可融合。病变广泛则有占位表现。随访检查如出血灶吸收，则变成低密度区。小的脑挫裂伤可发展为广泛的脑水肿。有的可发展为脑内血肿。

脑水肿为细胞外水肿，脑肿胀为细胞内水肿，两者在 CT 上不能鉴别。脑水肿表现为局限性或弥漫性低密度区，CT 值为 8～25Hu。弥漫性者表现为大脑半球广泛密度减低。如为一侧则中线结构向对侧移位，脑室受压变小、脑沟回显影欠佳、脑池消失。

创伤是蛛网膜下腔出血（subarachnoid hemorrhage，SAH）的最常见原因，而颅内动脉瘤破裂出血是自发性 SAH 最常见的病因。SAH 沿着脑、脑干及小脑表面的蛛网膜下腔自由扩散，通常随着脑脊液的回流进入脑室内腔隙。由于血液分解产物破坏或阻塞正常的脑脊液引流通道，因此 SAH 可导致急性、亚急性或慢性的脑积水。

脑实质出血的原因有许多，包括创伤、高血压、血管结构异常如血管畸形或海绵状血管瘤、梗死、肿瘤、感染或血管炎。表现为高密度血肿灶，合并有原发疾病的一些影像学表现。

（三）颅骨三维影像

常规 CT 检查所显示的是二维图像，但人体器官及病变为三维结构，观察者必须综合多层的二维 CT 图像，在头脑中形成三维"虚拟像"，然而这一虚拟像并不十分可靠。得益于计算机软件的开发及 CT 技术的发展，现已有三维 CT（three dimensional computed tomography）。三维 CT 影像基于处理一系列的 CT 图像层面，一般为其轴位图像。将这些轴位图像通过计算机三维软件的处理，数据整合后以二维的形式显示出组织结构和病变的三维空间关系。1970 年，Greenleaf 等首次报道了生物医学三维演示计算机生成心血管血流示波器图像。在临床实践中，三维影像首次应用于颅面外科。如今，该技术在许多临床工作中得到了普遍的应用。

三维 CT 是显示颅骨创伤最理想的首选手段。如显示面部 Le Fort 骨折时，冠状位比轴位层面更准确，但是对于某些创伤患者，冠状位扫描可能难以进行，此时应用三维 CT 技术可更准确评估骨折情况。应用螺旋 CT 三维重建技术进行数字化颅骨塑形是对颅骨缺损患者颅骨修补手术的一次革命性进步，应用其数字化三维塑形的个性化钛网，在临床上减少了塑形工作量及术后并发症发生率，降低了手术费用，塑形满意度高，能最大限度地恢复患者容貌。

三维 CT 和 MRI、脑血管 DSA 结合，可以获取颅底肿瘤和邻近骨结构及某些营养血管结构的关系，协助医师准确制订颅底肿瘤的手术方案。

颅骨骨折在普通 X 线检查中可能因隐匿而漏诊，但三维 CT 则可以很准确地诊断。此技术是 X 线片不能显示的可疑枕骨髁骨折的首选措施。某些复杂的颞骨骨折或颅面发育异常也可以应用三维 CT 得到很好的显示。

（四）CT 血管成像

CT 扫描技术的发展，不仅使其扫描时间大大缩短，其分辨率也极大地提高至微米级。这种技术上的进步，产生了更新的影像技术，如 CTA，即通过相对非侵入性的方法在静脉内注入碘增强剂显示颈部及脑的大动脉及静脉。这种静脉注射造影剂显影的方法方便快捷，能够避免一些传统动脉导管相关的并发症，如血管夹层、肾损伤、过敏反应及医源性栓塞。CTA 能够快速获取颈部及大脑血管的许多重要的信息。通常先获取轴位的微米级的图像，然后将其转换成二维的矢状位或冠状位图像数据以及三维图像。三维图像也是基于最初获取的轴位图像及其生成的矢状位和冠状位图像数据。CT 对于脑血管疾病诊断的敏感性及特异性在逐渐接近动脉导管血管造影技术。尽管 CTA 目前还无法完全取代传统的动脉插管血管造影术，但对于急诊评估患者是否存在颅内动脉瘤或动静脉畸形，或者对于脑血管病治疗后的复查，评估血管痉挛、外伤性动脉夹层、脑卒中，以及颈动脉或椎动脉的动脉硬化性狭窄，CTA 仍然是一项非常有价值的非侵入性的辅助检查方法。

（五）神经外科手术后 CT 随访检查

颅内病变手术后早期可发生出血、脑水肿、脑梗死、感染和脑积水等变化，晚期则发生脑软化或肿瘤复发。CT 检查能发现这些改变，为治疗提供参考。如脑手术创面由血块及止血材料覆盖，伴有边缘坏死。1 个月后手术所破坏的脑组织均被吸收，只残留囊腔。外伤主要由胶质细胞和结缔组织进行修复，伴有成纤维细胞增生及新生血管形成，使创面形成结缔组织和胶质纤维网。术后 1 个月，新生血管逐渐减少形成瘢痕。

术后早期改变及其 CT 表现如下：

1. 反应性环状强化 出现在脑组织对手术创伤所产生的病理改变过程中，是良好的术后表现。最早出现在手术 5 天以后，主要时间在术后 2 周～2 个月，以 2～4 周最为明显。CT 表现为手术边缘环状强化，呈类圆形，强化环光滑整齐或不规则，厚度均匀，环内为脑脊液密度腔。延迟扫描，环的密度、厚度均无变化。强化环在早期为血脑屏障损伤并与血液过度灌注有关，而 4 周以后则以肉芽组织增生为主，环周水肿与占位变化较轻。

2. 脑水肿 术后发生血管源性水肿。CT 表现为髓质不规则低密度区，很难与病变造成的脑水肿及坏死、软化等鉴别，甚至可伴有占位性表现。

3. 出血 病灶术后出血与其他原因的脑内血肿表现相同，为高密度影。硬膜外血肿常见于开颅部位硬膜外，表现同一般硬膜外血肿。硬膜下血肿常见于脑积水分流术后，表现同一般硬膜下血肿。

4. 积气 病变开颅术后常见颅内气影。

5. 脑梗死 术后 CT 检查很少单独发现脑梗死，多与手术部位的坏死、水肿相连，表现为大于手术范围的低密度区累及皮质，新鲜脑梗死也可有强化。静脉结扎时，个别病例出现静脉性梗死。

6. 异物 CT 可以显示术中放置的钛夹，但常发生伪影而使图像结构不清，分流术的导管，颅内压监测探头等也可以显示。

7. 脑积水 术后蛛网膜粘连产生脑积水，CT 可清楚显示。

术后晚期表现可有脑穿通畸形囊肿，为术后形成的含液体囊腔。CT 表现为边界清楚的脑脊液密度区，不被强化，并有同侧脑室扩大。肿瘤复发 CT 表现为手术区及周围出现异常密度区，有均一或环状及不规则强化，伴脑水肿及占位表现。肿瘤大时，可见自骨缺损外突的软组织影。

第二节　磁共振成像

（一）磁共振成像概要

磁共振成像（magnetic resonance imaging，MRI）又称自旋成像（spin imaging），是随着计算机技术、电子电路技术、超导体技术的发展而迅速发展起来的一种生物磁学核自旋成像技术。它是利用磁场与射频脉冲使人体组织内的氢核（即 H^+）发生震动产生射频信号，经计算机处理而成像的。MRI 系统的组成主要由磁铁系统、射频系统和计算机图像重建系统组成。

（二）神经系统的磁共振检查

MRI 在脑与脊髓病变的诊断中占有十分重要的地位，在软组织成像上较 CT 有明显优势。在颅脑外伤诊断中快速 MRI（quick brain MRI qbMRI，或者 rapid MRI，rMRI）能在 1～3 分钟内完成头部平扫，多数患者无须镇静处理，其快捷性正在向 CT 靠拢，且 MRI 对弥散轴索损伤及剪切伤非常敏感。下面介绍几种常见的 MRI 成像技术：

1. 常规成像技术 颅脑常规的 MRI 检查包括：①轴位的 T_1 加权像（T_1WI）、T_2 加权像（T_2WI），有助于了解病变部位及中线情况；②矢状位的 T_1WI、T_2WI，有助于了解中线区部位的病变情况；③冠状位的 T_1WI、T_2WI，有助于了解颅底及颅顶部位的病变。

2. 常见的扫描技术 增强扫描，静脉注射对比剂，有利于病变的定位、鉴别、了解病变的大体性质等。

3. 特殊的成像技术

（1）脂肪抑制技术：可以减少伪影，增加组织对比，鉴别病变内是否含有脂肪。

（2）水成像技术：主要是内耳水成像技术，用于膜迷路病变的检查。

（3）水抑制技术：能抑制纯水的信号，但对间质中的水肿却显示为高信号，亦能区分缺血梗死后的新老病灶或病变的囊实性，同时有利于对病变的大小评估。

（4）血管成像技术：即磁共振动脉成像（magnetic resonance arteriography，MRA）、磁共振静脉成像（magnetic resonance venography，MRV）。与数字减影血管造影（digital subtraction angiography，DSA）相比，具有无创、经济、快捷的特点。

其主要的成像方式包括：①时间飞跃法磁共振血管成像（time of flight magnetic resonance angiography，TOF-MRA），主要用于脑部血管、颈部血管管腔有无狭窄的评估；②相位对比法磁共振血管成像（phase contrast magnetic resonance angiography，PC-MRA），主要用于动脉瘤、静脉病变的检测；③对比增强法磁共振血管成像（contrast enhancement magnetic resonance angiography，CE-MRA），可用于动脉瘤、动静脉畸形、脑血管狭窄和闭塞程度等检查。

（5）弥散加权成像（diffusion weighted imaging，DWI）：检测水分子扩散运动的方式，主要用于急性脑梗死的鉴别。特有的 DTI 技术能对脑白质束显像，有助于指导神经外科手术中纤维束的保护。

（6）灌注加权成像（perfusion weighted imaging，PWI）：属于脑功能成像的一种，反映组织中微观血流动力学信息，主要用于脑缺血性病变和脑肿瘤血供的研究。

（7）磁共振波谱分析（magnetic resonance spectrum，MRS）：用于组织内化学物质的唯一无创检查方式，可以反映脑组织的代谢情况，如脑肿瘤的诊断和鉴别诊断、代谢性疾病的脑改变、脑肿瘤复发与肉芽组织的鉴别、脑缺血性疾病的鉴别等。

（8）功能磁共振成像技术：可以显示不同功能区的个体化差异，为神经外科手术提供更好的精确定位。

（三）脑 MRI 成像

1. 正常的脑 MRI 成像 脑白质在较之皮质 T_1WI 上呈较高信号，而在 T_2WI 上则相反；脑脊液 T_1WI 呈低信号。T_2WI 呈高信号；颅骨呈低信号，只有板障可表现为条状高信号；纤维结缔组织呈低信号，如大脑镰等；脂肪组织呈高信号；而脑血管则呈无信号改变。

2. 各类颅脑病变的 MRI 成像

（1）颅脑外伤：较 CT 敏感，特别对于弥漫性轴索损伤，CT 可能无阳性表现，而 MRI 可表现为白质内点状出血或蛛网膜下腔出血；对于脑干损伤、皮质及皮质下灰质损伤有较高的敏感度，同时还能鉴别急性或慢性出血。对颅骨骨折的敏感性较 CT 差。

（2）先天性颅脑畸形：如胼胝体发育不良、灰白质异位、脑发育不良、结节性硬化、扁平颅底、Chari 畸形、脑膜膨出、脑积水等。

（3）脑血管病变：可在急性期就能显示脑缺血，对于脑干梗死、多发性腔隙性脑梗死等明显优于 CT，特殊的脑血管成像能鉴别动脉瘤、血管畸形、海绵状血管瘤等。对于颅内血管狭窄、血栓形成、假性动脉瘤的鉴别等也有较高的特异性。

（4）脑肿瘤：磁共振检查通常能定位脑肿瘤，通过特殊的检查方法还能初步定性。脑肿瘤的磁共振成像表现多样，需要根据不同的肿瘤来鉴别，有时需要联合血管成像、磁敏感成像以及功能磁共振成像等手段。

（5）颅内感染性疾病：对于脑脓肿、炎性肉芽肿、脑膜炎、血管炎等病变的检查特异性较高。

（6）脑白质病及变性疾病：多发性硬化 MRI 的表现为脑室旁或半卵圆中心多发斑块对称或不对称，无占位效应，有明显强化。肾上腺脑白质营养不良表现为轴位 T_2WI 显示双侧侧室枕角周围的白质呈蝴蝶状高信号，T_1WI 为低信号。进行性多灶性脑白质病则表现为轴位 T_2WI 顶枕部皮质下不对称扇形的异常高信号，还能鉴别硬化性脑炎、肝豆状核变性等。

（四）脊髓的 MRI 成像

1. 正常的脊髓成像　按信号强度递减顺序为：脂肪、髓核、骨髓、骨松质、脊髓、肌肉、脑脊液、纤维环、韧带及骨皮质。用自旋回波序列，脊髓、骨髓、松质骨在 T_1WI 显示清楚，而韧带、蛛网膜下腔、椎间盘在 T_2WI 清楚。T_1WI 适用于评价髓内病变、脊髓囊肿、骨破坏病变，而 T_2WI 则用于评价骨唇增生、椎间盘退行病变与急性脊髓损伤。

2. 神经外科常见病变的成像检查

（1）椎管内肿瘤：可鉴别肿瘤的位置、来源和大体性质。髓内肿瘤以星形细胞瘤和室管膜瘤常见，髓外硬膜下肿瘤以神经纤维瘤和脊膜瘤多见，硬膜外肿瘤需警惕转移瘤的可能，通常有骨质破坏。

（2）椎间盘、韧带以及椎体病变：通过 T_2WI 的变化，脊髓受压与否等可以诊断椎间盘突出，椎体病变如血管瘤、转移瘤和新旧骨折等均可通过磁共振诊断。

（3）脊髓其他病变：如脊髓血管畸形、脊髓空洞、脊髓变性等均可通过磁共振鉴别。

第三节　脑血管造影检查

脑血管造影是将含碘的造影剂注入颈动脉或椎动脉使脑血管系统显影，以了解脑血管的形态、病变的血供、病变与血管的关系、病变的性质，也可以对占位病变进行初步的定位。虽然 CTA、MRA 等无创血管成像技术发展迅速，可完整重建脑血管图像，但目前脑血管造影仍然是诊断脑血管病的金标准。

（一）适应证

1. 颅内血管性病变

（1）出血性病变：蛛网膜下腔出血、颅内动脉瘤、动脉夹层、假性动脉瘤、动静脉畸形、硬脑膜动静脉瘘、颈动脉海绵窦瘘、Galen 静脉瘤、颅内静脉血管畸形。

（2）缺血性病变：颅内、颈内动脉系统动脉狭窄，颅内静脉或静脉窦血栓形成，烟雾病。

2. 颅内肿瘤　脑膜瘤、血管网织细胞瘤、颈静脉球瘤、脑胶质瘤。

3. 头颈部血管性肿瘤　鼻咽纤维血管瘤、颈动脉体瘤。

（二）禁忌证

1. 对碘过敏者（需经过脱敏治疗后进行，或使用不含碘的造影剂）。

2. 有严重出血倾向或出血性疾病者。

3. 有严重心、肝或肾功能不全者。

4. 脑疝晚期，脑干功能衰竭者。

（三）操作方法

1. 操作前准备　全脑血管造影也是一种特殊的手术，其要求同普通手术要求。

（1）患者情况：查阅病历，了解患者临床情况、既往病史、药物过敏史及目前用药情况，并确认已签署造影知情同意书。

（2）实验室检查：了解重要的实验室检查结果，包括凝血、乙肝、血常规、尿素氮、肌酐、血糖等。如有条件，查丙肝抗体及艾滋病抗体。

（3）神经影像检查：复习 CT、MRI/MRA、经颅多普勒超声（transcranial Doppler，TCD）、颈部超声等资料，结合病史初步判断"责任"病变的部位。

（4）患者教育：与患者积极交流，建立良好的关系。告知患者在腹股沟麻醉、股动脉穿刺、插入导管及注射造影剂时可能体验到的感受，以及可能发生的并发症与对策。

2. 消毒　严格按照手术室要求洗手、消毒、铺单，暴露双侧腹股沟中点下方手术区域（绝大多数情况下穿刺右侧穿刺点即可，但如果右侧穿刺点血管损伤严重需要改行左侧穿刺点穿刺）。

3．造影准备

（1）造影常用器械、材料及药品：5F 动脉鞘及扩张器、"J"形导丝、穿刺针 / 套管针、1% 利多卡因注射液、10ml 注射器、5F 多孔猪尾巴导管（老年患者或者血管条件差的患者选用）、4F/5F 单弯导管、Hunter 或 Simmon 导管依次备用（老年患者优先选用 Hunter 导管，次选 Simmon 导管）、泥鳅导丝、非离子型造影剂、高压注射器、生理盐水、肝素生理盐水、无菌纱布。各种急救用药，如阿托品、多巴胺、地塞米松、硝酸甘油、尿激酶等。

（2）穿刺前准备：检查造影用品是否齐全。注意建立一条静脉通道以备术中抢救。抽取局麻药物：1% 利多卡因 5～10ml（可用 2% 利多卡因 + 生理盐水稀释）。动脉鞘及导管在使用前须用肝素生理盐水冲洗。生理盐水彻底湿润导丝。将动脉鞘及扩张器锁好。抽入造影剂到高压注射器内。

（3）腹股沟麻醉

1）确定穿刺点：穿刺点一般定位于腹股沟韧带下方 1.0cm 处，该处能扪及股动脉搏动。

2）麻醉：在穿刺点将 1% 利多卡因注入皮内，形成约 1cm 的皮丘。然后用左手固定股动脉，逐层浸润麻醉皮下组织、股动脉的内侧、后方及上方。

3）注意事项：尽量避免穿刺股动脉或股静脉；每次注入麻醉药前须回抽注射器，如无血液抽出，方可注入麻醉药。

4．动脉穿刺

（1）固定股动脉：用左手示指及中指放在皮肤切口上方股动脉两侧，将股动脉固定。

（2）穿刺：用右手拇指、示指及中指握住穿刺针，针与皮肤呈 30°～45°，轻轻向前推进。当针尖接近动脉时，常能感到血管的搏动压向术者拇指。此时将针继续稳稳送入，当血液搏动性喷出时，说明针尖已在动脉腔内，导丝即可插入，导丝插入深度以其末端至穿刺点长度超过动脉鞘数厘米为宜。

（3）注意事项：如回血很弱且少，针可能在股静脉内或紧靠动脉壁，甚至可能在动脉血管内膜下，则不应插入导丝，调整穿刺针的位置，直到获得满意的动脉回血方可；如导丝插入时遇较明显的阻力，亦考虑导丝进入血管外组织或动脉血管内膜下，应撤出导丝，调整穿刺针的位置；如有必要，可在透视下注射少量造影剂以观察针的位置。

5．建立动脉通道　一旦导丝到位，则用左手紧压股动脉防止出血，右手手指配合保持导丝原位不动同时退出穿刺针。此时最好左手压住穿刺点，在透视下确定导丝位置是否有误。将锁好的动脉鞘及扩张器通过导丝插入动脉内。在送入扩张器时旋转，以利其顺利穿透皮肤皮下进入血管，然后同时移去扩张器及导丝。先通过三通排出动脉鞘内少量空气，再用肝素生理盐水冲洗动脉鞘，最好接压力生理盐水维持动脉鞘内液体流动。

注意事项：在动脉鞘和扩张器插入之前透视导丝，导丝在体内长度过短，不利于确定导丝所在位置，并给下一步导入动脉鞘带来困难；导丝在体内长度过长，末端可能不够出动脉鞘。

6．造影

（1）主动脉弓造影：将泥鳅导丝送入猪尾巴导管，在导丝导引下将导管送至主动脉弓（导管头达到升主动脉远端）；撤出导丝，如果未接压力生理盐水持续滴灌造影管，则需回抽 2～5ml 血液后用肝素生理盐水冲洗导管，造影管直接接压力注射器延长管；透视下调整造影视野（导管头端位于屏幕下界），行左、右前斜位造影（流速 20ml/s，流量 25ml，造影时患者屏住呼吸）。造影结束后卸下导管继续接压力生理盐水或回抽 2～5ml 血液后用肝素生理盐水冲洗导管，送入导丝，将猪尾巴导管头顺直后撤出。

观察内容：有无发育异常；观察左锁骨下动脉、左颈总动脉、无名动脉的开口有无狭窄、闭塞；两侧椎动脉的对称情况，开口部有无狭窄、血液反流等。

注意事项：导管与高压注射器连接后，观察接头处有无气泡；造影后询问患者有无明显不适反应。撤出猪尾巴导管时，用手固定动脉鞘，防止脱出。

（2）脑动脉造影：原则上首先选择与病变关系最密切的血管，以保证造影失败时已经完成最重要的血管检查。如果术前病变侧不明显，则依次按照右侧颈内动脉、左侧颈内动脉、左侧椎动脉、右侧椎动脉、颈外动脉系统的顺序进行。怀疑缺血性脑血管病的患者除了要进行主动脉弓造影外，还要做各动脉颈段造影。造影必须包括动脉期、实质期及静脉期。如果要观察脑血流代偿情况，可行压颈脑动脉造影。

观察内容：缺血性脑血管病注意动脉有无狭窄、闭塞、溃疡斑块或严重迂曲，有无发育异常。

注意事项：造影时切记动作轻柔，导管在导丝引导下前进，而导丝也不能进入颅内过深，不能过度刺激脑动脉，尤其是椎动脉容易痉挛不能过度刺激。动脉瘤或者显影不清的血管最好行旋转造影三维重建以明确病变。

7. 术后注意事项　造影结束后，撤出导管。左手于穿刺点上方股动脉搏动处压迫后，拔出动脉鞘，手指压迫止血 15 分钟，先重后轻。待确认无出血后，用无菌敷料由小到大重叠加压覆盖穿刺点，弹力绷带加压包扎。平卧、穿刺侧下肢制动 24 小时。观察血压、脉搏和尿量，注意足背动脉搏动情况和局部情况，嘱患者适当多饮水促进造影剂排泄。

第四节　脑　电　图

脑电图（electroencephalogram，EEG）是将大脑神经元细胞的生物电活动通过脑电描记器加以记录和描记，是从颅外头皮或颅内记录到的局部神经元电活动的总和。脑电图与心电图的原理一致，是将生物电活动经放大加以描记。最近 20 年来，随着电子计算机技术的发展，脑电图仪已逐步从传统的模拟信号记录发展到数字化信号采集和显示。目前，数字化脑电图正在迅速替代传统的有纸脑电图记录方法而在临床广泛普及。

（一）常规脑电图记录

虽然脑电图技术在最近取得了显著的进步，但常规的发作间期脑电图仍是诊断和治疗癫痫的最基本的检查。

1. 头皮电极　安置在头皮上用以导出脑电活动的导体称之为头皮电极，要求应该是良好的导体，易于安置、固定，不会给患者带来痛苦，不易磨损。临床用于颅外脑电图记录的电极有柱状电极、盘状电极、针电极和耳电极。

2. 电极安放　根据国际脑电图学会的建议，头皮脑电图记录常规使用 10%～20% 系统确定电极的安放位置，简称"10-20 系统"。10-20 系统包括 19 个记录电极和 2 个参考电极。安放的部位包括前额区、中额区、中央区、顶区、枕区、前颞区、中颞区和后颞区，还包括额、中央、顶区的中线部位以及参考电极耳极。10-20 系统简单、合理、基于明确的解剖标志，同时其电极间距相等、对称，便于安置及比较。

当普通头皮脑电图结果正常或有疑问时，常借助特殊电极以发现有意义的异常所见。颅外特殊电极主要有蝶骨电极、鼻咽电极、卵圆孔电极；颅内电极主要有硬膜下电极、皮质电极和深部电极。颅内电极主要在专业性诊疗中心应用。

3. 导联设置　脑电图的放大器由前置电压放大和后置功率放大两部分组成。脑电图的前置放大器通过多级连续电压放大，可将微弱的脑电信号放大数百万倍。前置放大器有两个输入端，可分别接到两个电极上以记录其电位差，通常将这两个输入端称为输入 1 或栅极 1（input 1 or grid 1，G1）和输入 2 或栅极 2（input 2 or grid 2，G2）。国际脑电图协会技术用语委员会协议规定，脑电图仪放大器的输入端 1 对输入端 2 为相对负相，使记录笔产生向上偏转的信号称为负相，向下偏转的信号称为正相。

用两种方式描记脑电。①单极导联：又称参考导联，记录电极连接放大器的负端（G1），参考电极或无关电极连接正端（G2）。经常使用的参考电极为耳极，设定耳极为零电位，来表示头皮各个活性电极的电位绝对值。②双极导联：是将两个记录电极分别连接前置放大器的 G1 和 G2 两端。用双极导联法记录下来的是两个活性电极的电位差。在单极导联显示某一部位有异常波时，可以在双极导联上得到印证，即表现为在异常出现的部位可以看到异常波的位相倒置（或针锋相对）。双极导联又可分为纵联、横联、环联等多种组合方式。双极导联必须和单极导联联合使用，单极导联是分析脑电图的基础，双极导联应结合单极导联的所见具体分析才能得出正确的结论。

4. 常用诱发试验　脑电图诱发试验（activation）的目的是通过各种生理性或非生理性的方式诱发异常波，特别是癫痫样波的出现，提高脑电图的阳性率。一般将睁 - 闭眼试验、过度换气和间断闪光刺激作为脑电图的常规诱发试验。此外，应根据患者的具体情况增加其他方式的诱发试验，以尽可能发现有诊断意义的脑电图改变。

5. 脑电图分析　脑电图的波形是由频率、波幅、位相、波形等基本要素组成。脑电图检查就是分析这些基本要素及其相互关系，并进一步分析其在时间序列及空间分布的特征。正常时脑电图波形整齐，呈正弦形，频率及波幅与年龄、描记部位、受检者意识状况等有关。频率为 1 秒内相同周期的脑波重复出现的次数,临床脑电图分析的脑波频率范围在 0.1~100Hz,特别是 0.3~70Hz。国际上统一用希腊字母命名,将脑波频率分为 α、β、δ、θ 四个主要频带,其中 α 和 β 频带又称快波频段,δ 和 θ 频带又称慢波频段,30Hz 以上的高频电活动称为 γ 频带。每一频带的范围见表 3-1。

表 3-1 脑波频率的分类

单位:Hz

名称	频率范围
δ 频带	<4
θ 频带	4~7
α 和 β 频带	8~13
β 频带	14~30
γ 频带	>30

除了波形、频率、波幅之外,脑波出现的形式、部位、对称性等也可供分析。出现异常波形、波形极不规整、波率过慢,波幅过高或调节很差,双侧明显不对称或局限异常等均为异常表现。出现棘波、尖波、棘慢波、尖慢波综合,阵发性高波幅慢波等统称为痫性放电,有助癫痫的诊断。如某局部出现慢波或棘、尖波或波幅异常有助病灶的定位。脑电静息排除机器故障有助脑死亡的判断。有时常规脑电图不能发现异常,还可进行睁 - 闭眼、过度呼吸、闪光刺激等诱发试验,有时也可根据需要增加某些特殊电极提高阳性结果。如颞叶癫痫必要时要增加蝶骨电极,脑深部病变可加鼻咽电极描记。脑电图结果的分析必须结合临床。检查前尽量停服抗癫痫药及镇静安眠药,以免影响检查结果。

（二）动态脑电图监测

动态脑电图监测（ambulatory EEG monitoring,AEEG）是指患者在 24 小时正常活动下携带监测设备进行脑电监测,也称为便携式脑电图监测、脑电 Holter。AEEG 监测的优点是记录时间长,可连续 24 小时记录或更长时间,捕捉到异常放电或发作的概率高;监测期间患者可相对自由活动,不需要药物诱导睡眠或剥夺睡眠,不影响自然生物周期及发作规律。

（三）录像脑电图监测

录像脑电图监测（video-EEG,VEEG）又称视频脑电图监测,是在长程脑电图监测的基础上增加 1~2 个摄像头,同步拍摄患者的临床情况,监测时间根据设备条件和病情需要灵活掌握,从数小时至数天不等。VEEG 适用于各种发作性症状的诊断,鉴别癫痫及非癫痫性发作,确定发作类型,判断发作起源部位,特别适用于发作频繁的患者。VEEG 在癫痫的诊断方面有着非常重要的意义,目前在各癫痫中心已作为常规应用。

采用以下手段可提高脑电图诊断的阳性率:延长描记时间;增加电极的安放;完善导联的设置;充分施行各种诱发试验;配合录像同步监测。

（四）埋藏电极 VEEG 监测

主要用于癫痫外科术前定位诊断。采用 32 导以上 VEEG 监测,同步记录头皮电极、半侵入式深部电极和颅内埋藏电极记录。蝶骨电极或卵圆孔电极可通过导管针将软导线的微球形电极送入卵圆孔附近。颅内埋藏电极则通过外科颅骨钻孔或开窗方式,将皮质电极和 / 或深部电极置于目标位置。记录的时间不定,在录像监测下连续记录数小时至数天,直到监测到 3~5 次乃至更多的典型临床发作。埋藏电极监测可记录到位于深部结构的发作起源,干扰小,记录质量好,是癫痫术前定位的重要方法。

（五）正常脑电图

1. 正常清醒期脑电图形

（1）后头部 α 节律:α 节律（alpha rhythm）是清醒状态下出现在后头部的 8~13Hz 的节律,一般在枕区电压最高,波幅可变动,但在成人常低于 50μV。α 节律多数波形圆钝或为正弦样波。成人同一个体在同一次记录中,α 节律的频率变化范围在两侧半球的对应区域内不超过 0.5~1Hz,称为调频,反映脑波活动的规律性。正常 α 节律的波幅呈渐高 - 渐低的梭形变化,称为调幅,反映脑波的稳定性。

α 节律最突出的特点之一是外界或内源性刺激可使波幅明显降低或 α 节律完全消失,代之以低波幅不规则快波活动，类似睁眼状态下的图形，称为 α 阻滞或 α 抑制，最常使用的是睁 - 闭眼试验，可见闭目后即刻或 1～1.5 秒之内出现 α 节律，睁眼后即刻或 1 秒内 α 节律消失。

（2）β 活动：β 活动（beta activity）是指频率超过 13～40Hz 的快波活动，是正常成人清醒脑电图的主要成分，分布广泛，波幅通常较低，成人多在 30μV 以下。当 α 节律因生理性反应而抑制时，常代之以 β 活动。

（3）中央区 μ 节律：中央区（rolandic 区）μ 节律是在清醒状态下出现于一侧或双侧中央区（C_3、C_4），在颅顶区（Cz）的 9～11Hz，30～80μV 左右的节律，波形为负相尖而正相圆钝，常以短串形式出现，可左右交替或同时出现，或从一侧游走至另一侧，有时扩散到顶区。

（4）θ 波和额中线 θ 节律：θ 波（theta wave）正常人 θ 波的数量与年龄及状态密切相关。婴幼儿和儿童可有较多的 θ 活动，青少年和成年人思睡时也可出现 θ 活动。正常成年人清醒状态时仅有少量散在低波幅 θ 波，主要分布在额、中央区。

额中线 θ 节律（frontal midline theta rhythm，Fmθ）为前头部中线区（Fpz、Fz、Cz）出现的 5～7Hz 中 - 高波幅的节律性正弦样波，持续 1 秒以上，多见于儿童及青少年期，中线 θ 节律受情绪和思维的影响，在注意力高度集中如心算或思考等智力活动时出现。

（5）λ 波：λ 波（lambda wave）是清醒期出现在枕区的双相或三相尖波，多数正相成分最突出，波幅一般不超过 50μV，少数可达 70～80μV，波底较宽，为 200～300 毫秒，呈倒三角形或锯齿状，散发或连续出现。在清醒睁眼扫视时，如果处于暗环境下，或令被试者闭眼，或让被试者注视一张白纸，λ 波会消失，但这些情况对异常尖波通常没影响。

（6）儿童后头部慢波：正常小儿后头部可有数量不等的慢波活动，以枕区最突出，称为儿童后头部慢波（posterior slow waves in children），属正常发育现象，进入青春期后消失。

2. 正常睡眠期脑电图形

（1）思睡期慢波活动：思睡期慢波活动（drowsing slow activity）出现在思睡期向浅睡眠期过渡时，成人为 5～7Hz 的低 - 中波幅 θ 活动，以中央、顶区为著，可扩散到全头部，每次持续 0.5～2 秒，也可散发出现。

（2）顶尖波：顶尖波（vertex sharp）又称驼峰波（hump wave），是浅睡期（NREM 睡眠 I 期）的一个标志，并可延续到睡眠纺锤期，即 NREM 睡眠Ⅱ期的早期。顶尖波最大波幅出现在颅顶区（Cz），在缺少中线记录时以双侧中央、顶区最明显，可扩展至额、颞区。在参考导联记录时，波形为以负相成分为主的尖波，多数波峰较钝如驼峰状，少数很尖。典型的顶尖波双侧对称同步。

（3）睡眠纺锤：睡眠纺锤（sleep spindle）又称 σ 节律（sigma rhythm），是进入 NREM 睡眠Ⅱ期的标志，并可延续到 NREM 睡眠Ⅲ期，波形为 12～14Hz 的梭形节律。成年人一般在 50～75μV，老年人常更低。每串纺锤的长度一般在 0.5～2 秒，睡眠纺锤可左右不同步或不对称出现，但只要不是恒定地在一侧消失，即应视为正常。

（4）K- 综合波：K- 综合波（K-complex）出现于 NREM 睡眠Ⅱ期并可延续到Ⅲ期，主要分布在顶区或额区，但常扩展至脑电图的各个导联。一个完整的 K- 综合波由两个部分组成，首先是一个高波幅复合双相或多相慢波，类似顶尖波，但常比顶尖波更宽，慢波上升支上的切迹常常形成一个比较尖的成分，看起来类似尖慢复合波，慢波之后多有一个比较深的正相偏转，其后跟随一串 12～14Hz 的纺锤波。

（5）睡眠期枕区一过性正相尖波：睡眠期枕区一过性正相尖波（positive occipital sharp transients of sleep，POSTS）为睡眠中出现于枕区的 4～5Hz 正相尖波，波幅 20～80μV，可双侧不对称或不同步，在枕中（Oz）波幅最高。单极导联时最明显，呈散发或非节律性连续出现。POSTS 最多见于青少年及成年人（15～35 岁），常伴有成人脑电图的图形。

3. 睡眠周期　正常睡眠周期分为两个主要时相，即非快速眼动睡眠（non-rapid eye movement sleep，NREM），又称慢波睡眠（slow sleep），和快速眼动睡眠（rapid eye movement sleep，REM），又称快波睡眠（fast sleep）。NREM 期根据睡眠深度进一步分成 I ～Ⅳ期（表 3-2）。整个睡眠过程周期性变化。

表 3-2　睡眠分期

国际分期	睡眠深度	脑电图	EOG	EMG
潜伏期	思睡期	α 节律解体，散在 α 波，低波幅 θ 波，阵发 θ 节律	不规则	持续高波幅
NREM I 期	入睡期	阵发 θ 节律，顶尖波	慢，不规则	波幅下降

续表

国际分期	睡眠深度	脑电图	EOG	EMG
Ⅱ期	浅睡期	睡眠纺锤，K-综合波，少量顶尖波	无眼球运动	波幅低平
Ⅲ期	中睡期	2Hz以下高波幅慢波占20%～50%，K-综合波，少量睡眠纺锤	无眼球运动	消失，平坦
Ⅳ期	深睡期	2Hz以下高波幅慢波占50%以上，少量K-综合波	无眼球运动	消失，平坦
REM期	REM期	低～中波幅去同步化混合波	间歇性快速眼球运动	消失，平坦

注：EOG.眼电图；EMG.肌电图；NREM.非快速眼动睡眠；REM.快速眼动睡眠。

（六）异常脑电图

脑电图异常分为背景活动异常和阵发性异常。一般来说，背景活动异常属于非特异性异常，与弥漫性脑功能障碍的程度有关，但缺少病因学和病理学的特异性。阵发性异常则是突出于背景活动的短暂异常波发放，常与癫痫类发作性疾病有密切关系。

癫痫（epilepsy）是以反复癫痫发作为特征的慢性神经系统疾病或综合征，癫痫发作（epileptic seizure）是脑内神经元阵发性异常超同步化电活动的临床表现。这种异常电活动可通过头皮脑电图或颅内脑电图记录到，称为癫痫样放电。因此，脑电图是癫痫诊断中最重要的实验室检查方法。

1. 背景活动异常　背景活动（background activity）指的是在一份脑电图记录中持续存在或占优势的脑电活动。背景活动异常包括正常脑波活动减少或消失、脑电活动频率的改变（慢波增多或快波增多）、节律的改变（正常节律消失或出现异常节律性活动）、波幅的改变（明显增高或降低）、波形明显改变（如多形性慢波）等，也包括脑电活动空间分布和时间分布的异常。

2. 阵发性异常　临床上常将棘波、尖波、棘慢复合波、尖慢复合波、多棘慢复合波等阵发性异常称为癫痫样放电（epileptiform discharges）。癫痫样放电是癫痫发作的病理生理学基础，但并不是所有的癫痫样放电都伴有癫痫发作，任何器质性或功能性脑病变导致神经元膜电位不稳定的情况都可能出现癫痫样放电，有些神经发育性异常也可产生年龄相关的癫痫样放电。

脑电图的局灶性慢波、棘波等异常波形常可提示脑内异常病灶的部位。但由于脑波具有传导性，因此异常脑电活动的电场范围常常超出实际病灶的大小，有时可能是从远处传导而来。在分析时应密切结合临床和神经影像学资料综合定位。

3. 发作间期癫痫样放电的特征　发作间期癫痫样放电具有阵发性特点，即能够清楚地从背景活动中区分出来，大多数癫痫样放电具有负相棘波或尖波的特征，多数棘波或尖波之后跟随一个慢波，构成棘慢复合波或尖慢复合波，也可表现为多棘波或多棘慢复合波。癫痫样放电常常形成一定的场电位，以波幅最高的部位为中心，并影响到周围不同的范围。

癫痫样放电中包含了很多和癫痫诊断分型有关的信息，应在了解各型癫痫临床发作和脑电图特点的基础上全面分析，包括放电的时间和空间分布、波形特点、与生物周期、环境和状态的关系等。这些对寻找发作诱因，确定发作类型和综合征诊断都很有价值。

4. 癫痫发作期的脑电图　发作期图形是明显不同于背景活动的阵发性脑电图事件，可以表现为节律、频率、波形、波幅、空间扩散等方面的改变，并具有特征性的演变过程。临床主要根据发作期的电临床特征确定癫痫发作类型。

全面性发作的最初临床改变表明在发作开始时即有双侧半球受累，发作的运动性症状是双侧性的，常伴有意识障碍，发作期脑电图从一开始即表现为双侧半球广泛性放电。部分性发作的临床和脑电图改变提示异常电活动起源于一侧大脑半球的局部区域。

（七）举例

患者，男性，32岁。因"反复失神发作5年"步行入院。入院后查体无明显阳性体征，近事记忆力减退。头部MRI：左海马体积较右侧稍小，信号增高。MRS：双侧海马NAA峰下降，提示海马神经元损伤或功能减退，左海马NAA/（Cho+Cr）较右侧低，提示左侧病变较明显（图3-1）。行24小时视频脑电图检查：复杂部分性发作4次，均提示左颞起源（图3-2）。头部PET-CT检查：左颞叶放射性摄取较对侧呈稍稀疏改变，考虑致痫灶可能性大。诊断为药物难治性癫痫：复杂部分性发作，左海马硬化。

在皮质脑电图监测下行左颞前叶及颞叶内侧结构切除术。术中在浅麻醉状态下行皮质及深部电极脑电图监测，左颞叶皮质及左海马见频繁同步棘波发放（图3-3）。术中见海马质地明显变硬，体积变小，术毕再次在同等浅麻醉状态下行皮质脑电图监测，左颞叶皮质棘波基本消失（图3-4）。术后恢复良好出院。术后2年复查，术后无癫痫发作，24小时长程脑电图复查未见棘波。

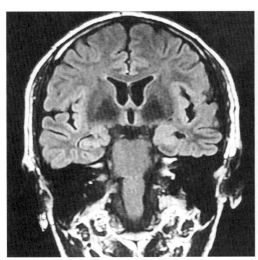
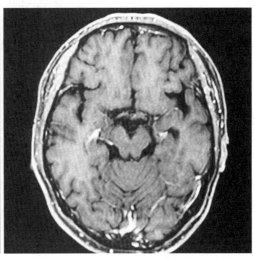

图3-1　头部MRI
左海马体积较右侧稍小，信号增高。

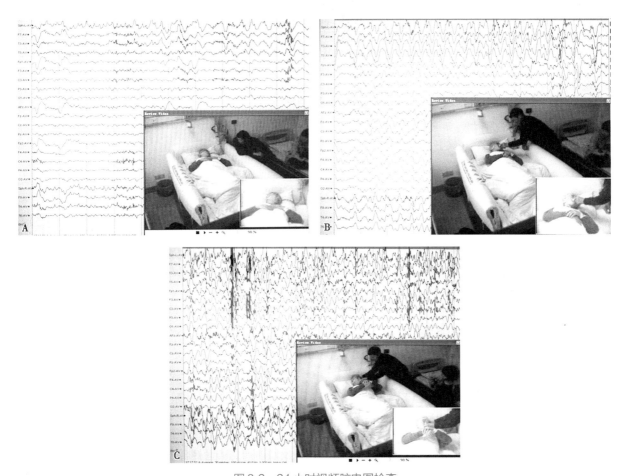

图3-2　24小时视频脑电图检查
间歇期未见棘波，复杂部分性发作4次，均提示左颞起源。
3幅图依次为发作起始（图A）、发作中期（图B）及发作后期（图C）脑电图。

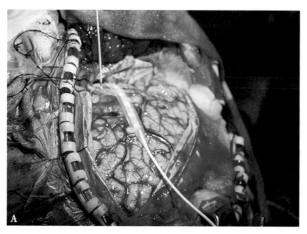 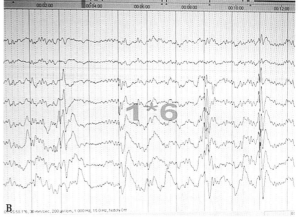

图 3-3　术中皮质及深部电极脑电图监测

显示左颞叶皮质（图 A）及左海马频繁同步棘波发放（图 B）。

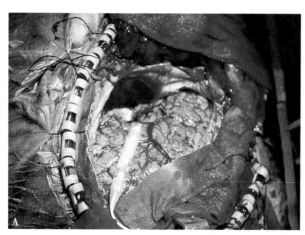 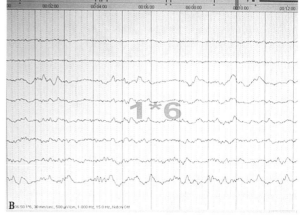

图 3-4　左颞叶内侧结构（图 A）及颞前叶切除术后复查皮质脑电图（图 B）

颞叶皮质棘波基本消失。

第五节　经颅多普勒超声

超声波是声波的一种，其振动频率超过人耳听觉的上限（20 000Hz），人耳听不到。它频率高、波长短，在一定距离沿直线传播，具有良好的束射性（超声的能量高度集中，成束状向前传播）和方向性。利用逆压电效应产生的超声波，在介质中传播，遇到不同声阻抗的界面被反射回来，反射波到达压电晶片，利用正压电效应，声能转变成电能，再经过处理，放大在荧光屏上显示出来。超声分为 A 型、B 型、M 型、D 型四类。A 型显示的是振幅高低不同的波型；B 型显示的是辉度不同的点状回声组成的图像；M 型显示的是点状回声扫描图；利用多普勒效应显示差频图像的为 D 型超声，分别称为超声示波、超声显像、超声点状回声扫描及超声频移诊断法。经颅多普勒超声（transcranial Doppler，TCD）属于 D 型超声。

超声波用于颅脑疾病的诊断，首先是 Leksell 于 1955 年报告利用超声脉冲技术测得大脑中线、脑室等的回声，根据其回声变化对大脑占位病变和脑积水等进行诊断。1959 年 Satomura 采用多普勒超声测量颅脑外动脉的血流速度，1982 年 Aaslid 研制 TCD 仪获得成功，首先采用 100 万～200 万 Hz 的多普勒使超声波经过头部不同部位导入颅内，经调控探头的方向、深度，声波束的角度，成功地测得颅底脑的主干动脉的血流速度和声波频谱形态图，其超声的变化主要是运动的红细胞反射所产生的超声波变化，此种变化以定性为主，并有一定程度定量地反映大脑动脉血管的功能状态，从而为大脑血管疾患的研究，提供了一个无创而简便地观测大脑血流动力学变化的客观方法。

十几年来，随着 TCD 在国内外的日益广泛应用、TCD 仪的电脑软件以及检测技术的不断改善，它已成为脑血管病和其他有关疾病诊断、监护与科研的重要手段。本章节分别对 TCD 的原理、操作方法、临床应用进行介绍。

（一）经颅多普勒超声的原理及基本理论

TCD 是在特定的窗口，利用超声波良好的束射性和方向性，为临床提供颅内动脉血流动力学资料的新技术。由于具有无创性、可重复性等特点，已经成为了解颅内动脉及血流的一个重要手段，和 CT、MRI、数字减影血管造影术一样，在临床上获广泛应用。

多普勒效应是指当声源和声接收器之间发生相对运动时，声接收器收到的频率发生变化，不再是声源发出的频率。运动的方向向着声源时，收到的频率高于发出的频率；运动的方向离开声源时，收到的频率低于发出的频率。相对运动的速度越快，频率改变（收到频率和发出频率之差）越大。

超声探头上同时有超声发生器和接收器，当将探头放置在特定的窗口，超声波穿过菲薄的颅骨入颅，遇到快速流动的动脉血，动脉血流的流动就相当于声源和声接收器之间的相对运动。超声波遇到动脉血中红细胞后被反射回来，被探头上的接收器接收。频差和动脉血流的速度有关。这样就可以根据测得的频差大小来判断动脉血流速度是多少，再结合其他指标，对颅内动脉状态进行综合分析。

颅内血管的脉冲波多普勒和颅外血管的连续波多普勒。探查颅内动脉需用脉冲波多普勒探头，探查颅外动脉需用连续波多普勒探头。脉冲波多普勒是按一定的规律间歇地发射和接收超声波，采用单个换能器。开始时探头作为声源发出超声波，之后又作为接收器接收反射波。在经颅多普勒仪上常安装有距离选通器（或叫作深度选通接收器），它起到了有选择地接收颅内血管中所需点（声靶）的回声信息，而除去无关信息的作用，从而实现了定位的血流测定。由于超声波速度是常数，只要调节电子开关控制接收回声时间，就可以完成距离选通功能，即只接收一个距离内的血流信号。

经过距离选通所获得的取样区域称为取样容积。取样容积是一个三维体积，其宽度（由超声束宽度决定）不能调节，而长度（由取样脉冲持续时间决定）可调节。经颅多普勒取样容积相对比较大，接收信号区域也比较大，不仅可接收受检的主血管信号，而且可接收分支和邻近血管信号。

连续波多普勒就是连续不间断的发出声信号，同样，反射信号也是连续的。其探头有一个发射器和一个接收器，以保证连续发射、连续接收。和脉冲波多普勒相比，其缺点是缺乏距离选通能力，对照射区域出现两个以上运动物体时无法确定回声信号的来源，完成定位诊断。优点是脉冲重复频率无限大，在测量血流速度时无理论上的限制，具有测量高速血流的能力。

任何一种复杂的振动都可以分解成不同频率的简谐振动之和。把这些简谐振动的频率和振幅列出来就成为频谱，如画出图形就为频谱图。这种分析方法称为频谱分析。主要经由血液中红细胞反射回来的波是由多种频率和振幅组成的随时间而变化的复杂振动波。在取样容积内，所有红细胞运动速度都不尽相同，由此产生多种频移；即使有相同速度，红细胞的数量也不一致，振幅也不一致。而且，频率和振幅会随着时间而变化。所以，对多普勒反射波应进行频谱分析，分析每一信号的频率、振幅及其随时间而变化的过程，获得多普勒信号的全部信息。

多普勒信号经频谱分析后，以两种方式输出：音频输出和图像输出。由于多普勒频移的数值范围大多在 20kHz 以内，人耳可以听到，所以它就成为与图形显示相辅助的方式。正常时，由于红细胞流速和方向基本一致，故输出频谱的频带很窄，其声讯信号为呈音乐样比较单调的音调。如某种原因造成每个红细胞速度和方向发生改变，则频带变宽，音调也发生变化，高速血流呈高调音，低速血流呈低调音。

图像输出分振幅显示和频谱显示两种方式。在频谱显示中，以横坐标代表频移时间，表示血流持续时间；以纵坐标代表频移大小，表示血流速度。频移方向则以频谱中间的零位基线加以区分：基线以上的为正，表示血流方向朝向探头；基线以下的为负，表示血流方向背向探头。信号的振幅用频谱的灰度表示，其实质上指具有相同流速的红细胞的数量，速度相同的红细胞多，信号强度就大，振幅就高，灰度就深；反之就淡。频宽，又称频率范围，指一瞬间从零基线到最高血流速度之间的速度分布范围，又可称为某一瞬间取样容积中红细胞速度分布范围，以在纵坐标上的宽度加以表示。频谱增宽，表示速度分布范围大；频谱变窄，表示速度分布范围小。在正常情况下，各颅内血管有其本身一定的流速，并呈层流，所以应该有一定的频宽范围。在频宽范围内，各频率的分布呈一定的规律。高频率信号与低频率信号在频谱上不同部位分布，即高能量信号（属高频率）集中在频谱图的周边部，低能量信号（属低频率）集中在频谱图像的中下部。在彩色多普勒频谱图像中，前者呈深红，后者呈淡色。之所以如此，是因为在正常情况下，血流在血管中以稳定的层流(各质点以相同方向成为线性层次分明的流动)方式流动,各层流间会出现速度差(速度梯度)。血管中央红细胞集中,流速最快,故频移大,为高能量、高频率信号,分布在频谱图的周边部(频谱轮廓曲线是被检测的脑动脉血流最高频移值的连线)。而血管周边部分的红细胞数量少,且流速慢,故频移值小,为低频率、低能量信号,分布在频谱图的中下部。低能量、低频率信号分布区又称频窗(频谱的窗口)。

(二)检查方法

超声窗也叫检测窗,是颅骨骨质中较为薄弱的部位或为自然孔道,将超声探头放在此处,超声束由此进入颅内,并没有过度衰减。超声探头选择:应用 2MHz 探头进行脉冲多普勒探测颅内血管,选用 4MHz 探头探测颈部血管。超声窗有颞窗、枕窗和眶窗。

1. 颞窗 位于颧弓上方、眼眶外侧缘和耳翼之间的一块区域。分为前窗(AW)、中窗(MW)、后窗(PW),各自分别占据颞窗的前、中、后位置。检查时,患者取仰卧位,将探头紧贴在颞窗皮肤上,保持一定的适度压力,不然信号会衰减。放在前窗时探头方向应稍向后倾斜;后窗时应稍向前倾斜;中窗时保持和矢状缝垂直。探测不同动脉,探头最佳透射角度即探头方向也不同,如大脑中动脉(MCA)应向上、前方倾斜;大脑后动脉(PCA)应向后下倾斜。探头可沿纵轴方向(上下)和横轴方向(前后)来回转动、移动,以得到最佳多普勒信号。欲求得正确的取样深度,调整探头方向和角度得到尽可能小的透射角是探测成功的关键。当测到某一血管多普勒信号后,应进行追踪,通过调整取样深度及探头角度,测出最佳信号来。熟悉脑底各动脉的走行及探头应跟踪的方向是成功的另一要素。

在颞窗,适合检测 Willis 环上的血管,包括颈内动脉(ICA)终末段、MCA、大脑前动脉(ACA)、PCA、后交通动脉。测定 MCA 时,取样深度调节到 5cm,将超声束稍稍打向后方,略加移动探头便可测得 MCA 多普勒信号。MCA 波形是正向的。为了确定 MCA,必须进一步做同侧颈总动脉(CCA)近端压迫试验。压迫同侧 CCA,MCA 多普勒信号即消失。去除压迫 CCA,MCA 多普勒信号先增强,经过几秒后逐渐恢复原来强度。同侧 CCA 动态压迫试验可使 MCA 正常搏动曲线上叠加振荡波,这有助于同 PCA 区别。

ACA 分成交通前段和交通后段,只有前者可经颞部窗测得。检查 ACA 时,只要逐渐向深处搜查 MCA 信号,将超声声束稍微向前打,直到出现反方向的波形,就表明已获得 ACA 近端的信号。此时调节取样深度和探头斜度,就可得到最强的 ACA 信号。ACA 取样深度为 6.5~7cm。为了将 ACA 与 MCA、PCA 区别,可采用对侧和同侧 CCA 压迫试验,压迫对侧 CCA 使 ACA 流速增快,而压迫同侧 CCA 可使 ACA 流动方向逆转,但 MCA 和 PCA 均无血流方向逆转表现。PCA 信号按如下方法测得:首先测定 MCA,再逐步增加取样深度,直到信号变弱或消失。然后将超声声束对准后枕部打出,仔细搜查此区。一旦出现多普勒信号就继续增加取样深度,等到呈现双向的基底动脉(BA)末端分叉口信号出现,再将取样深度逐步减小。从 BA 末端向外侧,追踪同侧 PCA 信号,如呈反向波形,说明测得 PCA 交通后段(P_2)信号。PCA 交通前段(P_1)取样深度为 6.5cm。由于后交通动脉侧支循环的作用,同侧 CCA 静态压迫试验可使 P_1 流速增快。

2. 枕窗 位于枕外隆凸下 2~3cm 由项中线向左右各旁开 2cm 的区域。检查时患者取坐位,头尽量前屈,下颌接触前胸部,以利超声束通过尽可能大的缝隙进入枕骨大孔并达颅内。适于检测的是椎动脉、基底动脉、小脑后下动脉。取样深度和探头方向(最佳透视角度):基底动脉 80mm,探头略向下倾斜;椎动脉55~60mm,探头略向下或向前,并向左向右倾斜;小脑后下动脉 55~60mm,探头向前、下倾斜。

3. 眶窗 又名眼窗,位于眼球上,属自然孔道,一超声束经眼眶、视神经孔入颅。分为眶斜窗和眶前后窗。眶斜窗的窗中线和头颅矢状缝成 30°~50° 角,用来检测对侧脑底动脉血管。后者和矢状缝基本平行,或小于 15° 角,用于同侧血管检测。眶前后窗适于检测眼动脉、颈内动脉终末段以下部分,包括颈内动脉床突段、虹吸段、后交通动脉和大脑后动脉。眶斜窗适于检测对侧大脑前及前交通动脉。取样深度各动脉不同:眼动脉 35~50mm;颈内动脉虹吸段 50~60mm,床突段 55~70mm;同侧大脑后动脉和后交通动脉超过70mm;经眶斜窗检测对侧大脑前、中脉等在 80mm 以上。将脉冲多普勒探头放在眼睑上,声束对准眼眶后视神经孔、眶上裂与矢状面的夹角应<15°。如将取样深度调节在 5cm,可得到眼动脉(OA)信号,为正向波形;如将取样深度定在 6.5cm,探头稍上翘,则可获得颈内动脉(ICA)床突上段的信号,为反向波形;如探头略低于水平面,则测得 ICA 海绵窦段的信号,为正向波形。

为了鉴别 ICA 床突上段与对侧 ACA 及后循环血流,必须进一步做两侧 CCA 压迫试验。如多普勒信号来自后循环血流,压迫 CCA 不会引起信号增减;如信号来自 ICA 海绵窦段血流,压迫同侧 CCA,将导致信号减弱或消失,压迫对侧 CCA 则增强。如果是对侧 ACA 发出的信号,压迫对侧 CCA,可致信号减弱和转向，压迫同侧 CCA 引起增强。操作步骤是先将探头轻放置于闭合的眼睑上，将超声功率输出调至日常量的 10%～20% 以下，最好在 5% 以下，抓紧时间进行检测，尽量减少检查时间，或以间歇法进行检查。

欲得到理想的多普勒血流信号，需选取合适的窗、准确的取样深度（超声束入颅深度）及最佳透射角度（指超声束和血管间夹角尽量小，以 0° 为最好）。一旦得到理想的信号，尚需判别这一血流信号来自哪条动脉。这一点对临床十分重要，对诊断有指导意义。可以从取样深度、信号的血流方向及辅助试验三方面进行判别。

颅内的动、静脉在颅内分支，最后形成一个相对固定的空间网络。每条血管和颅骨之间有一相对固定的空间距离。由于个体差异，这一距离的绝对值计算起来有困难，但相对值，即求得一个大致的范围并不困难。这种不同血管和同一颅骨的距离有不同范围的值，即每条血管有每条血管的取样深度，利用这种差异可作为判别血管的依据之一。如得到一理想的信号，而此时取样深度又和某一血管的取样深度值相符（指在某一血管取样深度值范围内），就可大致判定该血流信号就是来自某一动脉。在正常情况下，颅内各血管都有各自固定的血流方向，并不相互混杂。如从颞窗看，大脑中动脉血流向着探头为正向，大脑前动脉血流向着探头为负向。颈内动脉终末段分出大脑前动脉和大脑中动脉，所以为双向。如从枕窗看，椎、基底动脉为负向，小脑后下动脉为正向。根据血管的血流方向，可用来判别颅内血管。

辅助试验分为压迫颈动脉试验和光刺激试验。前者又分为静态压迫试验，即持续压迫颈总动脉 3～5 秒后松开；动态压迫试验，即短时压迫又马上松开（重复数次）。静态压迫起到短时阻断血流作用，动态压迫则并不持续阻断血流。压迫试验用于判别信号是来自颈内动脉系统，还是来自椎基底动脉系统。压迫颈总动脉如出现血流信号减弱或消失，可判定该血流来自颈内动脉系统。如不减弱或消失，则为椎基底动脉系统。光刺激试验用于判别信号是否来自大脑后动脉。在光刺激下，视皮质的血流量必然增加。大脑后动脉供应视皮质血流，所以，大脑后动脉血流也必然相应增加（一般增加 10%～20%）以维持需要。如果一个信号在光刺激后出现增强并大于 20%，就可判定这一信号来自大脑后动脉，如不增强则不来自大脑后动脉。

对每例患者均应记录受检血管的收缩峰血流速度、舒张期末流速、平均流速及搏动指数，并附各颅底动脉和颅外脑血管收缩峰舒张期末流速、平均流速及搏动指数的正常值。

（三）指标判定

1. 正常人多普勒的各项指标

（1）颅内各动脉的血流速度：血流速度最快的是 MCA，最快为 105cm/s，平均（69±9）cm/s；其次是 ACA，最高速度为 79cm/s，平均（39±7）cm/s；再次是 PCA，BA。Aaslid 报告最快是 MCA，然后是 ACA、ICA、BA、PCA、椎动脉（VA）、OA，血流速度最慢的是小脑后下动脉（PICA），两半球的血流速度大致相同，一般左侧比右侧快 1～3cm/s，如果左右的平均流速超过 20cm/s 时则为病理性改变。

（2）多普勒超声频谱图形：正常人的频谱图似一直角三角形的三相波，一般有两上峰，第一个最高的由心脏收缩而形成的垂直上升、外形陡峭的峰称为收缩峰，第二个是血管舒张时形成的波故又称舒张波，其频谱图像从高到低，波形清楚，波峰清晰，波形外缘完整。

（3）脉动指数：脉动指数是目前在血流动力学研究中，常用来表示动脉血管顺应性的指标。动脉顺应性的定义是当动脉血管内血液的压力改变为一个单位时，所对应的动脉体积的变化量，它是反映血管阻力及扩张程度的重要指标。其计算方法是根据血流速度（S）、舒张期血流速度（D）、平均血流速度（M）计算，即脉冲指数 $PI=S-D/M$，健康人 PI 值最小，当血流的外周阻力增大，动脉弹性减弱以及血流减少时，PI 也随之增大。

2. 异常多普勒的指标

（1）血流速度异常：颅内病变时常引起颅内血流动力学改变，而致超声血流速度发生变化，由于病变的性质和时期不同，血流速度可以加快，也可以减慢，当血管处于痉挛状态时，血流速度明显加快，如蛛网膜下腔出血引起血管痉挛时，动脉狭窄、动静脉畸形；血流减慢多见于脑动脉硬化、脑供血不足、脑血管栓塞等疾病。

（2）超声频谱图像的形态异常：表现为超声信号的分布不规则，二峰明显增高，波峰增宽，峰顶圆钝，第一、二峰融合，分布模糊不清呈双相或逆向分布，有的波峰低平，形态不规则呈团块状。如动静脉畸形的频谱图像多呈不规则的团块状，而动脉硬化、脑供血不足则多为一、二峰融合的圆钝、低平的图像。

（3）脉动指数的异常：在 AVM 的病例中，典型的改变就是血流速度明显增高，PI 降低。

（4）血流回声异常：在用监听音响时可听到病理的血管杂音，如脑血管痉挛时则听到哨鸣样的杂音，而在 AVM 时则可听到轰鸣样的血管杂音。

（四）经颅多普勒超声在神经外科的临床应用

1. 脑动脉硬化症　只有同时出现多普勒频谱图像和参数的改变时，才能诊断脑动脉硬化症。图像改变有：S_1 和 S_2 融合成一圆钝的峰，S_2 峰 >S_1 峰；出现高阻波形（为脑动脉硬化特有），上升支出现转折角。参数改变有：PI、PR、S/D 值均明显增高。由于脑动脉硬化往往合并有脑供血不足，以及造成脑动脉狭窄，出现湍流和涡流，因此又可以分别出现血流速度降低、血流速度增高或降低（严重狭窄）、波形紊乱伴频窗消失、收缩期内反向血流信号表现。

脑动脉硬化后，动脉的弹性必然减弱，血管的顺应性必然差。动脉顺应性是指动脉管内压力改变——单位时间动脉体积的变化量。顺应性差指血管扩张程度差，血管阻力高，脉动参数和高阻波形是能很好地反映脑动脉硬化的指标。对脑动脉硬化所出现脑供血不足及脑动脉狭窄等 TCD 也能很好地反映出来。所以，TCD 能直接对脑动脉硬化进行判断，并且能判定脑动脉硬化的程度以及是否有合并症。还能对颅底各个血管分别进行判断，加上可重复性、安全性、方法简便，在动脉硬化的客观指标观察上确为其他检查方法所不及。

2. 蛛网膜下腔出血　经颅多普勒检查主要依据出血血管出现收缩期高流速信号，显示有血管痉挛来判断存在 SAH。在 SAH 后，脑血管痉挛的发生率是较高的。而一旦发生，就表示病情较严重，因为发生脑血管痉挛而自我调节和侧支循环不能代偿可导致脑血流（cerebral blood flow，CBF）进一步降低，加重脑水肿和脑缺血，恶化病情。对不发生脑血管痉挛的 SAH，如出血量较少未发生脑血管痉挛或虽发生过脑血管痉挛，但由于发病时间较早，现在血管痉挛已消失，SAH 则无法诊断。

TCD 在 SAH 的诊断及监测 SAH 后的脑血管痉挛的全过程中发挥十分重要的作用。TCD 检测到 SAH 有流速增快和用脑血管证实有脑血管痉挛是相符的，而 TCD 的无创性、可重复性，使它完全可代替脑血管造影成为一种判断 SAH 后有无脑血管痉挛并进行跟踪观察的好方法。脑血管痉挛的表现主要是 ICA、MCA 流速明显增快，平均流速 >120cm/s 为高度危险流速。

在诸多颅底动脉的 TCD 检测中，只有 MCA 的 TCD 检测比较适合用于监测 SAH 后脑血管痉挛，因为只有 MCA 血液流速的变化和血管痉挛程度（管腔狭窄程度）的正相关性的符合率比较高，可达 90%，而其他动脉都较低，如 ICA 为 43%、ACA 为 22%。原因是 MCA 为颈内动脉终端，侧支循环少，一旦发生血管痉挛，都对 MCA 血流发生影响。同时 MCA 最易观察到，又最稳定。

判断 SAH 的出血量，有时可借助于 TCD。因为 TCD 显示的流速及血管痉挛和 CT 显示的 SAH 出血量呈正相关性；TCD 还可帮助选择动脉瘤破裂引起的 SAH 的手术时机，由于血管痉挛与手术死亡率有一致性，所以应避开血管痉挛高峰期手术，而 TCD 可明确提供血管痉挛情况，对减少手术的死亡率起了较大作用。由于血管痉挛多发生在 SAH 后第 4～14 天，所以手术应在 SAH 后 3 天内或 SAH 2 周后进行。

3. 脑出血　在脑出血的急性期，TCD 表现为在出血的血管可检测到收缩期的血流速度增加，而非出血血管正常。如合并有脑动脉硬化，可以出现脑动脉硬化的 TCD 表现。在脑出血的恢复期，血流速度可以恢复至正常。由于 TCD 可以对出血血管进行定位，而且可以鉴别是脑梗死还是脑出血，在 CT 开展困难的地区，对上述两病的诊断及鉴别诊断，TCD 的应用仍有一定的临床价值。在急性期无收缩期高速血流或原有血流信号消失并出现反向血流支持为前者；有某支血管的收缩期高速血流而其余血管正常或恢复期全部血管流速正常支持为后者。

4. 颅内动脉瘤和动静脉畸形　颅内动脉瘤的 TCD 主要表现为收缩期低流速及脉动参数值降低，说明此时血流速度下降，血管阻力减少。原因是在动脉瘤的动脉膨胀处，血管口径增大，同时血管弹性减退，才出现了低流速、低 RI 的频谱改变。

由于在蛛网膜下腔出血中，一半以上是由于颅内动脉破裂引起，所以一旦破裂，就会出现蛛网膜下腔出血的 TCD 表现。如出现血管痉挛，又会出现血管痉挛的 TCD 表现。

颅内动脉瘤主要发生于颅底动脉环的前半部，在大动脉的分叉或分支处，如颈内动脉分为大脑前、中动脉处，大脑中动脉分为几个主干处等，具体讲，好发于颈内动脉、大脑中动脉、前交通动脉。而这些都在 TCD 的观察范围内，所以 TCD 检测对颅内动脉瘤是项十分有价值的检查手段。由于大多数颅内动脉瘤直径都小于 1cm（约占 83%），所以 TCD 检测时应逐段地沿着动脉主干进行，以免遗漏。

脑动静脉畸形的 TCD 表现为：①供血动脉出现高速血流、低搏动指数的多普勒频谱，且速度增加的程度和 AVM 的大小有关；②畸形血管团出现频谱增宽、频谱紊乱、正负双向频谱等；③引流静脉出现低阻力血流图形；④畸形血管团周围血管血流速度加快，出现"盗血"现象。之所以如此，是因为动静脉的直接流通，供血动脉阻力降低，流速加快，局部血流量增加。静脉压力增大，静脉扩张，流速增快。大量血液通过供血动脉流向畸形血管团，造成正常脑组织的血供不足，出现"盗血"。AVM 的这种高流量、低阻力的血流动力学特点，是和其 TCD 的高流速、低搏动指数表现相符的。TCD 检测可以配合脑血管造影对 AVM 进行诊断。可先做 TCD 检测作为筛选，再进行脑血管造影以确定诊断。对需手术的病例，可用 TCD 进行监测。在对深部 AVM 定位、鉴别供血动脉、评价手术效率等方面，都可发挥作用。

5. 其他常见临床应用

（1）评价侧支循环能力。

（2）介入神经放射的监测。

（3）检查椎基底动脉系统供血的评价。

（4）高血压患者脑血管功能的评估。

（5）脑血管手术中监测及手术后的评价：用于颈内动脉内膜剥脱术，BernSten 报告 66 例患者术前检查以评价颅外段颈动脉狭窄和 / 或闭塞患者颅内血流动力学状况，结合压颈试验预测术中使用分流导管的必要性。术中监测夹闭颈总动脉时，同侧大脑中动脉的即刻血流变化，结合测定夹闭点远心端颈内动脉压以确定是否使用分流导管。TCD 术中监测斑块剥脱是否完全、手术缝合是否造成血管狭窄，提高手术的成功率。术后则观察大脑中动脉的血流改善情况和原来侧支循环状况的变化，并有助于发现术后"过度灌注"现象。

（6）脑外伤的监护和脑死亡的判定。

第六节　诱发电位术中监测

手术中神经电生理监测（intraoperative neurophysiolgical monitoring，IONM）是通过使用各种神经电生理技术，监测手术中处于危险状态的神经系统功能完整性，以降低术后神经功能缺损的风险。术中神经电生理监测通过术中实时观察神经传递过程中电生理信号的变化，了解脑组织代谢功能的改变、所监测区域脑血流灌注的变化。IONM 是临床手术中检查神经系统完整性、减少神经损伤、降低患者神经功能缺损不可缺少的重要组成部分。

（一）神经电生理监测的目的

1. 避免手术操作对神经系统的损伤　手术操作中的物理牵拉、双极电凝传导的热量、动脉瘤夹闭过程中的临时阻断等都可导致神经组织损伤，这些损伤是一个渐进的过程。神经电生理监测可实现在神经功能永久性损伤发生前发现这些变化，并提醒手术医师阻止损害继续进展，从而避免术后出现永久性神经功能缺失。

2. 协助医师辨别重要的功能结构　脑肿瘤、脑出血等疾病由于占位效应等可导致神经系统正常结构发生变化或者移位。神经电生理监测可以协助医师在术中鉴别一些不明确的组织，比如：听神经瘤术中协助医师判断围绕在肿瘤周围的神经纤维组织；中央前回附近的肿瘤可通过电生理监测定位运动皮质、感觉皮质的具体位置，用以指导占位切除的范围。

3. 协助医师判断手术进程　如动脉瘤手术中，协助医师判断临时阻断过程中是否出现局部脑血液灌注不足；脊柱手术中，在椎弓根置入金属螺钉时，协助判断螺钉是否对脊髓造成压迫等。

综上所述，凡是有可能影响到脑、脊髓、神经根和外周神经功能的手术，都可以在手术中通过神经电生理监测技术实时、动态的监测神经功能的完整性，降低患者术中发生神经功能缺损的风险。

（二）诱发电位术中监测技术

术中神经电生理监测的基本方法包括脑电图、直接皮质刺激定位功能皮质、诱发电位、肌电图等（表 3-3）。其中诱发电位是指通过对感觉器官、感觉神经、感觉通路或者感觉系统有关的任何结构进行刺激，从而在中枢神经系统中产生可测出的电位变化。不同形式的刺激引起不同的诱发电位反应形式。诱发电位的产生和给予的刺激之间存在一定的时间关系及不同的空间分布，具有特异性。在神经外科手术中，最常用的有躯体感觉诱发电位、运动神经诱发电位以及脑干听觉诱发电位。

表 3-3　术中神经电生理监测的常用监测手段及作用

常用监测技术	作用
脑电图（EEG）、脑皮质电图（EcoG）	监测术中大脑皮质功能
直接皮质刺激定位功能皮质	术中实时定位感觉、运动、语言皮质
躯体感觉诱发电位（somatosensory evoked potential，SEP）	监测感觉神经传导系统的完整性
运动诱发电位（motor evoked potential，MEP）	监测运动神经传导系统的完整性
脑干听觉诱发电位（brainstem auditory evoked potential，BAEP）	监测脑干及与听觉相关的神经功能
视觉诱发电位（visual evoked potential，VEP）	监测视觉功能
肌电图	监测支配相应肌肉活动的脑神经、脊髓神经根丝，以及外周神经的功能
异常肌反应（abnormal muscle response）	面肌痉挛特征性电生理反应

1. 躯体感觉诱发电位（somatosensory evoked potential，SEP）　给予皮肤或外周神经一定量的电刺激，感觉冲动将沿脊髓感觉通路上传至大脑皮质的中央后回区域，在传导通路的不同位置放置记录电极，将重复刺激下多次收集的信号通过多次平均后记录到相应的神经传导信号中。通过监测躯体感觉诱发电位信号的改变，可以了解术中感觉系统的完整性。感觉诱发电位的传导通路为：周围 Ia 类感觉纤维→脊髓后索→内侧丘索→丘脑→体感皮质。

（1）操作方法

SEP 的刺激部位：上肢常采用腕部的正中神经或尺神经。下肢常采用内踝部的胫后神经，或腓神经。刺激正中神经时可将针电极或自粘电极置于腕部，刺激胫神经时电极置于内踝后 2～3cm 处。电刺激时，往往可见神经支配的拇指或小趾收缩。

SEP 的记录部位：上肢感觉神经诱发电位的常用记录部位：颈 2～5 椎体水平（C2S）颈部电极，记录皮质下电位；头皮 C3′、C4′（Cz 后 2cm 向左右各旁开 7cm 处）、记录中央区感觉皮质产生的皮质电位。下肢感觉神经诱发电位常用的记录部位包括：颈 2～5 椎体水平（C2S），头皮记录电极为 Cz。颈部电极、头皮电极常选用 Fz 作为参考电极。

推荐技术参数（不同品牌的监测机器参数略有不同）：

刺激强度：刺激一般采用脉冲电流，上肢 <25mA，下肢 <40mA。

刺激频率：2.1～4.7Hz。

刺激间歇：0.1～0.3 毫秒。

带通滤波范围：30～1 500Hz。

重复信号平均次数：300～500 次。

信号分析时间：50 毫秒。

（2）报警标准：诱发电位的报警标准主要从潜伏期、波幅两方面对波形进行分析。潜伏期是指刺激开始到波峰的时间；而波幅是指波峰到基线，或前一波谷到后一波峰的垂直高度。

患者术中神经电生理监测参数的改变值基于和自身基线的对比而得知，因此手术麻醉后需建立患者诱发电位反应的基线。在此基础上，可将反应的波幅下降 >50% 和 / 或潜伏期延长 >10% 为报警标准。波幅和潜伏期的改变可能来自手术操作的影响，也可能来自麻醉、血压、体温电流干扰等多种因素的影响，需要综合判断。

2. 运动诱发电位（motor evoked potential，MEP）　体感诱发电位主要用于术中监测脊髓后索感觉神经传导功能的完整性，可以直接或间接反映运动系统的功能，而运动诱发电位可以给手术医生提供较为直观的运动系统功能状态。运动诱发电位常应用于脊髓脊柱、运动区占位、颅底脑干等手术中。运动诱发电位通过对大脑运动皮质的刺激，在锥体束或骨骼肌上记录肌肉所产生的复合动作电位，直接反映锥体束的功能状态。

（1）操作方法：

MEP 的刺激部位：记录 MEP 时，记录电极可以采用螺旋电极（cork-screw），也可以采用针电极。刺激电极放置于大脑皮质手部（C3，C4）和足部（Cz 前方 2cm 处）的投射区，阳极为刺激极，放在记录部位的对侧。

MEP 的记录部位：由于受到监测仪器导联的限制，我们需要根据病变部位选择相应的几组肌肉进行记录。常用于记录的肌肉包括上肢：小指展肌、拇短展肌、指短伸肌、肱二头肌、三角肌；下肢：股四头肌、胫前肌；面部：额肌、口轮匝肌，以及肋间肌和膈肌等。

推荐技术参数：

刺激强度：100～400V。

刺激间期：0.1～0.5 毫秒。

系列刺激：5 个（2～10）/ 次。

带通滤波范围：30～1 500Hz。

重复信号平均次数：1 次。

信号分析时间：100 毫秒。

（2）报警标准：较之体感诱发电位，运动诱发电位对牵拉、脊髓缺血更为敏感。有建议采用运动诱发电位潜伏期延长，或波幅下降大于 50% 作为报警标准，也有建议采用是否可以引出运动诱发电位波形作为报警标准的。

MEP 的监测过程中应尽量使用全静脉麻醉，肌松药将严重影响运动诱发电位的波形，如必须使用时，应注意平稳给药。平时可采用输液泵 1～1.5μg/（kg•h）的速度平稳泵入。吸入麻醉药也可影响 MEP 的结果，当吸入麻醉达到 1.0～1.5MAC 时，MEP 的波形将消失。此外，进行运动诱发电位时，需要避免患者发生咬舌，在麻醉插管后，口中需填塞布卷或专门的咬舌板。同时，因为 MEP 可能引起术中患者抖动，因此术中行 MEP 刺激时，需和手术医生进行沟通。

3. 脑干听觉诱发电位（brainstem auditory evoked potential，BAEP） 术中脑干听觉诱发电位是指在手术过程中，给予双耳一定量的声音刺激，所产生的听觉冲动沿着耳蜗毛细胞、螺旋神经节、第八对脑神经听觉部分，经过耳蜗核、上橄榄核、外侧丘系、下丘和内侧膝状体到达大脑的听觉皮质。在此过程中，通过记录电极在不同的位置可以记录到 6～7 个反应波，组成典型的脑干听觉诱发电位波形。BAEP 常用于听神经瘤、微血管减压术、颅底脑干病变及巨大的血管畸形等手术中。在听神经瘤、脑干手术中，通过脑干听觉诱发电位监测，可早期发现脑干功能的变化，尽可能减少术中由牵拉或双极电凝等因素对脑干功能产生的损伤。

脑干听觉诱发电位的起源尚有争议，但现在基本公认的起源如下表 3-4。术中 BAEP 的波形中Ⅳ波常与Ⅴ波融合，Ⅵ、Ⅶ两波常不规则，因此所观察的指标主要为Ⅰ、Ⅲ、Ⅴ波。患者麻醉后记录下 BAEP 的波形，并以此时所记录的波形作为术中 BAEP 变化对比的基线。脑干听觉诱发电位最常用于听神经瘤的术中监测。听神经瘤术中 BAEP 不同部分波形的变化，往往反映不同位置的损伤：如监测中从Ⅰ波开始，所有波形都产生变化，可能是窝神经血供受累所致；Ⅰ波正常，Ⅲ波、Ⅴ波发生改变，可能是由于听神经颅内段受损所致；Ⅰ波、Ⅲ波正常，Ⅴ波出现变化，往往预示脑干的受累。

表 3-4 脑干听觉诱发电位的波形可能起源及潜伏期、波幅

波形	起源	潜伏期 /ms	波幅 /μV
Ⅰ	第八对脑神经外周端，耳蜗附近	1.7±0.15	0.28±0.14
Ⅱ	第八对脑神经中枢端，耳蜗核		
Ⅲ	脑桥上橄榄核	3.9±0.19	0.23±0.12
Ⅳ	可能起源于中脑外侧丘系（波形有时与Ⅴ波相融合）		
Ⅴ	中脑外侧丘系、下丘等	5.7±0.25	0.43±0.16
Ⅵ	可能起源于内侧膝状体等结构		
Ⅶ	可能起源于听觉丘脑皮质放射		

操作方法：

记录电极：常用的记录电极采用头顶阳性电极（Cz）、两侧乳突阴性电极（M1、M2）。地线接肢体。

推荐技术参数：

刺激强度：建议使用咔嗒刺激音强度为 100dB Pe SPL，对侧耳可采用 60dB Pe SPL 的空白干扰音以消除来自声音骨传导的交叉反应。术中监测时，采取两耳交替进行刺激。

信号分析时间：10～15毫秒。

刺激频率：5～12Hz。

信号平均次数：1 000～4 000次。

带通滤波范围：30～1 500Hz。

报警标准：

术中操作导致听神经受压、受损，内听动脉受压，脑干受压、缺血等都可导致BAEP产生变化。当BAEP潜伏期延长1.5毫秒（10%），或波幅变化大于50%的时候，应及时报告给手术医生，特别是BEAP的波形出现突然变化时，应立即和手术医师进行沟通。听神经瘤等患者术前有时存在听神经受损，此时可通过监测对侧的脑干听觉诱发电位间接反映脑干的功能。术中需要注意固定好海绵耳塞及胶管，防止脱落、扭曲等影响结果的判断。术中可能影响诱发电位的常见因素，包括脑、脊髓的供血变化，颅内压变化等。

4. 视觉诱发电位（visual evoked potential, VEP）　术中视觉诱发电位监测是通过闪光眼镜给予患者视觉刺激，并在枕叶视觉皮质位置记录神经传导信号，主要反映视觉通路的完整性。视觉诱发电位的传导通路为：视网膜→视神经→视交叉→视束→外侧膝状体→视放射和枕叶视区。一侧视网膜受刺激时，冲动向两侧枕叶皮质投射，产生两侧对称性的VEP。记录电极置于双枕O1、O2的位置；参考电极：Fz。VEP在术中检测不稳定及假阳性率高，故很少用于术中监测。

（三）影响诱发电位的常见因素

神经电生理的监测人员需要对麻醉药物、神经外科基本解剖、手术入路、手术步骤、术中可能发生的主要危险有初步的了解。当出现电生理信号变化时，需要综合考虑，是干扰因素所致，还是手术操作所致，并及时和手术医生进行沟通。

除手术操作外，患者的体温、血压、血氧、代谢状况，高、低碳酸血症等病理生理因素，以及麻醉方式都可影响到监测的结果。在术中监测时，吸入麻醉药如异氟烷、七氟烷可抑制中间神经元突触和α-运动神经元突触，因此术中常需要控制在0.5～1.0MAC以下，如吸入麻醉药高于1.5MAC时，感觉诱发电位常常趋于消失。进行运动诱发电位监测时，肌松剂和吸入麻醉都可影响MEP的结果，因此最好选择全静脉麻醉的方式。一般情况下，在需要进行MEP监测的手术中，诱导麻醉后就不再使用任何肌松剂。

此外，手术室的电信号，包括手术床电源、双极电凝、电刀、超声吸引等都可引起监测信号的变化，监测机器及电极线要尽量避开干扰源。

（四）举例

患者，男性，61岁。因"头晕、右耳鸣，伴右侧听力明显减退1年、右侧面部麻木"入院。头部MRI显示：右侧桥小脑角（CPA）区巨大占位。经右桥小脑角乙状窦后入路行肿瘤切除术。听神经瘤切除手术神经监测主要分为两个部分：脑干功能监测和脑神经功能监测。听神经瘤手术的常用监测项目包括BAEP、SEP以及脑神经（图3-5，图3-6）。一般根据病变位置，选择适合的脑神经进行监测，常监测的脑神经包括动眼神经、面神经、三叉神经、迷走神经、副神经、舌咽神经等。监测步骤：手术麻醉后，建立BAEP以及SEP监测的基线，术中持续监测BAEP、SEP和脑神经的功能，如出现预警及时和手术医生、麻醉师沟通，并尽可能地排除可能的干扰因素（表3-5）。

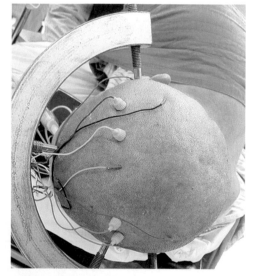

图3-5　右侧听神经瘤患者，头部记录电极的位置

躯体感觉诱发电位（SEP）的记录电极采用针电极，记录的位置为C3'、C4'、Cz、Fz。运动诱发电位（MEP）的刺激电极采用螺旋电极，并设置一对备用电极。

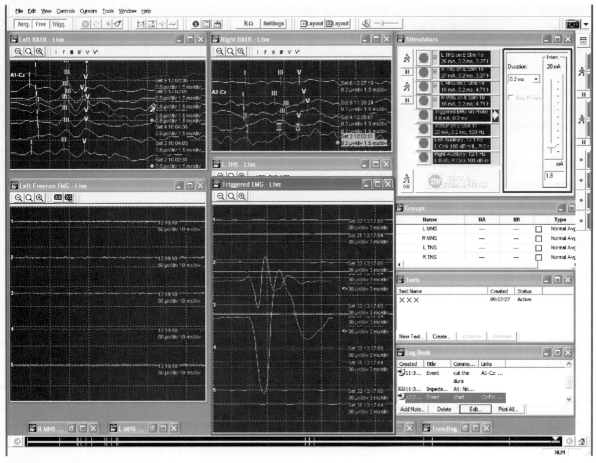

图3-6　术中监测时的界面

常用的监测项目为：脑干听觉诱发电位（BAEP），躯体感觉诱发电位（SEP），触发式肌电图（trigger EMG），自由描记肌电图（free EMG）。

表3-5　推荐采用的监测方法及麻醉方案

手术	手术风险	监测方法	麻醉方案
颅脑肿瘤	皮质、传导通路损伤 脑缺血 脑干损伤 脑神经损伤	中央区：SEP（可利用诱发电位的位相倒置 波定位中央沟及运动皮质） MEP BAEP EEG	推荐全静脉麻醉
面肌痉挛 （后颅窝微血 管减压术）	听觉通路损伤 责任血管不正确 神经减压不充分	BAEP LSR（通过侧方扩散波的消失来了解面神经 受压情况的变化）	全静脉麻醉
脑瘫（选择性 后根切除术）		EMG（根据刺激量来决定所要切除的后根， 刺激量越小引出的肌电反应越大的要切除， 反之则保留。）	全静脉麻醉 （术中不使用肌松剂）
动脉瘤、血管 畸形	颈内动脉系统：脑缺血（如夹 闭动脉瘤时误伤穿支血管）	EEG、SEP（了解皮质的供血状态） TCD	全静脉麻醉
	椎基底动脉系统：脑干牵拉 脑缺血	BAEP SEP	全静脉麻醉

续表

手术	手术风险	监测方法	麻醉方案
脊髓手术	神经根损伤	EMG（脊髓栓系还需监测肛门括约肌功能）	全静脉麻醉为主，可
	脊髓损伤	SEP	以小剂量使用吸入麻
		MEP	醉剂

注：SEP. 躯体感觉诱发电位；MEP. 运动诱发电位；BAEP. 脑干听觉诱发电位；LSR. 侧方扩散波；EEG. 脑电图；EMG. 肌电图；TCD. 经颅多普勒超声。

本例病例中，患者因为肿瘤较大，听力丧失，患侧未引出明显的 BAEP 波形，因此通过监测对侧的 BAEP 来反映脑干的功能。此外，因肿瘤体积较大，面神经受压后变得非常菲薄，镜下有时难以和肿瘤组织相区分，故术中我们采用了触发式肌电图（trigger EMG），可在术中定位面神经、三叉神经等。切除肿瘤过程中，由于手术操作导致面神经支配的肌电图出现连续爆发性肌电反应，实时向手术医生预警。此患者术后轻度面瘫，3 个月后复查时，面瘫基本恢复。

（蒋宇钢）

推 荐 阅 读

[1] 王忠诚. 王忠诚神经外科学. 2 版. 武汉：湖北科学技术出版社，2015.

[2] 周良辅. 现代神经外科学. 3 版. 上海：复旦大学出版社，2021.

[3] KUPPERMANN N, HOLMES J F, DAYAN P S, et al. Identification of children at very low risk of clinically-important brain injuries after head trauma: a prospective cohort study. Lancet. 2009, 374 (9696): 1160-1170.

[4] MEHTA H, ACHARYA J, MOHAN A L, et al. Radiation exposure in evaluation of pediatric head trauma: use of rapid MR imaging. AJNR, 2016, 37 (1): 11-18.

第二篇
各　论

第四章 中枢神经系统肿瘤诊断与治疗

第一节 胶 质 瘤

胶质瘤（glioma）是指起源于脑神经胶质细胞的肿瘤，是最常见的原发性颅内恶性肿瘤。2021 年版 WHO 中枢神经系统肿瘤分类（第五版）采用了"组织病理 + 分子特征"的整合诊断模式，即胶质瘤的诊断需包含组织病理学诊断和基因特征，主要分子特征包括异柠檬酸脱氢酶（IDH）突变状态、染色体 1p/19q 联合缺失状态、O^6- 甲基鸟嘌呤 -DNA 甲基转移酶（MGMT）启动子甲基化、α 地中海贫血伴智力低下综合征 X 连锁基因（ATRX）突变、端粒酶逆转录酶（TERT）启动子突变、肿瘤抑制蛋白（TP_{53}）突变等。根据最新的病理分类，脑胶质瘤可分为弥漫型星形细胞瘤和少突胶质细胞瘤、其他类型星形细胞瘤和其他类型胶质瘤（表 4-1）。胶质瘤分为 Ⅰ～Ⅳ 级，Ⅰ、Ⅱ 级为低级别胶质瘤，Ⅲ、Ⅳ 级为高级别胶质瘤。脑胶质瘤发病机制尚不明了，目前确定的两个危险因素是：暴露于高剂量电离辐射和与罕见综合征相关的高外显率基因遗传突变。此外，亚硝酸盐食品、病毒或细菌感染等致癌因素也可能参与脑胶质瘤的发生。脑胶质瘤临床表现主要包括颅内压增高、神经功能障碍和癫痫发作三大类，临床诊断主要依赖于现代神经影像学技术，确诊需要通过肿瘤切除或活检获取标本，进行组织和分子病理学诊断，确定病理分级和分子亚型。脑胶质瘤治疗以手术切除为主，结合放疗、化疗等综合治疗方法。多学科团队合作（MDT）、遵循循证医学原则、采取个体化综合治疗模式是未来胶质瘤精准治疗的方向。本文仅讨论最常见的大脑半球胶质瘤。

表 4-1 2021 年 WHO 脑胶质瘤分类

脑胶质瘤分类
成人型弥漫性胶质瘤 adult-type diffuse gliomas
星形细胞瘤，IDH 突变型 astrocytoma, IDH-mutant
少突胶质细胞瘤，IDH 突变和 1p/19q 共缺失型 oligodendroglioma, IDH-mutant, and 1p/19q-codeleted
胶质母细胞瘤，IDH 野生型 glioblastoma, IDH-wildtype
儿童型弥漫性低级别胶质瘤 pediatric-type diffuse low-grade gliomas
弥漫性星形细胞瘤，MYB 或 MYBL1 变异型 diffuse astrocytoma, MYB-or MYBL1-altered
血管中心型胶质瘤 angiocentric glioma
青年人多形性低级别神经上皮肿瘤 polymorphous low-grade neuroepithelial tumor of the young
弥漫性低级别胶质瘤，MAPK 通路变异型 diffuse low-grade glioma, MAPK pathway altered
儿童型弥漫性高级别胶质瘤 pediatric-type diffuse high-grade gliomas
弥漫性中线胶质瘤，H3 K27 变异型 diffuse midline glioma, H3 K27-altered
弥漫性半球胶质瘤，H3 G34 突变型 diffuse hemispheric glioma, H3 G34-mutant
弥漫性儿童型高级别胶质瘤，H3 野生和 IDH 野生型 diffuse pediatric-type high-grade glioma, H3-wildtype and IDH-wildtype
婴儿型半球胶质瘤 infant-type hemispheric glioma
局限性星形细胞胶质瘤 circumscribed astrocytic gliomas
毛细胞型星形细胞瘤 pilocytic astrocytoma

续表

脑胶质瘤分类
具有毛样特征的高级别星形细胞瘤 high-grade astrocytoma with piloid features
多形性黄色瘤型星形细胞瘤 pleomorphic xanthoastrocytoma
室管膜下巨细胞型星形细胞瘤 subependymal giant cell astrocytoma
脊索样胶质瘤 chordoid glioma
星形母细胞瘤，MN1 变异型 astroblastoma，*MN1*-altered

1. 胶质瘤的诊疗经过　通常包括以下环节：

（1）详细询问患者相关病史及症状学特征，针对有癫痫病史的患者需行相关脑电图检查，以明确癫痫诊断及初步评估其颅内病因。

（2）查体时重点关注神经功能缺失及颅内压增高的体征，以及有助于判断病情严重程度的其他体征。

（3）针对疑诊的患者进行颅脑 CT、MRI 等影像学检查，必要时可采用特殊 MRI 序列，如磁共振弥散加权成像（DWI）、磁共振弥散张量成像（DTI）、磁共振灌注成像（PWI）、磁共振波谱成像（MRS）、功能磁共振成像（fMRI）等，以及特殊 CT 检查，如正电子发射型计算机断层扫描（PET）、单光子发射型计算机断层扫描（SPECT）等进一步鉴别诊断。

（4）对初步诊断成立的患者收治入院，结合患者具体情况选择初始的治疗方案及术前准备。

（5）对于无手术禁忌证的患者，治疗以手术切除肿瘤为主，必要时结合放疗、化疗等综合治疗方法。

（6）确定出院随访日期、定期复诊的日期、出院后注意事项、后续治疗安排及治疗结束的时间。

2. 临床关键点

（1）主要依靠 CT 及 MRI 检查获得影像学诊断。

（2）最终需要通过肿瘤切除术或活检术明确病理学诊断以及相关的分子病理学诊断。

（3）治疗以手术切除肿瘤为主，结合分子病理指导下的放疗、化疗等综合治疗方法。

病历摘要

男，55 岁，因"反复头痛、言语不利 1 个月，加重伴恶心、呕吐 1 周"入院。初步病史采集如下。

患者 1 个月前无诱因下反复出现头痛，主要位于双侧额颞部，为搏动样疼痛，呈阵发性，一般持续数小时，休息或自服"散利痛"后能缓解，不伴发肢体抽动或无力，无恶心、呕吐，无视物模糊，无发热，家属发现其有时答非所问或胡言乱语。近 1 周头痛程度加重，发作频率增加，且伴恶心、呕吐，1 天前无诱因下自述嗅到异味，随后意识丧失、四肢抽搐、口吐白沫，持续约 1 分钟后自行缓解，醒后一过性不能讲话，无肢体麻木及无力。为进一步诊治来院就诊。

【问题 1】　通过上述问诊，该患者可疑的诊断是什么？

思路　根据患者有进行性加重的颅内压增高表现，并伴有癫痫全面性发作（意识丧失、四肢抽搐）及癫痫部分性发作（如幻嗅、失语）症状，应高度怀疑颅内肿瘤，且位于大脑半球可能性大。病情进展迅速，应考虑恶性肿瘤可能性大，而颅内最常见的恶性肿瘤是胶质瘤。

知识点

胶质瘤的流行病学特征

胶质瘤占所有原发性中枢神经系统肿瘤的 40%～60%，约占中枢神经系统恶性肿瘤的 81%，成人年发病率为（5～8）/10 万，5 年病死率在全身肿瘤中仅次于胰腺癌和肺癌。大脑半球是胶质瘤等脑肿瘤的好发部位，按发生率从高到低有胶质瘤、脑膜瘤、垂体瘤、转移瘤等。按发病年龄，成人多见星形细胞瘤、胶质母细胞瘤、脑膜瘤、转移瘤、少突胶质细胞瘤、原发性中枢神经系统淋巴瘤等。

知识点

胶质瘤的临床表现

主要包括癫痫、颅内压增高和功能障碍三大类。

1. **癫痫** 癫痫是脑胶质瘤患者最常见的临床症状之一，幕上肿瘤患者其癫痫发生率大于50%。癫痫发作常是患者的首发症状，也可伴随其他症状同时出现。低级别胶质瘤患者的癫痫发生率为65%~100%；而在胶质母细胞瘤中，其发病率为40%~60%。癫痫发作类型与肿瘤部位有关，额叶肿瘤多为癫痫全面性发作；中央区及顶叶肿瘤多导致癫痫部分性发作；颞叶肿瘤可表现为伴有幻嗅的精神运动性发作；而枕叶肿瘤的临床癫痫发生率较低，部分肿瘤累及视觉皮质，可能诱发癫痫视幻觉发作。

2. **颅内压增高** 由于颅腔空间非常有限，肿瘤占位经常推挤或侵犯脑组织结构，导致颅内压力增高。颅内高压通常表现为头痛、呕吐和视盘水肿。症状的发展通常为慢性、进行性加重；当瘤内出血时，肿瘤短时间内迅速增大，导致颅内压突然升高。严重者或肿瘤晚期多有脑疝形成。中线或者脑室系统内肿瘤患者通常出现颅内压增高较早；恶性胶质瘤生长较快，周围脑组织水肿严重，常常颅内高压症状或者体征出现也较早；老年患者由于脑组织萎缩，颅内空间相对充裕，导致在肿瘤体积较大时才会出现颅内高压表现。

3. **功能障碍**

（1）运动感觉障碍：患者出现的运动感觉障碍和肿瘤累及位置有关。当肿瘤累及中央前回或内囊时，患者可出现肌力下降或偏瘫。当肿瘤累及椎体外系时，患者可出现对侧肢体肌肉强直、震颤及运动亢进。当肿瘤累及中央后回或累及丘脑时，患者可出现对侧感觉障碍。当肿瘤累及小脑时，患者可出现共济失调。

（2）语言障碍：分为运动性失语和感觉性失语两种基本类型，见于优势大脑半球肿瘤。优势半球额下回后方（Borca区）受侵犯时，患者保留理解语言的能力，但是丧失语言表达的能力，称为运动性失语；当优势半球颞上回后部（Wernicke区）受侵犯时，患者虽然保留语言表达的能力，但不能理解语言，称为感觉性失语。当肿瘤累及额叶时，会造成患者出现语言运用障碍，表现为语义错乱、句法结构错误等。

（3）视野障碍：颞叶深部和枕叶肿瘤影响视辐射，可出现视野缺损，早期表现为同向性象限视野缺损。随着肿瘤体积增大，视野缺损的范围随之增大。

（4）认知功能障碍：当肿瘤累及额叶时可造成患者出现执行功能下降、决策缓慢、记忆力下降、默认网络改变等。当肿瘤累及右侧顶叶或破坏腹侧上纵束时，可造成患者空间认知障碍，出现左侧忽视。

（5）精神障碍：当肿瘤侵犯或累及额叶、扣带回前部、边缘系统及双侧颞叶时，可出现相关精神症状。如肿瘤累及腹侧前额叶时，会导致患者出现负面情绪、易激惹等症状；当累及扣带回时，可出现情绪识别障碍等。

【问题2】 简述神经系统定位分析。

思路 根据患者有颅内高压表现，并伴有癫痫及局灶症状，首先考虑定位于大脑半球。患者伴随症状表现为癫痫及失语，其中癫痫以幻嗅为先兆，继之以全面性发作（定位于颞叶），失语主诉为答非所问（考虑感觉性失语，定位于优势半球颞叶）。

知识点

大脑半球及颞叶病变定位

大脑半球病变的临床表现通常有颅内压增高症状（头痛、呕吐、视盘水肿三主征）、癫痫及相关脑叶的局灶性症状。

颞叶病变所产生的症状较多样，可产生颞叶癫痫、视幻觉、视野缺损，主侧半球者出现感觉性失语。颞叶癫痫主要表现为精神运动性发作，又称海马沟回发作。多以幻嗅、幻味为先兆，继而出现梦境状态，对陌生环境有熟悉感或对熟悉环境有陌生感等。可出现幻视、幻听、强制思维或恐惧感，部分患者出现精神自动症。主侧颞上回受累引起感觉性失语、听觉失认与失乐歌症。颞叶深部视放射受影响可出现对侧同向偏盲、象限性偏盲等。少数位于颞叶腹外侧肿瘤，因此处亦属"静区"，可以无定位症状。

【问题3】　病史采集结束后，下一步查体应重点针对哪些方面？

思路1　对于伴有较严重颅内高压表现的患者，应首先鉴别有无脑疝的先兆症状，以便及时处理，避免意外情况发生。脑疝的常见先兆症状及体征有剧烈头痛、频繁呕吐、颈抵抗、血压上升、一侧瞳孔散大、脉搏慢而有力，伴有不同程度的意识障碍、健侧肢体活动障碍等。

思路2　重点进行有利于初步确定患者病变部位或性质、有利于评判病情严重程度的检查。如针对颅内高压病患，需检查有无视盘水肿；针对失语患者，需进行语言功能评估，区分失语的不同类型及严重程度，是否伴有失读、失写、失用；针对颞叶病变，检查是否有偏盲、听觉失认等。

查体示：患者神志清醒，但精神较萎靡，格拉斯哥昏迷量表（Glasgow coma scale，GCS）评分为15分。双侧瞳孔等大等圆，直径3mm，光反应灵敏。颈抵抗阴性，四肢肌力对称正常，病理征阴性。眼底检查示双侧视盘水肿。语言评估：发音尚清晰，语调正确，但有理解困难，常答非所问，用词混乱，能复述，考虑为感觉性失语，伴阅读困难。视野粗测正常。

【问题4】　结合上述体检结果，为明确诊断应进一步实施哪些检查？

思路　结合病史及查体，怀疑大脑半球肿瘤可能性大（初步定位于优势半球颞叶），应行颅脑CT和/或MRI检查。

知识点

影像学检查在胶质瘤诊断和治疗中的作用

CT　胶质瘤表现为低密度，边界不清，但恶性胶质瘤伴有出血时呈高密度；肿瘤钙化在CT呈特异性高密度。增强扫描恶性胶质瘤有不同程度强化，低级别胶质瘤通常无强化或轻度强化。CT检查在胶质瘤鉴别诊断及确定肿瘤侵犯方面不如MRI。

MRI　①MRI平扫：胶质瘤在T_1WI为等信号或低信号，T_2WI为不均匀高信号，恶性胶质瘤可伴有出血、坏死或囊变，瘤周水肿及明显占位效应。②MRI增强：恶性胶质瘤呈不规则结节状或花环状强化，低级别胶质瘤或胶质瘤病多无强化或轻微斑片状强化，少数恶性胶质瘤可无明显强化，少数低级别胶质瘤也可有明显强化。MRI平扫加增强检查不仅可鉴别胶质瘤与部分非肿瘤病变，避免不必要的外科手术，而且还有助于胶质瘤分级、明确胶质瘤侵犯范围，帮助肿瘤活检区域选择，有利于胶质瘤的手术切除和预后评估。

其他可供选择的影像学检查：

（1）DWI和DTI：用于胶质瘤鉴别诊断、评估肿瘤对神经传导束侵袭状况。

（2）MRS：鉴别胶质瘤的良、恶性程度，判定肿瘤周围是否存在肿瘤细胞浸润，指导肿瘤活检区域选择，为胶质瘤切除范围提供指导。

（3）PWI：评估胶质瘤血管生成状况及血脑屏障破坏程度。

（4）BOLD-fMRI：用于胶质瘤术前功能区定位，指导手术治疗。需要注意的是，当胶质瘤侵袭邻近运动区（<4mm）时，基于fMRI的定位结果可能出现不准确的情况。

（5）基于Zoomit技术的fMRI：可以提高侵袭运动区的胶质瘤患者功能定位的准确性。

（6）PET或SPECT检查：应用放射性标记的示踪剂评价肿瘤和正常脑组织代谢活性。有助于诊断或指导活检靶点和手术切除范围。

辅助检查

患者颅脑 MRI 增强见图 4-1。

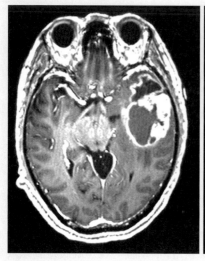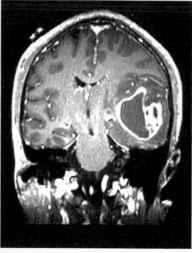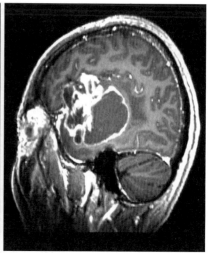

图 4-1　MRI 增强扫描结果

【问题5】 如何判读患者的颅脑磁共振？

思路1 扫描示左侧颞叶囊实性病灶，呈不规则环状强化，瘤周水肿明显，中线结构及脑干有受压移位，结合病史及体检，高度怀疑左侧颞叶恶性胶质瘤。

思路2 胶质瘤的鉴别诊断。

知识点

胶质瘤与非肿瘤性疾病的鉴别诊断

1. 脑软化灶、局灶性脑炎　可常有感染病史或合并中耳炎，近期有拔牙史等。在影像学上，脑脓肿呈环形厚壁强化，内壁光滑，周边水肿明显。DWI 序列是鉴别的关键，由于脓液中含有很多的炎性细胞、细菌及坏死组织，对于水分子弥散限制明显，故在 DWI 序列上呈高信号并且 ADC 值明显下降。

2. 脑血管病　患者既往常有高血压、动脉硬化病史。脑梗死患者可急性或亚急性起病，但在短期内渐进性加重，脑出血患者常突然起病，很快出现意识障碍。这两种疾病均会造成患者偏瘫、偏盲、失语等症状及体征。在影像学上符合一定的血管分布区，较容易诊断。隐匿性脑梗死需要与低级别星形细胞瘤进行鉴别，而高血压性脑出血需要与肿瘤卒中进行鉴别。

3. 脑寄生虫病　致病原多为囊虫或绦虫。患者常出现癫痫、精神症状及颅内压增高的表现。血和脑脊液的补体结合试验以及酶联免疫吸附试验（ELISA）有助于诊断。

知识点

胶质瘤与其他神经上皮肿瘤的鉴别诊断

1. 脑膜瘤　发生率仅次于胶质瘤，占颅内肿瘤的 15%～24%。肿瘤生长缓慢，病程较长。大多数肿瘤长得很大，症状却轻微。

CT 表现：①肿瘤呈圆形或分叶状或扁平状，边界清晰；②多数病灶密度均匀呈等或偏高密度，少数可不均匀或呈囊性变；③瘤内钙化多均匀，但可不规则；④局部颅骨可增生或破坏；⑤半数病例在肿瘤附近有不增强的低密度带或水肿。

MRI 表现：①多数病灶 T_1WI 等低信号，T_2WI 等高信号；②增强后扫描均匀强化，可有脑膜尾征；③肿瘤与邻近脑组织之间有一低信号蛛网膜界面；④T_2WI 显示瘤周水肿；⑤清晰显示肿瘤与血管、血窦关系。

2. 血管外皮细胞瘤　少见的血管性肿瘤，为最常见的非脑膜上皮来源的间质肿瘤。病程多在 1 年内，好发于 40～45 岁，男性多见。症状与体征取决于病灶的部位与体积。CT 与 MRI 上表现可类似脑膜瘤，两者不易区分。但血管外皮细胞瘤血供更丰富、肿瘤无钙化，瘤内有钙化者可以排除。

3. 转移瘤　占颅内肿瘤的 12%～21%。男性以肺癌最常见，女性以乳癌居多。临床表现很像脑原发性肿瘤，但有下列情况者应怀疑转移瘤：①有系统肿瘤史，但少数可无；②年龄大于 40 岁，有吸烟史；③症状性癫痫伴有迅速消瘦或迅速发展的肢体无力。CT 可见单发或多发低密度或等密度病灶，多呈类圆形，体积较小，周围脑组织水肿明显。增强后多见边界清楚的唤醒强化，也可为均匀或不均匀强化灶。MRI 见转移灶周围水肿明显，T_1WI 为低信号，T_2WI 为高信号，有出血或囊变者则信号多变。

4. 原发性中枢神经系统淋巴瘤　占原发性颅内肿瘤的 0.5%～1.5%。CT 平扫呈等或略高密度，强化均匀明显。MRI 中 T_1WI 与 T_2WI 均为低信号，强化明显如棉花样，周围多伴脑水肿。

5. 黑色素细胞瘤　常合并蛛网膜下腔出血或瘤内出血。弥漫性黑色素瘤病，CT 与 MRI 可表现为软脑膜弥漫性增厚与增强；黑色素细胞瘤，MRI 中 T_1WI 等或高信号，T_2WI 低信号，病灶均匀增强；恶性黑色素瘤，根据瘤内出血的程度，MRI 信号多变。

思路3　严密观察病情，预防并及时处理并发症，并及时将患者收住入院。

知识点

大脑半球胶质瘤可能的并发症

1. 脑疝
（1）脑幕切迹疝
1）颅内压增高的症状：表现为剧烈头痛及频繁呕吐，其程度较在脑疝前更加剧烈，并有烦躁不安。
2）意识改变：表现为嗜睡、浅昏迷以至昏迷，对外界的刺激反应迟钝或消失。
3）瞳孔改变：两侧瞳孔不等大，初起时病侧瞳孔略缩小，光反应稍迟钝，以后病侧瞳孔逐渐散大，略不规则，直接及间接光反应消失，但对侧瞳孔仍可正常，这是由于患侧动眼神经受到压迫牵拉之故。此外，患侧还可有眼睑下垂、眼球外斜等。如脑疝继续发展，则可出现双侧瞳孔散大、光反应消失，这是脑干内动眼神经核受压致功能失常所引起。
4）运动障碍：大多发生于瞳孔散大侧的对侧，表现为肢体的自主活动减少或消失。脑疝的继续发展使症状波及双侧，引起四肢肌力减退或间歇性地出现头颈后仰，四肢挺直，躯背过伸，呈角弓反张状，称为去大脑强直，是脑干严重受损的特征性表现。
5）生命体征的紊乱：表现为血压、脉搏、呼吸、体温的改变。严重时血压忽高忽低，呼吸忽快忽慢，有时面色潮红、大汗淋漓，有时转为苍白、无汗，体温可高达 41℃ 以上，也可低至 35℃ 以下而不升，最后呼吸停止，终于血压下降、心脏停搏而死亡。
（2）枕骨大孔疝：患者常只有剧烈头痛，反复呕吐，生命体征紊乱和颈项强直、疼痛，意识改变出现较晚，没有瞳孔的改变而呼吸骤停发生较早。
（3）大脑镰下疝：引起病侧大脑半球内侧面受压部的脑组织软化坏死，出现对侧下肢轻瘫、排尿障碍等症状。
2. 颅内出血　包括瘤内出血、蛛网膜下腔出血及脑内出血等。

入院后诊疗经过

该患者经初步诊断后收入院，首先给予病情评估。

【问题6】 该患者入院后需要完成哪些检查及处理？

思路1

（1）必需的检查项目：①血常规、尿常规、血型；②凝血功能、肝肾功能、血电解质、血糖、感染性疾病筛查（乙型肝炎、丙型肝炎、艾滋病、梅毒等）；③心电图、胸部X线检查；④颅脑CT；⑤颅脑MRI。

（2）根据肿瘤部位和临床表现行针对性检查，如术前脑电图（EEG）检查、视力视野检查、检眼镜及语言功能评定等检查。

（3）根据患者病情，必要时行心肺功能、神经电生理检查和认知功能评定；为进一步完善术前评估，可行MRS、fMRI、PET、DTI、DWI、MEG等检查。

思路2 给予一般性治疗。

（1）防止剧烈运动、屏气、情绪激动等，保持环境安静，保持大小便通畅，限制探视，密切观察。

（2）使用抗癫痫药物，并监测血药浓度。

（3）酌情使用脱水降脑压药物，如甘露醇、甘油果糖、呋塞米等。

（4）酌情使用止吐药，保持水电解质酸碱平衡，营养支持。

（5）控制血压，其他对症处理。

【问题7】 肿瘤位于功能区，如何选择影像学功能评估方法？

思路 见图4-2。

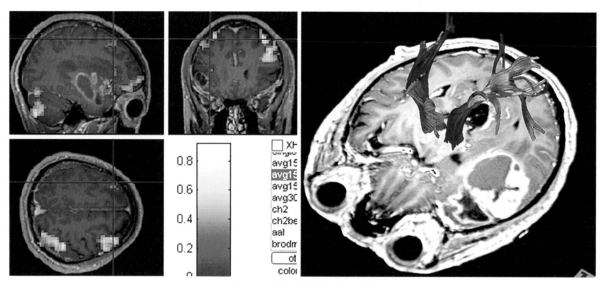

图4-2　术前功能磁共振图像

左图为功能磁共振显示语言皮质激活区，右图显示深部锥体束及其与肿瘤的关系。

手术治疗情况

手术方法：择期行开颅肿瘤切除术。采用唤醒麻醉，左侧改良翼点入路，开颅，剪开硬膜后唤醒患者，电生理Brain-mapping技术确认语言区皮质，导航下避开功能区切除肿瘤，术中见肿瘤质软，呈暗红色，血供丰富，整块切除肿瘤，并且做前颞叶切除术。保护重要结构如颈内动脉、大脑中动脉、动眼神经等。术中MRI证实肿瘤全切（图4-3），仔细止血，依次关闭颅腔。病理结果为胶质母细胞瘤（WHO Ⅵ级）。

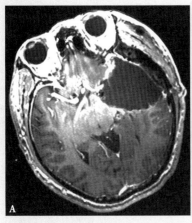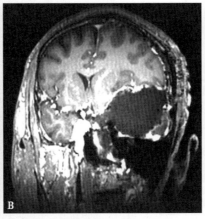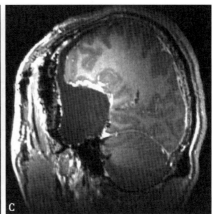

图 4-3　术中 MRI 证实肿瘤全切

【问题 8】　胶质瘤手术治疗的原则有哪些?

思路

(1) 手术切除是胶质瘤首选治疗策略。强烈推荐以最大范围安全切除肿瘤为手术基本原则。针对功能区胶质瘤,推荐在神经导航指导下,运用术中皮质及皮质下电刺激技术指导胶质瘤的精确手术切除,可有效地保护患者的神经功能,避免术后出现永久性神经功能损伤。不能安全全切肿瘤者,可酌情采用肿瘤部分切除术、开颅活检术或立体定向(或导航下)穿刺活检术,以明确肿瘤的组织病理学诊断。

(2) 基于胶质瘤膨胀性浸润性的生长方式及血供特点,推荐采用显微神经外科技术,以脑沟、脑回为边界,沿肿瘤边缘白质纤维束走向做解剖性切除,以最低程度的组织和神经功能损伤获得最大程度的肿瘤切除,并明确组织病理学诊断。

(3) 对于优势半球弥漫浸润性生长、病灶侵及双侧半球、老年患者(> 65 岁)、术前神经功能状况较差(KPS < 70)、脑内深部或脑干部位的恶性脑胶质瘤、脑胶质瘤病,推荐酌情采用肿瘤部分切除术、开颅活检术或立体定向(或导航下)穿刺活检。

(4) 强烈推荐于手术后早期(< 72 小时)复查 MRI,以手术前和手术后影像学检查的容积定量分析为标准,评估胶质瘤切除范围。高级别恶性胶质瘤的 MRI 的 T_1WI 增强扫描是目前公认的影像学诊断金标准;低级别恶性胶质瘤宜采用 MRI 的 T_2WI 或 FLAIR 序列影像。

(5) 影像导引外科新技术有助于实现最大范围安全切除恶性脑胶质瘤。推荐常规神经导航、多模态神经导航、术中神经电生理监测技术(例如皮质功能定位和皮质下刺激神经传导束定位)、术中 MRI 实时影像神经导航等。

【问题 9】　如何依据胶质瘤的分子病理特征指导后续放化疗?

思路　胶质瘤个体化的诊疗方案应根据患者的临床资料、手术切除程度、组织学分级及分子特征等综合制订。此外,具体的治疗决策必须考虑患者的个体体征、肿瘤位置、放射治疗靶区、并发症和治疗毒性风险等问题。

根据《NCCN 指南(2021)》、*CGCG clinical practice guidelines for the management of adult diffuse gliomas (2016)*、《中国中枢神经系统胶质瘤诊断与治疗指南(2015)》等国内外临床指南提示:针对间变胶质瘤或胶质母细胞瘤(WHO Ⅲ~Ⅳ级)的患者,无论手术是否完全切除肿瘤,术后均应配合进行常规的放射治疗及化学药物治疗等辅助治疗,推荐"STUPP 方案"[替莫唑胺,75mg/(m²·d),放疗期间连服 42 天,放疗后 150mg/(m²·d),1~5 天,28 天一个周期,共 6 个周期]。根据国人脑胶质瘤发病的具体情况及临床特征,中国脑胶质瘤协作组(CGCG)在《中国脑胶质瘤分子诊疗指南》中提出了适合国人脑胶质瘤的综合治疗策略(图 4-4)。

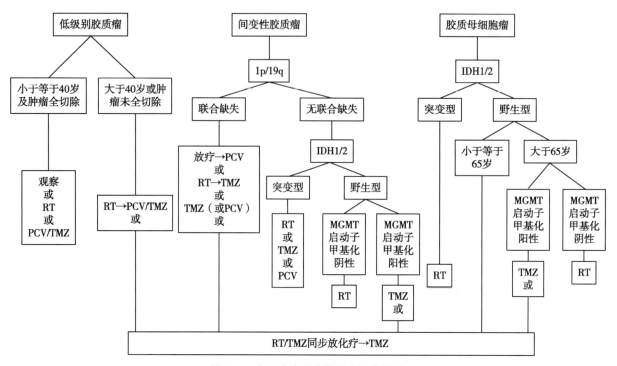

图4-4　我国脑胶质瘤的综合治疗策略
RT. 放疗；TMZ. 替莫唑胺；PCV. 丙卡巴肼＋洛莫司汀＋长春新碱。

【问题10】　简述胶质瘤放射治疗方法。

思路　强烈推荐采用6～10MV X线常规分割（每次1.8～2.0Gy，5次/周）外照射；不推荐SRT和SBT作为术后初始的治疗方式；推荐3D-CRT或IMRT技术的应用；靶区勾画时需参考术前和术后的影像学资料，以MR为主要依据，辅以fMRI、PET-CT等检查有助于靶区的确定，推荐有条件的单位开展CT/MR图像融合进行治疗计划设计。高级别胶质瘤推荐术后尽早开始放疗。推荐肿瘤局部照射，标准剂量为60Gy。对于低级别胶质瘤，推荐对肿瘤完全切除者，若预后因素属低危者可定期观察；若预后因素属高危者应予早期放疗。

【问题11】　简述胶质瘤化疗方法。

思路

1. 胶质母细胞瘤（WHO Ⅳ级）　①强烈推荐替莫唑胺（TMZ）同步放疗联合辅助化疗。放疗的整个疗程应同步化疗，口服TMZ 75mg/m²，疗程42天。放疗结束后4周，辅助TMZ治疗，150mg/m²，连续用药5天，28天为1个疗程，若耐受良好，则在以后化疗疗程中增至200mg/m²，推荐辅助TMZ化疗6个疗程。②PCV方案：甲苄肼（PCB）60mg/m²，洛莫司汀（CCNU）110mg/m²，长春新碱（VCR）1.4mg/m²，8周为一个周期。③根据中国实际国情，亦可使用ACNU（或其他烷化剂BCNU、CCNU）联合VM-26：ACNU（或其他烷化剂BCNU、CCNU）90mg/m²，D1；VM-26 60mg/m²，1～3天；4～6周为一周期，4～6个疗程。

2. 间变性胶质瘤（WHO Ⅲ级）　推荐进行放疗加TMZ辅助化疗，放疗同步加辅助TMZ化疗，放疗联合PCV化疗，或参加可行的临床试验。对于具有1p/19q联合缺失的间变性少突胶质细胞瘤，推荐进行放疗和PCV方案化疗，放疗加同步或者辅助TMZ化疗，或接受可行的临床试验。对于KPS<60的间变性脑胶质瘤，推荐进行放疗（短程放疗和常规分次放疗）；MGMT启动子区甲基化者，建议接受TMZ治疗，也可以采用姑息治疗。

3. 低级别胶质瘤（WHO Ⅱ级）　目前对于低级别脑胶质瘤的化疗还存在一定争议。主要包括化疗的时机、化疗方案的选择、化疗与放疗次序的安排等。根据目前的循证医学证据，对于有高危因素的低级别脑胶质瘤患者，应积极考虑包括化疗在内的辅助治疗。伴有1p/19q联合缺失的患者，可以优先考虑化疗，而推迟放疗的时间。高风险低级别脑胶质瘤的推荐化疗方案包括PCV方案、TMZ单药化疗、TMZ同步放化疗。

【问题 12】 什么是电场治疗？

思路　肿瘤电场治疗（TTF）是一种通过抑制肿瘤细胞有丝分裂发挥抗肿瘤作用的治疗方法，用于脑胶质瘤的电场治疗系统是一种便携式设备，通过贴敷于头皮的转换片产生中频低场强肿瘤治疗磁场。目前研究显示电场治疗安全且有效，目前已被《NCCN 指南（2021）》推荐用于新发多形性胶质母细胞瘤（GBM）和复发高级别脑胶质瘤的治疗。

【问题 13】 当前胶质瘤的靶向治疗现状如何？

思路　当前针对脑胶质瘤的分子靶向药物中，已完成Ⅲ期临床试验的有血管内皮生长因子（vascular endothelial growth factor, VEGF）抑制剂贝伐单抗（bevacizumab）、VEGF 受体抑制剂西地尼布（cediranib）、整合素抑制剂西仑吉肽（cilengitide）、蛋白酶抑制剂恩扎妥林（enzastaurin）以及表皮生长因子受体（epidermal growth factor receptor, EGFR）抑制剂尼妥珠单抗（nimotuzumab）。其中以贝伐单抗的临床治疗效果最为明显，目前已被包括美国在内的全球近 40 个国家批准用于复发胶质母细胞瘤的联合治疗。基于精准分子诊断技术，针对某种特殊类型融合基因（如 PTPRZ1-MET）的靶向药物（伯瑞替尼，PLB1001）也逐渐应用于胶质瘤的临床试验当中，并初步显示了良好的临床效果。考虑到胶质瘤受复杂信号网络调控的异质性，未来靶向药物的选择需结合大数据分析基础上的精准分子检测，制订个体化的多靶点联合治疗方案，才是实现胶质瘤靶向治疗的发展方向。

【问题 14】 胶质瘤的免疫治疗现状如何、前景怎样？

思路　免疫治疗被认为是癌症治疗的第四大支柱（与手术、放疗、化疗并列），通过增强免疫系统靶向和杀伤肿瘤细胞的能力发挥作用。

主要包括：①阻断抑制性免疫检查点（immune checkpoint inhibitors）通路的抗体（如 CTLA-4 和 PD-1 抗体）；②基于树突状细胞和工程化 T 细胞的细胞疗法（如 CAR-T 和 TCR-T）；③触发肿瘤中抗原特异性免疫反应的疫苗（vaccination，如树突状细胞疫苗、肽疫苗、MRNA 疫苗等）；④病毒治疗（virotherapy，如溶瘤病毒、单纯疱疹病毒、脊髓灰质炎病毒等）。此外，影像技术指导下的免疫治疗、光热疗法、光动力疗法有望成为改善癌症免疫治疗的其他联合途径。

胶质瘤是一种高度免疫抑制的中枢神经细胞肿瘤，安全有效的免疫反应往往难以在相对独立的中枢神经系统环境中发挥作用，因此，当前胶质瘤免疫治疗的效果不佳。未来，与免疫检查点抑制剂联合应用的疗法和技术是胶质瘤免疫治疗的方向，随着新疗法和新技术的不断优化升级，最终的免疫联合疗法将达到前所未有的治疗效果。免疫治疗的终极理想目标是：不仅能够根除肿瘤，还能在患者的余生保持体内抗肿瘤免疫。

（江　涛）

第二节　脑　膜　瘤

脑膜瘤（meningioma）有颅内脑膜瘤和异位脑膜瘤之分。前者由颅内蛛网膜细胞形成，后者指无脑膜覆盖的组织器官发生的脑膜瘤，主要由胚胎期残留的蛛网膜组织演变而成。好发部位有头皮、颅骨、眼眶、鼻窦、腮腺、颈部、三叉神经半月节、硬脑膜外层等。一般为单发，少数为多发。本节主要讨论颅内脑膜瘤中有关大脑凸面脑膜瘤部分内容。大脑凸面脑膜瘤是指起源于大脑凸面的脑膜瘤，其发生率仅次于矢状窦旁脑膜瘤，约占颅内脑膜瘤的 25%，在大脑前半部的发病率比后半部高。

大脑凸面脑膜瘤可有三种类型。第一种类型是脑膜瘤主要侵蚀颅骨向外生长，骨膜也受累，而对大脑半球表面的压迫和粘连较轻微。第二种类型是脑膜瘤主要长入颅腔内，肿瘤与脑膜紧密粘连，血供主要来源于硬脑膜。脑皮质被压凹陷，形成深入的肿瘤窝。肿瘤与肿瘤窝粘连很紧，脑实质也可有动脉供应之。相应的颅骨部分则有刺激性增生变化（内生性骨疣）。第三种类型是脑膜瘤长入脑实质内，在硬脑膜上的根部很小，而在脑内的肿瘤结节则较大，血供主要来自脑内，这种类型的脑膜瘤手术时切记不能过多地损伤脑组织。

1. 大脑凸面脑膜瘤的诊疗经过　通常包括以下环节：

（1）详细询问患者的症状学特征及相关病史。

（2）查体时重点关注患者意识评分，言语、肢体运动和感觉受损程度，病理征反射，以及有助于判断病情的其他体征。

（3）对怀疑是颅内肿瘤的患者应行颅脑 CT 和 MRI 等检查进行排除。

（4）对诊断考虑为大脑凸面脑膜瘤的患者应收入院治疗。

（5）入院后完善常规辅助检查，并对大脑凸面脑膜瘤的具体情况选择进一步的影像学检查，比如磁共振血管成像、功能 MRI（fMRI）、磁共振波谱（MRS）分析血管造影、蛋氨酸作为显像剂的 PET-CT 等检查，充分评估肿瘤的情况。

（6）结合患者的情况选择治疗方案，制订详细计划，预测可能的预后等。

（7）术前检查和评估完成后，限期行手术切除肿瘤，术中注意仔细操作。

（8）对于术后患者，继续给予减少并发症出现的各种治疗。

（9）根据术后病理决定后续治疗方案；确定治疗结束的时间、出院随访日期、定期复诊的日期，以及出院后的注意事项。

2. 临床关键点

（1）大脑凸面脑膜瘤的初步诊断主要依靠病史、临床查体和影像学检查（颅脑 CT 等）。

（2）对怀疑是大脑凸面脑膜瘤的病例，需要行颅脑 MRI 检查（平扫、增强等）。

（3）对诊断比较明确的大脑凸面脑膜瘤，需限期行手术切除肿瘤。

（4）术后需防治脑出血、脑水肿、癫痫等并发症。

（5）根据术后病理特征及手术切除程度制订后续治疗方案。

病历摘要

女，55 岁。因"言语不清、记忆力下降 3 个月"入院。初步病史采集如下：

患者 3 个月前开始逐渐出现讲话含糊不清，伴有记忆力下降，一直未予重视。一周前患者家属发觉患者精神萎靡、言语迟钝加剧，遂为进一步诊治前来院就诊。病程中患者时有头痛，位于头顶部，不剧烈，休息时可缓解，无恶心、呕吐等症状，无肢体活动和感觉异常，无癫痫发作。既往史中无特殊。

【问题 1】　通过上述问诊，该患者可疑的诊断是什么？

思路　根据患者的主诉，有言语不清、记忆力下降等病史，应怀疑颅内功能区肿瘤。患者为老年女性，起病无明显诱因，病程缓慢。

知识点

脑膜瘤发病状况

脑膜瘤约占原发颅内肿瘤的 30%，是仅次于胶质瘤的颅内第二大发病率的肿瘤。儿童患病率为 0.3/10 万，成人为 8.4/10 万。其中女性脑膜瘤发病率为 8.36/10 万人年，男性为 3.61/10 万人年，女性发病率约为男性的两倍。在生育高峰年龄，这一比例最高可达 3.15∶1。然而，青春期以前，男性的脑膜瘤发病率却高于女性。随着年龄增加，脑膜瘤的发病率也逐渐增加，50～60 岁年龄段为肿瘤最好发年龄。

【问题 2】　有无发病的诱因或前驱症状？

思路　脑膜瘤的病因迄今不完全清楚，病毒感染、放射照射、外伤、遗传因素或者内源性如激素、生长因子等都被报道与脑膜瘤的发生相关。其发病一般无明显的诱因和前驱症状。脑膜瘤通常生长缓慢、病程长。肿瘤可以长得相当大，症状却很轻微。位于功能区的脑膜瘤多先有刺激症状，如癫痫等，继以麻痹症状，如偏瘫、视野缺失、失语或其他局灶症状。

【问题 3】　病史采集结束后，下一步查体应重点针对哪些方面？

思路　为了排除可能的疾病，进行重点查体，应包括①对患者意识状况的检查（GCS 评分）。患者的意识状况是患者病情严重程度的反映,有利于评估患者的预后。②对脑神经、言语和计算力、肢体运动和感觉、共济活动、病理征等的检查。

查体记录

查体示:GCS 评分 13 分,神清,言语不清,计算力下降(100−7＝?);脑神经检查未见明显异常;右下肢肌力 5− 级,余肢体肌力正常;感觉系统检查无异常,共济活动正常;双侧病理征阴性。

【问题 4】 结合上述体检结果,为明确诊断应进一步实施哪些检查?

思路 失语、计算力下降、记忆力减退、肢体活动障碍均是大脑凸面脑膜瘤的常见临床表现。结合病史及查体怀疑颅内肿瘤,应行颅脑 CT 和 MRI 等检查。

知识点

大脑凸面脑膜瘤的临床表现

大脑凸面脑膜瘤的临床表现主要包括颅内压增高及局灶性症状和体征。

1. 颅内压增高的症状和体征 主要是头痛、呕吐和视盘水肿,称之为颅内压增高的三主征。

2. 局灶性症状和体征 大脑半球不同部位脑膜瘤可产生不同定位症状和体征,包括:

(1)精神症状:常见于额叶脑膜瘤,表现为痴呆和个性改变。

(2)癫痫发作:额叶脑膜瘤较易出现,其次为颞叶、顶叶脑膜瘤多见。可表现为全身阵挛性大发作或局限性发作。

(3)感觉障碍:为顶叶脑膜瘤的常见症状,表现为两点辨别觉、实体觉及对侧肢体的位置觉障碍。

(4)运动障碍:表现为肿瘤对侧肢体或肌力减弱或呈上运动神经元完全性瘫痪。

(5)失语症:见于优势大脑半球的脑膜瘤,可分为运动性失语、感觉性失语、混合性失语和命名性失语等。

(6)视野损害:枕叶及颞叶深部脑膜瘤因累及视辐射,从而引起对侧同象限性视野缺损或对侧同向性偏盲。

除具有脑瘤共同表现外,脑膜瘤还具有下列特点:

(1)通常生长缓慢、病程长,一般为 2～4 年。但少数生长迅速,病程短,术后易复发和间变,特别见于儿童。脑膜瘤的复发与肿瘤的组织学特点有密切关系。组织学上良性脑膜瘤术后 5 年时复发率为 3%,25 年时为 21%;不典型脑膜瘤术后 5 年复发率为 38%;而间变型脑膜瘤术后 5 年复发率为 78%。其他研究发现良性脑膜瘤复发的中位时间为术后 7.5 年,不典型肿瘤为 2.4 年,间变型为 3.5 年。脑膜瘤也可发生在儿童,大样本回顾分析发现在 1 397 例脑膜瘤中有约 1.3% 的患者年龄在 16 岁以下。儿童中,脑室内生长、瘤周囊变、缺少硬膜附着等现象比成人常见,并且男性患儿占多数。

(2)肿瘤可以长得相当大,症状却很轻微,如眼底视盘水肿,但头痛却剧烈。当神经系统失代偿,才出现病情迅速恶化。这与胶质瘤相反,后者生长迅速,很快出现昏迷或脑疝,而眼底却正常。

(3)多先有刺激症状,如癫痫等,继以麻痹症状,如偏瘫、视野缺失、失语或其他局灶症状。提示肿瘤向外生长。

辅助检查

该患者颅脑 CT 见图 4-5。

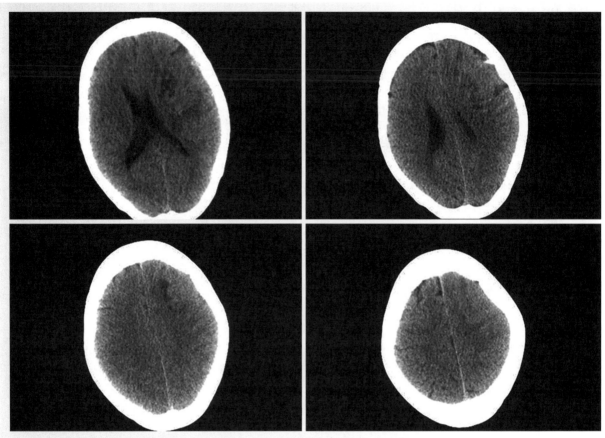

图 4-5　大脑凸面脑膜瘤颅脑 CT 扫描

【问题 5】 如何判读该患者的颅脑 CT?

思路 1　颅脑 CT 示左额凸面见一均匀略高密度病灶,呈类圆形,直径约 4cm,瘤周有少许脑水肿。根据颅脑 CT 表现,考虑脑膜瘤可能。

知识点

大脑凸面脑膜瘤的辅助检查

1. 颅脑 CT　MRI 在诊断脑膜瘤方面有取代 CT 之势,但 CT 仍是诊断本病的主要方法,特别可显示脑膜瘤与邻近骨性结构的关系、钙化等。脑膜瘤在 CT 的典型表现有:

(1)肿瘤呈圆形或分叶状或扁平状,边界清晰。

(2)密度均匀呈等或偏高密度,少数可不均匀或呈低密度,为瘤内囊变或坏死,约见于 15% 的病例中。也可见钙化。CT 在观察钙化情况时比 MRI 优越。

(3)增强后密度均匀增高。

(4)瘤内钙化多均匀,但可不规则。

(5)局部颅骨可增生或破坏。

(6)半数患者在肿瘤附近有不增强的低密度带,提示水肿、囊变。脑膜瘤瘤周水肿 2 种形式:①局灶水肿:多因肿瘤机械性压迫,导致脑缺血损伤所致,因此本质上不是真正水肿。②广泛水肿:瘤周低密度边缘不清楚,常有指状突起。瘤周脑组织含水量增多,且伴相应症状。产生瘤周水肿的原因:肿瘤体积、部位、组织类型、血供类型、静脉回流和脑膜瘤和邻近脑组织分界面破坏。上述原因多非单一起作用,而为多种因素的综合作用。

2. 颅脑 MRI

（1）MRI 平扫及增强：尽管 CT 在判断颅骨侵犯或骨质增生程度时有着自身的优越性，但 CT 图像在决定肿瘤的位置、肿瘤实体的质地等方面，不如 MRI 清楚。因此，MRI 成为目前本病的主要诊断方法，可三维成像、多种成像系列、不受骨伪迹影响等是其优点。T_1 加权增强配合抑制脂肪技术，能准确显示肿瘤生长的范围，与大动脉和静脉窦的关系。

脑膜瘤 MRI 的特点：①以硬脑膜为其基底，此处也是肿瘤最大直径。②在 T_1 加权上约 60% 脑膜瘤为高信号，30% 为低信号。在 T_2 加权上，肿瘤呈低至高信号，且与瘤病理类型有关，如纤维型多为低信号，内皮型为高信号。③在 T_1 和 T_2 加权上常可见瘤膜与脑组织之间一低信号界面，代表受压的蛛网膜或静脉丛。低信号也可能是瘤内钙化。如果此低信号界面消失，特别在 T_2 加权上可见邻近脑内高信号，常提示蛛网膜界面被破坏。④T_2 加权可清晰显示瘤周水肿，常有瘤周水肿见于额叶脑膜瘤，脑膜内皮型、过渡型脑膜瘤，接受软脑膜动脉供血脑膜瘤。⑤对比增强后，脑膜瘤大都呈现明显的边缘较清晰的均匀强化，部分内部坏死囊变的则呈现不均匀明显强化。⑥脑膜尾征：肿瘤附着的硬膜和邻近硬膜可增强（在 CT 也可有），反映该处硬脑膜的通透性增大，并不是肿瘤浸润。

（2）其他 MRI 序列成像：磁共振静脉成像（magnetic resonance venography，MRV）、磁共振血管造影术（magnetic resonance angiography，MRA）可通过无创或相对无创的方法观察脑膜瘤的供血动脉、引流静脉、邻近静脉窦等情况，为术中更好的血管操作提供有力依据。

3. 脑血管造影（digital subtraction angiography，DSA）　并非每例患者均需做血管造影，但它可显示肿瘤血供，利于设计手术方案、术前瘤供血动脉栓塞等，以及静脉窦受累情况等。

4. 虚拟现实技术　虚拟现实（virtual reality，VR）手术计划系统是近年出现的一种先进的医学成像系统，它可以利用 CT 或 MRI 等数据创造出一种具有立体效果的虚拟现实环境。医生可通过对虚拟医学图像进行交互式的模拟操作而实现制定手术计划的目的。虚拟现实技术运用多影像融合技术综合 CT、MRI 等影像信息，提供直观现实的图像，实现医学影像数据信息量的最大化和最优化，VR 技术实现了人与计算机之间的互动与对复杂数据的可视化操作。由新加坡某公司研发的 Dextroscope 术前计划系统，实现了将 VR 技术与实时空间测量和立体三维透视相结合。

思路 2　对于怀疑大脑凸面脑膜瘤的患者，应注意与血管外皮瘤、胶质瘤、颅骨病变等疾病相鉴别，颅脑 CT 和 MRI 等是主要鉴别依据，并及时收住入院治疗。

知识点

大脑凸面脑膜瘤与其他疾病的鉴别诊断

1. 血管外皮瘤　病程较脑膜瘤短，其影像学表现类似于脑膜瘤，如宽基底明显强化等，MRI 的 T_2 加权可见血管流空现象。但本病少有钙化，血供极为丰富。

2. 海绵状血管瘤　可以出血或癫痫起病。CT 表现为高密度占位影，可有钙化，MRI 的 T_2 上可见病变与周围脑组织有明显低信号的含铁血黄素沉积带。

3. 胶质母细胞瘤　影像学上多为等低混合密度影，周围有大片水肿，肿瘤无明显边界，MRI 上 T_1 低信号，T_2 高信号，可有囊变坏死或伴有肿瘤卒中，增强后可见不规则或环形强化。

4. 少突胶质细胞瘤　病程长，成年人多见，CT 上多有高密度钙化区，多位于肿瘤周边部，非钙化部分为等低密度，MRI 上 T_1 低信号，T_2 高信号，钙化区信号缺失，增强后可强化，瘤周脑组织水肿不明显。

5. 骨性来源的肿瘤　生长在颅骨板障内，可有颅骨内或外板破坏导致局部隆起，X 线摄片多有溶骨性表现。可为骨瘤、纤维骨瘤、血管瘤、软骨瘤等，但少有侵犯脑膜后，以脑膜增厚为表现。

6. 板障脑膜瘤　原发性表现为局部颅骨颅内颅外膨隆，板障内有密度均匀的软组织影，增强明显，内外板骨皮质可变薄消失；继发性表现为密度均匀、部分钙化的有明显增强的病灶影，同时可见局部内板的吸收和增厚。

入院后诊疗经过

该患者收入院后,首先给予病情评估,确定患者的病情轻重程度等。

【问题6】 该患者入院后治疗,下一步应如何处理?

思路1 查血、尿常规、血生化、凝血功能、肝炎指标、HIV 和梅毒快速血浆反应素试验(RPR)、胸片和心电图。

> **知识点**
>
> 大脑凸面脑膜瘤患者入院后需要完成上述常规检查,如果患者年龄在 60 岁以上,还需要做心脏超声和肺功能检查以评估患者的心肺功能。

思路2 给予一般性医嘱,包括饮食和护理,以及预防癫痫发作的药物治疗,通常给予缓释丙戊酸钠片 500mg,每日 2 次口服。

> **知识点**
>
> 大脑凸面脑膜瘤的癫痫发生率较高,有时候常为首发症状,因此需要预防性用药。

思路3 安排颅脑 MRI 平扫、增强和 MRA 等检查,以及特殊 MRI 序列检查如颅脑 MRS、语言功能 MRI。

该患者入院后颅脑 MRI 检查的情况如图 4-6~图 4-9,显示左额凸面一巨大病灶,均匀强化,伴部分囊变,考虑为脑膜瘤。

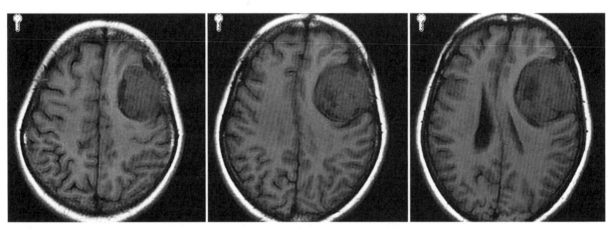

图 4-6 左额凸面脑膜瘤(MRI 的 T_1 加权)

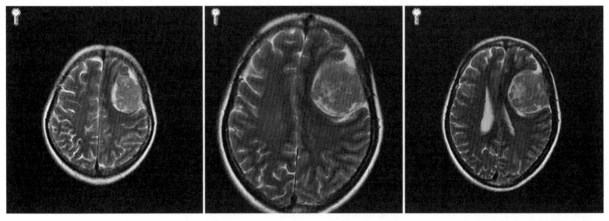

图 4-7 左额凸面脑膜瘤(MRI 的 T_2 加权)

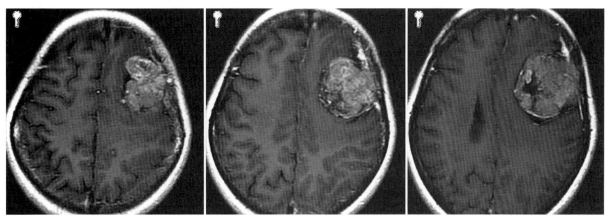

图4-8　左额凸面脑膜瘤（MRI的T$_1$加权增强）

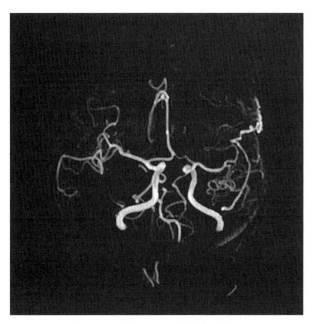

图4-9　头颅MRA未见明显异常

知识点

大脑凸面脑膜瘤的颅脑MRI检查

1. 颅脑MRI　平扫、增强、MRA等检查见上述知识点。

2. 磁共振波谱成像　磁共振波谱成像（magnetic resonance spectroscopy，MRS）可以无创分析脑膜瘤实质及周围组织的代谢状况，提供鉴别依据，评估良、恶性及术前预测分型。

3. 功能磁共振成像（fMRI）　对于位于脑功能区的肿瘤还需要进行fMRI检查，包括言语和运动等功能，利用血氧水平依赖的平面回波脉冲序列定位脑功能区。扫描参数：TR/TE = 3 000ms/30ms，FOV 200mm，层厚3mm，间距0.8mm，扫描时间为38毫秒。以拇指与其余手指的对指运动激活皮质运动功能区。经工作站处理得出调节手指运动的功能兴奋区，将功能兴奋区与相同层面的T$_1$加权像叠加，即可定位功能区在大脑皮质的位置。

【问题7】　该患者行颅脑MRI检查提示左额脑膜瘤可能，该如何选择下一步治疗方案？

思路　该患者诊断考虑为左额脑膜瘤，基底位于大脑凸面，因此需要行开颅手术切除肿瘤。

知识点

大脑凸面脑膜瘤的治疗方法

虽然大多数脑膜瘤属良性肿瘤，手术切除可治愈。但由于手术存在一定的手术死亡率和病残率，所以应谨慎掌握手术指征。文献报道脑膜瘤手术死亡率在7%～14%。根据肿瘤的部位和患者的身体状况，手术的目的可有所不同。对于凸面、矢状窦前1/3脑膜瘤，力争全切肿瘤是手术的目的，而对于矢状窦后1/3脑膜瘤，有时为减小创伤不行肿瘤全切除。目前影像学技术上的进步使无症状脑膜瘤发现增多，因此，在决定脑膜瘤处理时应考虑下列因素：①对无症状脑膜瘤应观察3～12个月，再决定治疗方案；②伴瘤周水肿者应手术；③有占位效应、症状者应手术；④幕上大脑凸面、矢旁、镰旁脑膜应早期手术。

1. 外科手术　为本病首选方法。能做到全切除者应争取做根治性手术，以减少复发。Simpson的脑膜瘤切除术的分类法已被公认：①彻底切除（G1），脑膜瘤及其附着的硬膜、受侵的颅骨均切除；②全切除（G2），瘤体完全切除，但与其附着的硬脑膜没有切除，仅做电灼；③肉眼全切除（G3），瘤体切除，但与之粘连的硬脑膜及颅骨未做处理；④次全或部分切除（G4），有相当一部分瘤体未切除；⑤开颅减压（G5），肿瘤仅活检。上述G1～G4术后复发率分别为9%、19%、29%和40%。

2. 立体定向放射外科　包括伽马刀、X刀和粒子刀。适用于术后肿瘤残留或复发肿瘤，以肿瘤最大直径≤3cm为宜。伽马刀治疗后4年肿瘤控制率为89%。本法安全、无手术风险是其优点，但是长期疗效还有待观察。

3. 栓塞疗法　包括物理性栓子和化学性栓塞两种，前者阻塞肿瘤供血动脉和促使血栓形成，后者则作用于血管壁内皮细胞，诱发血栓形成，从而达到减少脑膜瘤血供的目的。两种均作为术前的辅助疗法，且只限于颈外动脉供血为主的脑膜瘤。物理栓子包括各种不同材料制作成的栓子，以硅橡胶钡剂小球（直径1mm）最理想。化学性栓塞有应用雌激素（如马雌激素），按每天1.5～2.0mg/kg给药，连续6～12天。根治性手术一般在栓塞1周后进行。

4. 放射治疗　可作为血供丰富脑膜瘤术前的辅助治疗，适用于：①肿瘤的供血动脉分支不呈放射状，而是在瘤内有许多小螺旋状或粗糙的不规则的分支形成；②肿瘤以脑实质动脉供血为主；③肿瘤局部骨质破坏而无骨质增生，术前放射剂量一般40Gy为1个疗程，手术在照射对头皮的影响消退后即可施行；④恶性脑膜瘤和不典型脑膜瘤术后的辅助治疗，可延缓复发。

5. 药物治疗　用于复发、不能手术的脑膜瘤。文献报道的药物有溴隐亭、枸橼酸他莫昔芬（tamoxifen citrate）、米非司酮（mifepristone）、曲匹地尔（trapidil）羟基脲和干扰素α-2b等，以上药物临床试验均宣告无效。目前对于免疫靶点抗体（PD-1、CTLA4等）在脑膜瘤中治疗作用尚处于临床试验中，疗效尚不明确。

手术治疗情况

该患者入院后完善辅助检查和术前评估后择期行开颅肿瘤切除术。全麻插管成功以后，患者取仰卧位，头偏向右侧约45°，头架固定，神经导航注册，术野常规消毒铺巾。在神经导航定位下，设计左侧额颞大问号形切口，切开头皮，翻开皮肌瓣，左侧额颞游离骨窗形成，以额叶为主。翻开骨瓣，可见肿瘤已经侵犯颅骨，并长穿硬膜。硬膜四周悬吊。剪开肿瘤基底硬膜，分块切除肿瘤，行瘤内减压，肿瘤灰红色，质地软，血供极其丰富，有皮质供血。瘤内减压后，仔细剪开肿瘤基底硬膜，暴露肿瘤与脑组织的边界（图4-10），仔细分离，见肿瘤与周围脑组织的界

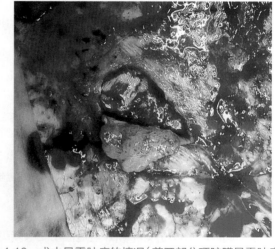

图4-10　术中暴露肿瘤的情况（剪开部分硬脑膜暴露肿瘤时）

面不清,部分粘连紧密,沿着肿瘤周边仔细分离,最后肿瘤肉眼全切除,基底硬膜一并切除,达 Simpson Ⅰ 类全切。瘤腔内严密止血,见脑压低于骨窗,搏动好,取人工脑膜,严密修补缝合硬膜。硬膜外严密止血,置负压引流一根,骨瓣弃除,缝合头皮各层。

术后给予常规脱水、止血、预防感染、预防癫痫发作、补液支持等对症治疗,术后第 1 天复查颅脑 CT 未见颅内出血等异常情况,之后患者病情逐渐恢复,出院至分院继续巩固治疗。

【问题 8】 大脑凸面脑膜瘤术后并发症及预后情况如何?

思路 大脑凸面脑膜瘤术后的并发症包括颅内出血、脑水肿、瘫痪、失语、癫痫发作、发热等。根据世界卫生组织(WHO)2007 年的标准,WHO Ⅰ 级的脑膜瘤,其 5 年复发率为 5%,但有报道发现看似手术全切除的患者在 20 年的复发率竟高达 20%;WHO Ⅱ 级的脑膜瘤,5 年复发率为 40%;WHO Ⅲ 级的脑膜瘤,复发率达 50%~80%,平均生存期小于 2 年。脑膜瘤的复发及再次手术极大地降低了患者的生存质量及生存时间。

术后检查

该患者术后病理示左额脑膜瘤(上皮型),增殖指数 MIB 为 5%,富有细胞,生长活跃。属于 WHO Ⅰ 级肿瘤,为良性脑膜瘤,但需密切随访。应根据病理情况决定是否进行后续的放疗和化疗治疗。

【问题 9】 大脑凸面脑膜瘤病理分型有哪些?

思路 世界卫生组织于 1979 年统一脑瘤的分类,把脑膜瘤分成 9 型,但是其中良、恶性脑膜瘤分别不清楚,恶性者的标准也不明确。因此 1993 年 WHO 对脑瘤分类重新做了修改,在新的分类中脑膜瘤增加了几个亚型,同时把脑膜分成 3 型,即典型(G Ⅰ)脑膜瘤、非典型(G Ⅱ)脑膜瘤和间变(G Ⅲ)脑膜瘤。表 4-2 比较了从 1979 年至 2007 年脑膜瘤分型的演进。

表 4-2 WHO 脑膜瘤分型

1979 年	1993 年	2000 年	2007 年
典型	典型(G Ⅰ)	WHO Ⅰ 级	WHO Ⅰ 级
脑膜内皮细胞型	脑膜内皮细胞型	脑膜上皮型	脑膜上皮型
纤维型	纤维型	纤维型	纤维型
过渡型	过渡型	过渡型	过渡型
砂粒型	砂粒型	砂粒型	砂粒型
血管瘤型	血管瘤型	血管瘤型	血管瘤型
—	微囊型	微囊型	微囊型
—	分泌型	分泌型	分泌型
—	淋巴浆细胞丰富型	淋巴浆细胞丰富型	淋巴浆细胞丰富型
—	化生型	化生型	化生型
—	透明细胞型	—	—
—	脊索样型	—	—
血管母细胞型	—	—	—
血管周围细胞型	—	—	—
	非典型(G Ⅱ)	WHO Ⅱ 级	WHO Ⅱ 级
乳头状型	乳头状型	不典型	不典型
—	—	透明细胞型	透明细胞型
—	—	脊索瘤样型	脊索瘤样型
间变型	间变型(G Ⅲ)	WHO Ⅲ 级	WHO Ⅲ 级
恶性脑膜瘤	恶性脑膜瘤	间变型	间变型
脑膜肉瘤	脑膜肉瘤	横纹肌型	横纹肌型
—	—	乳头型	乳头型

值得一提的是，在 WHO 2016 年中枢神经系统的分类中，虽然仍将脑膜瘤分为 3 个级别和 15 种组织学亚型，但新增一点，将"脑侵犯"作为 WHO Ⅱ 级不典型脑膜瘤的一个特征，此项特征需要手术医生在术中判别，并在术后与病理科医生沟通确定。

复查记录

该患者 3 个月后复查颅脑 MRI 增强检查，没有发现肿瘤残留和复发迹象，嘱其一年后复诊。

【问题 10】 分析大脑凸面脑膜瘤术后复发的含义是什么？良、恶性脑膜瘤的复发率如何？

思路 复发脑膜瘤有两种含义，一种是指肉眼全切除肿瘤后，在原手术部位又出现肿瘤；另一种指切除肿瘤不全，经一段时期临床改善后，症状复出。后一种实为肿瘤继续生长。在组织学上脑膜瘤大多属良性，但是常有恶性肿瘤的生物学特性，如局部浸润、复发、近或远处转移等。因此脑膜瘤有时不易彻底切除。Simpson 分级 Ⅰ 级和 Ⅱ 级切除者，复发率为 9%～32%。不全切除者复发率更高，为 18.4%～50%。另外，良性脑膜瘤术后复发率为 3%～38%，恶性（指不典型和间变型脑膜瘤）为 6%～78%。因此如果能预测脑膜瘤复发或其恶性生物学特性，在术前、术中和术后采取相应措施，可减少或防止或延长其复发，从而可提高治疗效果。

大脑凸面脑膜瘤诊疗要点

1. 临床表现 主要为头痛、恶心、呕吐、颈痛、脑神经损害（嗅觉、视觉、听觉受损、喝水咳呛、吞咽困难等）、精神智力症状、言语及肢体运动障碍、四肢感觉障碍、小脑损害体征、锥体束征等。

2. 辅助检查 颅脑 MRI、MRA、MRV、CT、CTA、CTV、DSA 提示病变。

3. 治疗方式 手术切除；术前栓塞（酌情）；残余肿瘤术后放射治疗（酌情）。

4. 病理确诊 根据手术切除程度及术后病理级别确定术后辅助治疗方式。

5. 随访 术后前两年每半年复查颅脑增强 MRI；两年后每年复查一次颅脑增强 MRI；并根据实际情况调整随访时间。

（王镛斐）

第三节 听 神 经 瘤

听神经瘤（acoustic neurinoma）起源于听神经鞘，多为良性、单侧，占颅内肿瘤的 8%～10%，占桥小脑角肿瘤的 65%～72.2%，好发于中年人，发病高峰在 30～50 岁，20 岁以下者少见，40 岁以下听神经瘤应进一步检查是否存在 NFⅡ（Ⅱ型神经纤维瘤病），无明显性别差异。听神经瘤是纤维组织增生，它大多源于前庭神经上支 Schwann 细胞，发生在内听道段，部分发生于第Ⅷ脑神经近脑干侧。听神经瘤位于颅骨的深面并邻近大脑的重要中枢脑干。多数病例听神经瘤生长缓慢、病程通常是几年，少数生长迅速、症状也发展很快。

听神经瘤的治疗根据患者年龄，肿瘤大小、术前听力和脑神经受损情况而定，以手术为主，有些病例则选择伽马刀或者放疗治疗。

随访 早期发现直径小于 2cm 的听神经瘤，长期有听力症状的患者，可密切观察听力变化，每 6 个月检查一次 MRI 或 CT，如肿瘤生长较快则应手术。

手术 新近症状加重、观察中的患者肿瘤增大、向颅内生长、肿瘤大于 3cm 应手术治疗。近年来面、听神经功能的保留是治疗关注的热点。手术入路：大中型肿瘤，经枕下乙状窦后入路最常用；听力丧失的中、小型听神经瘤，经迷路入路可以较好的保护面神经；内听道内或侵入桥小脑角的小型肿瘤，残存听力良好，可选用颅中窝入路。手术治疗应在电生理监测下进行。

放射治疗 患者全身状况差，年龄较大，瘤内部分切除后或直径小于 2cm 的肿瘤，可行立体定向放射（伽马刀）治疗。

1. 听神经瘤的诊疗经过 通常包括以下环节：

（1）详细询问患者发病的时间，首发症状及病情进展情况。

（2）查体时重点关注听力改变，区别神经性耳聋还是先天性耳聋，是否合并有面部感觉减退、面瘫及后组脑神经症状等体征。听力纯音测定通常表现为以高音损失为主的感觉性听力丧失。

（3）根据辅助检查进一步确诊，患者进行颅脑 CT（岩骨薄扫）、头部磁共振（强化序列，DWI，T_2^*）等影像学检查以明确肿瘤的大小、与内听道的关系。同时进行术前听力的检测,包括听觉诱发电位、纯音测听以明确听力的损害程度;有时脑干诱发电位、体感诱发电位也可以辅助判断肿瘤对周围神经的累及程度。

(4)对确诊的听神经瘤患者,根据肿瘤的大小,判断是否进行手术或者伽马刀治疗。

(5)根据肿瘤的位置、大小、面听神经功能保留等具体情况,确定手术治疗方案及入路。

(6)对于术后患者,继续给予对症治疗,减少并发症发生,同时促进神经功能的恢复。

(7)术后定期复查头部磁共振及听力检查,明确手术效果及神经功能恢复情况。出院后的注意事项,以及随访复诊日期。

2. 临床关键点

(1)听神经瘤的早期症状:耳蜗及前庭症状,表现为头昏、眩晕、耳鸣、耳聋。听神经瘤多以单侧高频耳鸣隐匿起病,缓慢进展,听力逐渐丧失。

(2)中期症状:肿瘤继续增大时,压迫同侧第 V 或 Ⅶ 脑神经,出现面肌抽搐及泪腺分泌减少,或有轻度周围性面瘫。三叉神经损害表现为面部麻木、痛、触觉减退、角膜反射减弱、颞肌和咀嚼肌力差或肌萎缩和味觉改变。

(3)晚期症状:脑桥小脑角综合征及后组脑神经症状,巨大的听神经瘤可以压迫脑干、后组脑神经和小脑,出现交叉性偏瘫及偏身感觉障碍,声音嘶哑、吞咽困难、梗阻性脑积水及颅内压增高,严重者危及生命,可伴有复视、共济失调和锥体束征阳性。

(4)放射学检查:①CT。CT 表现为瘤体呈等密度或低密度,少数呈高密度影像。肿瘤多为圆形或不规则形,位于内听道口区扩大呈喇叭口状,伴骨质破坏,同时显示乳突气房发育情况,对选择迷路入路有帮助。②MRI 扫描。MRI T_1 加权像上呈略低或等信号,在 T_2 加权像上呈高信号。第四脑室受压变形,脑干及小脑也变形移位。注射造影剂后瘤实质部分明显均一强化,囊变区不强化。薄层轴位 MRI 为确诊听神经瘤的首选检查。

(5)手术治疗尽量保护面神经功能,防止后组脑神经损伤。

(6)术后及早促进神经功能恢复,可考虑神经营养药促进神经功能恢复。

(7)3 个月至半年定期随访,评价神经功能恢复情况。

病历摘要

患者,男,63 岁,因"左耳耳鸣、听力下降伴左侧面部麻木 3 年"入院。初步病史采集如下:患者 3 年前出现左耳耳鸣、听力逐步下降,于当地医院就诊于耳鼻喉科。予对症治疗,耳鸣及听力无明显好转。之后出现左侧面部麻木感及头晕,偶有步态不稳。无明显头痛和声嘶、饮水呛咳等症状。当地医院对症治疗,症状无改善。为求进一步治疗来院门诊,行头部 CT、MRI 检查,结果示左侧桥小脑角区占位,考虑听神经瘤。遂收入院治疗。

患者既往无特殊病史,无疫区居住史,无特殊嗜好。

【问题 1】 通过上述问诊,该患者可能的诊断是什么?

思路 根据患者的主诉:左耳耳鸣、听力下降伴左侧面部麻木,发病时间 3 年,首发症状为耳鸣、听力的改变,主要考虑面、听神经的病变的可能。

知识点

听神经瘤的病理学特点及自然史

1. 病理学特点

(1)肿瘤常生长于前庭神经上支的中枢与周围部分的移行处的髓鞘(Obersteiner-Redlich 区,离脑干 8~12mm,靠近内听道口),是神经鞘瘤,而不是神经瘤。

(2)由 Antoni A(狭长双极细胞)和 B 纤维(松散网状)组成的良性肿瘤。

(3)分子生物学证实该肿瘤的发生是由 22 号染色体长臂上一个肿瘤抑制基因的丢失所致。

2. 肿瘤的自然史 听神经瘤的病程较长,自发病到住院治疗时间平均为数月至十余年不等,本病例为 3 月余。

【问题2】 在病史采集过程中,应该重点注意哪些方面?

思路 患者首发症状为耳鸣、听力下降,就诊于耳鼻喉科,按耳部疾病治疗,症状不能改善。根据临床实践,听神经瘤患者多数表现为耳鸣、耳聋和平衡障碍"三联征",且会累及面神经,三叉神经功能障碍,可以进一步明确诊断。

知识点

听神经受伤时的症状

1. 耳蜗及前庭神经症状

(1)早期可因肿瘤刺激出现耳鸣,通常为单侧高音频耳鸣。

(2)进行性听力丧失但多不易为患者察觉,多数出现在高音频区,伴有语言分辨能力下降。

(3)感觉性听力丧失,Weber 试验偏向健侧,Rene 试验阳性(气导>骨导)。

(4)前庭神经受累可致眼球震颤(可为中央或周围性)。

2. 三叉神经功能障碍 肿瘤较大时出现,表现为耳、面部麻木(麻痹症状),也有早期出现面部疼痛(刺激症状),之后出现麻木。

3. 面神经功能障碍 肿瘤较大时出现,表现为患侧周围性面瘫和味觉改变。

4. 展神经功能障碍 少见,表现为复视,患侧眼球内收位,外展受限。

5. 后组脑神经(IX、X、XI脑神经)功能障碍 肿瘤较大时出现,表现为声音嘶哑、饮水呛咳和吞咽困难等。

6. 小脑体征 步态不稳,患侧肢体共济失调。

7. 脑干症状 肿瘤较大时出现。表现为共济失调、复视、对侧肢体运动和感觉障碍,严重者可出现意识和呼吸障碍。

入院后查体

患者入院后体检示左耳听力严重下降,左侧感音神经性聋,左侧轻度中枢性面瘫,左侧面部感觉减退,左侧指鼻试验(+-),Romberg 征(-),余神经系统查体未见异常。

【问题3】 体检时患者的阳性体征提示存在哪些问题?

思路 体检分析本病例的查体特点为以下几点。①左耳听力严重下降,提示左侧感音神经性聋;②左侧轻度中枢性面瘫,味觉减退,提示左侧面神经受累;③左侧面部感觉减退,提示左侧三叉神经受累;④左侧指鼻试验(+-),提示小脑功能障碍。根据上述阳性体征以及无后组脑神经受累的阴性体征,高度怀疑为听神经瘤,且病程处于第二期。

知识点

听神经瘤分期

第一期 肿瘤小(1～10mm),表现头痛、眩晕、耳鸣和听力减退。

第二期 肿瘤直径达 1～2cm,出现面瘫、角膜反射消失和邻近脑神经和小脑症状,内听道有扩大,但无颅内压增高。

第三期 肿瘤直径 2～3cm,出现后组脑神经症状和同侧小脑症状,并有不同程度的颅内压增高,内听道扩大并有骨质吸收。

第四期 瘤体继续增大,直径>3cm,出现严重的颅内压增高症状,症状已扩大至全脑,阻塞性脑积水表现严重,脑干受损亦比较明显,语言及吞咽障碍,意识障碍,甚至脑疝。

辅助检查

本患者CT(图4-11):可见肿瘤突向内听道,左侧内听道扩大。

头部MRI结果(图4-12):显示桥小脑区有明显占位,左侧桥小脑区可见一肿瘤样病变,边界清,向内听道延伸,增强呈不均匀强化,左侧小脑、脑干、第四脑室受压变形,幕上脑室略扩大。

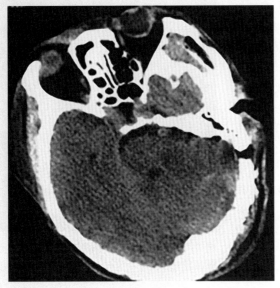

图4-11 患者头部CT结果

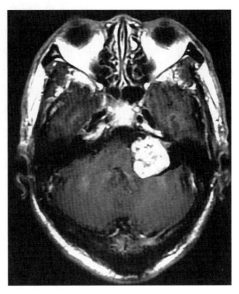

图4-12 患者头部MRI结果

【问题4】 为进一步明确诊断,要做哪些检查?

思路1 目前X线检查已很少使用。颞岩骨薄层CT扫描可以观察岩骨的骨窗像,有助于了解内听道口及岩骨的破坏情况,同时显示乳突气房发育情况,对选择迷路入路有帮助;薄层轴位MRI为确诊听神经瘤的首先检查,头部磁共振(平扫+对比增强)可以清楚地显示肿瘤的性状,显示内听道圆形或卵圆形强化肿瘤,以及有无脑积水。

思路2 神经功能检查,主要检测听神经受影响情况,为术中进行电生理监测做准备。

知识点

耳蜗前庭神经功能检测

脑干听觉诱发电位或脑干电反应听力测定为一种无创伤性电生理检查,阳性所见为V波延迟或缺失,约95%以上的听神经瘤有此表现。听力检查可区别听力障碍是来自传导系统、耳蜗或听神经障碍。

(1)电测听:听神经瘤为高频听力丧失。

(2)脑干听觉诱发电位(BAEP):听神经瘤通常为Ⅰ~Ⅲ或Ⅰ~Ⅴ波潜伏期延长,或除Ⅰ波外余波消失。

(3)听觉反射域及听觉反射消减实验:听觉反射异常提示耳蜗后病变。

(4)眼震电图(electronystagmography,ENG):如果一侧反应产生率≤总数的35%,视为异常。

(5)温度实验:测定向外耳道注入冰水眼震持续时间,听神经瘤患者一般降低程度≥1分钟。患者于入院第4天完善术前检查后,立即在全麻下行经左侧乙状窦前入路听神经瘤切除术。

入院后诊疗经过

手术经过:全麻插管成功后,患者左侧俯卧位,常规消毒铺巾。三钉架固定头部,行左CPA直切口(乙状窦后),切开皮肤、皮下组织、枕下肌肉层,到达枕骨,后颅窝牵开器将枕部肌肉向两侧牵开,显露左侧枕骨鳞部。颅骨钻4孔，铣刀铣下椭圆形骨瓣约4cm×5cm。骨窗范围显露横窦 - 乙状窦交汇处，开放的乳突气房用骨蜡封闭。沿乙状窦后弧形剪开硬脑膜，脑压不高，于左侧脑桥小脑角池处缓慢放适量脑脊液，脑组织回缩，空间扩大。沿小脑外侧探查脑桥小脑角，可见肿瘤位于脑桥小脑角，肿瘤呈实性，黄白色，质地稍韧，血运丰富，包膜完整，与周围组织分界较清，但与脑组织及脑神经有粘连，基底位于内听道，磨除部分内听道。电生理监测下，瘤内分块切除，并切除内听道段肿瘤，见面神经位于肿瘤下极；最后沿肿瘤四周分离，分离后全切肿瘤，大小约3.5cm×3.5cm×2cm。术中电生理监测同侧面神经保留，后组脑神经、三叉神经等均予保护良好。瘤腔覆盖速即纱布止血。磨除内听道骨质处黏合肌肉封闭。护士清点敷料器械无误，缝合硬膜，骨瓣复位固定，分层缝合肌肉、筋膜、皮肤，手术顺利完毕。

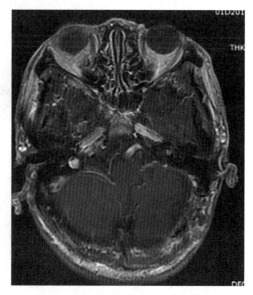

图4-13　术后MRI回报肿瘤切除满意，无残留迹象

术后给予对症治疗，促进神经功能恢复，术后复查磁共振（图4-13），见肿瘤切除满意，术后病理回报：神经鞘瘤。术后第8天伤口拆线，出院回家康复治疗，促进听力恢复。出院时面神经功能Ⅰ级。

术后病理回报：神经鞘瘤（WHO分级为Ⅰ级）。

【问题5】　简述听神经瘤治疗的方案。

思路1　诊断为听神经瘤后，患者的治疗方案主要考虑显微手术治疗、立体定向放射外科治疗（stereotactic radiosurgery，SRS）和随访观察3个方面。年轻患者新近症状加重、观察中的患者肿瘤增大、向颅内生长、肿瘤大于3cm应手术治疗；70岁及70岁以上的老年患者，无明显症状且影像学资料显示肿瘤无增大者，应定期观察并行影像学随访。根据上述原则，手术治疗有3种基本入路：大中型肿瘤，经枕下乙状窦后入路（CPA入路），最常用、听力丧失的中、小型听神经瘤，经迷路入路可以较好地保护面神经；内听道内或侵入桥小脑角的小型肿瘤，残存听力良好，可选用颅中窝入路。

思路2　临床上大多数病例还是以手术切除为主要方式，有效且彻底。

【问题6】　简述听神经瘤的手术要点。

思路

（1）充分切除乳突气房，前方以鼓窦入口和面神经垂直段为界，向后暴露乙状窦后方硬脑膜1cm以上，乙状窦表面保留"岛状"骨片，以使乙状窦能上下浮动、充分移位。

（2）定位面神经垂直段，将面神经骨管轮廓化直至透过面神经管隐约可见面神经，此为迷路径路的前界。

（3）充分暴露颅中窝硬脑膜、窦脑膜角和岩上窦。暴露颈静脉球顶部后，用明胶海绵将颈静脉球向下轻压，充分暴露内耳道下方与颈静脉球间的骨质并将其磨除。

（4）开放前庭池，在前庭池前方可显露面神经迷路段和内耳道入口。将内耳道口与乙状窦间的骨质全部祛除，暴露脑桥小脑角硬脑膜，切开硬脑膜，显露脑桥小脑角内的肿瘤。

（5）囊内切除肿瘤：将肿瘤与周围血管及蛛网膜略加分离后，将肿瘤先行囊内切除，使其体积缩小后再将肿瘤分块切除。整个切除过程中应避免损伤脑干、小脑和神经。

（6）定位面神经：熟悉面神经在内耳道和脑桥小脑角中的走行和各种变异、加强术中面神经监测，是保留面神经解剖完整，进而术后保存面神经功能的基本保证。

（7）彻底止血：关闭术腔前，需反复用温生理盐水冲洗，直至清澈，以确认无出血。

【问题7】　手术中面神经保护应注意哪些情况？

思路　直接开放桥小脑角区域而不牵拉小脑；能够清楚地在内耳道底定位面神经，可以减少面神经的损伤。

知识点

面神经功能分级（表4-3）

表4-3 面神经功能分级

级别	定义（以自主活动功能为主）	对应分数
0级（完全瘫痪）	静态双侧完全不对称，无任何面肌活动，张力消失	0
I级（极重度瘫痪）	静态双侧极不对称，刚可察觉的面肌活动，但基本无移位	1～25
II级（重度瘫痪）	静态双侧明显不对称，可见轻度的面肌活动	26～50
III级（中度瘫痪）	静态双侧轻度不对称，可见明显移位的面肌活动，但仍明显差于健侧的面肌活动	51～75
IV级（轻度瘫痪）	静态双侧基本对称，可见近于正常的面肌活动，但仍稍差于健侧的面肌活动	76～99
V级（正常）	静态双侧完全对称，面肌活动完全正常	100

术后医嘱

嘱患者3个月以后复查头部MRI及听觉诱发电位，检测面神经功能恢复情况。

【问题8】 简述听神经瘤的预后。

思路 选择合适的患者，经枕下乙状窦后入路听神经瘤切除术的总体结果与其他手术方法大致相似。在听神经瘤较小的患者，致残率几乎为零；听神经瘤较大的患者，致残率和死亡率分别为5%～10%和1%～2%。国外有报道，早期的181例听神经瘤手术死亡率为1.1%，而自1978年采取经枕下乙状窦后入路切除听神经瘤后，没有死亡病例。无特殊。

知识点

听神经瘤手术后的并发症

1. 面神经 术后不同程度的面神经瘫痪一般发生在治疗后3～6个月。一旦发生尽早治疗（激素、神经营养剂、康复理疗等，多数能不同程度恢复），真实的永久性面瘫发生率2%左右。

2. 听神经 术后听力可能下降10～20dB，听力保持率取决于术前听力水平，听力保留约51%。

3. 三叉神经 术后面部感觉减退、麻木者约6%，通常症状较轻，一般三叉神经运动支不受累及。

4. 耳鸣。

5. 小脑症状。

6. 交通性脑积水 约5%的患者可发生交通性脑积水，主要与本病特点，即脑脊液蛋白增高、吸收障碍有关，可行V-P分流。

（郭东生）

第四节 垂 体 腺 瘤

垂体腺瘤（pituitary adenoma）是一种常见的颅内肿瘤，起源于垂体前叶（腺垂体），约占神经系统肿瘤的15%，发病率仅次于胶质瘤和脑膜瘤，居颅内肿瘤的第3位。按肿瘤是否有内分泌功能分为功能性腺瘤和无功能性腺瘤，其中功能性腺瘤包括垂体GH腺瘤、PRL腺瘤、ACTH腺瘤、TSH腺瘤、LH/FSH腺瘤、混合型腺瘤。按肿瘤大小分类：肿瘤直径<1cm为垂体微腺瘤，≥1cm者称为大腺瘤，≥3cm者称为巨大腺

瘤。2017 版世界卫生组织（WHO）垂体肿瘤分型删除了"非典型垂体腺瘤"，提出了"难治性垂体腺瘤"的分类。

临床表现主要包括肿瘤占位效应（头痛、视力视野障碍、下丘脑垂体功能低下、海绵窦脑神经受累、脑积水）和内分泌表现（闭经、泌乳、性功能障碍、肢端肥大、库欣体貌、甲状腺功能亢进等）。

文献报道，尸检和放射学检查提示垂体腺瘤的人群发生率为 17%～23%。其中只有约 1‰的肿瘤由于激素过度分泌或者肿瘤占位效应产生临床症状而被诊断。在被诊断的垂体腺瘤中，同样只有约 1‰的肿瘤发生远处转移，发展为垂体腺癌（pituitary carcinoma）。临床上约 40% 的垂体腺瘤表现为侵袭性生长，侵犯及破坏周围重要结构，对临床诊治造成巨大困难。

1. 垂体腺瘤的诊疗经过　通常包括以下环节：

（1）详细询问病史：包括患者就诊的主要症状、病程、治疗经过、疗效、是否接受过药物、放射、手术治疗及其疗效。既往有无合并其他重要脏器病变、家族有无类似疾病等。

（2）查体：除常规神经查体外，应重点查是否有视力、视野缺损、复视，是否有性功能障碍、闭经、泌乳、肢端肥大症状、甲状腺功能亢进、库欣体貌等。

（3）影像学：垂体 MRI 平扫＋增强扫描，对于垂体微腺瘤应行动态增强扫描。对于 MRI 阴性的库欣病必要时行 PET-CT 或奥曲肽显像。

（4）内分泌学评估：评估肾上腺轴、甲状腺轴、性腺轴激素水平。根据需要行溴隐亭敏感试验、葡萄糖生长激素抑制试验、大小剂量地塞米松抑制实验、岩下窦静脉取血（IPSS）等。

（5）制订诊疗方案：根据病情，制订个体化、规范化的治疗方案，选择手术、放射或药物治疗。

（6）手术：根据肿瘤的大小、质地、侵袭程度、生长方向制订相应的手术策略，选择开颅还是经鼻蝶窦入路手术，是常规经鼻蝶窦入路手术抑或扩大经鼻蝶窦入路手术。

（7）随访：制订严格的随访计划，向患者交代随访的重要性，通过门诊、电话、网络等手段完成随访。

2. 临床关键点

（1）分泌型垂体腺瘤有相应分泌激素类型的症状，垂体无功能性腺瘤多表现为头痛和视功能障碍，应进一步行 MRI 及内分泌评估。

（2）内分泌评估确定垂体腺瘤的内分泌分型，MRI 明确肿瘤的大小、侵袭程度，以利于制订下一步的治疗方案。

（3）根据化验、检查结果决定手术、药物或者放疗治疗。根据肿瘤情况制订手术方式：经鼻蝶窦入路手术或开颅手术。

（4）术后复查 MRI 及内分泌检查评估肿瘤治疗效果，并制订随访方案。

病历摘要

男，55 岁。因"面容改变、手脚增大 2 年余"入院。患者 8 年多前无明显诱因发现面容改变，主要表现为鼻头变大、鼻翼变宽、下唇增厚、面部皮肤变粗糙，声音变粗。同时手脚逐渐增大，从 2 年前鞋码 40 码增加至现在 41 码，患者睡眠中偶有打鼾，否认夜间憋醒，有多汗、四肢发胀感，无头痛、头晕，无视力下降、视野缺损，无心慌、气促，无关节疼痛僵硬，无脸变圆红、皮肤紫纹。

查体示：鼻头变圆，鼻翼肥厚，眉弓突出，下颌伸长，口唇增厚，牙列稀疏，皮肤粗厚（图 4-14）。手指关节增粗，双足增宽，粗查视力、视野正常，神经查体无异常；既往有高血压、糖尿病。

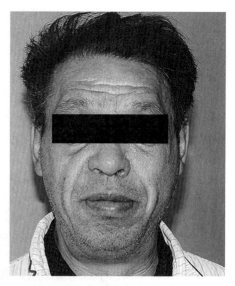

图 4-14　典型的肢端肥大症面容

【问题1】　通过以上病情，患者可能的诊断是什么？

思路　根据患者主诉、查体，最可能的诊断为肢端肥大症，最常见的病因为垂体生长激素（GH）腺瘤。

知识点

垂体腺瘤的临床表现

1. 占位效应

（1）头痛：头痛是由于分布在鞍区的痛觉纤维受压引起。多数无分泌功能的腺瘤有头痛的主诉，早期系肿瘤向上发展牵拉鞍膈所致，当肿瘤穿破鞍膈后症状减轻或消失。

（2）视觉障碍：当肿瘤将鞍膈顶起或穿破鞍膈向鞍上生长时，压迫视神经和视交叉而产生视力及视野改变。典型的表现为双颞侧偏盲，同时导致视力下降。

（3）下丘脑和垂体功能低下：随着肿瘤生长，正常垂体组织和功能受到破坏。甲状腺功能低下可引起怕冷、黏液性水肿、毛发粗；肾上腺功能低下可引起体位性低血压，易疲倦；性腺功能低下可引起停经（女性）、无性欲、不孕；尿崩症非常少见（寻找其他病因，如鞍上生殖细胞瘤）；PRL 分泌受到下丘脑分泌激素的抑制，垂体柄受压可以使部分抑制作用消失可引起高泌乳素血症。

（4）海绵窦受累及相应脑神经麻痹症状：脑神经受压（Ⅲ、Ⅳ、V1、V2、Ⅵ）：眼睑下垂，面部疼痛、复视等；海绵窦综合征：包括突眼、结膜水肿等。

（5）脑积水：鞍上肿瘤发展可能向上压迫第三脑室，阻塞室间孔，从而造成脑积水。此时患者可以出现相应的头痛、视盘水肿、嗜睡或昏迷。

2. 内分泌学表现

（1）泌乳素（PRL）腺瘤：可以导致女性患者闭经 - 泌乳综合征（Forbes-Albright 综合征）；男性患者性欲减退、阳痿及无生育功能。由于 PRL 的过度分泌，还可以引起其他系统的并发症。

（2）促肾上腺皮质激素（ACTH）腺瘤：库欣病由 ACTH 分泌性垂体腺瘤引起。半数以上出现症状时直径<5mm，在 CT 或 MRI 片上很难发现。主要表现为圆月脸、水牛背、多血质、锁骨上脂肪垫；高血压、糖尿病、骨质疏松、免疫功能受损、抑郁等。只有约 10% 的肿瘤患者达到足以引起占位效应的状况，可以使蝶鞍扩大、视野缺损、脑神经受累、垂体功能减退。由于 ACTH 的过度分泌，还可以引起其他系统的并发症。库欣病行双侧肾上腺切除的患者中有 10%～30% 出现色素沉积过多。

（3）生长激素（GH）腺瘤：导致成人肢端肥大，表现为手足增大，脚后跟增厚、前额隆起、巨舌、高血压、软组织肿胀、周围神经卡压综合征、头痛、出汗过多（尤其是手掌）及关节痛，25% 的肢端肥大患者出现甲状腺肿大，但实验室检查正常。儿童（在骨骺闭合前）GH 水平的升高可以导致巨人症而不是肢端肥大症。由于 GH 的过度分泌，还可以引起其他系统的并发症。

（4）促甲状腺素（TSH）腺瘤：导致垂体性甲状腺功能亢进。

（5）促性腺激素（LH/FSH）腺瘤：通常不引起临床症状。

知识点

垂体腺瘤的鉴别诊断

1. 颅咽管瘤　小儿多见，首发症状常为生长发育迟缓、多饮多尿等内分泌异常表现，CT 扫描显示鞍区肿瘤呈囊性、实性或囊实相间，可伴周边钙化，较大的钙化斑为其特征，MRI 可见垂体信号，蝶鞍扩大不明显，通常向鞍上生长。

2. 脑膜瘤　多见成年人，内分泌学检查正常，CT 及 MRI 检查为均匀密度或信号强度的病变，明显强化，可以见脑膜尾征，囊性变少见，可以见垂体信号。

3. 床突旁动脉瘤　无明显内分泌障碍。CT 及 MRI 可见正常垂体信号，鞍旁可以有或无钙化，病变呈混杂信号。明确诊断需 DSA 或 CTA 检查。

4. 视神经胶质瘤　多见少儿，主要表现为视力下降明显，无内分泌异常表现，可以合并神经纤维病变的表现。

5. 脊索瘤　好发于颅底中线部位的肿瘤，常有多数脑神经损害的表现，CT 及 MRI 示肿瘤主要位于斜坡，可以侵及蝶窦，但较少向鞍上生长，可以见到骨质破坏及垂体信号。

6. 表皮样囊肿　常易于鉴别，通常在 CT 及 MRI 分别表现为低密度及低信号强度病变，边界锐利，沿脑沟及脑池生长。

7. 异位生殖细胞瘤　多见少儿，首发症状为多饮多尿，垂体激素水平正常或低下。

8. 空泡蝶鞍综合征　CT 及 MRI 可以见同脑脊液样信号强度，病变局限于鞍内，无鞍上发展。

9. 拉克氏囊肿　系颅咽管的残留组织，多表现为囊性病变，内分泌异常表现少见。

10. 垂体脓肿　少见。可有垂体前叶功能低减、尿崩等症状。CT 或 MRI 可以见明显的环状强化影像。可以有或无手术史、全身感染史。

【问题 2】 患者内分泌激素方面应做哪些检查？

思路　患者术前除了垂体功能进行全面评估[血 PRL、FSH、LH、肾上腺素（E₂）、ACTH、皮质醇（F）、TSH、三碘甲状腺原氨酸（T₃）、甲状腺素（T₄）等]，同时进行并发症评估外，应行口服葡萄糖耐量试验（OGTT），如果没有条件，应行随机 GH 水平检测。此外，因 GH 的作用主要经 IGF-1 介导来完成，IGF-1 水平与肢端肥大症患者病情活动的相关性较血清 GH 更密切。活动期肢端肥大症患者血清 IGF-1 水平升高。故除了测定 GH 外，还应检查 IGF-1。

经测定，患者 OGTT 试验结果为：

GH 为 0 分钟：143.0ng/ml；第 30 分钟：112.0ng/ml；第 60 分钟：104.0ng/ml；第 120 分钟：106.0ng/ml；第 180 分钟：127.0ng/ml。

IGF-1 为 1 124ng/ml，GH 谷值为 104.0ng/ml，IGF-1 高于相应的性别年龄匹配值。以上检验结果符合垂体生长激素腺瘤诊断。

知识点

垂体腺瘤辅助检查

1. 一般实验室检查　包括血生化检查，注意伴发糖尿病等内分泌疾病。

2. 内分泌学检查　所有垂体腺瘤患者均应行全面的内分泌学检查，包括 PRL、GH、ACTH、TSH、FSH、LH、MSH、T₃、T₄ 及 TSH。由于垂体激素的分泌有昼夜节律的改变，应按照规定多次、多点抽血检查，必要时行激素分泌刺激或抑制实验。对疑为 ACTH 腺瘤患者，常需检测血皮质醇、24 小时尿游离皮质醇（UFC），以及行地塞米松抑制试验。空腹或随机血清 GH 水平<2.5ng/ml 时可判断为 GH 正常；若≥2.5ng/ml 时需要进行口服葡萄糖耐量试验（OGTT）确定诊断。通常使用口服 75g 葡萄糖进行 OGTT。分别在 0、30、60、90 及 120 分钟取血测定血糖及 GH 水平，如果 OGTT 试验中 GH 谷值水平<1ng/ml，判断为被正常抑制。当患者血清 IGF-1 水平高于与性别和年龄相匹配的正常值范围时，判断为血清 IGF-1 水平升高。

3. 视力及视野的检查　当垂体腺瘤压迫视交叉时，典型的视野改变为双颞侧偏盲。

【问题 3】 为明确肿瘤的大小、性质，影像学检查方面应做哪些检查？

思路　颅脑 MRI 和 CT 扫描可了解垂体 GH 腺瘤大小和腺瘤与邻近组织关系，MRI 优于 CT，可了解垂体腺瘤有无侵袭性生长，是否压迫和累及视交叉，向鞍旁及海绵窦、蝶窦内生长等。增强扫描及动态增强 MRI 扫描等技术可提高垂体微腺瘤的检出率（图 4-15）。

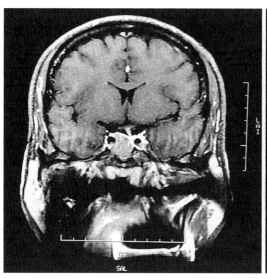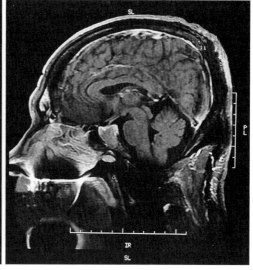

图 4-15　垂体增强 MRI 冠状位、矢状位扫描

鞍区右侧可见等 T_1 稍短 T_2 信号，大小约 1.8cm×1.2cm×1.2cm，增强扫描中等度异常强化，与右侧海绵窦界限尚清，垂体柄左移。

知识点

垂体腺瘤诊断相关的影像学检查

（1）颅脑 X 线平片或蝶鞍断层检查：要求有正侧位，了解蝶鞍大小、鞍背、鞍底等骨质破坏的情况，对考虑经蝶窦入路的患者有帮助。

（2）颅脑 CT 检查：现已经被 MRI 取代。在不宜行 MRI 检查时（如心脏起搏器）可以行 CT 检查。应行轴位及冠状位检查，薄层扫描更有意义。颅脑 CT 可以了解额窦及蝶窦发育状态，蝶窦纵隔的位置及蝶鞍区骨质破坏的情况，肿瘤与蝶窦的关系等。为显示鞍旁颈内动脉和除外脑动脉瘤时应行脑血管造影。CT 平扫可见有低密度改变；蝶鞍局部骨质破坏；腺垂体表面局部膨隆；垂体柄移位（不可靠，正常情况下也可以向对侧偏移）。增强扫描（静脉内注射强化）可见：正常垂体明显强化（无血脑屏障）；大型腺瘤强化较正常垂体明显；微腺瘤强化少。

（3）颅脑 MRI 检查：垂体腺瘤影像学首选检查方法。通常情况下神经垂体在 T_1WI 表现为高信号，缺乏此征象常伴有尿崩症。通过 MRI 可以了解肿瘤与脑池、海绵窦、颈内动脉、视神经视交叉、第三脑室的关系，如肿瘤侵犯海绵窦情况，显示颈内动脉及／或颈内动脉受累情况等。对微腺瘤的诊断更有意义。

【问题 4】　除了内分泌、影像学检查外，此病例还应做哪些检查？

思路　对于垂体腺瘤，尤其是大腺瘤，术前应行视力、视野检查，观察治疗前视力视野改变，同时作为治疗效果的评估指标之一。在完成肢端肥大症定性诊断后应该进行血压、血脂、心电图、心脏彩超、呼吸睡眠功能的检测、行喉镜检查；根据临床表现可以选择甲状腺超声，肠镜等检查。

【问题 5】　下一步治疗方案如何选择，手术、药物还是放射治疗？

思路　手术切除肿瘤是垂体 GH 腺瘤患者的首选治疗方法。对于微腺瘤患者，以及局灶生长、具有潜在手术治愈可能的垂体大腺瘤患者，手术是一线治疗方案。手术可以长期有效控制肿瘤，并使相关的生化指标正常化。经鼻蝶窦手术切除垂体腺瘤对肢端肥大症患者安全有效，是最常用的手术入路。

手术治疗情况

由于此例肿瘤直径约 1.2cm，由鞍内右侧突向蝶窦腔，选择在全麻下行经单鼻孔蝶窦入路垂体腺瘤切除术。切开鞍底硬膜，可见灰白色稀软肿瘤组织，刮匙仔细刮除鞍内肿瘤。手术顺利，无脑脊液渗漏。术后病理回报为垂体腺瘤。

知识点

垂体瘤手术的不同手术入路

1. 经蝶窦入路肿瘤切除术 约95%的垂体腺瘤手术可以通过此入路完成,是目前最常用的手术入路。对于向鞍外侵袭性生长的肿瘤,可采用扩大经蝶窦入路切除。内镜下经蝶窦入路切除垂体腺瘤具有微创、手术视野开阔、并发症少、患者恢复快等特点,近年来被广泛应用于临床。结合神经导航技术、术中磁共振(iMRI)技术、术中多普勒技术、术中荧光造影技术、神经电生理监测技术等可以更安全、有效地切除肿瘤。

近年来,有学者在经蝶窦入路的基础上提出了沿垂体腺瘤假包膜外切除肿瘤的方法,可以提高肿瘤的全切率、保护正常垂体功能、减少术后复发率及并发症。

2. 经颅入路肿瘤切除术 临床上常用的开入路包括经额下入路、经翼点入路、眶上锁孔入路等,优点是术中肿瘤及周围结构显露清楚。对于那些肿瘤质地坚硬、血运丰富或呈哑铃状生长的肿瘤以及鞍外扩展明显的巨大肿瘤,常常需要经颅入路手术治疗。

影响手术效果的主要因素有:①肿瘤体积、质地和侵袭性;②术前 GH 和 IGF-1 水平。未侵袭海绵窦、且术前 GH 和 IGF-1 水平仅略高于正常的微腺瘤,手术治愈可以达到80%以上,而侵犯海绵窦或术前 GH>200ng/ml 的肿瘤获得治愈的可能性小。

【问题6】 经鼻蝶窦入路手术的术后并发症都有哪些?

思路 常见的术后并发症有垂体前、后叶功能减退,低钠血症,尿崩症,损伤颅内重要神经、血管和脑组织,引起视神经功能障碍,鼻出血,下肢深静脉血栓,脑脊液鼻漏或脑膜炎,甚至死亡。

【问题7】 垂体 GH 腺瘤的治疗目标是什么?

此患者术后复查 OGTT,结果示:GH 为 0 分钟,1.30ng/ml;第 30 分钟,1.28ng/ml;第 60 分钟,1.20ng/ml;第 120 分钟,0.97ng/ml;第 180 分钟,1.02ng/ml。

以上结果显示,OGTT 试验 GH 谷值降至 0.97ng/ml,达到垂体 GH 腺瘤内分泌治疗目标。

知识点

垂体 GH 腺瘤治疗目标

将血清 GH 水平控制到随机 GH<2.5ng/ml,OGTT GH 谷值<1ng/ml;使血清 IGF-1 水平下降至与年龄和性别相匹配的正常范围内;消除或缩小垂体肿瘤并防止其复发;消除或减轻临床症状及合并症,特别是心脑血管、呼吸系统和代谢方面,并对合并症进行有效的监控;尽可能保留垂体内分泌功能,已有腺垂体功能减退的患者应做相应靶腺激素的替代治疗。

【问题8】 术前生长抑素类似物(somatostatin analogue, SSA)治疗垂体 GH 腺瘤有意义吗?

思路 术前 SSA 药物治疗的作用一直存在争议,仍然需要多中心、前瞻性研究来证实术前使用 SSA 的疗效,同时确定哪一类型的患者可能受益于术前使用 SSA。目前认为可能从术前药物治疗获益的患者有:①尚未出现严重视路压迫症状的垂体大腺瘤;②术前存在因肿瘤引起的全身合并症,无法即刻接受手术;③术前 GH 和 IGF-1 明显升高。

【问题9】 目前对于垂体 GH 腺瘤,哪些患者可选择药物治疗? 常用的药物有哪些?

思路 垂体 GH 腺瘤的药物治疗包括 SSA、多巴胺受体激动剂(DA)、生长激素受体拮抗剂(GHRA),主要用于术后疾病未缓解患者的辅助治疗。对于预期手术无法完全切除的大腺瘤且无肿瘤压迫症状的患者,不适合接受手术的患者(包括全身情况较差,难以承受手术风险的患者;因气道问题麻醉风险较高的患者;有严重的肢端肥大症全身表现如心肌病、重度高血压和未能控制的糖尿病等情况的患者),或不愿意手术的患者,也可以首选药物治疗。

SSA 是药物治疗中的首选。

知识点

垂体腺瘤的药物治疗

（1）垂体 PRL 腺瘤的药物治疗：垂体 PRL 瘤的首选治疗方案是多巴胺受体激动剂治疗。溴隐亭是最常用的药物。与溴隐亭相比，卡麦角林能更有效地降低血清泌乳素浓度至正常水平。同时卡麦角林的副作用很小，患者的耐受性更好。妊娠前和妊娠妇女不推荐使用卡麦角林。

（2）垂体 GH 腺瘤的药物治疗：目前治疗 GH 腺瘤的主要有 3 类药物：多巴胺受体激动剂（DA）、生长抑素类似物（SSA）、生长激素受体拮抗剂（GHRA）。对于药物治疗过程中怀孕的患者，建议停药，因为目前没有足够的证据证明怀孕期间用药的安全性。

（3）垂体 ACTH 腺瘤的药物治疗：垂体 ACTH 腺瘤首选治疗为手术，术后未愈的患者可以接受放射治疗，但治疗时间较长，药物治疗是重要的辅助手段。

1）类固醇生成抑制剂：此类药物为临床常用的药物之一，可缓解高皮质血症，但不能使肿瘤体积缩小。酮康唑可抑制多种类固醇酶，降低皮质醇水平，对 70%～80% 患者有效。注意监测肝酶。甲吡酮为 11 羟化酶抑制剂，可使 70%～80% 患者皮质醇水平正常，如和其他类固醇生成抑制剂联合应用，可以提高其药效。

2）多巴胺受体激动剂：文献报道应用卡麦角林治疗 2 年后，40% 的库欣病患者有效。

3）生长抑素类似物 Pasireotide：作用于 SSR1，2，3，5，而垂体 ACTH 腺瘤多表达 SSR5。近期一项 Ⅱ 期临床试验表明应用 Pasireotide 两周后，16% 的库欣病患者 24 小时 UFC 降为正常。常见的副作用为胃肠道反应、高血糖等，Ⅲ 期临床试验目前正在进行。

4）糖皮质激素受体拮抗剂：米非司酮是 2 型糖皮质激素受体和黄体酮受体，可应用各种原因引起的高皮质醇血症，包括库欣病。常见的副作用为低血钾、高血压、子宫内膜增生、流产等。

（4）促甲状腺素（TSH）腺瘤：此类肿瘤首选治疗为手术，术前要控制甲状腺功能亢进状态。对于手术多未治愈者，药物可作为辅助治疗措施。在大多数病例中，长效生长抑素类似物可以减少 TSH 的分泌。近 50% 的病例可以缩小肿瘤体积。

【问题 10】　哪些垂体 GH 腺瘤患者可选择放射治疗？

思路　因为 GH 水平下降缓慢及垂体功能低下等并发症，放疗通常不作为垂体 GH 腺瘤的首选治疗方案，而只用于术后病情缓解不全以及残留和复发肿瘤的辅助治疗。手术后仍存在 GH 高分泌状态的患者可进行放疗。不能手术的患者，放疗也可作为选择的治疗方法。传统的分次放疗通常需要 6 个月至 2 年才能起效，立体定向放射外科治疗及立体定向放射外科较传统放疗缓解病情更快。肢端肥大症复发率为 2%～14%。不推荐已接受手术成功治疗且血清 GH 水平正常的患者进行预防性放疗。

知识点

垂体腺瘤的辅助治疗

垂体腺瘤治疗过程中，由于放射治疗起效较慢而且常常会引起垂体功能低下，所以目前主要是作为辅助治疗手段，用于那些手术治疗后激素水平仍未达到正常水平或仍有肿瘤残余的患者，主要目的是抑制肿瘤细胞生长，同时减少分泌性肿瘤激素的分泌。放疗也可以作为首选治疗方法用于那些有明显手术禁忌证或拒绝手术治疗的患者。

常规放射治疗：通常垂体腺瘤实施分次放射治疗，总剂量 4 000～5 000cGy，每周为 180cGy，持续 6 周，主要并发症为垂体功能低下和视功能下降。立体定向放射外科治疗：目前常用的方法是伽马刀和 X- 刀，副作用有急性脑水肿、脑组织放射性坏死、肿瘤出血、脱发和垂体功能减退等。

【问题 11】　垂体 GH 腺瘤如何进行随访？

思路　术后 3 个月复查 OGTT GH 水平、IGF-1 水平，并复查垂体增强 MRI。根据术后 3 个月随访结果，在术后 6 个月选择性复查 OGTT GH、IGF-1 和垂体 MRI 等。对于控制良好的患者，术后每年复查 1 次 OGTT，评估 GH 水平及 IGF-1 水平，术后每年根据患者病情控制的程度复查鞍区 MRI；对于有并发症的患者应每年进行 1 次并发症的评估。

<h2 style="text-align:center">垂体 GH 腺瘤诊治流程</h2>

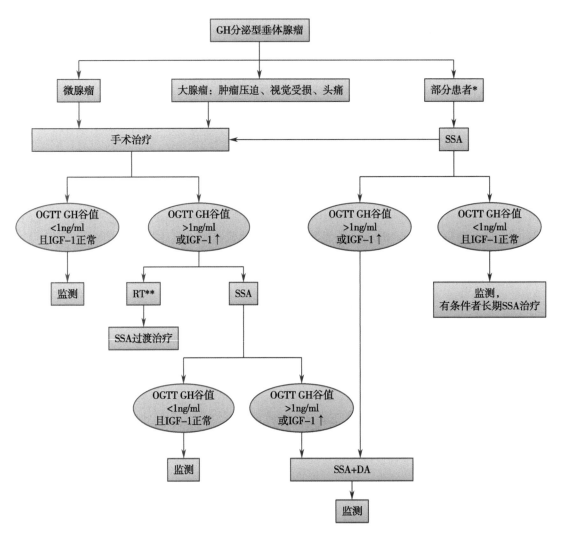

DA. 多巴胺受体激动剂；IGF-1. 胰岛素样生长因子 -1；SSA. 生长抑素类似物；RT. 放疗。* 部分患者：预期手术无法完全切除的大腺瘤（如侵袭海绵窦）且无肿瘤压迫症状的患者，不适合接受手术的患者或不愿意手术的患者。**RT：对术后有残留病灶的患者，可以放射治疗；若选择放疗，则应考虑患者的年龄、生育状态、垂体功能、接受长期药物治疗的意愿等因素。1μg/L=1ng/ml。

（王任直　魏俊吉）

<h2 style="text-align:center">第五节　颅内先天性肿瘤</h2>

颅内先天性肿瘤是胚胎残留结构形成的，占颅内肿瘤的 3%～9%。根据 WHO 神经系统肿瘤的分类标准，颅内先天性肿瘤包括颅咽管肿瘤、表皮样囊肿、皮样囊肿、畸胎瘤、脊索瘤、生殖细胞瘤、三脑室黏液囊肿、肠源性囊肿、神经错构瘤等。以下就常见肿瘤进行叙述。

颅咽管瘤（craniopharyngioma）　起源于原始口腔外胚层形成的颅咽管残余上皮细胞，占全部脑肿瘤的 2.5%～4%，是常见的颅内先天肿瘤。各年龄均可发病，但以青少年多见，约半数为儿童发病。肿瘤多发于鞍上,可向下丘脑、鞍旁、鞍内、第三脑室、额底、脚间前池发展,压迫视交叉、垂体及垂体柄,影响脑脊液循环。肿瘤多数为囊性或部分囊性,完全实质性者较少见。肿瘤囊壁由肿瘤结缔组织基质衍化而来,表面光滑。囊壁内面可见小点状钙化灶。囊内含有黄褐色或暗褐色囊液,并含有大量胆固醇结晶。显微镜下可见典型的造釉器样结构。

表皮样囊肿(epidermoid tumor, cholesteatoma) 症状大多发展缓慢,自出现症状至就诊时间长的可达数十年,平均5年左右。症状和体征以部位不同分述如下:①脑桥小脑角肿瘤:首发症状为三叉神经痛者占2/3。晚期常表现为脑桥小脑角综合征。②中颅窝肿瘤:主要表现为三叉神经损害症状,常见面部感觉减退、咀嚼肌萎缩力弱。③脑实质内肿瘤:依肿瘤所在部位产生相应的症状。大脑半球肿瘤常有癫痫发作、精神症状及轻偏瘫等,小脑肿瘤多有共济失调等小脑症状,个别的枕下可有皮毛窦。④脑室肿瘤:早期无症状或仅有轻微头痛头晕;肿瘤长大阻塞脑脊液循环时,则出现颅内压增高症状;侵及周围脑组织时,则可有相邻的脑功能受损症状。⑤鞍区肿瘤:早期主要表现为缓慢进展的视力减退,长期可致视神经萎缩。⑥硬膜外肿瘤:多起源于颅骨板障,向外生长可见头皮下肿物。肿瘤长大后可致颅内压增高,大多无局灶体征。

皮样囊肿(dermoid cyst) 皮样囊肿属先天性疾病,是一种错构瘤,常位于皮下,偶见于黏膜下或体内器官。囊肿位置不同,囊肿内可包含不同的成分,如牙齿、指甲和软骨样或骨样结构。

脊索瘤(chordoma) 脊索瘤发病率很低,占颅内肿瘤不足1%,可发生于任何年龄,但以青壮年为主。肿瘤多发生于颅底蝶枕交界部,常见于斜坡、鞍区等颅底中线部位,侵蚀颅底骨性结构,并沿颅底自然腔隙延伸。由于肿瘤生长缓慢,临床症状具有非特异性,常常是在出现临床症状体征时方得以诊断,肿瘤已经生长得较为广泛,侵犯了重要的神经、血管结构。

颅内先天性肿瘤诊疗的关键点:
(1)详细了解病史并进行神经系统查体。
(2)颅脑CT、磁共振等影像学检查以及激素水平,肿瘤标志物检查。
(3)初步的定位及定性诊断。
(4)制订周密的手术方案及治疗计划。
(5)规律随访患者,注意复发情况。

病历摘要1

男,37岁。以"发作性头痛,伴视力下降2个月"来门诊就诊。初步病史采集如下:

2个月前无明显诱因出现发作性头痛,休息、卧床可缓解,同时自诉视力明显下降、畏光。当地医院以血管性头痛进行治疗无效,经颅脑MRI检查发现鞍区占位性病变,考虑为颅咽管瘤,为求进一步诊治遂来院治疗,以颅咽管瘤收入院。起病以来,精神、饮食差,睡眠可。无高血压病史。否认吸烟饮酒史,否认家族成员的类似病史。

初步病史采集后,分析本病例特点是中年男性,发作性头痛,无明显诱因;同时伴有视力方面的改变,如视力下降、畏光。

【问题1】 该患者的症状提示哪些问题?

思路 头痛是颅内高压的症状,颅内压增高症状是神经外科最常见的一种临床综合征,表现为头痛、恶心、呕吐、视盘水肿。视力方面的改变主要是由于肿瘤压迫视神经引起的,需排除眼科疾病(如视神经炎)、全身性疾病(如高血压、糖尿病)导致的视网膜病变而引起的眼部症状。

> 知识点
>
> ### 颅咽管瘤的发生
>
> 颅咽管瘤是由外胚叶形成的颅咽管残余的上皮细胞发展起来的一种常见的胚胎残余组织肿瘤,为颅内最常见的先天性肿瘤。颅咽管瘤以垂体结节部最多见,第三脑室前部及鞍内也可发生。位于鞍上

的肿瘤多向第三脑室生长，鞍内者可向鞍上发展，视交叉的受压多由于鞍上肿瘤或鞍内肿瘤向鞍上发展所造成，鞍上肿瘤可突入第三脑室并可通过室间孔而进入侧脑室，有时也向后生长压迫中脑及脑桥。根据肿瘤所在部位、生长速度、发展方向及患者年龄的不同，其临床表现也不同。常表现为视力视野改变、颅内压增高、内分泌功能障碍和意识变化等。肿瘤生长相对缓慢，病程较长，主要表现有内分泌症状、视觉症状和颅内压增高。

查体记录

该患者入院后体检：生命体征 T 36.3℃，R 18 次 /min，P 64 次 /min，BP 125/80mmHg。一般情况可，精神差。心率 64 次 /min，律齐，各瓣膜未闻及杂音。双肺未闻及干湿啰音。神志清楚，言语流利。双侧瞳孔等大等圆，直径 3mm，直接、间接对光反射灵敏；眼球活动自如，无复视；左侧视力 0.2，右侧视力 0.1，视野无缺损，无眼震；眼底检查示双侧视盘轻度水肿。感觉系统无异常。肌张力正常，四肢肌力 5 级。指鼻试验（−），眼膝胫试验（−）；浅反射正常。病理反射未引出。

【问题 2】　上述体格检查提示哪些问题？

思路　分析本病例体检的特点：①左眼视力 0.2，右眼视力 0.1；②粗测视野无缺损；③眼底检查见双侧视盘轻度水肿。

本病例主要表现为眼部体征。视野缺损主要为病变压迫视交叉所致，视力下降及眼底检查发现双侧视盘苍白，占位病变导致颅内压增高。以上体检结果仅能将病变初步定位于鞍区部位，但不能对病变进行定性，需进一步的辅助检查予以明确。

【问题 3】　结合上述体检结果，为明确诊断应进一步实施哪些检查？

思路　通常神经系统肿瘤检查有颅脑 X 线检查，CT、MRI 可以定性，对于鞍区的病变内分泌检查可以判断肿瘤的性质，同时也可以进一步鉴别诊断。

辅助检查

患者 CT 及 MRI：CT 显示鞍区占位性病变，类圆形，周围呈环状蛋壳样钙化。MRI 呈短 T_1、长 T_2 加权像，向上突入第三脑室及角间窝，视交叉、视神经受压上抬，垂体柄消失，脑室系统中度扩大，大小为 3cm×4cm×4cm，考虑为颅咽管瘤。血常规正常，凝血功能正常，血糖、血脂、肝肾功能在正常范围。心电图及胸片均无异常。

患者术前 CT 显示鞍区占位，有蛋壳样钙化（图 4-16）。

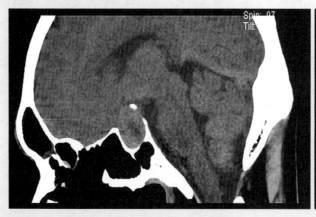
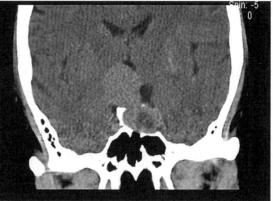

图 4-16　患者术前 CT 检查结果

患者术前 MRI 显示鞍区占位性病变（图 4-17）。

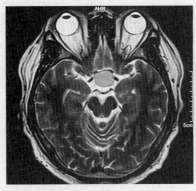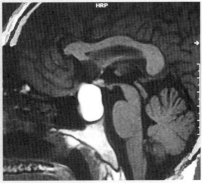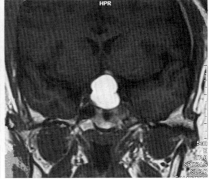

图4-17 患者术前MRI检查结果

【问题4】 根据辅助检查考虑的诊断是什么？

思路 辅助检查分析CT显示鞍区占位呈环状蛋壳样钙化，稍高密度，这是颅咽管瘤的特征性变化，MRI则进一步证实为颅咽管瘤。

知识点

颅咽管瘤主要依据影像学检查获得诊断

颅咽管瘤X线颅骨平片的变化分为两个方面：①颅内压增高所致的颅骨改变，表现为颅骨内板指压迹的增多，鞍背及后床突的缩短、脱钙或消失；②肿瘤的压迫所造成的颅骨局部变化及肿瘤本身的特殊X线征象。

颅脑CT表现为：①病变发生在鞍上和/或鞍内，有囊肿型（占80%～90%）和实质型两种类型（占10%左右）；②囊壁或实质性肿块钙化占80%～90%，呈斑片状、点状或弧线状、蛋壳化，囊性区不强化；③肿瘤突入第三脑室，可引起左、右侧脑室扩大。

颅脑MRI表现：鞍上占位病变。肿瘤影像清晰，实体肿瘤表现为长T_1和长T_2；囊性表现取决于囊内成分，液化坏死和蛋白增高为稍长T_1和长T_2，液化胆固醇为短T_1长T_2。

【问题5】 该患者的诊断依据有哪些？

思路 ①病史。反复头痛2个月，伴视力下降1个月余。②体检。双眼视力下降。③辅助检查。CT及MRI均提示鞍区占位性病变，两者结合考虑诊断为颅咽管瘤。

【问题6】 颅咽管瘤的可以考虑的鉴别诊断有哪些？

思路 颅咽管瘤应与鞍区常见病变垂体腺瘤、鞍结节脑膜瘤、第三脑室肿瘤、部分空泡蝶鞍症等相鉴别。

知识点

颅咽管瘤的鉴别诊断

1. 垂体腺瘤 垂体腺瘤多数位于鞍内，部分大腺瘤可突破鞍膈向鞍上生长，临床表现为内分泌紊乱、视力和视野改变、蝶鞍的变化以及头痛。它与颅咽管瘤在临床上的表现相似，但好发于成年人。视盘呈原发性萎缩，常有颞侧偏盲及蝶鞍破坏。患者一般无颅内压增高表现，其内分泌紊乱根据不同类型的垂体瘤有不同的临床表现，主要有：①性欲减退、停经、肥胖等。②肢端肥大症，临床上表现为手足肥大、下颌突出、鼻增大、舌增宽，并常有驼背，同时内脏也肥大。儿童及青年人发病者，由于骨骺尚未愈合，表现为巨人症。③Cushing综合征表现。X线平片检查示鞍内及鞍上无钙化影。

2. 鞍结节脑膜瘤 主要表现为头痛、视力障碍、垂体功能低下及颅内压增高。视力以进行性减退为特点。患者两眼有不对称、不规则的视野缺损，或一眼失明而另一眼正常，或一眼失明而另一眼颞侧偏盲。视盘多呈原发性萎缩。少数患者至晚期才出现内分泌症状，如阳痿、闭经等。头痛都较轻，多位于额颞部。此外，患者可有嗅觉减退或消失。X线颅骨平片可显示鞍结节蝶鞍前壁骨质增生，蝶鞍一般不扩大。脑血管造影显示大脑前动脉水平段抬高，有时于鞍结节见由微血管构成的肿瘤轮廓，或以鞍结节为中心的放射状血管影。

3. 第三脑室肿瘤　儿童及青年人发病较多，肿瘤可阻塞脑脊液循环的通路和压迫侧脑室周围结构而出现相应的临床症状。表现为颅内压增高、发作性头痛及意识障碍。向侧方生长之肿瘤可压迫视束而出现视力降低及视野缺损。患者的发作性头痛与体位有密切关系，仰卧时易引起发作。肿瘤侵犯下丘脑时可出现肥胖、嗜睡或尿崩。颅骨X线平片可见松果体钙化移位。蝶鞍正常，鞍上无病理性钙化。脑室造影可见第三脑室充盈缺损或仅表现为一侧侧脑室显影并扩大，但无移位现象。其与颅咽管瘤不难鉴别。

4. 部分空泡蝶鞍症　指鞍膈孔扩大或鞍膈消失，部分鞍内空间被脑脊液所填充，垂体萎缩并偏居于一侧。其分原发性和继发性两型。前者无明显的颅内病变，可能系先天性的鞍膈孔宽大，临床上表现为头痛、垂体功能障碍、视力障碍，有的患者可发生视力缺损，CT及MRI均可以明确诊断。继发性部分空泡蝶鞍症发生于垂体肿瘤术后或放射治疗后，或者由其他原因造成垂体坏死所致，其临床表现与原发性者基本相同，但视觉障碍更为突出。

入院后诊疗经过

患者因症状明显，诊断明确，完善入院后的相关检查，行手术治疗。

手术治疗经过：患者采用冠状切口右额开颅肿瘤切除术。患者插管全麻成功后，患者取仰卧位。常规碘酒和酒精消毒后铺巾，行冠状切口切开，充分暴露右额骨质，颅骨钻2孔骨瓣铣下保留，硬膜四周悬吊，"弧形＋放射"状剪开硬脑膜，释放脑脊液后，经右额底向视交叉池探查，于双侧视交叉之间即可见灰黄色囊性病变，穿刺内有黄绿色囊液，囊壁上有少许钙化，血供一般，与周围脑组织边界尚清。先释放部分囊液，沿囊壁周边分离并分块切除，大小约3cm×4cm×4cm，最终肿瘤镜下全切除。囊壁后方可见有垂体柄，术腔严密止血并生理盐水反复冲洗至清亮，双侧视神经保护完好。脑组织搏动好，硬膜严密缝合，与护士清点棉片、棉条等手术用品无误后，骨瓣复位，逐层缝合肌肉、皮下及皮肤，术毕再次与护士清点棉条等手术用品无误，手术顺利，术后回病房监护。

术后处理：①术后3天在神经外科ICU行特级护理，密切观察意识、瞳孔、血压、脉搏、呼吸、尿量及24小时出入量。给予吸氧及心电监护。②术后患者第1天出现尿崩症，24小时尿量高达8 000ml，给予垂体后叶激素6单位皮下注射，每天的尿量控制在3 000～4 000ml，3周内尿量恢复正常。③每天监测血电解质，根据血中血钠、血钾情况和尿量调整输液的种类和输液数量。输液过程中，严密观察病情变化，防止血钠过高或过低，以免诱发患者癫痫和昏迷。术后常规药物预防癫痫。④术后常规应用糖皮质激素，以防止垂体功能低下。

【问题7】　颅咽管瘤目前主要的治疗方法有哪些？

思路

（1）外科手术治疗

1）全切除（根治性切除）。

2）选择性次全切除：限制性手术后行放射治疗。

3）囊肿穿刺（立体定向或内镜下）：以改善视力、解除肿瘤压迫为主，同时可注入囊液容积半量的放射性核素，行瘤内或间质照射。仅适合于囊性或以囊性成分为主的肿瘤。

4）分期手术：①全切手术前可先行瘤囊穿刺减压；②实性肿瘤可先切除下部肿瘤，上部肿瘤可能下移至手术易于达到的部位；③分期手术可为儿童患者赢得时间，后期行根治手术时下丘脑的耐受力增强。

（2）放射治疗：外部分量放射治疗或立体定向放射外科。外部分量放射治疗多作为手术的辅助治疗，如选择性次全切或囊穿刺。而立体定向放射外科由于是单次治疗,对肿瘤附近的下丘脑和视路可施加较大的不能接受的放射剂量而产生较大的副损伤。

【问题8】　颅咽管瘤术后注意事项有哪些?

思路　术后颅咽管瘤常引起水电解质紊乱和激素水平变化,患者经常表现为尿崩及意识障碍,严重者危及生命,应严密监测血清电解质水平、24小时出入量变化。

知识点

颅咽管瘤最常见的并发症

1. 尿崩症和严重脱水　这是导致颅咽管瘤全切除术后患者死亡最常见的原因,原因在于术中损伤了下丘脑和垂体柄,使抗利尿激素(antidiuretic hormone, ADH)的分泌减少。防治的最主要措施是术中细致操作,防止损伤供应下丘脑和垂体柄的穿通血管,术后要严密观察尿量,若成人平均尿量>300ml/h,排除了大量饮水、应用利尿剂等因素,应视为发生了尿崩症,需应用抗利尿制剂,维持出、入量的平衡和外周循环的稳定。应用抗利尿制剂时,需先了解血清电解质的情况。若不存在低钠血症及抗利尿激素异常分泌综合征,可应用垂体后叶激素。

2. 电解质紊乱　这也是导致颅咽管瘤全切除术后患者死亡最常见的原因,主要表现为血清钠的异常,以高钠血症和低钠血症常见,严重时也可以出现血清钾的异常。

3. 垂体功能不足　其最重要的防治措施是糖皮质激素的替代治疗,应在术前就给予地塞米松口服,术中和术后常规静脉给予足够的激素替代,后期根据垂体下丘脑功能情况逐渐缓慢减量直至停药。

病历摘要2

男,40岁。主因"头痛半年,面部麻木1个月"来院诊治。患者半年前无明显诱因出现发作性头痛,以左侧为重,无恶心、呕吐,当时并未注意,也未给予治疗。1个月后患者出现面部麻木,感觉下降,在当地医院查颅脑CT,发现有颅内占位性病变:左侧桥小脑角区。建议手术治疗,遂来院。经门诊以"左侧桥小脑角区占位"收入院。

【问题1】　通过上述问诊,该患者可能的诊断是什么?

思路　患者发病表现为头痛,缓慢发展,逐渐累及面部感觉,遂应考虑为左侧桥小脑角区占位。

知识点

皮样与表皮样肿瘤(囊肿)

皮样与表皮样肿瘤,或称囊肿,均为胚胎性、良性肿瘤。在妊娠3~5周神经管闭合时如果混有外胚层或中胚层的成分,出生后即可引起颅内的胚层组织肿瘤。表皮样囊肿(又称胆脂瘤)仅含外胚层组织成分,皮样囊肿含有中、外胚层组织成分。和皮肤一样,这些肿瘤呈线性生长,生长较为缓慢。可发生在颅盖(在颅骨形成过程中外胚层嵌入所致)、颅内、头皮以及椎管内。皮样与表皮样囊肿临床特征类似,两者最显著的区别是皮样囊肿内含毛发和皮脂。

查体记录

患者入院时生命体征平稳,神经系统查体为神清语利,双瞳等大,左:右=2mm:2mm,光反应灵敏,左侧面部感觉减退,额纹对称,伸舌居中,余神经系统检查未见异常。

【问题2】　体检时患者会有哪些阳性体征?

思路　该患者左侧面部感觉减退。

辅助检查

患者入院后行颅脑MRI检查(图4-18)。

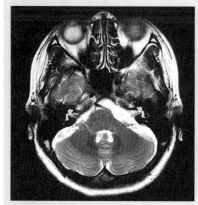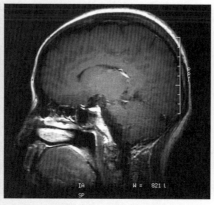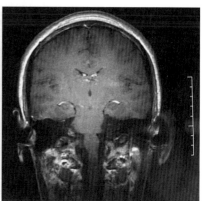

图4-18　颅脑MRI检查
可见有左侧CPA桥小脑角区占位。

知识点

颅内囊肿检查主要为颅脑CT和MRI

1. 表皮样囊肿　颅脑CT为低密度(CT值 $-14\sim14Hu$),略高于CSF,边界清楚,形态多不规则,易沿邻近脑池生长,邻近脑室受压变形、移位。瘤体和囊壁本身不强化。强化提示可能有恶性上皮细胞成分,部分患者出现骨侵蚀。MRI在 T_1 加权像上信号稍高于CSF, T_2 加权像上,肿瘤信号与CSF信号相似。但由于肿瘤内容的成分多变,其表现出的信号特点,也多变,这是此类肿瘤的特点。如肿瘤含液态胆固醇以及三酸甘油酯时,表现为在 T_1 加权像上呈高信号。

2. 皮样囊肿　颅脑CT可显示后颅窝中线区圆形或类圆形低密度肿物,CT值 $-15\sim10Hu$,边界清楚,可见钙化斑,脑室受压移位,可伴幕上脑积水。一般肿瘤不强化,但当反复感染时,窦道和瘤壁可因肉芽组织增生而强化。MRI表现为后颅窝中线区类圆形肿物,呈脂肪性短 T_1 信号特征,因为皮样囊肿内含有部分液态的胆固醇。

【问题3】　为进一步明确诊断,需要做哪些检查?

思路　患者如果面部感觉减退及伴有听力障碍时,建议行术前诱发电位检查(参见第四章听神经瘤部分)。

【问题4】　该患者的诊断与鉴别诊断有哪些?

思路　患者诊断考虑为CPA区的占位,性质为囊肿性病变,具体鉴别见表4-4。

表4-4　表皮样囊肿与皮样囊肿的比较

特征	表皮样囊肿	皮样囊肿
占脑肿瘤 %	0.5%～1.5%	0.3%
排列	鳞状上皮层状排列	包括皮肤附属器官(毛发和皮脂腺)
内容物	角蛋白、细胞碎片和胆固醇	同表皮样囊肿,加毛发和皮脂
部位	更靠外侧(如CPA)	中线附近更常见
伴发的异常	倾向于单独存在	多达50%的病例伴有其他先天异常
脑膜炎	无菌性脑膜炎可短暂反复发作	可有反复发作的细菌性脑膜炎

入院后诊疗经过

手术经过：全麻插管成功后，患者右侧卧位，常规消毒铺巾。上头架，行左侧乙状窦后入路切口，切开皮肤、皮下组织，枕下肌肉层，到达枕骨，牵开器将枕部肌肉向两侧牵开，显露左侧枕骨鳞部。颅骨钻2孔，铣刀铣下椭圆形骨瓣约4cm×4cm。骨窗范围显露外侧横窦-乙状窦交界，骨蜡封闭开放的乳突气房。沿乙状窦后弧形剪开硬脑膜，颅内压略高，于左脑桥小脑角池放液，脑回缩满意。沿小脑外侧探查脑桥小脑角，可见肿瘤位于左侧CPA池、桥前池及鞍上池，肿瘤呈白色，有珍珠样光泽，质地中等，血运不丰富，位于脑外，与周围组织界限较清，包绕三叉神经，面、听神经，展神经及后组脑神经等结构，于神经血管间隙内分块切除肿瘤，最终全切肿瘤，大小约4.5cm×4cm×3.5cm。术中三叉神经，面、听神经，展神经及后组脑神经等结构均予保护良好。瘤腔覆盖速即纱止血。护士清点敷料器械无误，缝合硬膜，骨瓣复回固定，分层缝合肌肉、筋膜、皮肤，手术顺利。术毕返ICU病房。

术后治疗经过及随诊预后：术后给予对症治疗，患者术后无发热，无感染迹象，术后7天拆线出院。随诊1～3年未见有肿瘤复发。

【问题5】　术后注意事项有哪些？

思路　颅内囊肿术后并发症最主要是囊内容物溢漏，造成局部化学刺激引起术后高热及产生脑积水及脑膜炎等症状，手术中注意操作，术后给予腰穿检查，可减少这种情况发生，如果术后出现迟发性脑积水可行脑室-腹腔分流术（V-P分流术）。

知识点

皮样囊肿的预后

皮样囊肿、表皮样囊肿属良性肿瘤，术后一般恢复良好，如肿瘤能大部切除，一般复发较晚，可延至数年甚至数十年。术后并发症的预防与处理是降低死亡率和致残率的关键环节。囊肿的手术死亡率在20世纪前半叶高达70%，随着现代技术的进步以及更愿意做囊肿次全切除，实际的手术死亡率几乎不存在。

病历摘要3

男，20岁。因"间断头痛1年，鼻塞5个月，加重1个月"入院。

患者无明显诱因1年前出现间断头痛、闷胀感，程度不重，未行诊治。5个月前出现鼻塞，鼻部异物感。1个月前上述症状加重，于当地县医院就诊行颅脑MRI检查示：桥前池、蝶窦内及上斜坡占位，考虑"脊索瘤"。为进一步治疗来我院。

【问题1】　通过上述问诊，该患者可能的诊断是什么？

思路　患者以慢性颅内压增高为主要表现，诊断考虑为桥前池、蝶窦内及上斜坡占位，考虑"脊索瘤"。

知识点

脊索瘤病因

脊索瘤是由胚胎残留的脊索组织发展而成，是一种先天性肿瘤。脊索是胚胎期位于背中央的中胚层组织，以后成长为部分颅底和脊柱，其残余的脊索组织即为脊索瘤的来源。脊索瘤好发于脊柱的两端中线，呈溶骨性膨胀性破坏。早期肿瘤表面呈分叶状或结节状，肿瘤大小不一，有不完整的包膜，色灰白或灰红。瘤组织中可残留碎骨性或骨小梁间隔，软组织钙化，晚期易出血、坏死和囊性变，以单发病灶者多见。

查体记录

入院查体：神清语利。双瞳左：右＝3.0mm：3.0mm，光反应灵敏，视力视野正常，眼球各方向运动正常。面纹对称，伸舌居中。听力粗测正常。悬雍垂居中，双侧咽反射正常。耸肩对称有力，感觉系统未见明显异常。四肢肌力5级，生理反射存在，病理反射未引出。共济运动良好，Romberg征（－）。

【问题2】　体检时患者会有哪些阳性体征?

思路　未见明显的阳性体征。

【问题3】　为进一步明确诊断，需要做哪些检查?

思路　可以请耳鼻喉科检查。耳鼻喉检查：后鼻孔处见粉红色肿物，表面光滑。

辅助检查

患者颅脑MRI检查结果见图4-19。

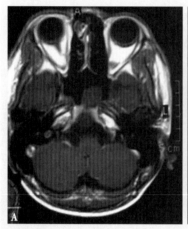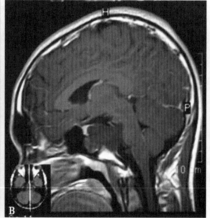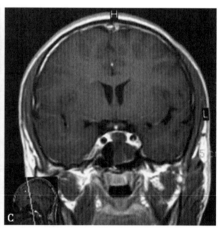

图4-19　颅脑MRI检查

桥前池、蝶窦内及上斜坡占位。

入院后诊疗经过

术前讨论决定分期手术治疗，一期行"内镜下经鼻蝶斜坡脊索瘤切除术"，残余桥前池及鼻咽后下部病变二期开颅手术切除，即完善术前准备后在全麻下行"内镜下经鼻蝶斜坡脊索瘤切除术"。

手术经过：术中切除右侧中鼻甲，弧形切开黏膜，微钻扩大蝶窦开口，磨除蝶窦前壁，从蝶窦内向下探查，见肿瘤位于斜坡硬膜外，边界清楚，色灰红，质地坚韧，血运丰富，严重破坏斜坡骨质，肿瘤压迫咽后壁向前突出，分块切除肿瘤，对于斜坡区的肿瘤尽量切除，肿瘤前方与咽后壁黏膜粘连紧密，留下薄层未强行切除，肿瘤大部分切除约3cm×4cm×3cm大小，人工硬膜重建鞍底，耳脑胶封闭，鼻腔油纱条填塞，术毕。

术后治疗经过：术后患者恢复好，诉鼻塞症状明显好转，术后第4天拔除油纱。病理回报：脊索瘤。查体无新的神经系统阳性体征。复查颅脑MRI示：斜坡前肿瘤部分切除。术后2周患者出院。

3个月后患者再次入院，入院查体同一次入院时，经积极术前准备在全麻下行"右枕下开颅远外侧入路肿瘤切除术"。手术过程：患者全麻插管后，取左侧卧位，Mayfield头架固定头部，取后正中右拐切口，上方至上项线，下方至C4水平，依次切开皮下、肌肉，暴露出枕骨鳞部及C1后弓，颅骨钻孔，铣刀形成6cm×7cm大小的游离骨瓣，硬膜张力中等，咬除枕骨大孔后缘，向外咬除2～3cm至枕髁，咬除部分枕髁，寰椎后弓咬除，向外至椎动脉切迹。硬膜放射状切开，枕大池放液，抬起小脑外下面，至脑干腹侧，可见硬膜局部膨隆，切开硬膜，见肿瘤色灰，质地脆，血运中等，小心保护舌咽、迷走、副神经及舌下神经、椎动脉等结构，分块大部切除肿瘤约3cm×4cm×4cm大小，严密止血，瘤腔内填塞明胶海绵，取免缝合人工硬膜覆盖于硬膜瘘口处，耳脑胶粘合，严密缝合硬膜，骨瓣还纳，钛夹固定，分层缝合肌肉、皮下及头皮，术终。

二次手术后：术后给予抗炎、脱水、激素、抗癫痫等治疗措施，患者出现声音嘶哑、饮水呛咳，给予流食及半流食，情况渐好转。术后第5天患者出现高热，腰穿白细胞最高220/mm³，予腰大池持续脑脊液引流并加强抗感染治疗后好转。出院时患者神清语利，精神好，双瞳等大同圆，对光反射灵敏，面纹对称，伸舌居中，四肢活动良好，病理征阴性，切口愈合良好。

【问题4】　颅底脊索瘤术后复发的原因有哪些？

思路

（1）肿瘤切除不彻底，局部残留或术中肿瘤细胞种植。种植最常发生在第一次手术的手术路径中，也可发生在手术切口或远隔部位取移植材料处。一般种植肿瘤发生症状的时间距第一次手术的时间为5～15个月，平均12个月，种植发生率为7.3%。因此切除脊索瘤组织时不但要切除肿瘤及受侵犯的骨组织、皮下组织，还应切除一部分周围正常的骨组织及肿瘤表面的黏膜。

（2）脊索瘤属低度恶性肿瘤，可发生全身转移，转移到肺、皮肤、淋巴结等部位，也是术后复发的重要原因。

【问题5】　脊索瘤的治疗方案是什么？

思路　广泛切除辅助术后放射治疗是最佳方案。

（1）外科手术治疗

1）术前评价：可根据患者的全身情况、肿瘤位置和大小、侵犯脑干的范围以及肿瘤的软硬程度来决定手术方案。对于深入脑干且含大量钙化和骨骼成分的肿瘤，手术切除几乎不可能；如果肿瘤大多为软组织，手术切除相对容易，即使肿瘤巨大，也有手术机会。

2）手术入路选择：手术暴露和切除仍困难。入路选择的根据是肿瘤的部位，以及到达特定的斜坡阶段的路径。对于基本位于正中而不偏向任何一侧的肿瘤，全切除困难，并易使一侧脑神经受损；对于偏一侧的肿瘤，全切除可能增大。

原则上以首先切除压迫脑干的肿瘤为主，然后可考虑进一步切除肿瘤，使放射治疗的负荷减少。对脑干压迫的患者，以硬脑膜下入路为主，包括：①远外侧入路（中下斜坡）；②乙状窦前入路（岩斜和上斜坡）：最为常用的手术入路；③额颞断颧弓或颅眶颧入路（海绵窦和中颅窝）；④前方入路：包括经蝶窦、经口入路、扩大前颅窝入路等，适用于肿瘤主要位于硬脑膜外，没有明显压迫脑干。

（2）放射治疗：完全切除联合大剂量放射治疗可以获得最好的治疗效果；常规放射治疗联合姑息性或减压性手术治疗时可延缓复发。颈髓区剂量可达45～55Gy。单独或与高能量X线联合使用比常规X线放射治疗更有效。然而，技术和仪器限制很多。

（王任直　魏俊吉）

第六节　儿童神经系统肿瘤

儿童神经系统肿瘤是除血液系统肿瘤外儿童最常见肿瘤，约占儿童肿瘤的15%～20%。小儿神经系统肿瘤也是儿童最常见的实体肿瘤，为5～9岁的男性患儿中最常见的肿瘤，0～14岁患儿中是最常见的肿瘤相关死亡原因。

儿童神经系统肿瘤中，最多见的是儿童低级别胶质瘤（pediatric low-grade gliomas，PLGG）。PLGG与成人最多见高级别胶质瘤有差别，如好发组织病理类型和部位、分子病理等均与成人不同。PLGG最多见的病理类型为毛细胞型星形细胞瘤（pilocytic astrocytoma，PA，WHO I级），好发于小脑和视交叉，成人常见的少突胶质细胞瘤和弥漫性星形细胞瘤相对少见。成人常见的分子病理改变如IDH、*1p19q*缺失、*Tp53*、Tert等，也鲜见于PLGG，不能作为预后分层因素。PLGG还有一个显著特点，肿瘤向高级别胶质瘤转化比例明显低于成年人（一半以上的成人最终转化为高级别胶质瘤）。儿童高级别胶质瘤约占所有儿童脑肿瘤的15%～20%，仅次于PLGG，预后差，和成人类似，中位生存9～15月，好发（约50%）于脑干、丘脑等中线部位，最显著的分子病理改变是组蛋白H_3的基因突变，基因组的突变负荷较成人低3～4倍。婴儿高级别胶质瘤基因突变更少，预后较好。儿童胶质瘤中有一种特殊类型为弥漫性脑桥胶质瘤（diffuse intrinsic pontine glioma，

DIPG),好发于 6～8 岁,预后较其他高级别胶质瘤更差。

1. 儿童神经系统肿瘤的诊疗经过　通常包括以下环节:

(1)详细询问患儿症状学特征及相关病史。

(2)进行详细的神经系统查体并重点关注有无颅内高压表现,以及有助于判断病情严重程度的其他体征。

(3)针对疑诊患儿进行颅脑和 / 或椎管内 CT、MRI 等影像学检查,必要时采用磁共振波谱成像等特殊影像学检查进一步鉴别诊断。

(4)对初步诊断成立的患儿收治入院,制订初始方案及术前准备。

(5)对无手术禁忌证的患儿,手术切除肿瘤为主要治疗方案,若条件允许可考虑进一步放、化疗等综合治疗。

(6)确定出院、随访、复诊日期,安排后续治疗,明确治疗结束时间。

2. 临床关键点

(1)儿童神经系统肿瘤患者往往症状不典型,可能仅表现为非特异性症状如精神差、烦躁、进食减少等,部分患儿因表达能力不足对症状无法提供准确描述。

(2)儿童神经系统肿瘤,尤其是胶质瘤,在临床特征及治疗原则上有其特点,与成人胶质瘤不尽相同。

(3)儿童神经系统肿瘤影像学表现多样,最终需要通过肿瘤切除或活检术明确病理学诊断,低级别胶质瘤的组织病理诊断有时需结合分子病理学结果判断肿瘤分级及预后。

(4)治疗以手术切除肿瘤为主,根据患儿具体情况评估是否可接受进一步辅助治疗。

病历摘要

女,7 岁。因"头晕伴步态不稳 1 个月,视物重影 2 周余"入院。

1 月前患儿无明显诱因出现头晕、步态蹒跚,无眩晕,无恶心呕吐,无抽搐等症状。2 周前出现视物重影,进行性加重,为进一步诊治来院就诊。既往无反复发热病史,无脑外伤病史,无血管性疾病家族史,无结核等传染病患者亲密接触史。

【问题 1】　通过上述问诊,该患者可疑的诊断是什么?

思路　患者年龄较小,头晕、步态不稳多为共济失调表现、复视提示支配眼外肌的脑神经受累,综合以上信息,提示病变位于后颅窝、小脑或脑干可能性大;由于患者无发热病史、无血管病家族史、无传染病患者接触史及遗传代谢病史,有脑神经受累,且症状呈进行性加重,考虑肿瘤性病变可能性大。

知识点

脑干病变定位表现

脑干病变可引起:①脑神经损害,第Ⅲ、Ⅳ对脑神经受累提示病变位于中脑,中组脑神经受累提示病变位于脑桥或桥延区,后组脑神经受累提示病变位于延髓;②上、下行传导束损害,可引起感觉、运动、平衡障碍。③意识 - 觉醒状态,可表现为昏迷或睁眼昏迷;④可引起呼吸节律表现,陈 - 施呼吸提示病变损伤中脑下端及脑桥上端的呼吸调节中枢,抽泣样呼吸提示病变损伤脑桥中下部长吸中枢;⑤自主神经损害,脑桥病变可引起中枢性高热,主因病变破坏了脑桥下部体温调节中枢对体温的控制;针尖样瞳孔提示病变位于脑桥。

知识点

中脑综合征

(1)Weber 综合征:表现为同侧动眼神经损害及对侧锥体束征,提示病变位于中脑。

（2）Claud 综合征：表现为同侧动眼神经损害及共济失调伴随意向性眼震，提示病变位于中脑红核。

（3）Benidict 综合征：表现为同侧动眼神经损害及对侧共济失调伴随意向性眼震，提示病变位于中脑黑质。

（4）Parinaud 综合征：表现为双眼早期垂直震颤，后发展为双眼汇聚麻痹，垂直注视麻痹，提示病变位于中脑上丘。

知识点

脑桥综合征

（1）Foville 综合征：表现为病侧面神经麻痹及眼球向病侧凝视麻痹并有对侧偏瘫。

（2）Millard-Gubler 综合征：表现为病侧面、展神经麻痹及对侧偏瘫。

（3）Raymond-Cestan 综合征：表现为向病侧凝视麻痹并有对侧肢体偏瘫、偏身感觉障碍及共济失调。

【问题2】 根据上述病史，下一步查体应重点注意哪些体征？

思路　应注意患者是否有颅内压增高表现，头痛、呕吐、视盘水肿；注意患者饮食及吞咽功能是否有影响，以评估后组脑神经是否受累；眼球活动是否受限；共济运动是否受影响等。

查体：精神萎靡，双侧瞳孔等大等圆，直径 3mm，光反应灵敏，左侧眼球外展障碍，水平眼震。颈抵抗阳性，四肢肌力对称正常，病理征阴性。视野粗测正常，闭目难立征（+），指鼻试验（+），左侧强迫头位。

【问题3】 根据上述查体结果，为明确诊断应进一步实施哪些检查？

思路　结合病史及查体，患者脑桥肿瘤性病变可能性大，应完善颅脑 MRI 平扫及增强检查。

知识点

儿童脑干病变的可能病因

儿童出现脑干症状时，除了考虑到较为常见的胶质瘤可能，鉴别诊断包括：脑干及邻近部位的各种好发肿瘤，如脑干海绵状血管瘤、室管膜瘤、髓母细胞瘤、神经纤维瘤病、皮样囊肿等；脑干脑炎、脑桥中央髓鞘溶解综合征、代谢及变性疾病等内科情况；此外，还有脓肿、结核瘤、动静脉畸形、出血等。当患儿有进行性加重的一侧脑神经麻痹及对侧肢体传导束性运动功能障碍（交叉瘫），并逐步发展至双侧的脑神经损害和肢体活动障碍者，均应首先考虑脑干肿瘤性病变的可能。

知识点

MRI 在鉴别脑干病变中的作用

MRI 目前是诊断脑干肿瘤最好的检查方法，多数脑干胶质瘤在 T_1 加权中表现为低信号或混杂信号，T_2 加权时为高信号，增强 MRI 中，恶性程度越高的肿瘤，强化信号往往越混杂多样，且增强与否通常与肿瘤的恶性程度无直接关系。强化的病灶需与炎性病灶进行鉴别。

弥漫性脑桥胶质瘤（diffuse intrinsic pontine glioma，DIPG）的典型 MRI 表现为：脑桥弥漫性肿胀、T_1 加权低信号、T_2 加权高信号，增强无明显强化，四脑室受压、可伴随幕上脑积水。

除了 DIPG，其他主要儿童脑干好发疾病的影像特点如下。

1. 毛细胞星形细胞瘤　脑干毛细胞星形细胞瘤常位于脑干边缘，紧贴脑干表面，几乎不浸润脑干，囊性部分呈 T_1WI 低信号，T_2WI 呈高信号，实性部分 T_1WI 呈等或稍低信号，T_2WI 呈高信号。增强后肿瘤实质可明显强化。但实性部分的明显强化并不代表肿瘤为恶性或血脑屏障破坏。

　　2. 海绵状血管瘤　脑干海绵状血管瘤通常边界清楚，范围局限，T_1WI 呈类似"爆米花"样混杂信号，T_2WI 为高信号为主的混杂信号，周围具有特征性"黑环征"提示含铁血黄素沉着。SWI 常以低信号为主，可提高海绵状血管瘤的诊断敏感性。

　　3. 脑干脑炎　可由大量病毒引起或者是感染后脱髓鞘改变。MRI 通常表现为脑干 T_1 低信号，T_2 高信号。增强可见到强化。影像学检查对脑干脑炎诊断准确率因病变位置而异，对脑干脑炎的诊断有一定局限性。

辅助检查

　　患者影像学检查，图 4-20～图 4-22 分别为颅脑 MRI T_1 平扫、T_2 Flair、T_1 增强。

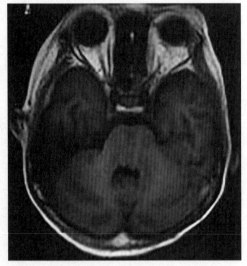

图 4-20　颅脑 MRI T_1 平扫

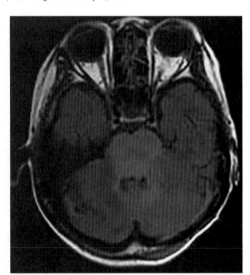

图 4-21　颅脑 MRI T_2 Flair

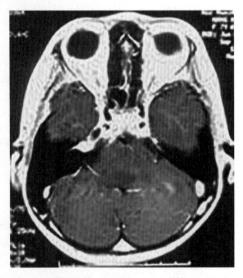

图 4-22　颅脑 MRI T_1 增强

　　【问题 4】　结合病史及上图影像学结果，患者最可能的诊断是什么？

　　思路　患者脑桥明显肿大，桥前池狭窄，脑桥腹侧面不规则，四脑室前部明显后移，病变边界不清，范围弥散，结合患者进行性加重脑神经受累，强迫体位、共济失调等体征，考虑为弥漫内生型脑干胶质瘤（diffuse intrinsic pontine glioma，DIPG）可能性大。

入院后诊疗经过

该患者经初步诊断后收入院,予以病情评估。入院2天完善相关术前检查后,于全麻下行枕下乙状窦后小骨窗(锁孔)开颅,显微镜下向中线牵开小脑半球,显露脑桥前外侧,见脑桥肿胀、颜色略白,经脑桥臂(小脑中脚)的三叉神经下方和面神经上方安全区,取2~3mm见方、5~10mm深的肿瘤组织活检,术后病检:星形细胞瘤,WHO Ⅱ级。

【问题5】 根据目前的组织病理学结果,如何进一步明确肿瘤性质及预后?

思路 行分子病理学检测进一步明确肿瘤分级及预后。

患者随后行肿瘤细胞DNA全外显子测序,结果提示:*H3F3A*错义突变,*Tp53*错义突变。

【问题6】 如何解读患者的分子病理学检测结果?

思路 *H3F3A*基因编码组蛋白H3中的H3.3亚型。组蛋白H3有五种异构体,主要为H3.3及H3.1。组蛋白H3突变少见于成年胶质瘤和其他类型肿瘤,而在儿童和青年中线结构胶质瘤中具有标志性意义,预示着极差预后及治疗抵抗。

2016版WHO中枢神经系统肿瘤新分类将分子病理诊断与组织病理诊断相结合,将具有组蛋白H3突变的中线结构胶质瘤单独作为一个新的类型。即使患者组织病理学分级为WHO Ⅱ级,肿瘤也常表现为迅速进展,中位生存期仅为9~12个月;2021年版WHO分类将此类H3突变的中线胶质瘤归为Ⅳ级。

*H3K27M*突变常与*p53*的过表达和*ATRX*缺失相关联。目前研究发现DIPG中约80%有H3突变,其中约2/3为*H3.3K27M*突变,即H3.3的第27的赖氨酸被甲硫氨酸所取代,其次为*H3.1K27M*突变。*H3K27M*突变可引起组蛋白三甲基化的缺失,导致*H3K27*的低甲基化,影响基因组转录稳定性,可能导致异常的表观遗传改变,从而引起异常的细胞周期调控、抑制细胞自噬行为、介导化疗抵抗。但是,仅*H3K27M*突变不足以在活体内形成肿瘤,往往合并*Tp53/PPM1D*,*ACVR1/PI3KR*等突变促进肿瘤形成。动物实验发现*H3K27M*抑制细胞分化、促进脑干神经干细胞的自我更新,选择性地加速动物后脑肿瘤的形成,和*Tp53*及*PDGFRa*突变一起可以共同诱导形成DIPG,而敲除*H3 K27M*突变基因可促进肿瘤细胞分化、抑制肿瘤生长,提示*H3 K27M*可能作为治疗DIPG的靶点。

【问题7】 对于儿童DIPG,目前有哪些治疗方案可供选择?

思路 儿童DIPG由于位置特殊和肿瘤的弥漫生长方式,无法安全手术切除使患儿获益,因此,不是手术切除的适应证。对梗阻性积水患儿行脑室-腹腔分流可能明显改善患儿头痛及呕吐症状。近年来,较多学者提出积极手术活检是安全可行的,在配合良好的患儿可以行立体定向活检。活检能够明确病理诊断,特别是随着H3组蛋白突变在弥漫性中线胶质瘤中的发现,手术活检可以进一步明确分子病理、帮助判断预后,也有助于加深对DIPG的认识。国外有单位对活检肿瘤细胞转染*Tert*基因后建立了DIPG的细胞系,为相应治疗研究提供了宝贵材料。

【问题8】 对于儿童DIPG,辅助治疗是否可行?

思路 放疗是脑干胶质瘤治疗的最重要手段,DIPG患者接受标准放疗后,多能够在短期内改善症状,提高生活质量,延长生存期。常规分割外照射是目前最常用的方法。DIPG的化疗尚无数据证明可以改善患儿预后,无论是联合放疗或单纯化疗,包括目前胶质瘤常用化疗药物替莫唑胺,众多临床试验未能一致证实有效,不推荐临床使用(除了相关临床试验)。同样,各种靶向药物治疗也未能取得有效进展。化疗或靶向药物无效的重要原因之一,是DIPG患儿肿瘤局部血脑屏障相对完整,药物无法达到有效治疗浓度。因此,各种增强药物穿透能力的临床试验也是目前DIPG治疗的热点之一,分子病理学中少数DIPG表达*EGFRv* Ⅲ和*B7H3*,目前已有*EGFRv* Ⅲ多肽疫苗用于DIPG临床试验中,结果值得期待。

(郭东生)

第七节 其他神经系统肿瘤

一、原发性中枢神经系统淋巴瘤

原发性中枢神经系统淋巴瘤(primary central nervous system lymphoma, PCNSL)是指局限于中枢神经系

统的淋巴瘤（包括眼部的视神经、视网膜、脉络膜、硬脑膜、软脑膜、脊髓、脑神经和脊髓神经根等部位）。本病占原发性颅内肿瘤的 1%～5%，发病率有逐步增高的趋势。本病 90% 为弥散性 B 细胞性淋巴瘤，约一半为多中心病灶，可同时出现在脑的不同部位。主要表现为头痛、癫痫、局灶运动功能障碍、偏瘫等。CT 表现为局灶性或弥漫性的等密度到高密度肿物，可以单发或多发；瘤周水肿。增强 CT 扫描可出现较均一的增强病灶。MRI 的 T_1 加权像多呈等或略低信号，T_2 加权像呈等或略高信号。瘤周轻度水肿及中度占位效应，诊断多需要活检才能证实。治疗上采取手术活检、放疗以及化疗等综合治疗，甲氨蝶呤（MTX）是目前公认 PCNSL 的首选治疗用药，亦可以 MTX 联合其他化疗药物（长春新碱、丙卡巴肼、利妥昔单抗）进行治疗。目前最常用采用的综合治疗方案是全身化疗、鞘内化疗加全脑放疗，有效率达 80%～90%，中位生存期达 30～40 个月，约 1/4 患者可以治愈。

1．PCNSL 的诊疗经过 通常包括以下环节：

（1）详细询问病史：关注患者的颅内压增高症状，询问病程、治疗经过、疗效，是否接受过药物、放射治疗、手术治疗及其疗效，既往有无合并其他重要脏器病变、家族有无类似疾病等。

（2）查体：要进行常规神经系统查体。

（3）影像学：先行颅脑 CT 检查，高度怀疑颅内多发占位病变时要进行 MRI 平扫＋增强扫描。

（4）明确颅内占位并高度怀疑 PCNSL 应制订诊疗方案，首先应进行手术活检或者病变切除，2019 版美国国立综合癌症网络（NCCN）指南中也推荐进行脑脊液细胞学检查以及脑脊液基因检查诊断。

（5）病理诊断明确为 PCNSL 后，要进行综合的放疗及化疗治疗，必要时颅内脑室内手术留置化疗储液囊。

（6）随访：制订严格的随访计划，向患者交代随访的重要性，通过门诊、电话、网络等手段完成随访。

2．临床关键点

（1）临床病史及查体明确有颅内压增高症状以及相关的局灶性神经功能障碍。

（2）影像学有典型的单发或者颅内多发病灶，强化明显，周围水肿。

（3）手术活检或者手术切除后病理证实为 PCNSL。

（4）病理诊断后的放疗＋化疗的综合治疗。

病历摘要 1

女，66 岁。主因"发作性头晕、视物模糊 10 天"入院。10 天前患者无明显诱因出现头晕，自述天旋地转感觉，视物模糊，恶心未呕吐，症状持续时间约 20 分钟后好转。6 天前再次突发上述症状，持续时间约 2 小时。查体：神志清，精神好，双侧瞳孔等大等圆，直径 2mm，光反应灵敏，粗测右侧同向偏盲。四肢肌力肌张力正常。当地医院 CT 示左枕叶高密度影，直径大小约 4cm，周围伴水肿，中线结构居中。颅脑 MRI 示左枕叶占位，直径大小约 4cm，T1 等低密度，T2 为等高密度，增强明显强化（图 4-23）。入院诊断：左侧枕叶占位性病变。

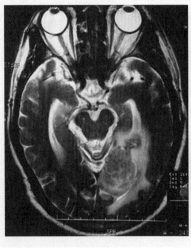
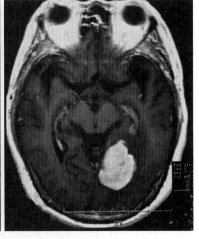

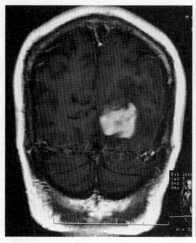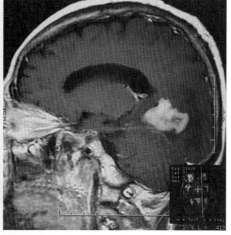

图 4-23　患者术前头部 MRI 检查结果

【问题 1】 通过以上病例资料，患者可能的诊断是什么？需要与哪些疾病鉴别？

思路　根据患者主诉、查体，尤其是影像学检查，可能的诊断有胶质瘤、转移瘤以及 PCNSL，此患者最困难的是鉴别诊断，对于神经外科的低年资医师而言，鉴别诊断的难度还是比较大。

（1）根据有无发热史以及影像学特点，基本可以排除脑脓肿（多为环形强化）。因此鉴别诊断的重点在于胶质瘤、转移瘤及 PCNSL。它们共同的特点是有明确的强化病灶和周围水肿，但是相对而言，PCNSL 的水肿会稍轻微些。必要时需要进行 PET-CT 以及 MRS 等相关的辅助检查以利于鉴别诊断。

（2）还有一点知识需要明确，即 PCNSL 颅内可为多发病灶，此种情况下更需要和转移瘤进行鉴别。图 4-24 则为另一患者多发的 PCNSL。

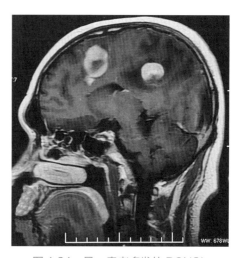

图 4-24　另一患者多发的 PCNSL

入院后诊疗经过

患者入院后完善手术常规检查，于全麻下行左侧枕叶切除术，术后病理回报：非霍奇金淋巴瘤，转血液科进行化疗及放疗（图 4-25）。

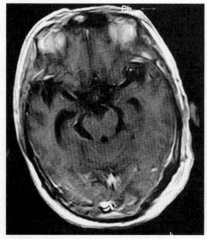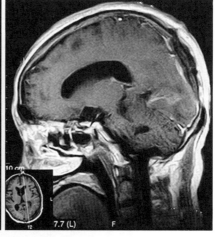

图 4-25　术后 MRI 检查结果

【问题2】 如何确诊 PCNSL 并进行综合治疗?

思路　颅内占位性病变的病理确诊是此类疾病综合治疗的关键,尽管 PCNSL 对激素以及 MTX 的治疗反应都很敏感,但是病理活检仍是非常关键的步骤。

知识点

PCNSL 的综合治疗

1. 手术目的　手术虽能改善预后,多达不到根治目的。手术对于 PCNSL 的主要价值在于诊断,可进行立体定向活检,如病灶占位效应明显出现脑疝时可以行减压手术。

2. 放疗　原发性中枢神经系统淋巴瘤对放疗敏感,因此放疗是主要治疗手段。目前多推荐全脑放射,对于脑脊液播散者还需行全脊髓放射,全脑放射剂量多在40~50Gy;也可在放疗前进行化疗。

3. 化疗　化疗是 PCNSL 的主要治疗措施。大样本的临床资料表明,化疗能够显著提高 PCNSL 的中位生存期。甲氨蝶呤(MTX)是目前公认 PCNSL 的治疗首选用药,亦可以 MTX 联合其他化疗药物(长春新碱、丙卡巴肼、利妥昔单抗)进行治疗。另外可以进行大剂量化疗后自体骨髓移植,必要时可在脑室内植入化疗囊以便局部化疗用药。

4. 类固醇激素应用　由于淋巴瘤存在糖皮质醇激素受体,因此 PCNSL 对类固醇激素敏感。应用皮质醇激素后数天肿瘤溶解和肿瘤缩小,但肿瘤体积缩小是暂时的,几个月后或停药后病灶很快复发。类固醇激素在活检前要停药,在获取组织病理后尽快应用,以减少神经系统症状。

二、颅内转移瘤

颅内转移瘤是指身体其他器官的恶性肿瘤转移至颅内者,以肺癌和乳腺癌最多,其次有肾脏、肾上腺、消化道、盆腔脏器、皮肤、骨骼、淋巴及血液肿瘤等。临床表现常有头痛、恶心、呕吐等颅内压高的症状,以及精神、性格改变及记忆力下降等,严重的可以因为颅内压增高出现意识障碍,局灶症状如偏瘫、失语、癫痫、感觉障碍、小脑及脑干症状。发病年龄多数为中年以上患者,既往病史多有其他部位肿瘤及手术病史。颅脑 CT 及颅脑 MRI 可了解肿瘤的部位、数量、范围、脑水肿及中线移位情况,同时应进行相应原发肿瘤部位的检查或者筛查。必要时进行全身放射性核素骨扫描或 PET 检查。

治疗包括颅内肿瘤治疗及原发灶治疗。治疗方法主要是手术治疗、化疗及放疗。

1. 颅内转移瘤的诊疗经过　通常包括以下环节:

(1)详细询问病史:询问患者的既往史尤其关键,如患病情况、治疗情况、手术史及病理性质,患者的颅内压增高症状,家族有无类似疾病等。

(2)查体:要进行系统查体以及常规神经查体。

(3)影像学:主要行 MRI 平扫+增强扫描。

(4)高度怀疑颅内转移肿瘤时,应对全身其他器官进行 CT、PET 或超声等系统筛查及必要的手术活检或者病变切除(是否进行手术活检或者切除要综合评估患者体质)。

(5)病理诊断明确为转移瘤后,要进行综合的放疗及化疗治疗。

2. 临床关键点

(1)既往病史及手术史要高度关注,颅内压增高症状以及相关的局灶性神经功能障碍。

(2)影像学有典型的单发或者颅内多发病灶,强化明显,周围水肿明显。

(3)手术活检或者手术切除后证实与原发灶相同病理性质。

(4)后续结合原发病病理性质的局部及全脑放疗+化疗的综合治疗。

病历摘要2

男,56岁。因突发言语不清、左侧肢体无力4天,加重伴意识障碍12小时入院。患者4天前无明显诱因出现言语不清、左侧肢体无力,颅脑 CT 示右侧大脑半球大片低密度灶,部分呈高低混杂密度影,予以脱水等对症处理。12 小时前患者症状加重伴有意识障碍，急诊颅脑增强 MRI 示：右侧颞叶占位，强化明显，周围脑组织大面积水肿，中线移位明显（图 4-26）。

患者 1 年前因"肾癌"行左侧肾脏切除术，病理为透明细胞癌。2 个月前行"肾癌右肺转移瘤切除术"。查体：患者呈浅昏迷状态，查体不能配合。双侧瞳孔直径约 2mm，光反应存在。右侧肢体有不自主活动，左侧肢体活动度差。

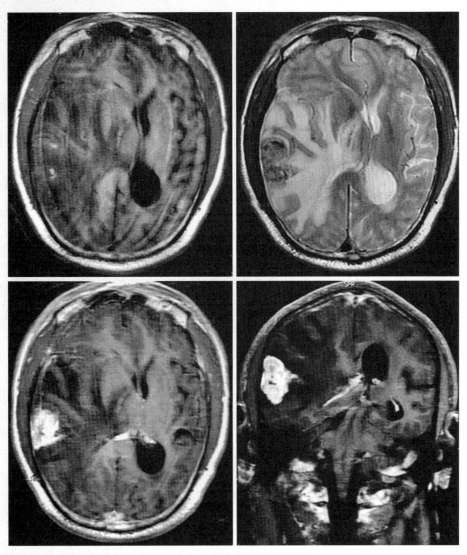

图 4-26　患者颅脑增强 MRI

【问题 1】　通过初步了解病情，考虑患者可能的诊断有哪些？

思路　根据患者主诉、查体，颅内压增高应该明确，同时有颅内病变有明显的强化，考虑的鉴别诊断范围要涵盖有胶质瘤、炎症、转移瘤、淋巴瘤等。

知识点

颅内压增高的占位性病变鉴别诊断

1. 要了解进展性颅内压增高的占位性病变有哪些　一般情况下，颅内有明显强化病灶，伴有 T_2 相显著水肿的多为胶质瘤、转移瘤、炎症以及淋巴瘤。

---

2. 要进行鉴别诊断　首要的是问诊，患者是否有既往发热病史；是否有胸部、腹部等其他部位手术史。如果有其他部位肿瘤病史，要高度警惕转移瘤，部分患者原发肿瘤未能及时发现也要进行进一步相关检查。

【问题2】　患者进一步应做哪些检查和处理？

思路　此患者既往病史及透明细胞癌病理有助于鉴别诊断，高度怀疑肾癌脑转移，但是为了进一步排除其他疾病，还应该继续完成肺部CT、腹部超声、腹部CT以及急诊手术所需的检查。同时要对颅内压增高症采取相应渗透性脱水等措施。

知识点

颅内转移瘤

1. 颅内转移瘤是指身体其他器官的恶性肿瘤转移至颅内者，以肺癌和乳腺癌最多，其次有肾脏、肾上腺、消化道、盆腔脏器、皮肤、骨骼、淋巴及血液肿瘤等。

2. 在病理性质不能明确的情况下，一方面要完善其他相关检查为手术做准备，同时为了排除其他可能的情况。如果病情不是非常紧急，需要完善相关肿瘤标志物检查以及PET-CT检查。

3. 要根据患者颅内压情况，采取控制颅内压增高的相应措施。

入院后诊疗经过

入院诊断：右颞占位性病变（肾癌脑转移可能性大），大脑镰下疝；左肾癌全肾切除术后，慢性肾功能不全；肾癌右肺转移术后；高血压。

【问题3】　诊断明确后，针对此患者需要如何进一步治疗？

思路　患者颅内压增高，中线结构明显移位，为防止脑疝，应采取积极措施手术切除肿瘤，必要时要去骨瓣减压。

知识点

脑转移瘤的处理原则及注意事项

1. 处理脑转移瘤的原则

（1）单发颅内转移瘤：原发病灶已切除，患者一般情况较好，未发现全身多处转移者，局部治疗可考虑行手术治疗或者放疗。

（2）多发颅内转移瘤：原发病灶已明确，如果一般情况较差，特别是合并其他脏器如肝肾功能障碍、凝血机制障碍等，因手术不可能全切除，原则上不再手术。但对于颅内高压症状明显，其他脏器功能已经改善者，为延长患者生命，也可以切除最大的或位于非功能区的病灶，手术以减压为主，待颅内高压症状缓解后再根据患者一般状态辅助化疗或放疗。

（3）先发现颅内转移瘤而未发现原发病灶，可先切除颅内病灶，根据病理所示的组织类型决定化疗药物选择和放疗方案，同时积极寻找原发病灶。

（4）颅内转移瘤和原发病灶先后发现，一般先切除原发病灶，后切除转移瘤。但对于颅内压高的症状明显，影响患者生命的情况，也可先切除颅内病灶，后切除原发病灶。对原发病灶已广泛转移而不能手术者，也可单纯切除颅内病灶以缓解病情，延长生命，根据患者一般状态辅助化疗或放疗。

2. 手术应准确定位　根据发病部位选择具体入路，切除病灶，术后继续采取各种方法降低颅内压，如激素、脱水药物。

完成其他相关辅助检查后，急诊全身麻醉下行右颞占位切除＋去骨瓣减压术。手术顺利，术后患者清醒,左侧肌力明显恢复,出院时四肢肌力5级。

术后病理:透明细胞肾癌脑转移瘤。后续进行全身靶向药物治疗及脑部放射治疗(图4-27)。

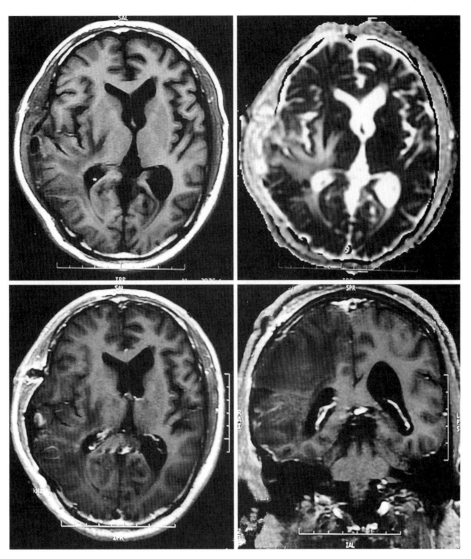

图4-27　术后第5天复查MRI结果

【问题4】　手术切除肿瘤后是否治疗结束?

思路　无论是否进行颅内肿瘤的切除,患者在明确颅内转移瘤的诊断后,仍需要进行后续的相关化疗和放射治疗,以巩固治疗效果,并防止肿瘤复发。

知识点

肿瘤术后的放化疗

1. 放射治疗　可作为手术后的辅助治疗,对于病情较重的患者、高龄患者、不能承受手术的患者,若一般情况好,血常规正常,也可单独行放射治疗。

2. 化学治疗　无论是否经过手术治疗,如果患者一般情况好,血常规、肝肾功能正常,均可以行化疗。一般根据原发肿瘤的性质选用敏感的化疗药物。

(魏俊吉　王任直)

第五章　脑血管疾病诊断与治疗

第一节　高血压脑出血

高血压引起的脑出血简称高血压脑出血，多发生于 50～70 岁有高血压的患者，约占非创伤性脑出血病因的 50%，其死亡率占非创伤性脑出血的首位。高血压脑出血发病快、死亡率高、恢复慢，常遗留有不同程度的神经功能障碍。

1. 高血压脑出血的诊疗经过　通常包括以下环节：

（1）患者发病的病史特点及临床表现。

（2）查体关注意识障碍的严重程度即 GCS 评分，神经系统功能障碍程度，有无病理征，是否存在脑疝，呼吸循环影响程度等。

（3）必须行 CT 影像学检查，明确诊断。

（4）对明确诊断者，神经内外科联合会诊以决定治疗方案并收入相关科室。

（5）对内科保守治疗的患者给予控制血压等 ICU 综合治疗。

（6）对行手术治疗的患者急诊神经内镜下行脑内血肿清除术。

（7）术后 6 小时内严格控制血压 140mmHg 以下，6 小时后复查 CT 以判定手术效果。

（8）围手术期内的神经重症支持治疗。

（9）病情稳定早期康复治疗。

2. 临床关键点

（1）CT 检查为诊断脑出血的首选检查。

（2）神经内镜下行脑内血肿清除术是治疗高血压脑出血的最佳术式。

（3）围手术期内的神经重症支持治疗是患者良好预后的基础保证。

病历摘要

男，63 岁。因"突发意识不清伴右侧肢体无力 4 小时"入急诊室。

患者于 4 小时前于排便时突发头痛大汗，继而意识不清伴右侧肢体无力，家属发现后急送医院急诊。生病来出现一次呕吐，为喷射性。既往高血压病史 15 年，糖尿病 5 年。

【问题 1】　依据病史，临床诊断是什么？

思路　依据患者年龄 63 岁，既往有高血压、糖尿病病史，突发头痛意识不清，一侧肢体偏瘫，高度怀疑脑卒中。

> 知识点
>
> **高血压脑出血发病特点**
>
> 高血压脑出血的发病年龄多在 50 岁以上，尤其是 60～70 岁更多见。通常呈急性发病，并很快出现严重的临床症状。因出血量和出血部位的不同，可出现各种神经症状。出血量少的患者意识可保持清醒，表现为突然剧烈头痛、头晕、呕吐、言语含糊不清，一侧肢体无力，半身麻木感，优势半球侧出血出现失语。出血量多的患者可能很快出现意识障碍、偏瘫、失语，以及大小便失禁，有的患者出现癫痫

发作。患者呼吸深而有鼾声，脉搏慢而有力，血压升高。出血破入脑室则有体温升高。如出血量大而迅速，可在短时间内发生脑疝而死亡。有的患者在出血稳定下来后会有数小时到1～2天的缓解，但随后可因出血引起的继发性脑损害又导致症状恶化。

【问题2】　高血压脑出血有无发病诱因？

思路　高血压脑出血多存在诱因，如排便、情绪激动、饮酒、剧烈活动等。本例患者于排便中发病，多提示出血性卒中。

【问题3】　查体重点是什么？

思路　①GCS评分即患者意识障碍程度，意识障碍程度反映疾病的严重程度；②有无神经功能障碍及病理征；③有无脑疝；④有无气道梗阻和血压增高情况。

查体：GCS评分6分；右侧肢体肌力2级，巴宾斯基征阳性，无脑疝。存在气道梗阻，血压180/100mmHg。

【问题4】　依据病史查体，需要进一步行何种检查？

思路　急诊CT检查为首选，同时抽血行血常规、凝血功能、生化及血清传染病学等检查。

知识点

高血压脑出血病理生理特点

脑出血对脑组织的影响可以分为原发性脑损害、继发性脑损害和颅内压增高：①原发性脑损害包括两个方面，一方面是因大量出血导致的脑组织直接破坏，使神经组织和纤维的联系受到中断。局部神经结构破坏可导致严重的神经功能障碍。另一方面是血肿周围神经传导束和脑组织受压造成的移位和变形，由于血肿的压迫、推挤，出血区周围的白质纤维被劈裂、移位、变形。②继发性脑损害包括两个方面，一方面是血肿周围脑组织水肿；另一方面是脑缺血。持续的脑缺血又使脑水肿进一步加重，从而形成恶性循环。③颅内压增高是由于脑出血后形成的脑内血肿占位效应、血肿周围伴发的脑组织水肿、脑室内出血或血肿破入脑室后引起的脑脊液循环障碍等因素造成的。颅内压增高不仅使全脑血流量减少，同时血肿产生的占位效应导致脑组织受压移位，环池闭塞，使脑脊液循环受到阻碍，进一步使颅内压力增高，形成恶性循环，严重时可产生小脑幕切迹疝和枕骨大孔疝而危及患者生命。

辅助检查

患者的CT检查见图5-1。

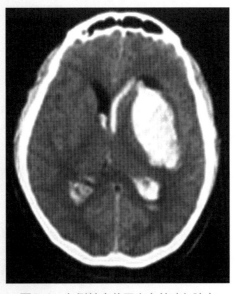

图5-1　左侧基底节区出血并破入脑室

【问题5】 如何判定CT结果?

思路 CT提示左侧基底节区脑出血并破入脑室,量约50ml。出血部位为高血压脑出血常见部位。结合病史、影像学,诊断高血压脑出血明确。

知识点

CT的诊断价值

CT目前是脑出血的首选检查方法。CT可以直观地反映出血的部位、范围、周围脑组织受压的程度、继发脑水肿的程度和脑积水的程度。CT检查时间短,数分钟可以检查完毕,无侵袭性,诊断准确率几乎100%。血肿量的估计:血肿量=$(\pi/6)\times$长$\times$宽$\times$层面数。可简化为:血肿量=$1/2abc$,式中a、b分别代表最大CT层面上血肿的长和宽,c代表血肿出现的CT层面数(即血肿厚度)。

【问题6】 高血压脑出血与哪几种疾病相鉴别?

思路 高血压脑出血应与动脉瘤破裂出血、脑血管畸形出血、脑动脉淀粉样变性破裂出血等疾病相鉴别。CT及DSA检查是主要鉴别依据。

知识点

高血压脑出血与其他疾病的鉴别诊断

1. 颅内动脉瘤破裂　颅内动脉瘤中前交通动脉瘤、大脑中动脉瘤和大脑前动脉瘤破裂后最易形成脑内血肿。前交通动脉瘤破裂可形成单侧或双侧额叶内侧血肿,也可破入两侧额叶间的纵裂内和脑室内。大脑中动脉瘤可破入额叶或颞叶内,也可在外囊或外侧裂间形成血肿。大脑前动脉近侧段动脉瘤与前交通动脉瘤相似,常破入额叶内,远侧段动脉瘤可发生扣带回间血肿,也可破入胼胝体。后交通动脉瘤常破入颞叶形成血肿。颈内动脉分叉部动脉瘤多破入额叶底面。动脉瘤性脑内血肿有时与高血压引起的脑内血肿相混淆,但高血压引起的脑内血肿多发生于基底节区和丘脑,动脉瘤性脑内血肿多见于额叶。有的血肿几乎只见于动脉瘤破裂,例如胼胝体血肿,而丘脑血肿几乎只见于高血压脑出血。DSA检查可以鉴别。

2. 脑血管畸形破裂　脑血管畸形出血可位于皮质下,也在脑实质深部、脑室内、脑室旁或小脑内形成脑内血肿。本病多见于青少年或青壮年。

3. 脑血管淀粉样变性　脑血管淀粉样变性是一种选择性发生在脑血管的病变。其发生与年龄有关,年龄越大发病率越高。脑血管淀粉样变性多引起皮质下白质出血,最常见于额叶、顶叶和颞叶,而不累及基底节区、小脑和脑干,有时形成多发性出血病灶。

入院后诊疗经过

经过神经内外科联合会诊拟行手术治疗。

【问题7】 术前准备应包括哪些?

思路 血常规、凝血四项、血清八项、血生化、胸部X线及心电图。

知识点

高血压脑出血手术指征和手术时机

1. 手术适应证　患者存在意识障碍;幕上出血量>30ml,中线移位超过5mm;幕下出血量>10ml;单侧瞳孔散大,脑疝形成;全身情况允许的患者可以手术。

2. 手术时机　脑出血患者的手术时机直接影响手术效果,主张早期进行手术,最好在出血后6小时内行血肿清除术。

【问题8】 如何选择手术方式？

思路 神经内镜下脑内血肿清除术。

高血压脑出血内镜血肿清除(视频)

知识点

高血压脑出血的手术方式

1. 神经内镜辅助血肿清除术 采用小骨窗开颅(直径 2～2.5cm)，穿刺血肿后，置入内径为 1～1.5cm 透明导引器，将内镜和吸引器置入导引器内，在内镜直视下吸除血肿，出血点应用电凝止血。术中出血 50ml 以内，手术时间 45 分钟～2 小时，血肿清除率 90% 以上，颅内压降低满意。患者术后恢复快，一般次日清醒拔管。由于该术式创伤小，手术时间短，血肿清除满意，继发脑损伤很小，患者术后恢复满意，被认为是最有价值的术式。该术式适合基底节区出血，脑叶出血及丘脑出血，小脑出血病情平稳者也可适用。

2. 开颅血肿清除术 ①经外侧裂入路清除血肿；②经额颞皮质入路清除血肿。

3. 锥孔或钻孔血肿引流术。

4. 立体定向血肿碎吸术。

手术治疗情况

患者行急诊全麻神经内镜下脑内血肿清除术(图 5-2)，手术顺利，出血 50ml，术时 1 小时，术后回监护室。行围手术期神经重症治疗，6 小时后复查颅脑 CT 结果满意(图 5-3)。次日患者清醒拔管，病情平稳恢复至康复治疗。

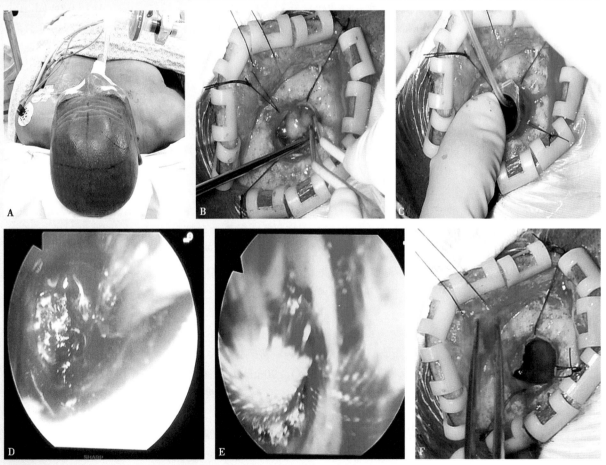

图 5-2 神经内镜脑内血肿清除术

A. 头皮切口；B. 小骨窗开颅；C. 植入工作套筒；D. 内镜下吸除血肿；E. 内镜下止血；F. 关颅。

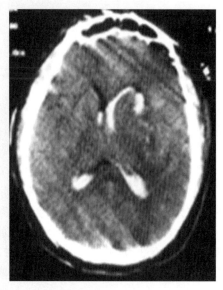

图 5-3　术后 CT 复查结果满意

【问题 9】　什么是神经重症治疗?

思路　①控制血压:收缩压 140～110mmHg,应用丙泊酚、芬太尼、硝酸甘油等;②适度脱水降颅压:甘露醇 50g,每 12 小时 1 次,5 天;甘油果糖 250ml,每 12 小时 1 次,1 周;③止血:维生素 K_1 10mg,每 12 小时 1 次,3 天;血凝酶 1kU,每 12 小时 1 次,3 天;④脑保护:苯巴比妥钠 100mg,每 12 小时 1 次,3 天;⑤预防脑血管痉挛:尼莫地平 100ml,24 小时泵入,1 周;⑥抑酸:奥美拉唑 40mg,每 12 小时 1 次,3 天;⑦液体管理:75kg,3 000ml/d,出入量要求负或平衡;⑧营养支持(2 500kcal/d)(1kcal=4.184kJ);⑨控制血糖:血糖<10mmol/L;⑩预防性应用抗生素。

知识点

高血压脑出血重症监护和治疗

1. 监测

(1) 基本生命体征监测:包括体温、呼吸、脉搏、血压和血氧饱和度监测。

(2) 神经系统监测:神经系统的监测是非创伤性脑出血患者监测的重要内容。包括①意识;②瞳孔改变;③肢体功能;④反射检查;⑤颅内压监测;⑥电生理学监测;⑦影像学监测。影像学监测在非创伤性脑出血的治疗过程中意义重大,应用 CT 重复检查可以明确颅内血肿的变化过程,特别是在出血早期 6 小时内的复查可对血肿是否增大作出明确判断,通过影像学监测可明确出血后继发的脑水肿、脑积水及其程度变化,对指导治疗极其重要。

(3) 非神经系统监测:①循环系统;②呼吸系统;③肾功能;④肝功能;⑤水电解质平衡与代谢;⑥血液系统;⑦胃肠系统;⑧病原学监测;⑨深静脉血栓监测。

2. 治疗

(1) 控制血压。

(2) 控制颅内压,包括以下几点。①一般性措施:包括控制体温、防治抽搐、床头抬高 30°,避免颅内静脉回流受阻,维持正常动脉血氧分压($PaO_2 \geq 90mmHg$)、补充血容量维持脑灌注压(CPP > 70mmHg);②药物治疗:20% 甘露醇、呋塞米、人血白蛋白、甘油果糖;③脑脊液引流;④过度通气;⑤控制体温;⑥巴比妥酸盐。

(3) 其他治疗:①维持患者每日的营养和水、电解质平衡,根据患者的意识状况,尽早行肠内营养,预防应用抗生素;②止血药物;③镇痛镇静;④血糖的控制;⑤抗癫痫治疗。

(余新光)

第二节　蛛网膜下腔出血与颅内动脉瘤

蛛网膜下腔出血（subarachnoid hemorrhage，SAH）是指脑底部或脑表面血管破裂后，血液流入蛛网膜下腔引起相应临床症状的一种脑卒中，又称为自发性蛛网膜下腔出血。继发性蛛网膜下腔出血是指脑实质内出血、脑室出血、硬膜外或硬膜下血管破裂血液流入蛛网膜下腔者，多见于外伤。本节内容仅论述自发性蛛网膜下腔出血。蛛网膜下腔出血是仅次于脑梗死、脑出血的第三大神经系统急危重症，其中颅内动脉瘤破裂是 SAH 的最常见病因，形成动脉瘤的主要病因包括先天性、感染性、外伤性、动脉硬化性、剥离性等动脉瘤。其他如脑动静脉畸形、高血压、动脉硬化、脑底异常血管网、胶原血管病、颅内肿瘤、炎性病变等约占 10%。

1. 蛛网膜下腔出血的诊疗经过　通常包括以下环节：

（1）做出是否蛛网膜下腔出血的诊断：包括临床症状与体征及辅助检查。

（2）明确蛛网膜下腔出血的危重程度：包括意识障碍严重程度、脑神经损害、脑膜刺激征等体征，以及有助于判断病情严重程度的其他体征。

（3）明确蛛网膜下腔出血的病因：如何选择合理的检查手段。

（4）蛛网膜下腔出血病因学诊断前的支持治疗。

（5）蛛网膜下腔出血的病因学治疗：动脉瘤手术夹闭或介入治疗。

（6）病因学治疗后的综合治疗：包括 SAH 常见并发症的预防与处理。

（7）SAH 病因学的预防性治疗：未破裂动脉瘤的诊断与治疗。

2. 临床关键点

（1）SAH 的初步诊断多为临床诊断，颅脑 CT 是诊断 SAH 首选检查。

（2）对确诊 SAH 的患者需行血管成像检查，脑血管造影是诊断颅内血管动脉瘤的金标准。

（3）破裂出血的动脉瘤一旦确诊，需早期积极外科干预治疗。

（4）术后患者要积极防治脑积水，血管痉挛等并发症。

病历摘要

男，59 岁。既往高血压病史 1 年。因"突发剧烈头痛 12 小时，意识障碍 5 小时"入急诊室。初步的病史采集如下：患者于凌晨 5 点无明显诱因突然出现剧烈头痛，伴有恶心、呕吐，无肢体无力、麻木、抽搐，无意识不清，无感觉障碍，无言语不清，自服"布洛芬"，头痛有所减轻。7 小时后再发剧烈头痛，并迅速出现意识模糊，小便失禁。

【问题 1】 通过上述问诊，该患者可疑的诊断是什么？

思路 1 根据患者的主诉突发的剧烈头痛，并伴有恶心、呕吐，应高度怀疑蛛网膜下腔出血。

思路 2 有些 SAH 的发生可能会有些诱因，如果在询问病史中能够及时发现这些发生的诱因，有时对明确诊断非常重要。比如患者发病前有剧烈活动，或者用力大便时出现头痛；患者发病前可能存在高血压等慢性疾病。临床上有些患者在动脉瘤破裂前数日或数周往往一些前驱症状，如发病前可出现头痛、恶心等"警告性渗漏"症状。

思路 3 动脉瘤性蛛网膜下腔出血（aneurysmal subarachnoid hemorrhage，aSAH）的行为危险因素包括高血压、吸烟、酒精滥用和使用拟交感神经药物（如可卡因）。既往有 aSAH 病史（有或无残余的未经治疗的动脉瘤）、有动脉瘤家族史（至少 1 例一级亲属患有颅内动脉瘤，特别是有 >2 例一级亲属患病者）、存在 aSAH 家族史、某些遗传综合征（如常染色体显性多囊肾以及 Ⅳ 型 Ehlers-Danlos 综合征等）患者的 aSAH 风险均会增高。

【问题 2】 病史采集结束后，下一步查体应重点做哪些方面？

思路 1 对急诊就诊患者而言，为排除其他可能的疾病进行查体，重点应包括：①对患者脑膜刺激征的检查，有助于 SAH 的诊断；②对患者意识状况的检查：患者的意识情况是患者病情严重程度的反映，有利于评估患者的预后；③对脑神经的检查有助于确定动脉瘤的位置。

思路2　上述这些体征能否有利于判定病情严重程度？这些重点查体主要是有利于初步确定患者病变部位或性质，而对病情严重程度的判断价值有限。如果患者的临床情况较差，需要特别关注患者的体温、呼吸频率、脉搏和血压等生命体征，同时要注意观察患者的意识状态（如是否存在意识障碍）、呼吸困难的程度等情况。

知识点

SAH 的临床表现与评估

1. 典型的 SAH 表现　突然出现的剧烈头痛伴有脑膜刺激征。

2. 当动脉瘤扩张时，会压迫邻近结构而出现相应脑神经麻痹症状，如后交通动脉瘤易引起动眼神经麻痹而出现上睑下垂，大脑前动脉瘤可出现精神症状，大脑中动脉瘤可出现偏瘫、偏身感觉障碍和癫痫发作，而颈内动脉海绵窦段动脉瘤则易压迫第Ⅲ、Ⅳ、Ⅵ脑神经而出现相应临床症状。

3. 迅速采用简单的量表（如 Hunt-Hess 分级、WFNS 分级）评估 aSAH 后临床状况的严重程度，是判断 aSAH 转归最有效的指标。

4. Hunt-Hess 分级　Ⅰ级：无症状或轻微头痛及轻度颈强直；Ⅱ级：中 - 重度头痛，颈强直除有脑神经麻痹外，无其他神经功能缺失；Ⅲ级：倦睡，意识模糊，或轻微的灶性神经功能缺失；Ⅳ级：木僵，中或重度偏侧不全麻痹，可能有早期的去大脑强直及自主神经系统功能障碍；Ⅴ级：深昏迷，去大脑强直，濒死状态。

查体记录

查体：患者深昏迷，GCS 评分 4 分，Hunt-Hess Ⅳ级，双侧瞳孔不等大，左侧 1.5mm，右侧 2.0mm，光反射消失，双上肢肌力 0 级，双下肢肌力 3 级，肌张力增高，颈强直，克氏征阳性，布氏征阳性，余未见明显神经系统阳性体征。

【问题3】　结合上述体检结果，为明确诊断应进一步实施哪些检查？

思路1　对急诊患者而言，快速准确地做出诊断至关重要：①包括颅脑 CT、MR 及增强 CTA、MRA 的选择，应考虑准确性及检查耗时；②在影像学检查阴性情况下，如何准确做出 SAH 的诊断。

思路2　应该仔细分析造成 SAH 误诊的原因，主要包括：①不典型的临床表现；②CT 检查时间对 SAH 诊断的影响；③腰椎穿刺假阳性的鉴别。

知识点

SAH 患者的诊断步骤

1. 非强化的高分辨率的 CT 扫描　SAH 后 48 小时内进行 CT 扫描阳性率可达 95% 以上，表现为蛛网膜下腔内高密度（白色）。颅脑 CT 尚可明确脑积水以及伴有占位效应的血肿。此外，颅脑 CT 所见的出血量（Fisher 分级），也是预测脑血管痉挛的重要预后因素。

Fisher 分级　Ⅰ级：CT 平扫未发现血液；Ⅱ级：弥漫性蛛网膜池薄层（<1mm）出血；Ⅲ级：出血层厚度（>1mm）；Ⅳ级：脑实质血肿（ICH）和脑室出血（IVH）。

2. 如果 CT 阴性：对可疑的患者进行腰椎穿刺，后者是 SAH 最敏感的检查方法，但应注意鉴别穿刺损伤的假阳性和避免因过度降低脑脊液压力、增加跨壁压力而促使再出血的可能。

3. 对于 CT 不能确诊的 aSAH 患者行磁共振检查（液体衰减反转恢复序列、质子密度成像、弥散加权成像或梯度回波序列）是合理的。

辅助检查

结合病史及查体怀疑蛛网膜下腔出血，通过绿色通道急诊行颅脑 CT 检查。结果见图 5-4。

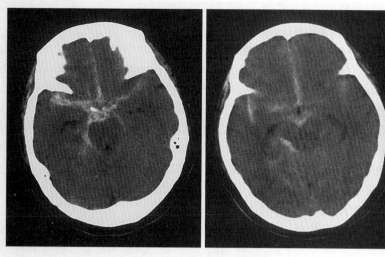

图 5-4 急诊 CT 扫描结果

【问题4】 自发性蛛网膜下腔出血患者,应该如何进行病因学检查前的支持治疗?

思路1 aSAH 患者病因学治疗前,可能存在的并发症,主要包括动脉瘤再出血、脑积水等。

动脉瘤再出血与高死亡率、幸存者预后不良密切相关。再出血风险的高峰时段为发病后最初的 2～12 小时。早期再出血较晚期再出血者预后更差。与动脉瘤再出血相关的因素包括治疗动脉瘤的时间较晚、入院时功能状态较差、发病时有意识丧失、有先兆头痛(持续>1 小时的严重头痛,但未诊断 aSAH)、动脉瘤的体积较大和收缩压>160mmHg 等。

思路2 除外科干预的病因学治疗外,防止动脉瘤再出血的措施有哪些?

预防再出血的最佳方法是早期手术。然而,手术治疗的延误仍然造成了一个再出血的时间窗。卧床休息与高动力学治疗不能预防再出血。普遍认为,应予以有效控制 aSAH 发生后到动脉瘤手术前的急性高血压,但尚未限定血压控制的具体数值。对动脉瘤不能及时手术的患者,抗纤溶药物可以降低动脉瘤再出血的风险,但可能增加脑梗死的危险,因此对疾病总的预后没有影响。在患者出现血管痉挛的风险较低和 / 或需要延期手术时,应考虑使用抗纤溶药物治疗预防再出血。

思路3 aSAH 后急性脑积水如何处理?是否常规需要外引流治疗?

15%～87% 的 aSAH 患者可发生急性脑积水。仅部分急性 aSAH 相关脑积水患者会发展为分流依赖性慢性脑积水,其发生率为 8.9%～48%。与 aSAH 相关的急性脑积水通常使用脑室外引流(external ventrieular drainage,EVD)和腰大池引流进行处理。经 EVD 治疗后,急性脑积水患者的神经功能通常可以得到改善。

思路4 除上述防止神经系统并发症的专科处理外,aSAH 患者一般对症支持治疗应注意哪些问题?

尽管尚无证据支持卧床能够防止再出血,但仍强烈建议 aSAH 患者卧床休息、吸氧、保持大小便通畅,保持环境安静,限制探视。此外,出血的刺激性疼痛可导致患者烦躁,甚至诱发再出血;应给予适当镇痛和镇静治疗。aSAH 后急性期内高钠血症和低钠血症都很常见。低钠血症的发生率为 10%～30%,但应注意鉴别脑耗盐综合征与抗利尿激素分泌异常综合征,两者发生低钠血症的原因不同,处理方式也完全不同;围手术期应监测血生化,保持电解质稳定及维持正常容量。此外,aSAH 患者发病后可能会出现明显心肺功能下降和血压变化,应密切进行心电监测,对于重型患者还需行血流动力学监测。

知识点

SAH 病因治疗前的对症支持治疗

1. aSAH 治疗前存在动脉瘤再破裂出血及急性脑积水的可能。

2. 预防再出血的药物治疗包括控制血压及抗纤溶药物,但应平衡卒中、再出血与脑灌注维持的关系。

3. 与 aSAH 相关的急性症状性脑积水应采取脑脊液分流的处理方式,根据临床情况选择脑室外引流(EVD)或腰大池引流。

【问题5】 自发性蛛网膜下腔出血患者,如何选择病因学检查?

思路1　自发性 SAH 患者最准确的病因学检查方法是什么?

数字减影血管造影(DSA)是脑动脉瘤诊断的"金标准",在 80%~85% 的患者中可显示出出血来源(通常是动脉瘤);并显示是否存在血管痉挛。在进行 DSA 检查中,应遵循以下原则:①首先检查高度怀疑的血管(以防患者状况改变,而不得不停止操作);②继续完成全脑血管(4 根血管)造影(即使动脉瘤已经显现),以除外其他的动脉瘤并且评价侧支循环;③如果存在动脉瘤或者怀疑有动脉瘤,获得更多的位像以帮助描述动脉瘤颈指向;④对于可疑前交通动脉瘤,可能需要颈部注射时进行交叉压迫(首先确定受压颈动脉无血管斑块),或应用更高注射速率以利于血流通过前交通动脉;⑤双侧颈内及椎动脉造影阴性情况下,还需要双侧锁骨下动脉及颈外动脉造影,以除外脑脊髓血管畸形的可能。应该注意的是,作为一种有创性的检查方法,其术后并发症的发生率为 0.3%~0.5%。

思路2　无创血管影像检查能否代替有创的 DSA 检查?

随着最佳图像采集方案的确定及扫描设备硬件和软件的改善,MRA 的应用经验逐步提高。发现直径>3mm 颅内动脉瘤的敏感性为 86%~95%。影响 MRA 检出率的因素包括动脉瘤大小、相对于磁场的动脉瘤中血流速度和方向、血栓和钙化。日前 MRA 为有效的筛选检查,用于高危患者包括颅内动脉瘤的一级亲属。据报道在发现直径 2.2mm 的动脉瘤方面敏感性为 95%,特异性为 83%。与传统的血管造影不同,CTA 可显示三维图像并有助于了解与相邻骨性结构的关系。

知识点

SAH 的病因学诊断

1. CTA 可被用于 aSAH 病因学诊断;如果 CTA 检查阴性,推荐进行 DSA 检查。

2. 全脑 DSA 是诊断颅内动脉瘤的金标准;其术后并发症的发生率为 0.3%~0.5%。旋转造影和三维重建(3D-DSA)技术可提高动脉瘤检出率,并且可以准确显示动脉瘤形态以及与邻近血管的关系。

3. 脑血管造影可以为外科治疗提供以下重要信息:①脑血管解剖;②动脉瘤的位置和责任病灶;③动脉瘤的大小和形状,瘤顶和瘤颈的指向;④动脉瘤与载瘤动脉以及穿支动脉的关系;⑤是否合并脑动脉狭窄和血管痉挛。

4. 首次 DSA 检查阴性的 SAH 患者,推荐 2~4 周后再次行 DSA 检查。

辅助检查

该患者行全脑血管造影检查,结果提示基底动脉尖动脉瘤、后交通动脉动脉瘤、右侧大脑中动脉瘤(图 5-5)。

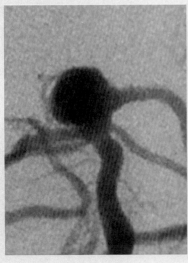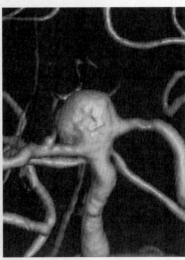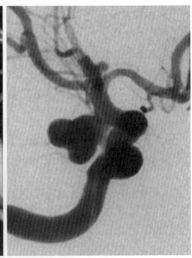

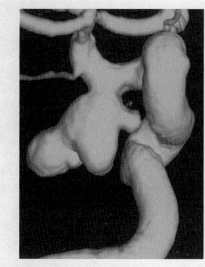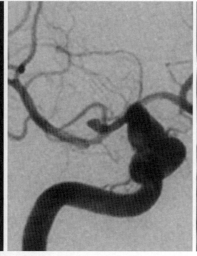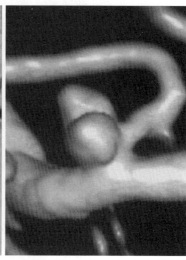

图 5-5 全脑血管造影检查结果

【问题6】 对于多发颅内动脉瘤，如何判断破裂出血的责任动脉瘤？

思路1 与未破裂动脉瘤比较，破裂动脉瘤的形态学特征有哪些？

动脉瘤体最大径的大小被认为是破裂出血的危险因素之一。与未破裂动脉瘤比较，破裂动脉瘤往往瘤体较大、形态欠规则或伴有子囊形成。伴有瘤周载瘤动脉的血管痉挛也高度提示破裂动脉瘤。

思路2 蛛网膜出血部位能否提示破裂动脉瘤的位置？

非增强颅脑 CT 扫描有助于预测动脉瘤的位置，如前纵裂血肿提示前交通动脉瘤，特别是伴有侧脑室内积血的情况下；而蛛网膜下腔积血集中于侧裂提示大脑中动脉瘤，单纯仅有脑室内积血则提示低位后颅窝来源动脉瘤，如小脑后下动脉瘤或椎动脉瘤。

【问题7】 该患者结合出血部位及动脉瘤的形态学，考虑右侧后交通动脉瘤为责任病灶。该如何选择下一步治疗方案？

思路1 对于已经发生破裂出血的动脉瘤，何为最佳的治疗时机？

动脉瘤一旦发生破裂出血，容易发生再次破裂出血（24 小时内再出血发生率为 4%～13.6%），发生再出血的患者中 80% 以上的患者预后不良，并且再出血发生越早其预后越差。因此，动脉瘤一旦破裂应紧急手术治疗。

思路2 动脉瘤的治疗方式有哪些？

颅内动脉瘤的手术治疗主要包括开颅夹闭治疗和血管内介入治疗两种方式。治疗的核心思想是将动脉瘤排除于脑循环外，并减轻动脉瘤对邻近结构的占位效应。开颅手术包括动脉瘤颈夹闭、动脉瘤包裹加固术以及载瘤动脉夹闭或动脉瘤孤立术。动脉瘤颈夹闭术仍是开颅手术治疗的首选方法。术中可通过控制性降压或载瘤动脉临时阻断，以减少分离时出血的机会。采用显微手术明显提高动脉瘤的治愈率。载瘤动脉夹闭或动脉瘤孤立术往往用于瘤颈不可能夹闭或者梭形夹层动脉瘤的病例，其适用病例与介入治疗的载瘤动脉闭塞相近。术前应进行球囊闭塞实验，如不能耐受者，应考虑颅内外血管搭桥重建后再行动脉瘤孤立治疗。

颅内动脉瘤的介入治疗技术根据是否保留载瘤动脉可以分为重建性治疗和非重建性治疗两大类。非重建性治疗主要是包括动脉瘤体及载瘤动脉的原位闭塞术（trapping）和近端载瘤动脉闭塞术（proximal occlusion）。应用此类技术后血流代偿性增加的部位新生动脉瘤的风险增加，多见于前交通动脉和基底动脉顶端，对于预期寿命较长的年轻患者风险更高，发生率为 7.3%～19.4%。此外，并非所有患者均能耐受载瘤动脉闭塞；对于闭塞载瘤动脉后可能引起严重功能障碍者，术前必须行球囊闭塞试验。但即使术前球囊闭塞试验阴性，仍然伴有 4%～15% 的缺血事件发生率。因此，非重建性治疗目前仅作为部分难治性动脉瘤，如假性动脉瘤、末梢动脉瘤和夹层动脉瘤的可选方法。

重建性治疗技术包括单纯弹簧圈栓塞、球囊辅助栓塞、支架辅助栓塞和血流导向装置等方法，其治疗目的在于保持载瘤动脉通畅的同时,改变瘤内的血流动力学直至动脉瘤与循环系统完全隔离,以消除再出血的风险。其中单纯弹簧圈栓塞是最主要的方法,也是目前颅内窄颈动脉瘤的首选治疗方法。颅内宽颈动脉瘤早期被认为不适于采用介入治疗,多采用开颅夹闭治疗。但随着神经介入医师经验的积累以及新型介入材料的出现,颅内宽颈动脉瘤的介入治疗可以通过采用微导管(丝)辅助技术、多微导管技术、球囊辅助技术和支架辅助技术等实现。这几种方法互为补充,其中球囊辅助技术和支架辅助技术应用较多。

思路3 如何选择动脉瘤的治疗方式?

随着显微外科手术及血管内治疗技术的发展,制订适合各种患者亚群及确定动脉瘤特征的临床路径仍在不断细化,临床决策中需要根据患者和动脉瘤的特点选择适宜的手术方法。ISAT研究是目前唯一进行的比较开颅夹闭和血管内介入治疗的多中心随机对照临床试验。结果显示,介入组致死致残率显著低于开颅夹闭组(24%与31%),并发症率分别为8%和19%。癫痫和严重认知功能下降发生率也低于开颅组,但晚期再出血率高于开颅手术组(2.9%与0.9%)。该研究确定血管内介入治疗在颅内动脉瘤治疗中的地位。结果公布以后,越来越多的临床医生倾向于采用血管内介入的方法治疗颅内动脉瘤。

但在临床工作中决定患者手术还是介入治疗需要综合考虑多种因素。介入治疗后循环动脉瘤已获得广泛认可。目前多认为介入治疗技术治疗大脑中动脉瘤仍有困难,但是并没有高级别的证据证明开颅夹闭治疗的疗效和安全性优于介入治疗。伴有脑内出血>50ml的患者预后不良发生率增高,但如能在3.5小时内清除血肿可以改善预后,因此建议伴有巨大血肿的患者行手术治疗。如果患者症状出现在血管痉挛期,特别是已被证实存在血管痉挛,则推荐行介入治疗,可同时针对破裂动脉瘤和血管痉挛进行干预。

知识点

动脉瘤的治疗方式

1. 尽早进行病因治疗,以降低动脉瘤再次破裂出血风险;在可能的情况下,应尽可能完全闭塞动脉瘤。

2. 动脉瘤的治疗策略应由经验丰富的脑血管外科医师和血管内治疗医师共同制订,根据患者和动脉瘤特点进行多学科决策。动脉瘤的治疗方案(夹闭或介入)取决于3个方面的多个因素:①患者情况:年龄、伴发疾病、是否伴有脑出血、SAH等级、动脉瘤的大小、部位和形状以及侧支循环情况;②术者经验与操作技能,包括手术资质等;③治疗团队情况,特别是多学科支持程度。

3. 对于从技术上既可以开颅夹闭又可行介入治疗的动脉瘤患者,推荐行血管内介入治疗;后循环动脉瘤患者、高龄患者(>70岁)、自发性aSAH评分较低(WFNS分级Ⅴ/Ⅵ)患者以及处于脑血管痉挛期患者应优先考虑介入治疗。

4. 推荐开颅手术治疗的因素 对脑实质内血肿量较大(>50ml)和大脑中动脉瘤的患者,倾向于显微外科夹闭术。

手术治疗情况

该患者在发病当日急诊行脑血管造影明确为多发动脉瘤的同时,在全麻下针对责任病灶——右侧后交通动脉瘤行血管内栓塞治疗(图5-6)。术后复查颅脑CT未见再发出血及梗死,给予降颅内压、尼莫地平解痉及维持血容量治疗。术后次日患者意识逐渐转清,每天给予腰椎穿刺释放血性脑脊液。患者5天后神志清楚、四肢活动无障碍,转入当地医院继续给予抗血管痉挛及康复治疗。术后1个月,患者意识障碍逐渐加重,出现大小便失禁,行颅脑CT检查提示脑积水,腰椎穿刺提示颅内压340mmH$_2$O;行右侧脑室-腹腔分流术后,恢复正常。

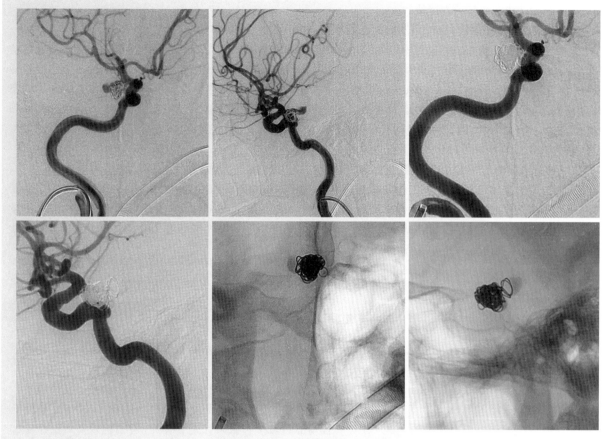

图5-6 右侧后交通动脉瘤治疗过程

【问题8】 在动脉瘤完全闭塞后，如何预防神经功能障碍的发生？

思路1 aSAH患者术后再发神经功能障碍的可能原因有哪些？

aSAH患者行动脉瘤夹闭后，可能因为脑血管痉挛、脑积水、再出血或癫痫等原因导致神经功能障碍的再次发生或者加重。

思路2 aSAH导致的迟发性脑缺血（DCI）如何诊治？

aSAH导致的迟发性脑缺血主要由血管痉挛和减压病引起。30%～70%的aSAH患者可出现血管痉挛，最常见于动脉瘤破裂后7～10天，2～4周逐渐消失；约半数血管痉挛患者可出现迟发性缺血性神经功能缺损，脑血管痉挛的发生以及迟发性脑缺血损害是影响动脉瘤性SAH患者预后最重要的原因。但症状性血管痉挛应与脑积水、脑肿胀、再出血、电解质紊乱、呼吸衰竭等相鉴别。经颅多普勒超声探测（transcranial Doppler，TCD）是一种无侵袭性技术，可以测定脑血流速度以判断脑血管痉挛的存在。脑血管痉挛TCD检查的诊断标准为大脑中动脉平均流速超过120cm/s，如超过140cm/s预示将发生迟发性缺血性神经功能障碍（DIND），超过200cm/s者多数将发生脑梗死。脑血管痉挛的形态学诊断主要靠脑血管造影，可见痉挛的脑血管比正常管径细。特别是前后造影图像对比，有助于排除动脉硬化、先天性动脉发育不良、占位病变的压迫或牵拉和造影中的伪像（例如血液的层流、造影剂充盈不足）等因素所造成的血流变细，方可诊断为脑血管痉挛。脑血管痉挛的发病机制极为复杂，目前仍未能完全阐明。得到多数学者公认的是，导致血管痉挛的最根本原因是破入蛛网膜下腔的积血及其裂解产物（特别是氧合血红蛋白）。因此，如能在痉挛发生之前清除脑池内积血，理应可防止血管痉挛。

DCI确诊后的初始治疗是改善血流动力学，增加脑灌注。传统的加强血流动力学疗法包括血液稀释、高血容量和高血压疗法（3H疗法）。现在越来越多的文献开始把治疗重点从3H疗法转向保持血容量和诱导性高血压的治疗。对增强血流动力学法不能奏效的患者，表现为突然局灶性神经功能障碍，同时血管成像显示的局部病灶与症状相符者，可以进行血管内介入治疗。介入治疗包括对狭窄血管行球囊血管成形术和对远端血管进行血管扩张药物的灌注。所用的血管扩张药物主要是钙通道阻滞剂或Rho激酶抑制剂，但一氧化氮供体类药物也在小规模地应用。

思路 3 在 aSAH 急性期后,再发脑积水的原因与治疗?

分流依赖性慢性脑积水的发生率达 8.9%～48%。慢性脑积水则由于蛛网膜与软脑膜之间纤维形成和粘连,造成脑脊液流动不畅或蛛网膜颗粒的吸收功能受限所致。蛛网膜下腔出血量的多少和分布是急性和慢性脑积水的一个决定因素。一项 Meta 分析结果显示手术夹闭后分流依赖性慢性脑积水的发生率低于栓塞组,但更多的研究未能提示两种治疗后脑积水发生率的差异。有学者认为,终板造瘘术可以降低分流依赖性慢性脑积水的发生率,但 Meta 分析提示不能证实这一结论。

思路 4 aSAH 相关性癫痫如何预防与处理?

aSAH 患者中癫痫的发生率可高达 26%,可能与大脑中动脉瘤、积血厚度、合并血肿、再出血、脑梗死、神经功能分级较差等因素有关。破裂动脉瘤患者的治疗方式能影响癫痫的发生率。ISAT 研究提示,血管内治疗的患者癫痫发生率显著低于手术夹闭组。虽然尚缺乏支持 aSAH 后常规使用抗癫痫药物的高质量证据,但由于急性 aSAH 的重症患者一旦发生癫痫,可能会加重脑损伤或导致未处理的动脉瘤再出血,故 aSAH 患者在中短期内使用抗癫痫药物仍然很普遍。

知识点

并发症的治疗与预防

1. 脑血管痉挛 ①所有 aSAH 患者应接受尼莫地平治疗,在预防脑血管痉挛的同时,有助于改善神经功能的转归。其他钙离子拮抗药物,无论是口服或静脉注射,疗效均不确切。②保持等容和正常循环血容量以预防减压病(decompression illness, DCI),出现 DCI 时予以诱导性高血压治疗。③经颅多普勒超声可以用于检测脑血管痉挛的发生,而脑血流灌注成像有助于发现潜在的脑缺血;④对症状性脑血管痉挛的患者行脑血管成形术和/或选择性动脉内血管扩张治疗是合理的,特别是对高血压疗法未能迅速起效的患者。

2. 脑积水 aSAH 相关的慢性症状性脑积水应采取永久的脑脊液分流治疗。常规行终板造瘘术并不能有效地降低分流依赖性慢性脑积水的发生率。

3. 癫痫 出血后可立即使用预防性抗癫痫药物;对于有迟发性癫痫危险因素的患者,若先前曾有痫性发作、脑内血肿、难治性高血压、脑梗死或大脑中动脉瘤等患者,可考虑长期使用。

【问题9】 该患者同时伴发的未破裂动脉瘤——基底动脉尖动脉瘤及大脑中动脉瘤,是否需要治疗?

思路 1 未破裂动脉瘤破裂风险评估应该考虑哪些因素?

未破裂动脉瘤的处理是神经外科领域最具争议的话题之一。尽管颅内动脉瘤破裂出血的风险与瘤体大小的相关性还存在争议,但多项研究表明二者之间存在正相关。对于小型或微小动脉瘤的治疗,临床决策中应综合考虑其他多种因素,包括动脉瘤的形态和位置、动脉瘤数量、家族史以及基础疾病等以充分估计动脉瘤破裂的风险。后循环、后交通和前交通动脉动脉瘤破裂出血的风险最高,而颈内动脉海绵窦段动脉瘤破裂的风险很低,即使破裂一般也不会引起严重的 aSAH;形态不规则伴有子囊的动脉瘤破裂风险显著升高,为不伴子囊动脉瘤的 1.63 倍。颅内多发动脉瘤破裂风险显著高于单发动脉瘤患者,特别是有 SAH 病史的患者更应该接受更为积极的治疗,此观点已经被广泛接受。家族性动脉瘤由于发病机制不明、常伴有遗传性结缔组织病、发病年龄较小以及多发比例高等原因,较非家族性动脉瘤有更高的破裂风险。此外,对于患有某些基础疾病,需要长期口服抗凝或抗血小板凝集药物的动脉瘤患者,由于一旦破裂导致灾难性出血的可能性较大而应考虑积极干预。对于那些未治疗的未破裂动脉瘤也应定期随访,如有直径变化或形态改变亦应尽早干预。

该患者于脑室-腹腔分流术后 2 个月回院复查血管造影并行基底动脉尖及大脑中动脉瘤血管内栓塞治疗。手术顺利,术后 3 天出院(图 5-7)。

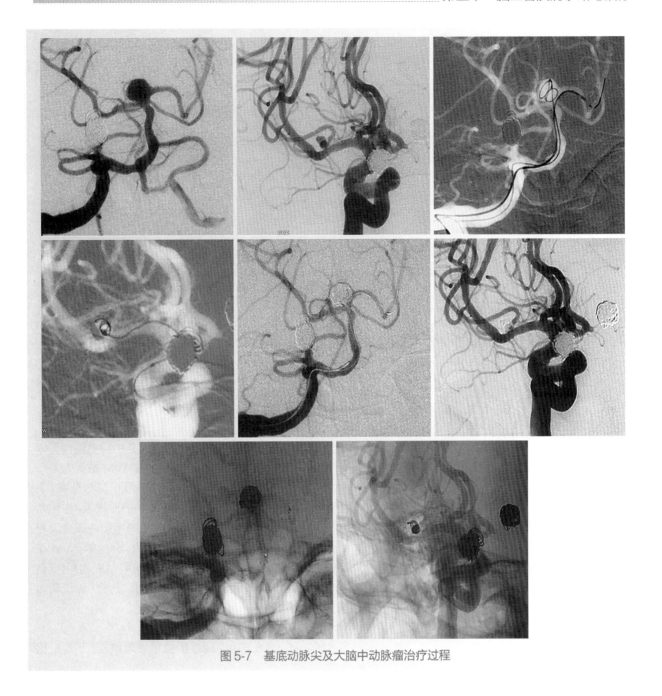

图 5-7　基底动脉尖及大脑中动脉瘤治疗过程

知识点

SAH 转归与预后

　　作为神经系统常见急危重症，SAH 致死率与致残率均较高。然而随着医疗水平的提高与院前急救系统的完善，过去几十年间 SAH 患者死亡率在全球范围内缓慢下降。约 10% 的患者在接受治疗以前死亡。30 天内病死率约为 25% 或更高。再出血的病死率约为 50%，2 周内再出血率为 20%～25%，6 个月后的年复发率为 2%～4%。

　　脑蛛网膜下腔出血后的病程及预后取决于其病因、病情、血压情况、年龄及神经系统体征。动脉瘤破裂引起的蛛网膜下腔出血预后较差，脑血管畸形所致的蛛网膜下腔出血常较易于恢复。原因不明者预后较好，复发机会较少。年老体弱者，意识障碍进行性加重，血压增高和颅内压明显增高或偏瘫、失语、抽搐者预后均较差。

（刘建民）

蛛网膜下腔出血救治流程

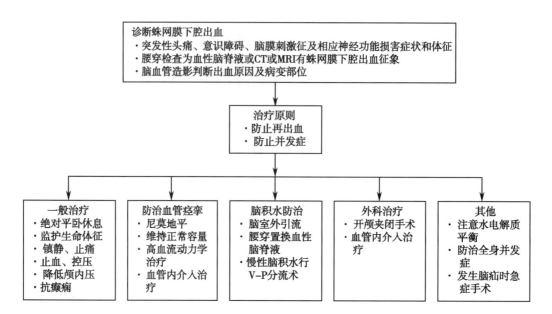

第三节　脑动静脉畸形

脑动静脉畸形（arteriovenous malformation，AVM）是脑动静脉之间通过异常血管网而非中间毛细血管床相连接的一种血管畸形，这些异常血管网称为血管巢（nidus），其中通常不含有脑组织。脑 AVM 被认为是一种先天性的血管病变，可能来自原始血管网中动静脉间直接短路的残留。畸形血管团一般呈楔形分布，尖端指向脑室壁，近半数的脑 AVM 位于大脑前、中、后动脉的分水岭区。脑 AVM 可随着年龄而增大，也经常随着年龄的增长，从低流量发展为大流量、高压力的病变，并可能由于血流的增大而并发畸形团内或血流相关性动脉瘤等继发性病变。脑 AVM 的发病率总体较动脉瘤小，确诊时的平均年龄为 33 岁，64% 的 AVM 在 40 岁以前被诊断出。脑出血、癫痫和头痛是脑 AVM 最常见的临床表现。脑 AVM 是青壮年（15～45 岁）自发性脑出血最常见的病因。脑出血是脑 AVM 患者预后不良的主要原因。脑 AVM 的大小、部位、血流动力学特征和是否合并动脉瘤是影响出血的主要危险因素。

1. 脑 AVM 的诊疗经过　通常包括以下环节：

（1）拟诊：主要有两种情况。一是根据脑出血患者的年龄、出血部位、间接影像学表现拟诊；二是根据非特异性症状如癫痫、头痛等进行的影像学检查拟诊。

（2）确诊：选择合理的检查手段，"金标准"是脑血管造影检查。

（3）判定脑 AVM 出血的危险性。

（4）判定脑 AVM 治疗的危险性。

（5）脑 AVM 的治疗：显微外科手术切除、介入栓塞或立体定向放射外科治疗。

（6）脑 AVM 治疗并发症的防治。

2. 临床关键点

（1）脑 AVM 最常见的临床表现为脑出血、癫痫和头痛。

（2）青壮年脑出血首先考虑脑 AVM，脑血管造影是诊断脑 AVM 的"金标准"。

（3）出血型脑 AVM 应积极治疗以消除再出血风险。

（4）脑 AVM 的治疗包括显微外科手术切除、介入栓塞或立体定向放射外科治疗。

病历摘要

男，16 岁。因"发作性左侧肢体抽搐 1 周，突发头痛伴左下肢无力 1 天"入院。初步的病史采集如下：

患者入院 1 周前无明显诱因出现左下肢抽搐，继而发展到左上肢，抽搐约 2 分钟后自行缓解，3 天后再发同样发作一次。无意识丧失，发作后无肢体活动不利，未予重视。今晨突发头痛，呈持续性胀痛，伴有左下肢无力，行走不能，并伴有恶心呕吐。无意识丧失，无言语含糊，无小便失禁。既往无高血压病史。查体：神志清楚，言语流利，双侧瞳孔等大同圆，对光反应灵敏，伸舌居中。左足背伸及远端足趾肌力 2 级，下肢近端肌力正常，左下肢 Babinski 征（+）。其余神经系统查体未见明显异常。

【问题 1】　患者的可疑诊断是什么？

思路 1　患者为青年男性，以发作性左下肢抽搐继以左上肢抽搐，一周内发作两次，发作刻板，首先应当考虑局灶性癫痫发作（Jacksonian 癫痫），为简单部分性发作。病因上，以继发性癫痫的可能性大，明确诊断首先应当进行头颅影像学检查以明确有无颅内器质性病变。

思路 2　第 2 次发病起病急，表现为突发头痛，并伴有肢体无力及恶心呕吐，首先考虑为脑血管病导致的颅内出血，并可能形成脑内血肿，导致颅内局灶性神经功能缺损。结合第 2 次发病的情况，则患者起病时为继发性癫痫的可能性最大。

【问题 2】　首选的检查手段是什么？

思路　对于急诊患者，应当首选快速便捷的检查手段，即颅脑 CT 检查。可以很快明确是否有脑出血以及脑出血的部位和体积，是否合并脑积水。MR 通常不作为首选检查，发病前几小时血肿显示不良，且扫描时间相对较长，患者不易耐受。

辅助检查

结合病史及体格检查怀疑继发性癫痫，脑内血肿，急诊行颅脑 CT 检查。颅脑 CT 平扫检查可见右侧额顶叶脑内血肿，并破入侧脑室（图 5-8）。

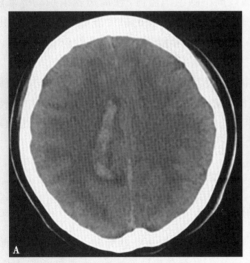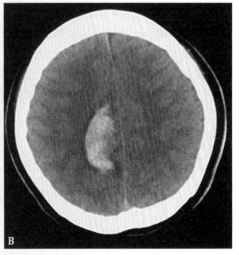

图 5-8　急诊 CT 扫描结果

【问题 3】　青壮年脑出血，如何进一步考虑病因？

思路 1　脑内出血的危险因素包括年龄、性别、种族、既往发生过脑血管事件、肝功能异常以及饮酒、毒品等生活习惯。55 岁以上是脑内出血的高发年龄，年龄每增加 10 岁，发病率增加 1 倍。脑内出血总体上以男性较为多见。在美国，黑人脑出血的发病率高于白人。而东方人发病更高。既往发生过脑血管事件的患者发生脑出血的机会是未发生过脑血管事件患者的 23 倍。饮酒是脑出血明确的危险因素，慢性大量饮酒的患者脑出血的危险性增加为其他患者的 7 倍，发病前 1 周内、24 小时内中重度饮酒也与脑出血的发生密切相关。吸食某些毒品如可卡因、安非他明等可引起脑出血。

思路 2　该患者为青年男性。在一项针对年龄 15～45 岁的非创伤性脑内出血患者的研究中，76% 可推测出血原因。其中脑血管异常是其主要原因，占 41.6%，而高血压导致的脑出血仅占 15.3%。其中脑叶出血多数情况下的病因是脑 AVM，在 40 例脑叶出血中，37.5% 是由于脑 AVM 引起的。另外，单纯疱疹性脑炎、药物滥用、血液系统疾病在青壮年脑出血的病因诊断中也应当考虑，一般都有相关的病史。该青年患者无高血压病史，无药物滥用、大量饮酒等病史，起病急，之前无明显异常，首先考虑脑血管异常引起的脑内出血。

思路 3 脑 AVM 是最常见的脑血管畸形，动脉通过先天性异常发育的血管网与静脉相通形成动静脉短路，导致脑血流动力学紊乱，出现相应的临床症状。这些异常血管网称为血管巢。通常认为脑 AVM 出现于胎儿发育期，虽然很少在宫内及婴儿出生时就发现脑 AVM。近一半的脑 AVM 位于大脑中动脉、前动脉和后动脉的分水岭区，说明脑 AVM 可能发生于胚胎期血管网退化并形成动脉分界时。围绕脑 AVM 的形成有许多理论，多数认为其可能来自原始血管网中动静脉间直接短路的残留，也有的认为其是由于血管生长过程的错乱所致，还有的认为其可能是由于毛细血管和静脉连接处重塑过程中发生障碍所致。脑 AVM 的高血流动力学特性使薄弱的畸形血管团易于发生出血；另一方面，高血流动力学特性导致了供血动脉和畸形团内动脉瘤形成，并造成静脉壁退变，缺乏肌层和弹力层，这些都是造成脑 AVM 出血的原因。

思路 4 脑 AVM 的临床表现有哪些？

（1）出血：是脑 AVM 最常见的症状，占 52%～77%，多表现为脑实质内出血，并可出血至脑室内或蛛网膜下腔。每次出血的死亡率为 10% 左右。半数以上在 16～35 岁发病，高峰期位于 15～20 岁。出血与季节无关，通常发生在正常活动时。怀孕期间的出血危险增加。

（2）癫痫：可在颅内出血时发生，也可单独出现，占全部患者的 18%～40%。一项针对 1 289 例脑 AVM 患者的研究发现，其中 30% 的患者表现为全面性发作，10% 的患者表现为局灶性癫痫。癫痫的原因可能为动静脉畸形的周边脑组织因盗血发生胶质样变以及颞叶动静脉畸形的点火作用（kindling effect）。

（3）头痛：5%～14% 的患者可表现为头痛。头痛无特征性，双侧和单侧均可能出现，定位意义不大。有时可能与偏头痛有关，甚至具有典型的预兆。

（4）局灶性神经功能缺损：不伴有出血或癫痫的局灶性神经功能缺损少见，占 5%～15%，可表现为持续或进展性的神经功能缺损。病灶内的高速血流导致病灶周围脑组织盗血，使周边脑组织动脉灌注压下降，可能是局灶性神经功能缺损的主要原因；另一方面，病灶本身以及扩张的引流静脉对于周边脑组织和静脉沿途脑白质的压迫也可能导致局灶性神经功能缺损。研究表明，年龄大、女性、病灶位于脑深部、引流静脉曲张等是发生局灶性神经功能缺损的独立危险因素。

（5）其他症状：额叶、颞叶的 AVM 可合并精神症状；累及额颞部、眶内和海绵窦的 AVM 可有眼球突出；横窦、乙状窦周围的 AVM 可有颅内杂音；桥小脑角区的 AVM 可因引流静脉压迫三叉神经导致三叉神经痛。另外，在婴儿及儿童患者，因颅内血液循环短路，可伴有心力衰竭。特别是累及大脑大静脉的，心力衰竭甚至可能是唯一的临床症状。

知识点

脑血管畸形的概念

目前没有统一的概念，通常一般把发生在脑动脉和静脉之间的血管结构和功能产生异常的一组脑血管疾病统称为脑血管畸形。狭义上的脑血管畸形目前认为大多是先天性的，主要包括脑 AVM、静脉畸形、毛细血管扩张症、血管曲张、海绵状血管瘤、Galen 大脑大静脉动脉瘤样畸形。广义的脑血管畸形还包括由于获得性原因导致的血管结构异常，主要有硬脑膜动静脉瘘和颈动脉 - 海绵窦瘘，目前认为是获得性血管异常，可由外伤、动脉瘤、炎症等导致。其中 AVM 是最常见的脑血管畸形，是脑动静脉之间通过异常血管网而非中间毛细血管床相连接的一种血管畸形，这些异常血管网称为血管巢。

知识点

脑 AVM 的临床表现

1. 脑出血 是脑 AVM 最常见的症状，占 52%～77%，多表现为脑实质内出血，并可出血至脑室内或蛛网膜下腔。

2. 癫痫。

3. 头痛。

4. 局灶性神经功能缺损。

5. 婴幼儿可伴有心力衰竭。

【问题4】　脑出血患者,应当如何进一步明确诊断?

思路1　CT 平扫除了可以发现脑出血外,还应当注意其他伴随的影像学表现,比如异常钙化,其他占位、水肿,扩张的静脉影,静脉窦部位异常高密度影等,常常可以提示病因。血肿周围的钙化可能是肿瘤、血管畸形病灶或者动脉瘤壁的钙化;血肿邻近或远隔部位的类圆形略高密度影常常为迂曲扩张的引流静脉,提示可能存在脑血管畸形或静脉窦异常;血肿周边的占位、水肿,可能提示肿瘤卒中或大型动脉瘤破裂出血;颅内静脉窦部位的异常高密度,且脑出血位于引流区域,则高度提示静脉窦血栓的可能。较大的 AVM 在 CT 平扫上可见到血管巢钙化和略高密度的异常扩张的静脉影像。

思路2　MRI 平扫对于 AVM 诊断的敏感性和特异性均高于 CT 检查,在 MRI 平扫上,AVM 多呈团块状,T_1WI 和 T_2WI 可见流空信号,无占位效应,周围脑组织可有不同程度萎缩。伴有出血,可表现为不同时期脑内血肿或蛛网膜下腔出血,病灶周围可见环形低信号含铁血黄素沉积。另外,可见病灶周围和远隔部位迂曲扩张的静脉流空影。MRI 上病变周围有明显的水肿,应考虑肿瘤出血的可能。另外,其他脑血管病在 MRI 上也可有特征性的表现。MRI T_2WI 侧裂池内大脑中动脉流空信号的缺失,并可见紊乱的细小流空影则提示烟雾病的可能;大型动脉瘤在 MRI 上通常可以看到特征性的"靶环征";静脉窦血栓则可见静脉窦内"实三角征"。

思路3　考虑脑血管畸形,最准确的检查方法是什么?

DSA 检查也是诊断脑血管畸形的"金标准"。规范完整的 DSA 检查可以清楚辨别脑血管畸形的血管构筑学特征。对于 AVM,可以显示血管巢的大小及部位,供血动脉来源,引流静脉及引流方向,是否合并动脉瘤,是否合并静脉瘤样扩张、静脉流出道梗阻等结构信息,也可以显示血流速度。其影像学特征为紊乱缠绕的血管团,供血动脉扩张,血流速度增快,多在动脉期即可观察到引流静脉显影,引流静脉迂曲扩张,引流入静脉窦。部分患者合并供血动脉及畸形团内动脉瘤,引流静脉也可呈瘤样扩张。后颅窝 AVM 合并供血动脉瘤的概率更大,并常常是出血的原因。由于脑血管畸形种类多样,结构各异,血流动力学差异明显,所以在行脑血管造影时应当注意到几个方面的问题:①挑选所有可能相关的血管,脑 AVM 的供血动脉主要为颈内动脉、椎动脉分支,但亦有少数表浅病变接受来自颈外动脉分支的血供;②适当的曝光频率,由于脑血管畸形通常血流较快,较快的曝光频率才能获得足够的血流动力学和结构信息;③足够的曝光时间,海绵状血管瘤和静脉畸形等脑血管畸形常在静脉晚期才显影,另外,对于 AVM、动静脉瘘等病变,也需要足够的曝光时间来观察静脉段的血流情况。当然,并非所有的脑血管畸形在血管造影上都可以显影,据估计 10% 左右的脑血管畸形为血管造影隐匿性血管畸形,其中包括 AVM、静脉血管畸形、海绵状血管瘤等。CTA 和 MRA 等无创的脑血管检查亦可以显示 AVM,但是敏感性不高,且无法显示结构上的细节。在结构的显示上,CTA 优于 MRA,但是 MRI 和 MRA 可以更好地显示 AVM 和邻近结构的关系。

知识点

AVM 的影像学表现

1. CT 平扫除了可以发现 AVM 可能伴随的脑出血外,还可能见到血管巢的钙化,以及病灶邻近或远隔部位的类圆形略高密度影,提示为迂曲扩张的引流静脉。

2. MRI 平扫上,AVM 病灶多呈团块状,T_1WI 和 T_2WI 可见流空信号,病灶周围和远隔部位迂曲扩张的静脉流空影。伴有出血可呈不同时期脑内血肿表现或蛛网膜下腔出血,病灶周围可见环形低信号含铁血黄素沉积。

3. DSA 检查也是诊断 AVM 的"金标准" 其影像学特征为紊乱缠绕的血管团,供血动脉扩张,血流速度增快,多在动脉期即可观察到引流静脉显影,引流静脉迂曲扩张。部分患者合并供血动脉及畸形团内动脉瘤,引流静脉也可呈瘤样扩张。后颅窝 AVM 更容易合并供血动脉瘤,并常常是出血的原因。

【问题5】 脑室内积血的患者,怀疑出血为血管畸形导致的,应作何处理?

思路1 应考虑到是否发生梗阻性脑积水,应密切观察病情,根据患者头痛、意识状态定期复查颅脑CT,以明确有无急性梗阻性脑积水。若发生急性梗阻性脑积水,应当急诊行脑室外引流术,必要时行双侧脑室外引流。对于后颅窝出血发生急性梗阻性脑积水,必要时需行血肿清除及后颅窝减压手术。

思路2 脑室内积血钻孔引流术后,可以常规注射溶栓药物促进血肿吸收吗?

钻孔引流并溶栓药物血肿腔内注射是治疗原发性脑室内出血的有效方法。但是对于可疑血管畸形的脑室内积血患者,使用溶栓药物可增加再出血的风险。所以,对于原因不明的脑室内出血患者,应当避免盲目血肿腔内溶栓药物灌注。

辅助检查

该患者行全脑 DSA 检查,结果显示为右侧额叶 AVM(图 5-9)。

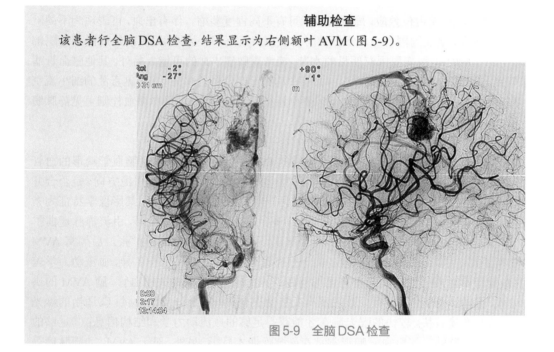

图 5-9 全脑 DSA 检查

【问题6】 什么样的 AVM 容易出血,其自然病史如何?

思路1 AVM 出血的危险因素有哪些?

AVM 出血的危险因素主要包括:①临床表现。目前已知与出血风险最确切的危险因素是患者是否有AVM 出血病史,出血的 AVM 再出血的风险 2 倍于未破裂 AVM 的出血风险。②AVM 的大小。一般认为小型 AVM 更容易发生出血,可能与小型 AVM 的供血动脉压力更高有关。③深部静脉引流。仅通过脑室旁静脉、Galen 和小脑皮质静脉等深部静脉引流的 AVM 患者更容易发生出血。④AVM 位于深部。⑤幕下 AVM。⑥合并动脉瘤。有研究发现,合并动脉瘤的 AVM 年出血率可达 7%,高于没有动脉瘤的 AVM 患者(3%)。没有证据表明性别与 AVM 的出血与否相关。

思路2 以出血为表现的 AVM 的自然病史:既往出血是 AVM 出血的最主要的危险因素,因此,已出血的 AVM 很容易发生再出血。但与破裂动脉瘤相比,AVM 首次出血后的年再出血率较小,并呈逐年下降的趋势。2009 年多伦多大学的研究团队发现,出血后第一年的再出血概率为 9.65%,而 5 年后每年的再出血风险下降到 3.67%。然而,也有长期随访的研究指出,AVM 每年的出血率为 4%,似乎与首次临床表现无关。

思路3 未出血 AVM 的自然史:一项针对未破裂 AVM 的研究指出,在平均 8.2 年的随访过程中,18.2%

的患者发生脑出血年出血率为 2.2%。近来国际首个针对未出血脑 AVM 开展的多中心随机对照临床试验(A randomized multicenter clinical trial of unruptured brain AVMs，ARUBA)初步结果公布，在平均随访的 33 个月中，出血率为 5.6%，年平均出血率与既往研究相似。在癫痫的控制方面，药物治疗可以较好地控制癫痫的发作。

知识点

AVM 出血的危险因素

①出血病史；②小型 AVM；③仅通过脑室旁静脉、Galen 和小脑皮质静脉等深部静脉引流的 AVM；④深部 AVM；⑤幕下 AVM；⑥合并动脉瘤。

【问题7】 AVM 应当如何处理?

思路1　AVM 的治疗方法有哪些?

脑 AVM 的治疗方法主要有保守治疗、显微外科手术切除、立体定向放射外科治疗(stereotactic radiosurgery，SRS)及介入栓塞治疗。

保守治疗通常只用于未出血的 AVM，对于以癫痫为表现的患者，抗癫痫药物也可以较好地控制癫痫发作，在 5 年的随访过程中，连续 2 年无癫痫发作的患者可以达到 57%。但是对于以出血为表现的患者，一般不考虑保守治疗。

显微外科手术是治疗 AVM 的传统方法，Spetzler-Martin 分级(SMG)1、2 级的 AVM 手术并发症的风险很小，并可以术后即刻治愈，但毕竟是侵入性的治疗；SMG 3 级及以上的 AVM，显微外科手术的风险则显著增加。

立体定向放射外科治疗是利用大剂量的高能质子束从多个角度一次性聚集在靶点组织上达到摧毁靶点治疗疾病目的的治疗方法，应用于 AVM，其作用机制是促使畸形血管的内皮细胞增殖、血管壁增厚、管腔狭窄、最终导致畸形血管闭合。对于直径<3.5cm 的脑 AVM 有效，近来的报道提示尤其对于年轻患者以及未出血的 AVM，经 SRS 治疗后闭塞率较高。但是畸形团的完全闭塞需要 1~3 年的时间，这段时间内有延迟出血的风险，并且并不都能获得治愈；而且对于老年、高级别、病灶较大、邻近功能区的 AVM，迟发性并发症的风险包括放射性水肿的发生率等亦明显升高。

随着血管内治疗技术的不断发展成熟，介入栓塞治疗目前已是国内外治疗 AVM 的重要措施之一。介入栓塞治疗的作用主要在于：①治愈性栓塞，即完全栓塞畸形团，使畸形团和引流静脉不再显影；②靶点栓塞，主要是针对 AVM 相关的出血危险因素如动脉瘤、高流量的动静脉瘘等进行栓塞，降低病变出血的风险；③综合治疗的一部分，手术切除前或立体定向放射外科治疗前栓塞，缩减体积，降低出血风险，以有利于手术的进行或放射外科的治疗。

单纯采用介入栓塞治疗脑 AVM 解剖治愈率较低，一般将其作为综合治疗的一部分或进行靶点栓塞以降低出血风险和相关并发症。近年来，Onyx 成功应用于临床，在 AVM 介入栓塞治疗领域取得了长足的进步。结合球囊等多种辅助材料的应用，使得小型和部分中型的 AVM 仅通过介入栓塞治疗获得解剖治愈成为可能。

思路2　治疗方法选择的原则。

由于对脑 AVM 血管构筑学和血流动力学等尚未完全明了，治疗手段又各有其局限性，对脑 AVM 的治疗存在治愈率低、并发症率较高的状况。目前治疗的主要目标是防止出血和控制癫痫，减少局灶性神经功能缺损。治疗方案的选择依赖于 AVM 的临床表现和对脑 AVM 构筑学的分析，包括分型、部位、大小、供血动脉、回流静脉、循环时间以及合并的异常结构(如动脉瘤、动静脉瘘)等。治疗方案应结合患者的临床状况，做到个体化。

对于未出血的 AVM 是否积极进行外科干预，一直是近年来神经外科、介入神经外科界争论的焦点。未出血 AVM 年出血率低，虽然近年来的观察性研究认为治疗相关的病死率明显下降，但是无论采取何种治疗方法，仍有一定的致死和致残的风险。随着 ARUBA 结果的公布，越来越多的神经外科医生可能倾向于对更多的未出血 AVM 采用保守治疗。当然，ARUBA 试验由于纳入标准过于宽泛，随访时间过短等而备受争议，进一步的随访和亚组分析有望能获得更为准确的结果以指导临床。

以出血为表现或者合并深部静脉引流、AVM 相关动脉瘤以及位于深部的 AVM 出血的风险显著增加。因此,虽然尚缺乏相应的随机对照研究的证据,对于合并这些出血危险因素的 AVM,仍然建议积极进行外科干预治疗,包括手术切除、介入栓塞或合并立体定向放射外科治疗。但究竟是选择这 3 种方法的中的哪一种,还是联合使用多种方法,应根据 AVM 的临床分级和血管构筑学特征综合评价。

思路 3 外科治疗的风险如何评价?

SMG 可以有效地评价显微外科手术的风险。该分级系统采用对手术切除影响最大的 3 个因素进行评分。按照得分总和分为 1~5 级,6 级特指无法治疗的病变,切除这些病变几乎无可避免出现残疾或死亡。SMG 1~2 级的病变经显微外科手术切除后仅有少数患者残留轻度神经功能缺损,4~5 级的患者则约 30% 发生神经功能缺损。因此,SMG 1~2 级的患者多选择显微外科治疗,3 级的患者倾向于介入栓塞治疗,而 4~5 级的患者则应采取以介入栓塞为主的综合治疗。

知识点

AVM 的治疗方法

AVM 的治疗方法包括保守治疗、显微外科手术切除、介入栓塞治疗和立体定向放射外科治疗。

知识点

AVM 的 Spetzler-Martin 分级(SMG)

AVM 的 Spetzler-Martin 分级见表 5-1。

表 5-1 AVM 的 Spetzler-Martin 分级

参数	特征	得分
大小*	小型(<3cm)	1
	中型(3~6cm)	2
	大型(>6cm)	3
引流静脉	仅为表浅静脉	0
	深部静脉参与	1
位置	非功能区	0
	功能区**	1

*血管造影中畸形团的最大径;

**重要结构包括感觉、运动、语言和视觉皮质,下丘脑和丘脑,内囊,脑干,小脑脚和深部小脑核团。

分级与手术预后相关,根据上述得分总和,AVM 可以分为 1~5 级,6 级 AVM 是指无法手术的病变。

手术治疗情况

该患者为出血性 AVM,SMG 3 级。全麻下行 AVM 栓塞术,术后行伽马刀立体定向放射外科治疗。介入栓塞术后即刻 DSA 影像,可见 20% 残余畸形团显影(图 5-10)。伽马刀术后 2 年 DSA 复查,可见畸形团完全消失(图 5-11)。

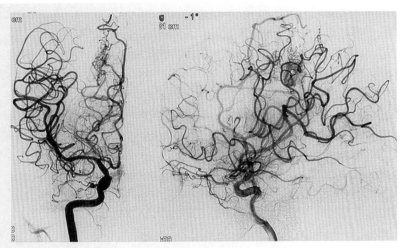

图 5-10　术后即刻 DSA 影像

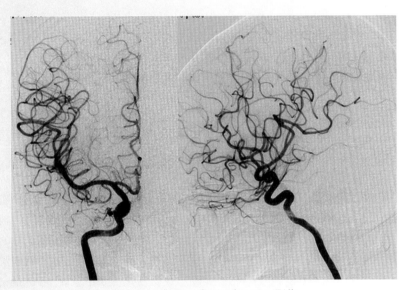

图 5-11　伽马刀术后 2 年 DSA 影像

【问题 8】 AVM 治疗有哪些术后并发症，如何防治？

思路 1　介入栓塞术后并发症及其防治。

（1）脑出血：栓塞术中引起脑出血的常见原因包括微导管微导丝刺破细小的供血动脉；栓塞时推注力过大，使畸形血管团破裂；术毕拔管时导致血管断裂；主要引流静脉过早被栓塞，导致残余畸形血管团引流不畅。预防和应对方法如下：①操作要轻柔；②术中注意保护畸形血管团的引流静脉不先被栓塞；③拔管问题，避免液体栓塞材料反流过多给拔管造成困难；④正常灌注压突破（normal perfusion pressure break-through，NPPB），特征表现为术后水肿或脑出血，其发生机制仍有一定的争议，主要是由于畸形被栓塞后，周边血管的血流动力学明显改变，而阻力血管由于畸形的盗血作用，丧失了自主调节功能所导致的。对于大型高流量的颅内动静脉畸形，应注意控制一期栓塞的体积和术后的降压处理，以降低术后正常脑灌注压突破性脑出血的危险。对于巨大型颅内动静脉畸形，分期栓塞是比较安全的方法。

（2）脑梗死：主要原因为邻近的正常血管内误栓。术中应保持警惕性，保证栓塞血管中没有正常脑组织供血的分支。

（3）肺栓塞：在畸形团内存在高流量直接动静脉瘘的情况下，栓塞材料可能经引流静脉直接进入肺循环，因此对于流量较大的 AVM，应当注意控制血流或首先使用更容易控制的栓塞材料。

（4）癫痫：在使用 Onyx 等材料栓塞时，癫痫发作的可能性增大。对栓塞皮质的动静脉畸形患者，应常规使用抗癫痫药物预防和治疗。一旦发生癫痫，术后要较长时间服用抗癫痫药物，以免复发。

思路2　显微外科手术后的常见并发症。

（1）脑出血：主要原因可能为NPPB、静脉闭塞后的闭塞性充血以及残留的AVM畸形团再出血。

（2）癫痫发作。

思路3　立体定向放射外科治疗的常见并发症。

（1）早期的并发症：早期并发症有头痛和癫痫，16%的患者在治疗后需要服用止痛药来治疗头痛，同时需要止吐药物来治疗呕吐；10%的皮质下AVM患者治疗24小时内有局灶性或全面性癫痫发作。

（2）延迟性并发症：包括：①白质变化，发生于治疗后1~26个月，其中20%的患者有症状，严重的有神经功能障碍或认知功能障碍。约3%与反射性坏死有关。②血管狭窄，发生率约为5%，可能导致脑缺血。③脑神经损伤，CPA的病变治疗后可能出现相应脑神经损伤。④诱发肿瘤，发生率<1‰。

知识点

正常灌注压突破的概念

正常灌注压突破（normal perfusion pressure break-through，NPPB）的特征表现为术后水肿或脑出血。其发生机制是，由于高流量血管畸形的盗血作用，周边的阻力血管丧失了自主调节功能，当畸形被栓塞或切除后，周边血管的血流动力学明显改变，而阻力血管无法通过自身调节限制流量，在正常灌注压的情况下，过多的血流进入毛细血管床，从而导致血管源性脑水肿和脑实质出血。

（刘建民）

第四节　缺血性脑血管病

卒中（stroke）是指脑血管病的急性发作，是全球第二大常见死因。其中缺血性脑血管病引起的缺血性脑卒中约占80%~85%。引起颅内外动脉狭窄、闭塞的原因包括动脉硬化、心源性栓子、炎症、医源性损伤、动脉瘤、先天畸形、肿瘤及外伤等。颈动脉闭塞性疾病是缺血性脑卒中的重要原因，约20%~30%的缺血性脑卒中由颈动脉闭塞性疾病所致。以往这类疾病多采用内科治疗，20世纪50年代在美国首先开展了颈动脉内膜切除术（carotid endarterectomy，CEA）治疗颈动脉粥样硬化性狭窄（carotid atherosclerosis stenosis，CAS），中国人民解放军总医院神经外科于1987年2月率先开展CEA，CEA治疗症状性CAS效果明显优于内科治疗。本节仅论述颈动脉粥样硬化性狭窄。

1. 颈动脉粥样硬化性狭窄的诊疗经过　通常包括以下环节：

（1）详细询问患者的临床症状及相关病史、合并疾病。

（2）查体时重点关注颈部血管杂音、言语、视力、视野、四肢肌力、感觉、认知功能等体征。

（3）针对疑诊患者进行颈动脉超声或颈动脉CTA、MRA等检查，确定颈动脉粥样硬化性狭窄的临床诊断。对于诊断为颈动脉粥样硬化性狭窄的患者应进一步行颅脑CT和/或MRI检查。

（4）选择是否需要进行脑血管造影检查（DSA）。

（5）评估患者心肺功能、血压、血糖等指标，结合患者的情况选择内科或外科治疗。选择外科治疗时应提前给予抗血小板凝集药物。

（6）对于术后患者，继续密切观察，监控血压、心率，给予抗血小板凝集药物，减少并发症。

（7）确定治疗结束的时间、出院随访日期、定期复诊的日期，以及出院后的注意事项。

2. 临床关键点

（1）颈动脉超声是诊断CAS首选检查。

（2）详细评估CAS需行颈动脉CTA或MRA、DSA检查，DSA是评估CAS的"金标准"。

（3）结合患者的情况选择治疗方案及时机。

（4）围手术期要关注心脏、血压等的异常，积极防治心肌梗死、脑梗死、脑出血等并发症。

病历摘要

男，62岁。既往糖尿病15年，高血压12年，高血脂12年，吸烟史20年。因"反复发作右眼视物不清伴左侧肢体无力、麻木1日"入急诊室。初步的病史采集如下：

患者1天前无明显诱因突然发作右眼短暂性失明，左侧上下肢乏力、麻木，持续约2分钟后自行缓解，患者及家属未予注意。来院前1小时上述症状再次发作，持续约5分钟后缓解。为进一步诊治来医院就诊。

【问题1】 通过上述问诊，该患者可疑的诊断是什么？

思路 根据患者的主诉反复发作右眼视物不清伴左侧肢体无力、麻木1日，不伴意识不清、言语不清等，为右侧半球短暂性脑缺血发作（transient ischemic attack，TIA）的典型表现，高度怀疑右侧颈内动脉系统疾病。

知识点

TIA

TIA为短暂局灶性神经功能缺失，数分钟至24小时内即恢复，通常在2分钟内，75%的患者发作时间<5分钟。脑卒中患者中10%～15%有TIA病史，而TIA患者中5年内1/3的患者发生卒中，TIA患者发作后1个月内发生卒中的可能性为5%，1年内发生卒中的可能性为12%。TIA的发生多因低灌注或栓子栓塞引起。

【问题2】 单侧颈内动脉系统缺血的原因？

思路 颈内动脉狭窄、闭塞的原因包括动脉粥样硬化、心源性栓子、炎症、医源性损伤、动脉瘤、先天畸形、肿瘤及外伤等。其中老年人最常见的原因为动脉粥样硬化或心源性栓子脱落。

【问题3】 病史采集后下一步查体应重点针对哪些方面？

思路1 为排除其他可能的疾病，应行的查体包括：①患者意识状态、脑神经功能及小脑功能检查，排除后循环缺血可能；②肢体肌力、感觉检查，评估有无进展性卒中；③心脏检查，排除心房颤动等心源性栓子的危险因素。

思路2 应重点行颈部听诊检查。颈部血管杂音是CAS常见的特异性临床体征，常在体检听诊时发现。但根据颈部杂音判断狭窄程度较为困难，约一半的严重颈动脉狭窄患者并无颈部杂音。

查体记录

查体示：患者意识清楚，脑神经、小脑功能检查未见异常；四肢肌力、感觉检查未见异常。无心房颤动体征。右侧胸锁乳突肌内侧缘中段可闻及与心脏搏动一致的血管杂音。

【问题4】 综合上述体检结果，为明确诊断应进一步实施哪些检查？

思路1 单侧颈动脉系统TIA是CAS的常见临床表现。

知识点

CAS的临床症状

很多CAS患者并无临床症状，而单侧颈动脉系统TIA或卒中是症状性CAS的常见临床表现（部分学者认为头晕、血管源性认知功能下降也可能是CAS的临床症状）。CAS因狭窄导致脑供血减少或斑块不稳定附壁血栓、碎屑脱落导致TIA或卒中，可能因脑缺血导致头晕、血管源性认知功能下降。

思路2 糖尿病、高血压、高血脂、吸烟等是 CAS 的重要危险因素。

知识点

动脉粥样硬化性狭窄的危险因素

一般认为动脉粥样硬化斑块的形成、增长、发生钙化、纤维化、破裂、斑块内出血、新生微血管形成、血栓的形成及炎症反应,均与糖尿病、高血压、高血脂、吸烟等有关。

思路3 对于怀疑 CAS 导致的 TIA 患者,应注意与心源性栓子栓塞、颅内动脉狭窄等疾病导致的 TIA 症状鉴别。

知识点

CAS 与其他疾病的 TIA 鉴别诊断

1. 心源性栓子 有慢性心房颤动等病史,TIA 发作形式不定,反复单支血管 TIA 发作少见。
2. 颅内动脉狭窄 区分颈内动脉(ICA)和大脑中动脉(MCA)缺血症状的唯一特点是短暂性的单眼黑矇。MCA 缺血常有对侧肢体面部无力、感觉障碍、失语、对侧视野缺损,而 ICA 则可能伴有单眼黑矇。MCA 缺血时上肢面部症状重于下肢,而大脑前动脉(ACA)缺血对侧下肢无力症状常重于上肢,也可能伴有精神障碍。脉络膜前动脉缺血也可能因内囊后肢缺血出现偏瘫、偏身感觉障碍、偏盲。大脑后动脉缺血则表现为对侧视野缺损。

辅助检查

综合病史及查体怀疑右侧 CAS,行颅脑 CT 或 MRI、颈动脉超声检查(图 5-12～图 5-17)。

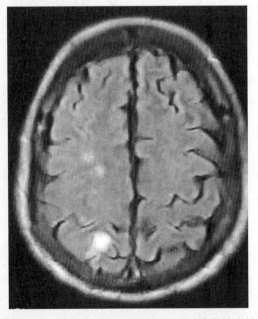

图 5-12 MRI T$_2$ Flair 显示右侧额顶叶多发缺血灶

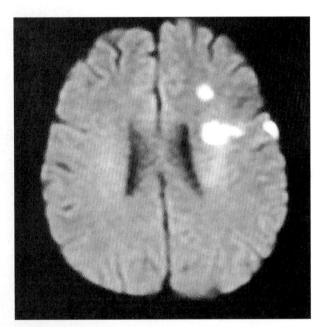

图 5-13 DWI 显示左额叶急性期缺血灶

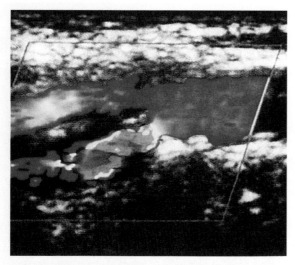

图 5-14　颈动脉彩色多普勒超声

显示颈内动脉起始段狭窄处血流充盈缺损，呈"镶嵌"样血流信号（提示血流速度明显增快）。

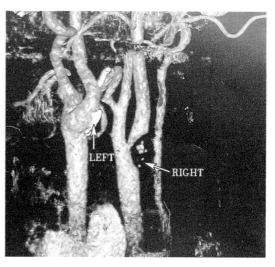

图 5-15　颈动脉 CTA

显示右侧颈内动脉起始段重度狭窄，斑块可见钙化影。

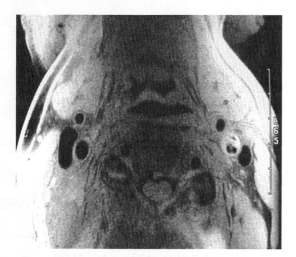

图 5-16　颈动脉高分辨 MRA

显示左侧颈内动脉近端重度狭窄，斑块信号不均。

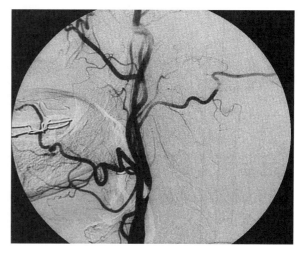

图 5-17　DSA 显示颈内动脉起始段重度狭窄

【问题 5】　如何判读辅助检查？

思路 1　颅脑 MRI T$_2$ Flair 扫描（图 5-12）示右侧额顶叶多发梗死灶。支持半球缺血性脑血管病表现。

知识点

脑梗死的 MRI 表现

弥散加权成像（DWI）在脑缺血发生后数分钟至半小时内即可发现缺血灶，急性期缺血灶在 DWI 上为高信号，约 2～4 周后逐渐转变为低信号。

思路 2　颈动脉超声（图 5-14）显示右侧颈总动脉分叉处及右侧颈内动脉可见粥样硬化斑块，管腔重度狭窄（约 90%）；左侧颈内动脉可见粥样硬化斑块，管腔重度狭窄（约 80%）。

超声检查结果因检查者不同存在差异，应结合临床综合判断。本例颈动脉超声（图 5-14）显示双侧颈动脉系统粥样硬化斑块，右侧颈动脉重度狭窄（约 90%）。结合临床症状体征、颅脑 MRI 检查，高度怀疑右侧颈动脉重度狭窄导致的右侧半球 TIA，将患者收入院。

知识点

CAS 的无创检查与有创检查

1. 无创检查

（1）颈动脉超声：具有简便、经济、无创、可重复检测等特点，能实时检测血流速度和方向，了解斑块的性质，是诊断颈部大血管狭窄的可靠指标。但因操作者不同，检查结果可能出现差异；难以判断颈动脉狭窄部位的高低。

（2）颈动脉 CTA：重度狭窄（70%～99%）的敏感性和特异性分别为 85% 和 93%；颈动脉闭塞的准确性和特异性分别为 97% 和 99%。可判断颈动脉狭窄部位的相对位置；特别是对近闭塞患者可能过度估计狭窄程度。

（3）颈动脉高分辨 MRA：重度狭窄（70%～99%）的敏感性和特异性分别为 99%；中度狭窄（50%～69%）的准确性和特异性为 90%。可了解斑块内的溃疡、钙化、出血、血栓等。同 CTA 一样可判断颈动脉狭窄部位的相对位置，但特别是对近闭塞患者可能过度估计狭窄程度。

2. 有创检查　DSA 是诊断脑血管病的"金标准"，是有创检查，检查费用相对较高。不仅可全面了解颅内外血管狭窄情况，还可以排除其他血管疾病，更重要的是可了解颅内血管代偿情况、颈动脉狭窄部位的高低，为手术提供重要参考。二维 DSA 因为角度关系对狭窄程度亦可能出现误判，三维 DSA 检查可提供更精确的判断。

知识点

颈动脉狭窄程度的判断

目前仍多根据 DSA 来判定，方法主要有两种：

（1）北美症状性颈动脉内膜剥脱试验（the North American Symptomatic carotid endarterectomy trial，NASCET）法：比较最狭窄处的动脉内径与狭窄远端正常颈内动脉（而非颈动脉球或狭窄后扩张处）的内径。

（2）欧洲颈动脉外科试验协作组（European Carotid Surgery Trial Collaborators Group，ECST）比较最狭窄处的动脉内径与该处假想的正常内径。

显然两种方法判定的狭窄程度可有明显差异，周定标教授认为在高分辨 MRA 上选择颈动脉最狭窄处，比较该处横断面的残余管腔与正常管腔的面积，可能是一种更准确、更有意义的方法。

入院后诊疗经过

将该患者收入神经外科卒中单元，给予病情评估。

【问题6】　该患者诊断是否明确？下一步如何处理？

思路1　入院15分钟内再次行体格检查，完善神经功能缺损评估：NIHSS 评分。再次判断是否为卒中。

思路2　若为卒中则判断是否溶栓。

知识点

急性卒中的溶栓治疗

无溶栓禁忌，符合溶栓条件，在家属知情同意的情况下，卒中发生 4.5 小时内实施静脉溶栓。

思路3　完善血常规、血生化、凝血、心电图、胸部 X 线平片、脏器超声等检查。

思路 4　若非卒中,给予一般性治疗,制订医嘱。

(1)休息。

(2)控制危险因素,包括监控血压、血糖;收缩压维持在 140mmHg 以下,血糖控制在正常范围;戒烟。

(3)抗血小板凝集药物:阿司匹林 0.1g,每日 1 次,或氯吡格雷 75mg,每日 1 次;阿托伐他汀钙片 20mg,每日 1 次(CEA 手术前至少需要提前 1 日给予抗血小板凝集药物)。

(4)可适当使用改善循环药物,如丹红、银杏叶提取物等。

知识点

预防进展性卒中

TIA 反复发作可能发展为进展性卒中,注意预防。主要是监控血压、抗血小板凝集、降血脂及改善循环;对于重度 CAS,住院期间应注意对颈部血管杂音进行听诊观察,如杂音改变或消失则提示颈内动脉可能闭塞或近闭塞,应及时处理。

思路 5　安排颈动脉高分辨 MRA 及 DSA 检查进一步确诊。

入院后诊疗经过

入院第 2 日 MRA 示右侧颈总动脉分叉处及左、右侧颈内动脉粥样硬化,管腔重度狭窄,左、右侧分别约 95%、90%(图 5-18);诊断为双侧颈动脉重度狭窄。DSA 结果类似(图 5-19)。

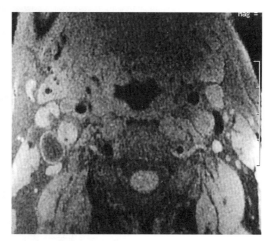

图 5-18　颈动脉高分辨 MRA

显示右侧颈内动脉重度狭窄(90%),左侧颈内动脉可疑闭塞(95%)。

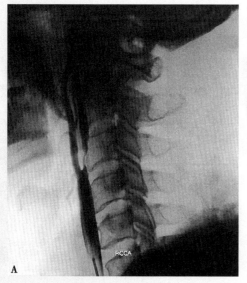
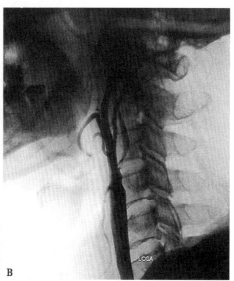

图 5-19　DSA

A. DSA 显示右侧颈内动脉重度狭窄(90%);B. DSA 显示左侧颈内动脉重度狭窄(95%)。

知识点

CAS 的鉴别诊断

CAS 应注意与动脉肌纤维发育不良、大动脉炎及放疗后颈动脉狭窄鉴别。这些疾病导致的颈动脉狭窄均不适合行 CEA，应特别注意鉴别。

1. 动脉肌纤维发育不良 多发生于中老年女性，可伴有肾动脉肌纤维发育不良狭窄。颈动脉狭窄多为长节段或全血管狭窄，可见"串珠样"狭窄征。CAS 狭窄最严重部位为分叉处，而动脉肌纤维发育不良颈动脉狭窄最严重处常为动脉远端。颈动脉高分辨 MRA 和颈动脉超声对鉴别管腔狭窄的原因是粥样硬化或肌纤维发育不良有一定意义。

例如，患者为中年女性，41 岁。有高血压病史，无糖尿病病史。DSA 显示右侧颈内动脉全血管狭窄，最狭窄处为远端呈"苗条征"（图 5-20，图 5-21）。手术证实颈内动脉发育细小，管腔内未见粥样硬化斑块，考虑为动脉肌纤维发育不良。

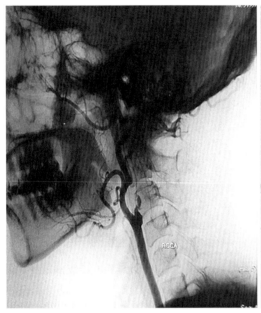
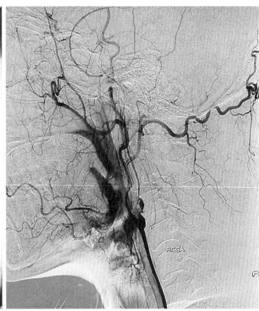

图 5-20 DSA 图像
显示右侧颈内动脉近闭塞，远端呈细丝状（"苗条征"）。

2. 大动脉炎 多见于颈总动脉或锁骨下动脉等弓上大血管。受累血管闭塞而颈内外动脉通常未见粥样硬化斑块。例如老年女性患者，高分辨 MRA 考虑大动脉炎（图 5-22）。

3. 放疗后狭窄 有鼻咽癌等头颈部疾病放疗史，颈动脉狭窄部位、节段不固定。

例如，老年男性患者，鼻咽癌放疗后颈总动脉狭窄见图 5-23。

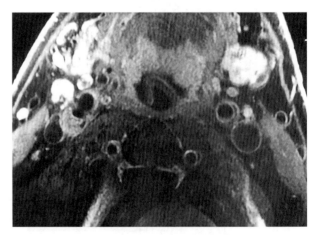

图 5-21 高分辨 MRI
显示右侧颈内动脉重度狭窄。

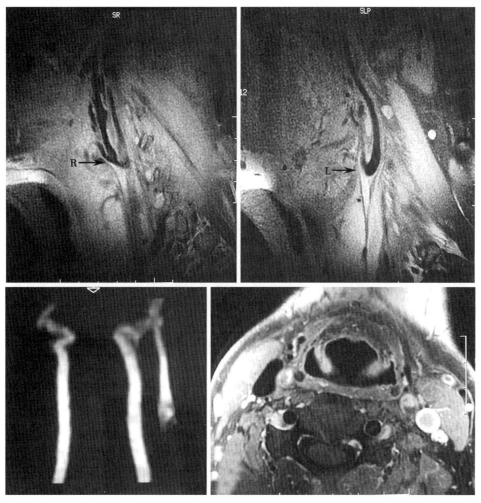

图 5-22　高分辨 MRA

显示颈总动脉内膜增厚而管腔狭窄闭塞，未见粥样硬化斑块；颈内外动脉内膜光滑管腔通畅；双侧椎动脉代偿扩张，考虑大动脉炎。

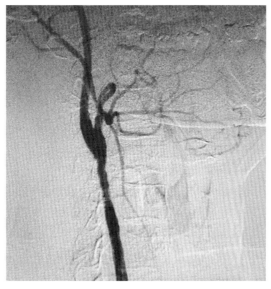

图 5-23　DSA 图像

显示颈总动脉长节段狭窄，颈内动脉未见狭窄。

【问题7】 如何选择下一步治疗方案?

思路 基于患者诊断右侧半球 TIA;左侧颈动脉重度狭窄(约95%),右侧颈动脉重度狭窄(约90%)。双侧均有外科治疗指征,患者症状为右侧半球缺血所致,决定先行右侧治疗,择期再行左侧治疗。CEA 和颈动脉支架成形术均可行,向家属讲明两种治疗的特点。家属选择 CEA 治疗。

知识点

CAS 的治疗方式

内科治疗 ①控制血压、血糖、血脂,戒烟、限酒。②抗血小板凝集药物。阿司匹林 0.1g,每日1次,或氯吡格雷 75mg,每日1次;阿托伐他汀钙片 20mg,每日1次。③CEA。1951 年,华盛顿神经外科医师 William Spence 成功实施了第一例 CEA 治疗颈动脉狭窄。虽然当时 CEA 已开展,但学者对 CEA 治疗 CAS 是否优于阿司匹林等药物的内科治疗一直存有疑惑。直到 ECST、NASCET 和退伍军人事务部合作研究计划(VACS)三个大型多中心、前瞻、随机、对照研究证实,对于颈动脉狭窄程度>70% 的有症状患者,颈动脉内膜剥脱治疗效果显著优于药物治疗;而对于狭窄程度<50% 的患者,颈动脉内膜剥脱治疗效果不优于药物治疗;手术并发症<6% 的术者对狭窄程度为 50%~69% 的症状性患者进行手术优于药物治疗。此后颈动脉手术得到迅速推广。20 世纪 80 年代在美国每年实施 CEA 约 10 万例。CEA 成为治疗颈动脉狭窄的"金标准"。

CAS 主要引起两方面的脑损害:第一,因狭窄导致脑供血减少;第二,因斑块的不稳定致附壁血栓、碎屑脱落导致脑栓塞。CEA 既解除了颈动脉狭窄又去除了脑栓子的来源。

CEA 远期疗效肯定,再狭窄率低;但是手术创伤大,手术可操作范围较有限。尤其适合于严重溃疡、严重钙化病变以及极度狭窄患者。

颈动脉支架成形术 微创快捷,远期疗效尚不肯定,再狭窄率相对 CEA 高。对于手术难以达到的部位狭窄、多发狭窄、放疗后狭窄、CEA 后再狭窄以及合并其他严重疾病难以耐受 CEA 手术的患者是一个选择。

知识点

CAS 行 CEA 治疗的适应证和禁忌证

1. CAS 行 CEA 治疗的手术适应证 应从临床症状、狭窄程度及手术风险三方面进行综合考虑。

(1)有症状患者,要求手术医师开展此类手术并发症<6%。

1)有狭窄侧半球导致的 TIA、黑矇或非致残性卒中发作,彩色超声显示症状侧颈动脉狭窄程度≥50%。

2)狭窄<50%,但斑块不稳定或6个月内狭窄加重15%。

3)颈动脉狭窄经 DSA 或高分辨 MRA、CTA 检查证实。

4)心、肺、肝、肾功能可以耐受手术。

(2)无症状患者,要求手术医师开展此类手术并发症<3%。

1)彩色超声显示颈动脉狭窄程度一侧≥80%。

2)狭窄<80% 的无症状患者,但斑块不稳定或6个月内狭窄加重15%。

3)颈动脉狭窄经 DSA 或高分辨 MRA、CTA 检查证实。

4)无 TIA 或卒中等临床症状。

5)心、肺、肝、肾功能可以耐受手术。

2. CAS 行 CEA 治疗的禁忌证

(1)手术难以抵达,狭窄部位超过乳突尖与下颌角连线或 C_2 椎体下缘。

(2)非粥样硬化性狭窄,如颈动脉炎、肌纤维发育不良等。

（3）颈动脉闭塞>12～24小时，或闭塞颈内动脉远端不显影。

（4）重度脑卒中，伴意识障碍和/或严重神经缺陷；MRI显示颅内较大面积脑梗死。

（5）脑梗死急性期（手术前2周内发生脑梗死）。

（6）严重冠状动脉粥样硬化性心脏病，近期（<6个月）有心肌梗死或不稳定型心绞痛或心力衰竭。

（7）难以控制的高血压（收缩压>180mmHg或舒张压>115mmHg）、低血压（舒张压<65mmHg）、糖尿病（空腹血糖>16.7mmol/L）；全身进展性周围血管病或阻塞性肺病。

（8）年迈，全身情况差，难以承受手术或有严重精神障碍。

知识点

CAS行CEA治疗的手术时机、时间

1. 双侧无症状的颈动脉狭窄　先行狭窄严重侧手术，6～8周后再行对侧手术。主要是双侧手术并发双侧颈动脉窦失神经支配导致血压不稳，同时存在双侧脑神经受损的风险。通常要求在一侧术后6周接受耳鼻喉科医师检查，确定无隐匿性脑神经损伤再行对侧手术。但是也有报道例外情况，双侧颈动脉病变需要肝素维持治疗频发的TIA患者，在72小时内行双侧手术。

2. 一侧有症状、对侧无症状的颈动脉狭窄　先行有症状侧手术，再行无症状侧手术。

3. 双侧有症状的颈动脉狭窄　先对最近发作或渐进性加重TIA的那一侧进行手术；也有先行有闭塞前征象（99%）的那一侧手术，因为一旦侧支循环血流增加，近闭塞（99%）的那一侧将闭塞而发生卒中。先行更危险侧手术，出现脑神经问题导致另一侧不能手术的可能性会降低，相对降低患者卒中的风险。

4. 症状性颈动脉狭窄患者手术时间

（1）诊断明确有手术适应证的TIA患者在TIA发作2周内手术对患者有利，越早越好；有些DSA证实接近闭塞或频发TIA患者应急诊手术。

（2）早期报道急性进展性卒中（有急性片状脑梗死证据）患者急诊行颈动脉内膜切除术72小时内50%发生颅内出血，认为这类患者是急诊外科手术的绝对禁忌证，应内科治疗4周后再考虑手术。现也有认为小面积的梗死，一般情况好的患者会从尽早手术中受益。

5. 急诊（早期）手术　以下情况需要急诊（早期）手术：①颈动脉高度狭窄伴血流缓慢；②颈动脉狭窄伴腔内血栓形成；③急性颈动脉闭塞；④颈动脉狭窄所致杂音突然消失；⑤渐进性TIA；⑥急性轻度脑卒中，症状稳定或波动；⑦颈动脉造影或内膜切除后血栓形成；⑧颈动脉内膜切除后动脉破裂。

知识点

CAS外科治疗前的评估内容

重点评估心脏功能、血压。CEA患者中约60%伴有冠状动脉粥样硬化性心脏病，CEA围手术期心肌梗死的风险高于脑卒中；术前血压控制不佳，术后血压更是难以控制，可能导致过度灌注脑出血。

手术治疗情况

患者于第3天在经口气管插管全麻下行右侧CEA。

【问题8】　如何进行CEA麻醉和术中监测？

思路

（1）麻醉：可行气管插管全身麻醉或局部麻醉。经鼻气管插管有利于手术切口向上延伸显露颈内动脉远端。而局麻手术可根据患者术中检查代替术中监护。

（2）术中监测：目的是全麻术中判断是否有脑缺血和微栓子。常用方法包括脑电图（EEG）、体感诱发电位、经颅多普勒超声等。

手术治疗情况

术中经过见图 5-24。完整剥离出来的不稳定粥样斑块见图 5-25。

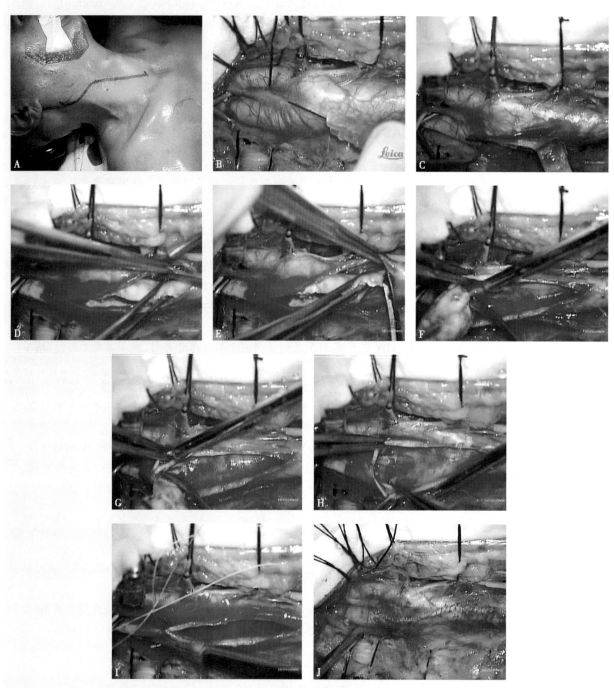

图 5-24　术中经过

A. 经鼻（口）气管插管全麻后，仰卧位，头颈部过伸并旋向对侧，取胸锁乳突肌前内侧缘斜切口；B. 逐层分开游离颈总动脉（CCA）及颈内动脉（ICA）、颈外动脉（ECA），颈动脉分叉部外膜下注入 1% 利多卡因封闭；C. 依次阻断甲状腺上动脉、ECA、CCA、ICA 后，从 CCA 远段开始切开 CCA 前壁；D. 从 CCA 远段开始分离粥样斑块；E. 剪断 CCA 近端粥样斑块；F. 提起斑块向 ICA 端分离，分离 ECA 内的粥样斑块；G. 分离 ICA 远端斑块，直到到达斑块终点（end point），完整取出斑块；H. 仔细冲洗检查管腔，剔除任何游离的斑片；I. 使用 6-0 Prolene 线从 ICA 远端开始严密缝合颈动脉壁切口；J. 缝合结束，先开放 ECA，半分钟后依次开放 CCA、ICA。

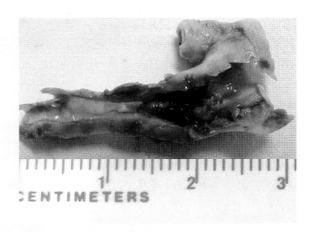

图 5-25　完整剥离出来的不稳定粥样斑块,可见斑块内溃疡、出血、血栓等

【问题 9】　CEA 术中注意事项有哪些?

思路

(1)建议术前晚及术前按时服用抗血小板凝集、治疗高血压及心脏病的药物。操作过程中注意勿过多对有斑块的颈动脉触摸,可能导致斑块脱落。

(2)显露颈动脉时注意勿损伤舌咽神经、迷走神经、副神经、舌下神经等。

(3)临时阻断 CCA 约 5 分钟,如果 EEG 和体感诱发电位无变化,依次阻断血管;如果有变化,应考虑使用转流管。

(4)阻断前提高血压至(140～150)/(70～100)mmHg。

(5)缝合时严禁使用器械夹持 Prolene 线。

(6)缝合至最后一针时临时松开 ICA 阻断夹,观察 ICA 远端血液反流情况,再次阻断 ICA 后,肝素盐水充盈管腔排除气体和血栓。

(7)阻断前静脉注射肝素 5 000U,切除斑块、缝合血管全过程使用生理盐水 500ml+肝素 20 000U 持续冲洗管腔。

(8)留置皮下引流管。

知识点

颈动脉粥样硬化斑块

典型成熟的粥样斑块主要由脂质核、纤维帽组成。决定斑块稳定性的内在原因主要是纤维帽厚度、偏心脂质核心的大小和坚固性。斑块表面是否规则、有无溃疡及溃疡的深度以及斑块的增长速度、斑块内有无出血是影响斑块稳定性的重要因素。研究发现,如果颈动脉斑块稳定,单纯的轻、中度颈动脉狭窄不会导致缺血事件发生。而不稳定斑块即使没有严重狭窄,也可能导致不同程度的缺血性卒中。

稳定斑块与不稳定斑块有不同特点,稳定斑块常多为同心性斑块,有较厚的纤维帽,而脂质坏死核心较小,炎症细胞较少而平滑肌细胞多,稳定斑块中胶原含量通常占 70% 以上,强度大,不易破裂。不稳定斑块现称为易损斑块,易损斑块多为偏心性斑块,脂质坏死核心占斑块体积的 40% 以上,纤维帽很薄,肩部(偏心性纤维帽的边缘)更薄,可见巨噬细胞及 T 淋巴细胞等炎症细胞浸润,平滑肌细胞很少。

易损斑块主要有以下几种特点:①易糜烂斑块,富含平滑肌细胞,斑块内有蛋白多糖基质;②已糜烂斑块,继发于血管滋养层泄漏,斑块内有出血伴血栓;③易破裂斑块,薄纤维帽及巨噬细胞浸润,脂质核心大;④已破裂斑块,有血栓和机化;⑤慢性狭窄性斑块,有偏心性狭窄和陈旧性血栓、严重钙化,钙化小结突入狭窄的血管腔。

术后处理

1. 建议至少住 ICU 观察 1 天，观察切口及皮下引流液颜色及量。

2. 术后严密监控血压（110～130）/（60～80）mmHg，心率 60～100 次 /min；24 小时内抗凝治疗，肝素 2 500U，每 6 小时 1 次。

3. 改善循环治疗　术后每日液体约 2 500ml；低分子右旋糖酐 500ml，每日 1 次。

4. 术后第 2 天给予抗血小板凝集药物　阿司匹林 0.1g，每日 1 次，或氯吡格雷 75mg，每日 1 次。

患者恢复良好出院，出院后注意事项：

1. 监控血压、降血脂治疗，阿托伐他汀钙片 20mg，每日 1 次。

2. 继续给予抗血小板凝集药物　阿司匹林 0.1g，每日 1 次；或氯吡格雷 75mg，每日 1 次。

3. 戒烟、限酒，3 个月后复查。

【问题 10】 CEA 的并发症及处理有哪些？

思路

（1）手术对颈动脉感受器有一定影响，术后可能出现血流动力学紊乱，包括血压、心律不齐，应及时监测纠正。

（2）脑梗死是 CEA 术后最常见的并发症，多因微栓子或颈动脉血栓形成所致。应严格按操作规则手术，术后 24 小时内继续抗血小板凝集；保持血容量，给予改善循环药物。

（3）心肌梗死是 CEA 患者死亡的主要原因，约占全部死亡病例的 1/3。约 60% 的 CEA 患者伴有冠状动脉粥样硬化性心脏病，术前应选择好适应证，做好充分的准备，围手术期应严密观察。

（4）CEA 术后由于狭窄的颈动脉开放，血流显著增加可能导致术后脑高灌注综合征（hyper-perfusion syndrome，HPS），主要表现为同侧头面痛、癫痫，严重时出现脑出血。脑出血的发生率为 0.8%～1%，严格监控血压是防治此类并发症的主要措施。

（5）脑神经损伤主要是术中操作损伤，包括面神经、舌下神经、副神经、迷走神经和舌咽神经损伤，术中应按解剖逐层分离，不完全损伤多数可逐渐恢复。

（6）术区血肿形成和感染：术中血肿发生率为 3%～5%，如气管受压应立即插管并手术清除血肿；感染罕见，事实上，该类手术可以不用抗生素。

颈动脉粥样硬化性狭窄诊疗流程

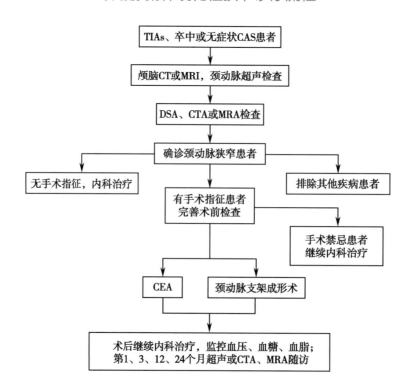

颈动脉内膜切除适应证

```
                              颈动脉狭窄
                ┌─────────────────┴─────────────────┐
            ┌───────┐                      ┌──────────────────┐
            │ 无症状 │                      │ 有症状（TIAs或     │
            └───┬───┘                      │ 非致残性脑卒中）    │
                │                          └─────────┬────────┘
        ┌───────┴───────┐         ┌──────────┬──────┴────┬──────────┐
    ┌───────┐     ┌───────┐  ┌──────────┐ ┌────────┐ ┌──────────┐
    │狭窄<80%│     │狭窄≥80%│  │狭窄50%~69%│ │狭窄<50% │ │狭窄70%~99%│
    └───┬───┘     └───┬───┘  └────┬─────┘ └───┬────┘ └────┬─────┘
        │             │           │           │           │
        │      ┌──────┴──────┐ ┌──────────┐   │     ┌──────┴──────┐
        │      │手术可抵达；全 │ │手术不可抵达；│   │     │手术可抵达；全 │
        │      │身及神经系统情 │ │颅内血管狭窄比│   │     │身及神经系统情 │
        │      │况稳定        │ │颅外严重；合并│   │     │况稳定        │
        │      └──────┬──────┘ │严重其他疾病  │   │     └──────┬──────┘
        │             │        └──────┬─────┘   │            │
    ┌───────┐   ┌─────────┐      ┌─────────┐ ┌─────────┐ ┌─────────┐
    │不适当适应证│   │未确定适应证│      │不适当适应证│ │适当适应证│
    └───────┘   └─────────┘      └─────────┘ └─────────┘
```

未确定适应证时应根据患者的年龄、性别、合并疾病来综合决定是否手术（医师对症状性和无症状性狭窄患者手术的脑卒中和病死率应分别低于 6% 和 3%）

（余新光）

第五节　脊髓血管疾病

脊髓血管疾病是由于脊髓的供应血管或者引流血管发生阻塞或者破裂引起的脊髓功能障碍的一组疾病，广义的脊髓血管疾病包括缺血性和出血性血管病。这里，我们仅探讨结构上较为特殊的脊髓血管病——脊髓血管畸形。脊髓血管畸形包含多种病变类型，在临床上较为少见，表现为椎管内和椎管外的动静脉分流，可为先天性和后天性的。脊髓血管畸形占椎管内病变的 4% 左右，大多在 20～60 岁发病。早在 19 世纪，Virchow 和 Picard 就基于尸检首次对脊柱脊髓血管畸形进行分类报道。然而直到 20 世纪 70 年代，随着脊髓血管造影的出现，人们对脊髓血管畸形才有了更好的认识。80 年代，美国、英国和法国的三个中心分别对脊髓血管畸形进行了独立的研究，对于这类病变的血管构筑学、病理生理学和治疗上有了更新的见解。他们的研究最终归纳为"美 - 英 - 法分型"：I 型即硬脊膜动静脉瘘（spinal dural arteriovenous fistula，SDAVF），Ⅱ型为血流球型动静脉畸形（arteriovenous malformation，AVM），Ⅲ型为幼稚型血管畸形，Ⅳ型为脊髓直接动静脉瘘（arteriovenous fistula，AVF）。该分型接近目前人们对于脊髓血管畸形的认识。2002 年，Spetzler 等提出了更为广泛的分类方式，将血管肿瘤病变也包括在内，包括肿瘤性血管病变（血管母细胞瘤和海绵状血管瘤），脊髓动脉瘤，动静脉瘘（AVF）和动静脉畸形（AVM）。其中，包括 AVF 和 AVM 在内的脊柱脊髓动静脉分流（arteriovenous shunting，AVS）病变具有相似的病理生理机制和临床表现，是一般认为的脊髓血管畸形。一般根据部位、动静脉分流的类型（AVF 或 AVM）进行分类，其中较为常见的是硬脊膜外AVF，SDAVF，髓周 AVF 和髓内 AVM。其中 SDAVF 的发病率最高，占所有脊髓血管畸形的 70% 左右。进行性脊髓病症状、出血和神经根症状是脊髓血管畸形最常见的临床表现。由于通常起病隐匿，诊断不及时是脊髓血管畸形诊治过程中的一个重要问题。

1. 脊髓血管畸形的诊疗经过　通常包括以下环节：

（1）拟诊：根据患者的临床表现，特征性的影像学检查结果拟诊。

（2）确诊和分类：选择合理的检查手段，包括有创和无创的脊髓血管学检查，选择性脊髓血管造影是金标准。根据病变部位，供血动脉、引流静脉以及分流的类型进行分类，多依赖选择性脊髓血管造影。

（3）治疗：包括显微外科手术、介入栓塞治疗，对于某些复杂病变，治疗目标在于缓解症状而不在于完全消除病变。

2. 临床关键点

（1）脊髓血管畸形最常见的临床表现为进行性脊髓病症状、出血和神经根症状。

（2）硬膜 AVF 是最常见的脊髓血管畸形，选择性脊髓血管造影是诊断的金标准。

（3）脊髓血管畸形的治疗包括显微外科手术和介入栓塞治疗。

病历摘要

男，66 岁，5 个月前出现双侧小腿麻木、无力，进行性加重并逐渐向上发展，伴小便费力，排尿时间延长，大便干结；入院前 3 周不能行走，并出现小便失禁。入院查体可见患者腰 3 水平以下深浅感觉消失，双下肢肌力 2 级，肌张力略增高，双下肢腱反射活跃，双侧腹壁反射均消失，双侧提睾反射消失，双侧 Babinski 征（+）。

【问题 1】 依据病史和体格检查，患者的可疑诊断是什么？

思路 ①定位诊断：根据患者 L_3 平面以下深浅感觉丧失，定位于双侧 L_3 以下的脊髓丘脑侧束和薄束受损；根据双下肢肌力 2 级，肌张力略增高，双侧腱反射活跃，病理征阳性，定位于双侧皮质脊髓束。②定性诊断：该患者为老年男性，隐匿起病，缓慢出现双下肢麻木、无力，麻木先从左下肢远端逐渐发展到近端，随后出现括约肌功能障碍，不伴明显根痛症状，病程中病情无复发缓解，且持续病程较长。结合患者的上述病史特点，考虑脊髓肿瘤或以脊髓病为表现的脊髓血管畸形的可能性较大。

【问题 2】 首选的检查手段是什么？

思路 对于缓慢起病的脊髓病变，首选的检查手段是根据脊髓损害的平面行脊髓 MRA 检查，并酌情行增强的 MRA 扫描。脊髓 MRA 检查可以发现脊髓水肿、炎症、占位、血管流空等改变，增强的 MRA 检查也可以发现异常的强化病灶，并进一步进行鉴别诊断。由于对椎管内软组织分辨率有限，除非考虑到有椎体等骨性结构侵犯，普通 CT 检查对于缓慢起病的脊髓病变检查的价值不大。

辅助检查

患者行胸椎 MRA 检查，T_2 加权像可见 T_4 水平脊髓直至圆锥中央高信号病变，增强后可见髓内斑片状高信号，脊髓旁蛛网膜下腔可见虫噬样血管流空影。增强 MR 血管成像（contrast-enhanced MRA，CE-MRA）可见蛛网膜下腔迂曲扩张的引流静脉（图 5-26）。

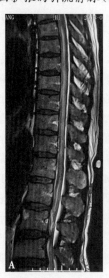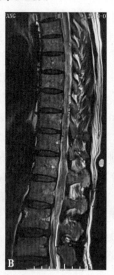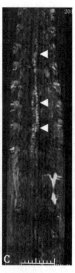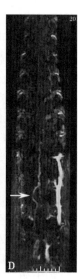

图 5-26 胸椎 MRA 检查

A. 矢状位 T_2 加权扫描胸髓 T_4 水平以下脊髓水肿；B. 见蛛网膜下腔虫噬样血管流空影；C. CE-MRA 扫描冠状位可见增强的迂曲扩张的髓周静脉（箭头）；D. CE-MRA 扫描冠状位可见可疑扩张的根静脉（白箭）。

【问题 3】 根据胸椎 MRA 结果，应该首先考虑的诊断是什么？

思路 1 根据患者胸椎 MRA 见到 T_2 加权像上髓内的高信号，髓周存在的血管流空影，首先考虑脊髓血管畸形。

思路 2 MRA 是诊断脊髓血管畸形十分敏感有效且无创的检查方法，它可显示畸形血管特征性的快速流空现象和畸形血管远端髓内长 T_1、长 T_2 信号改变,可明确病变部位、有无合并出血,并可初步鉴别血管畸形的类别,尤其对隐匿性血管畸形的诊断优于脊髓血管造影。有研究表明,对于脊髓血管畸形,MRA 检查的敏感性可达 100%,主要的表现是髓内长 T_1、长 T_2 信号病变,其次是病变存在部分强化,但血管流空并不总是能检查到。

思路 3　随着 CE-MRA 技术的发展,脊髓血管畸形的检出率逐年增高,脊髓表面的迂曲血管影是 CE-MRA 诊断脊髓血管畸形的最主要依据,敏感度可达 81%～100%,但部分脊髓非血管病变(如脊髓炎、脱髓鞘病变等)亦可引起血管迂曲而可能被误诊为脊髓血管畸形。有研究显示,脊髓血管畸形与脊髓非血管畸形患者脊髓血管迂曲程度不同,脊髓血管畸形是供血动脉与脊髓引流静脉直接连通,当流速快、压力高的动脉血经瘘口流入引流静脉时,脊髓静脉回流受阻,造成脊髓引流静脉压力过高,脊髓表面血管明显迂曲。而脊髓非血管畸形患者脊髓本身的病变可造成脊髓表面动脉充血,引流静脉内回流的血液仅在一定程度上相应增加,因此脊髓血管畸形引起的血管迂曲程度更大,脊髓非血管畸形病变引流静脉迂曲较轻或仅表现为血管增粗。通过 CE-MRA 征象可鉴别:脊髓血管畸形所致血管迂曲程度更大,迂曲血管数量更多、长度更长,迂曲血管周围更易出现异常供血动脉,非血管畸形所致血管迂曲程度较小,迂曲血管为单支且长度较短,多数局限于下胸椎段,少见异常供血动脉。

思路 4　脊髓 MRA 检查还可初步鉴别脊髓血管畸形的类型。髓内 AVM 可见髓内血管畸形团,部分病变可见畸形团陈旧或新鲜的出血改变;髓周 AVF 可见脊髓周围的异常血管影,多数可见扩张的动脉瘤样改变,部分导致脊髓受压;SDAVF 一般仅见脊髓周围异常扩张迂曲的血管影,不伴有髓内畸形团或动脉瘤样扩张;硬膜外 AVF 亦可见硬膜囊外占位性改变。值得注意的是,脊髓海绵状血管瘤与脑内的海绵状血管瘤相似,是隐匿性的脊髓血管畸形,在脊髓 MRA 上有特征性改变。根据该患者的胸椎 MRA 表现,首先考虑 SDAVF。

【问题 4】　如何确立诊断?

思路 1　脊髓血管畸形的临床表现

(1)出血:根据病变的解剖位置,脊髓 AVS(或相关动脉瘤)可能会破裂出血进入脊髓或蛛网膜下腔,较少破入颅内。硬膜内 AVS 更可能出现脊髓出血或 SAH,少数情况下,脊髓 AVS 也可能有颅内静脉的引流,可导致颅内出血。硬膜和硬膜外 AVS 可罕见地表现为硬膜外血肿。

(2)脊髓病表现:瘀血性脊髓病是脊髓静脉回流不畅的结果,由于动静脉瘘通过髓周静脉引流,间接导致脊髓静脉回流受阻。与颈髓相比,由于下胸髓的静脉引流通道相对较少,胸髓比颈髓更容易受到静脉充血瘀滞的影响,因此静脉瘀血性水肿可自下而上进展。这就解释了为什么瘀血性脊髓病的首发症状通常表现自远端向近端进展,并早期合并圆锥功能障碍,尽管病变位于远隔部位。

(3)脊髓或神经根压迫症状:脊髓压迫症状通常由静脉扩张或静脉球引起,少数由动脉瘤导致。

(4)盗血和高输出心力衰竭:脊髓血管盗血是高流量瘘患者神经功能恶化的可能机制。尽管盗血现象在脑 AVS 中已有较多报道,但在脊髓 AVS 中较为罕见。在儿童中,高输出型心力衰竭可能继发于大或高流量的 AVS。

思路 2　脊髓血管畸形的诊断需要借助脊髓血管造影检查,考虑到脊髓 MRA 的敏感性有限,若临床症状和体征高度怀疑脊髓血管畸形,即使脊髓 MRA 没有阳性发现,亦需要积极行脊髓血管造影检查。脊髓血管造影检查又分为脊髓动脉造影和脊髓静脉造影,当正规的脊髓动脉造影无法发现病变时,要考虑静脉性病变导致脊髓静脉高压综合征的可能,需要进一步行脊髓相关引流静脉造影。脊髓动脉造影可继续分为主动脉造影和超选择性脊髓动脉造影,后者是诊断脊髓血管疾病的金标准。

思路 3　规范的脊髓动脉选择性造影必须完成下列 42 支动脉的选择性插管造影:双侧椎动脉、甲状颈干、肋颈干、第 3～11 肋间动脉和肋下动脉、第 1～4 腰动脉以及髂总动脉,或髂内动脉插管造影,根据超选择插管的血管直径、血流量大小,选择合适的剂量和速度注射对比剂,并曝光到静脉期,来观察是否有动静脉短路。

思路 4　常见的脊髓血管畸形有哪些?如何鉴别?

(1)脊髓 AVM:有明确的畸形团,可以只位于髓内、也可位于软膜下和髓内。主要供血动脉通常来自脊髓前动脉(anterior spinal artery,ASA),也可能通过来源于脊髓后动脉(posterior spinal artery,PSA)的沟联合支和周围支供血。脊髓 AVM 的发病率在女性和男性中相似,平均起病年龄为 30 岁。大多数脊髓 AVM 表现为脊髓出血和蛛网膜下腔出血,而瘀血性脊髓病发生率仅为 20%。未破裂脊髓 AVM 的年破裂出血风险约为 4%,而已破裂的脊髓 AVM 年破裂风险增加至 10%。

(2)软膜 AVF:是位于脊髓表面、软膜下的 AVS,多数直接来源于 ASA 供血,少数来源于 PSA,直接通过脊髓前或脊髓后静脉引流。这些软膜 AVF 也被称为髓周 AVF。瘀血性脊髓病是软膜 AVF 最常见的临床表现（60%），而35%表现为出血。10%的软膜AVF可发现血流相关性动脉瘤。

（3）SDAVF：约占所有脊髓血管畸形的70%，是一种后天性疾病，多见于老年男性。供血动脉是根动脉的硬膜支，前者可能也参与ASA或PSA的供血。引流静脉是根静脉，瘘口通常位于椎弓根下方椎间孔的脊神经根袖的背面硬膜1cm范围内。SDAVF通常表现为低流量和高静脉压，瘀血性脊髓病是脊髓DAVF最常见且最具特征性的临床表现。少数情况下，SDAVF通过颅内静脉引流可能会表现为颅内出血。

（4）硬膜外AVF：主要见于老年男性，可能是特发性或创伤性的。对于腹侧硬膜外AVF，主要供血动脉来源于椎体后弓区域节段动脉的背侧椎体分支；对于外侧及后侧AVF，主要供血动脉是椎板前动脉。主要引流静脉是硬膜外静脉，瘘可以从外侧通过椎旁静脉丛引流，或者从内侧通过髓周静脉（穿过硬脊膜）引流，或者同时通过两种方式引流。髓周静脉逆流可导致瘀血性脊髓病，而椎旁静脉逆流可引起动静脉结构扩张压迫脊髓或神经根，同时伴有髓周静脉和椎旁静脉逆流的硬膜外AVF可以表现为脊髓病和压迫症状。可罕见表现为硬膜外血肿。

（5）体节性脊柱血管瘤病（spinal arteriovenous metameric syndromes，SAMS）：是一种累及一个或多个椎体节段的多层组织（例如脊髓、椎骨、椎旁肌肉组织、皮下组织和皮肤）的血管畸形。起病年龄通常较小，长期功能预后较差。

知识点

脊髓血管畸形的临床表现

①出血；②脊髓病表现；③脊髓或神经根压迫症状；④血管盗血和高输出心力衰竭。

知识点

常见的脊髓血管畸形类型

①脊髓AVM；②软膜AVF；③SDAVF，约占所有脊髓血管畸形的70%，多见于老年男性；④硬膜外AVF；⑤体节性脊柱血管瘤病。

辅助检查

该患者行全脊髓血管造影检查，结果显示为SDAVF，供血动脉为左侧第4腰动脉（图5-27）。

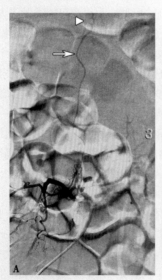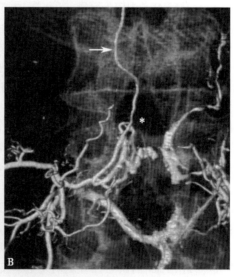

图5-27　脊髓血管造影检查

A. 右侧第4腰动脉造影可见根硬膜支供血的SDAVF，经根静脉（三角）引流至迂曲的髓周静脉（箭头）；B. 3D旋转造影并双容积重建显示血管与椎体的相互关系，瘘口（星形）位于L₄神经根袖处，也为引流静脉起始部。

【问题5】 SDVAF 应当如何处理？

思路 1　SDAVF 的自然史。有关 SDAVF 的自然史报道不多，早期有关 SDAVF 的自然史的报道中，在患者出现运动障碍的 6 个月内，19% 的患者严重残疾；若推迟到 3 年，则有 50% 的患者严重残疾，而仅有 9% 的患者日常活动不受限；68% 的患者出现不同程度的排尿障碍，55% 的患者出现大便障碍。晚期表现为坏死性脊髓病，即 Foix-Alajouanine 综合征，最早由 Foix 和 Alajouanine 报道，实质上是脊髓静脉梗死性坏死。

思路 2　皮质醇的影响。与其他的脊髓炎症和损伤不同，应用皮质醇后 12 小时左右患者神经功能可迅速恶化，并在停药后部分可逆，可能与应用皮质醇以后脊髓静脉压进一步升高有关。

思路 3　治疗方法。对于 SDAVF 可选择显微手术和血管内栓塞治疗。显微手术是将瘘口部位硬膜内的引流静脉切断。血管内治疗是经动脉使用液体栓塞材料进行栓塞，目的是将引流静脉的起始部闭塞，同时避免影响髓周静脉的引流。如果主要引流静脉没有闭塞，可能会有新的硬膜吻合支参与供血而导致瘘的复发。如果供血动脉同时发出供应脊髓的动脉（ASA 或 PSA），是血管内栓塞治疗的禁忌证，因为栓塞材料有逃逸至这些脊髓供血动脉导致脊髓梗死的风险。针对供血动脉进行超声造影并通过三维旋转重建可明确解剖关系，排除相关栓塞风险。

思路 4　术后注意事项。SDAVF 术后急性神经功能恶化不少见，发生率在 7% 左右。术后原有动静脉分流的离断，引起微循环的急性变化，导致原有扩张、充血的髓周静脉内微血栓形成，进一步造成脊髓静脉引流功能障碍可能是主要原因，基于这个假设，多个研究推荐术后采取抗凝治疗。

知识点

SDAVF 的治疗方法

①显微外科手术，切断瘘口引流静脉；②血管内栓塞治疗，闭塞引流静脉起始端。

手术治疗及随访情况

该患者在全麻下行 SDVAF 血管内栓塞术（图 5-28），采用 Onyx 栓塞，栓塞材料完全闭塞引流静脉起始部。术后即刻造影可见瘘口完全消失，邻近节段脊髓供血动脉造影未见瘘口显影。半年随访，患者下肢活动明显好转，可换扶行走，但小便功能未恢复，需要长期留置尿管，仍有便秘。

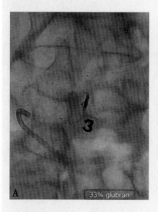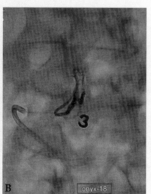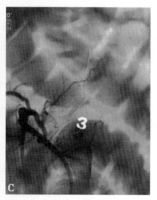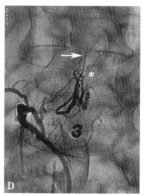

图 5-28　SDAVF 血管内栓塞治疗

A. 采用双导管近端加压技术栓塞 SDAVF，远端导管头端位于瘘口处，近端导管填塞弹簧圈并注射胶；B. 通过远端导管注射 Onyx，弥散至瘘口及静脉端；C. 术后造影可见瘘口消失；D. 栓塞材料的铸形，显示瘘口（星形）和根静脉（箭头）内的 Onyx。

【问题6】 SDAVF 的预后如何？

思路　SDAVF 的治疗旨在阻断疾病的进展，其预后与术前症状出现的时间和术前的残疾状态密切相关。瘘口完全阻断以后，绝大多数情况下疾病不会进一步加重，但是仅有 2/3 的患者运动功能可得以恢复，包括步态和肌力；1/3 的患者感觉功能可以好转；而括约肌功能极少能好转。少部分患者，如果术前症状持续时间长，即使瘘口完全闭塞，术后仍可能进一步加重。因此，对于脊髓血管畸形，尤其是 SDAVF，早期诊断尤为重要。另外，若术后症状一度缓解又再次加重，多提示瘘口复发，需要进一步行邻近节段的脊髓血管造影以明确。

（刘建民）

第六章 颅脑外伤

第一节 头皮和颅骨损伤

头皮和颅骨损伤是颅脑外伤中最常见的损伤类型之一,多与其他的损伤类型合并。头皮损伤部位与程度对分析受伤机制、判断伤情和颅内血肿定位都有重要意义。

头皮损伤可分为头皮挫伤、头皮血肿、头皮裂伤及头皮撕脱伤等。头皮血肿多为钝器伤所致,根据血肿的部位,分为皮下血肿、帽状腱膜下血肿和骨膜下血肿,临床多表现为局部隆起、疼痛和触痛。帽状腱膜下血肿因血肿蔓延广泛且血肿量往往较大,血肿溶解后可有波动感。三种头皮血肿的鉴别点见表6-1。

表6-1 头皮血肿的鉴别

血肿类型	血肿位置	软硬度	血肿范围
皮下血肿	皮下组织	较硬	限挫伤中心,较小
帽状腱膜下血肿	帽状腱膜与骨膜之间	较软,有明显波动感	较大,可蔓延至全头部,帽状
骨膜下血肿	骨膜与颅骨之间	张力较大,可有波动感	常限于骨缝之间

头皮裂伤可由锐器或钝器伤所致,头皮血管丰富,出血不易自行停止,短时间内常出血较多,可引起失血性休克,儿童尤易发生。头皮撕脱伤多因发辫受机械力牵扯,使大块头皮自帽状腱膜下层或连同颅骨骨膜被撕脱所致,它可导致失血性或疼痛性休克。当头皮大面积缺损时,如处理不当,易引起颅骨坏死和颅内感染等严重并发症。

当外力大于颅骨弹性时,则可导致颅骨骨折。颅骨骨折常与急性硬膜外血肿、硬膜下血肿和脑挫裂伤等合并,其中85%~90%急性硬膜外血肿可存在颅骨骨折。根据硬脑膜是否破裂,可分为开放性与闭合性颅骨骨折;按骨折形态分为线性骨折、凹陷性骨折、粉碎性骨折和穿入性骨折;按骨折部位分为颅盖骨折和颅底骨折。颅骨骨折的重要性不在于骨折本身,而在于与骨折同时并发的脑膜、脑、颅内血管的损伤,特别是由于骨折线通过血管沟、静脉窦所致的颅内血肿以及开放性损伤所致的颅内感染等,均需有正确的处理方法。

1. 头皮和颅骨损伤诊疗经过 通常包括以下几个环节:

(1)详细询问患者的症状学特征及相关病史。

(2)查体时重点关注生命体征、头皮损伤情况(范围、污染程度、伤口是否平整、是否已经存在感染)、头颅畸形、颅底骨折相关的体征、是否合并有脑脊液漏、脑神经麻痹等;此外,应注意是否合并有意识障碍、神经功能缺损、脑膜刺激征等体征,以帮助判断是否可能合并有其他的颅脑外伤损伤类型;此外,需注意是否存在其他脏器损伤的体征。

(3)针对疑似患者进行颅脑CT等影像学检查,以确定是否存在颅骨骨折和合并其他类型的颅脑损伤。

(4)单纯的头皮裂伤应尽快清创缝合;头皮撕脱伤由于出血较多,需在必要的抗休克治疗前提下,尽快止血、清创和抗感染治疗。对于伤后2~3小时(最长不超过6小时)、头皮瓣完整、无明显污染及血管断端整齐者,可予头皮清创后行血管吻合,原位再植。对头皮撕脱后不超过6~8小时、创面尚无明显感染、骨膜较完整者,可在头皮创面清创处理的同时,切取患者自体皮肤中厚皮片进行植皮。对头皮创面已有感染存在者,行创面清洁及更换敷料,待肉芽组织生长后再行二期邮票状植皮。

（5）单纯的头皮皮下血肿不需要特殊处理，可自行吸收。对于范围较大的帽状腱膜下血肿和骨膜下血肿，待血肿液化后在无菌条件下经皮穿刺血肿，抽出积血后加压包扎。临床上常用叠瓦状包扎法对帽状腱膜下血肿进行加压包扎，促进皮瓣贴附愈合。

（6）线性颅盖骨折如不合并有其他颅脑外伤情况可在观察8小时后门诊随诊，凹陷性和粉碎性颅盖骨折如发现临床症状或颅脑CT提示对脑组织造成压迫，则需要住院考虑进一步手术治疗。

（7）单纯的颅底骨折如不合并有其他颅脑外伤情况可在观察8小时后门诊随诊，当合并有脑神经损伤时，或存在脑脊液漏需考虑颅内感染的风险时，多需住院观察和治疗，部分患者需要急诊行脑神经减压术。对后颅窝颅底骨折的患者，需要警惕枕骨大孔区及高位颈椎骨折或脱位引起的脊髓压迫。

2. 临床关键点

（1）头皮损伤的诊断多为临床诊断，而颅骨骨折的诊断多依赖颅脑CT等影像学检查。

（2）头皮损伤和颅骨骨折需要警惕患者可能合并其他类型的颅脑外伤。

（3）头皮撕脱伤患者就诊时往往已经存在休克，需要积极抗休克治疗。

（4）颅底骨折诊断多依赖于临床症状和体征，脑脊液漏是常见的并发症。多数外伤性脑脊液漏有自愈倾向，对于经久不愈长期漏液达4周以上，或反复引发脑膜炎及大量漏液的患者，应施行脑脊液漏修补术。

> **病历摘要**
>
> 男，18岁，既往无殊，因"左侧额顶部外伤1小时"入急诊室。初步病史采集如下：
>
> 患者1小时前骑车时摔倒，左侧前额部撞击墙壁，致使左侧前额部头皮出血，当时患者神志清楚，感头部疼痛明显，以伤口处为著，无肢体抽动或活动障碍，无言语不清，无恶心呕吐，无大小便失禁，随即被家属送至急诊，转运途中患者出现四肢抽搐一次，持续约30秒后自行缓解。

初步采集病史后，对于此类患者，临床上随之考虑以下问题。

【问题1】 通过上述问诊，该患者可能的诊断是什么？

思路　根据患者外伤病史和初步查体，患者头皮挫裂伤诊断明确。受伤后曾有癫痫发作一次，根据患者病史和查体，尽管患者无昏迷史，但考虑到癫痫发作的病史，目前需要考虑存在颅内血肿、脑挫裂伤和凹陷性颅骨骨折等可能导致癫痫发作的疾病。

【问题2】 作为急诊接诊医师，下一步该如何处理？

思路1　患者头皮挫裂伤，需要进行探查排除开放性颅脑损伤，同时尽快行头皮清创缝合术。

> **知识点**
>
> **头皮损伤的急救处理**
>
> 对于较小、较浅的伤口可采用无菌敷料覆盖，局部加压包扎的方法止血；但是对于钝器打击造成的头皮裂伤，如怀疑有颅骨骨折则不宜采用加压包扎的方法，可将无菌纱布叠放在伤口周围，然后包扎，以免骨折碎片因受压陷入脑组织引起更大的损伤。颅骨骨折与出血较凶猛的大伤口处置相同，可采用指压止血法。

思路2　患者头部外伤，并且有癫痫发作病史，需排除颅内血肿、脑挫裂伤和凹陷性颅骨骨折的可能性，需要在进行必要的急救处理后行颅脑CT检查以明确。

> **知识点**
>
> **颅骨凹陷性骨折临床表现**
>
> （1）病史：多有头部外伤病史。

（2）头皮血肿：在受力点有头皮血肿或挫伤。

（3）局部下陷：急性期可检查出局部骨质下陷。

（4）局灶性症状：当骨折片下陷较深时，可刺破硬脑膜，损伤及压迫脑组织导致偏瘫、失语或局灶性癫痫等相应症状。

查体记录

急诊查体示：患者生命体征平稳，R 20 次 /min，P 89 次 /min，BP 138/92mmHg，T 37.5℃，神志清，对答切题，GCS 评分 15 分，左侧前额部可见约 3cm 的头皮裂伤，大量血痂形成，伤口未见活动性出血，伤口处颅骨有明显凹陷，伤口内未见明显骨碎片及异物，双侧瞳孔等大等圆，直径 2mm，对光反射灵敏，四肢活动良好，肌力 5 级，未见四肢畸形，双侧病理征未引出，余未见明显神经系统阳性体征。此外，患者未见胸廓畸形，呼吸对称、两肺听诊呼吸音略粗，腹部平软，无肌卫。

【问题 3 】 结合病史及查体结果目前首先考虑的诊断及下一步处理是什么？

思路 根据患者病史及查体结果，高度怀疑颅骨凹陷性骨折并可能伴颅内血肿和 / 或脑挫裂伤。患者生命体征平稳，头皮伤口无活动性出血，可简单处理伤口后，急诊行颅脑 CT 检查，明确诊断后再做进一步处理。

辅助检查

急诊颅脑 CT 见图 6-1。

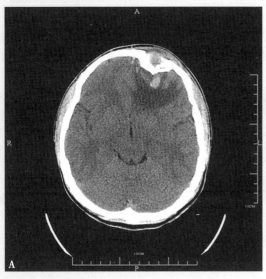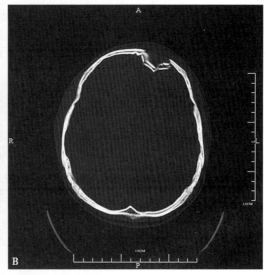

图 6-1 急诊 CT 平扫脑窗（A）及骨窗（B）结果

【问题 4 】 如何判读患者的颅脑 CT？

思路 CT 扫描示：左侧额部头皮肿胀伴皮下血肿形成，左侧额骨凹陷性骨折，左侧额叶可见片状高、低密度混杂病灶（提示脑挫裂伤），周围可见大片低密度影（脑组织水肿）。根据 CT 扫描结果，左侧额骨凹陷性骨折伴左侧额叶脑挫裂伤明确。

【问题 5 】 如何判断是否需行手术治疗？

思路 根据病史、查体和入院后辅助检查，患者诊断为左额头皮裂伤、颅骨凹陷性骨折、左侧额叶脑挫裂伤、外伤性癫痫。头皮裂伤需要进一步行清创术，并探查是否存在开放性颅脑损伤，颅骨凹陷性骨折凹陷深度超过 1cm 且伴有脑挫裂伤并形成占位效应和癫痫，存在急诊手术指征。

知识点

颅骨凹陷性骨折治疗手术指征和手术方法

1. 手术指征
(1) 闭合性凹陷性骨折>1.0cm。
(2) 闭合性凹陷性骨折位于脑功能区、压迫导致神经功能障碍。
(3) 闭合性凹陷性颅骨骨折压迫静脉窦导致血液回流障碍、出现颅内高压。
(4) 开放性凹陷性骨折。
2. 手术方法
(1) 无污染的骨折片取出塑形后原位固定。
(2) 严重污染骨折片应该去除,待二期修补。
(3) 合并颅内出血和脑挫裂伤按相应外科手术规范处置。

知识点

颅骨凹陷性骨折治疗方式和手术要点

1. 颅骨凹陷性骨折诊断明确,骨折凹陷深度>1cm,临床出现局灶性症状或颅内压增高症状者,需行凹陷骨折整复术:较固定的凹陷骨折,采用凹陷四周钻孔、铣(或锯)下骨瓣,将其整复成形再复位固定;粉碎性凹陷骨折,手术摘除游离骨片,若为闭合性颅骨骨折且颅内压不高的患者可行一期颅骨修补术,若为开放性骨折且感染风险较大或局部颅内压较高者,可单纯行游离骨片取出术,待二期行颅骨修补术(若颅骨缺损面积直径<3cm且无症状者亦可不行颅骨修补术)。

2. 大静脉或静脉窦处的凹陷性骨折,如无明显临床症状,即使下陷较深仍可观察,待充分准备后择期手术;重要功能区的凹陷骨折,当骨折片压迫并导致神经功能障碍,如偏瘫、癫痫等,即使凹陷深度不足1cm,也应及时行骨片复位或清除术。

3. 合并颅内血肿、脑挫裂伤或凹陷面积大,导致颅内压增高、CT显示中线结构移位、出现脑疝征象者,行开颅去骨瓣减压术。

4. 开放性粉碎性凹陷性骨折者,应尽早行手术清创及骨片清除术。

5. 手术风险较大(高龄、妊娠期、合并较严重内科疾病)者,需向患者或家属交代病情;如不同意手术,应当充分告知风险,履行签字手续,并予严密观察。

6. 对于严密观察、保守治疗的患者,应警惕出现迟发性颅内血肿的可能性,如出现颅内压增高征象应行急诊手术。

颅骨凹陷性骨折的手术时机:早期手术可减少感染。没有伤口污染,可行一期颅骨修补。

入院后诊疗经过

患者入院后急诊行手术治疗。

【问题6】 急诊手术术前应做哪些准备?
思路 同开颅手术急诊术前准备。

1. 术前必要的检查 必选:血常规、血型、电解质、凝血功能、心电图、颅脑CT,必要时可行胸片、血糖、感染性疾病筛查(乙型肝炎、丙型肝炎、艾滋病、梅毒等)。

2. 备血 特别是对于颅骨骨折涉及静脉窦的患者,需要考虑术中大出血的可能性。

3. 对于全麻手术的患者需要详细询问患者最近一次的进食时间和进食量,评估气管插管过程中出现误吸的风险,必要时先行胃肠减压。

4.评估是否需要预防性抗感染治疗,对于开放性的颅骨骨折,预防性抗感染治疗是必要的。

5.详细了解患者的基础疾病,并做相应的准备。

6.充分了解患者颅骨骨折和合并的其他颅脑损伤情况,并做好应有的手术计划,如患者合并范围较大的脑挫裂伤,需要考虑是否去骨瓣减压、是否需要术中植入颅内压监护探头等。

7.术前谈话、签字。

【问题7】 围手术期的治疗要点?

思路

(1)生命体征、神经系统体征监测。

(2)针对合并的其他颅脑损伤决定是否需要必要的降颅压治疗。

(3)评估应用抗酸药的必要性。

(4)评估预防性抗感染治疗的必要性,若术前已经存在头皮裂伤或颅内感染则需要抗感染治疗。

(5)必要的营养支持治疗。

(6)术后早期必要的生命支持治疗。

(7)对于术前即存在癫痫的患者,术后需要继续抗癫痫治疗;即使术前无癫痫发作的患者,也应当充分评估患者出现外伤性癫痫的风险及是否需要预防性抗癫痫治疗。

(8)其他对症支持治疗。

患者病情好转后出院,1个月后行二次颅骨修补术。术后复查CT见图6-2。

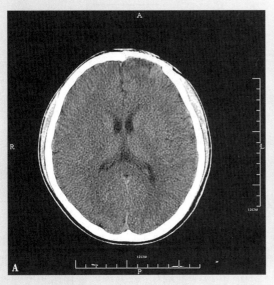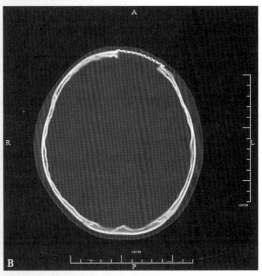

图6-2　颅骨修补术后脑窗(A)及骨窗(B)

知识点

颅骨凹陷性骨折预后

颅骨凹陷性骨折的预后主要取决于骨折的部位、并发症存在与否及处理是否及时。如果骨折没有造成血管破裂、脑膜损伤及颅脑损害等其他并发症,保守治疗后大部分预后较好。如果存在并发症,未及时处理,则可能导致预后不良。目前还没有证据证明颅骨凹陷性骨折复位术后能有助于减少外伤后癫痫的发生,癫痫可能与原发性脑损伤的关系更密切。

（詹仁雅）

头皮及颅骨损伤诊疗流程

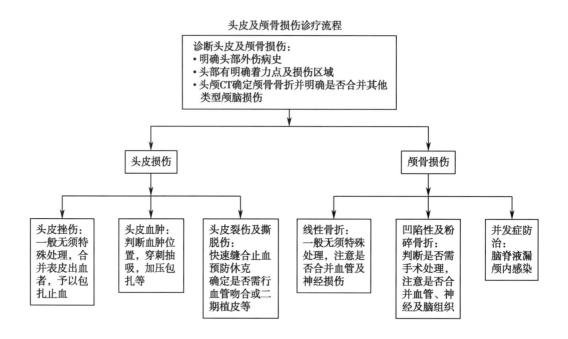

头皮及颅骨损伤诊疗流程

诊断头皮及颅骨损伤:
- 明确头部外伤病史;
- 头部有明确着力点及损伤区域
- 头颅CT确定颅骨骨折并明确是否合并其他类型颅脑损伤

头皮损伤

颅骨损伤

头皮挫伤: 一般无须特殊处理,合并表皮出血者,予以包扎止血

头皮血肿: 判断血肿位置,穿刺抽吸,加压包扎等

头皮裂伤及撕脱伤: 快速缝合止血预防休克 确定是否需行血管吻合或二期植皮等

线性骨折: 一般无须特殊处理,注意是否合并血管及神经损伤

凹陷性及粉碎骨折: 判断是否需手术处理,注意是否合并血管、神经及脑组织

并发症防治: 脑脊液漏 颅内感染

推 荐 阅 读

[1] 中国医师协会神经外科医师分会,中国神经创伤专家委员会. 中国颅脑创伤外科手术指南. 中华神经外科杂志, 2009, 25 (2): 100-101.

[2] 中华神经外科学会神经创伤专业组,中华创伤学会神经损伤专业组中国神经外科医师协会神经创伤专家委员会. 创伤性颅骨缺损成形术中国专家共识. 中华神经外科杂志, 2016, 32 (8): 767-770.

第二节 原发性颅脑损伤

原发性颅脑损伤是相对于继发性颅脑损伤的概念,是指暴力作用在脑组织的一瞬间就已造成的损伤类型。根据硬脑膜是否开放可分为开放性颅脑损伤和闭合性颅脑损伤。开放性颅脑损伤又可分为火器性和非火器性损伤。闭合性颅脑损伤常见的有脑震荡、脑挫裂伤、丘脑下部损伤、弥漫性轴索损伤和原发性脑干伤。原发性颅脑损伤多与颅骨骨折和急性硬膜下血肿、硬膜外血肿等继发性颅脑损伤合并存在。原发性颅脑损伤常见的致伤机制包括加速性损伤、减速性损伤和挤压伤等直接暴力致伤和挥鞭样损伤、颅颈联合伤和创伤性窒息等间接暴力致伤。

1. 原发性颅脑损伤诊疗经过 通常包括以下几个环节:

(1) 详细询问患者的症状特征及相关病史。

(2) 查体时重点关注意识障碍的严重程度、感觉运动功能、脑神经损害、脑膜刺激征等体征,对于合并有头皮裂伤的患者应当观察伤口情况,观察是否存在开放性颅脑损伤,以及是否存在其他脏器损伤的体征,这些都有助于判断病情的严重程度。

(3) 针对疑似原发性颅脑损伤的患者进行颅脑 CT 等影像学检查,以确定损伤的类型。

(4) 除脑震荡可在急诊室观察 24 小时复查颅脑 CT 确认无损伤进展外,对确定存在原发性颅脑损伤的患者需要住院治疗。

(5) 对于开放性颅脑损伤原则上应当尽早行清创术,清除挫碎组织、异物或血肿,修复硬脑膜及头皮创口,将开放伤变为闭合伤,术后仍需要严密观察患者可能出现的颅内感染。

（6）闭合性颅脑损伤急性期严密观察患者的病情进展，脑挫裂伤、丘脑下部损伤和弥漫性轴索损伤应早期给予支持治疗，主要以防治急性期并发症、控制颅内压、生命体征支持治疗为主，部分脑挫裂伤进展较快，出现恶性高颅压者需要积极手术减压。

（7）生命体征稳定的患者，排除禁忌后早期进行神经康复治疗。

2．临床关键点

（1）急性期颅脑外伤的治疗，除患者的症状和体征外，颅脑 CT 对于诊断和治疗计划的制订有着重要的意义。

（2）对于存在高颅压的患者要评估是否需进行动态颅内压监测治疗。

（3）对于原发性颅脑损伤手术治疗仅仅针对内科治疗无效的恶性高颅压患者，治疗方式以去骨瓣减压术为主。

（4）GCS 评分对于颅脑外伤患者急性期神志状态的评估有重要的意义，对于观察期内出现 GCS 评分下降的患者需要考虑可能的原因并尽快明确。

（5）原发性颅脑损伤往往合并有急性硬膜下血肿、硬膜外血肿等继发性颅脑损伤。

病历摘要

女，63 岁。因"摔伤致头痛 3 天，神志不清半天"入急诊室。初步的病史采集如下：

患者 3 天前骑电瓶车不慎摔伤，头着地，当时昏迷不醒，无恶心呕吐，无肢体抽搐，无大小便失禁，患者家属及时发现后立即送往当地医院就诊，途中患者清醒，诉头痛，不能回忆摔伤当时情形。送至医院后行颅脑 CT 提示：双侧额叶脑挫裂伤。予以药物保守治疗。半天前患者突然出现意识不清，紧急转至我院。

初步采集病史后，对于此类患者，临床上随之考虑以下几个问题。

【问题 1】 通过上述问诊，该患者可能的诊断是什么？

思路 患者有明确的颅脑外伤病史，伴有头痛，当地医院颅脑 CT 已提示双侧额叶脑挫裂伤，保守治疗 2 天后突发意识下降，应高度怀疑脑挫裂伤和颅内血肿增大，导致颅内高压。

【问题 2】 病史采集结束后，下一步查体应重点做哪些方面？

思路 1 对于创伤就诊的患者，进行查体的重点包括 3 个方面：①患者的生命体征是否稳定是创伤患者首先需要观察的重点；②神经系统相关体征；③针对患者可能合并有胸部、腹部和四肢等部位的损伤进行快速排查。

思路 2 颅脑创伤患者神经系统查体要点：①意识状态，可使用 GCS 评分快速评估患者的意识状态（见表 2-1）；②合并头皮损伤、皮下血肿等情况时，需重点判断是否存在开放性颅脑损伤；③脑神经检查，对于无法配合的患者重点观察患者瞳孔大小、形态和对光反射；④四肢肌力、肌张力以及患者的病理反射，对于无法配合的患者重点观察患者的病理反射是否引出。

查体记录

急诊室查体记录：生命体征：T 36.8℃，R 22 次 /min，P 79 次 /min，BP 145/92mmHg，血氧饱和度 100%，GCS 评分 1+1+5，枕部可见头皮挫伤，无裂伤出血。双侧瞳孔等大等圆，直径 3mm，对光反射迟钝，双侧额纹及鼻唇沟正常，口角不偏，双侧呼吸对称，两肺呼吸音清，未可闻及干湿啰音，心律齐，未及病理性杂音，腹平软，四肢肌张力正常，肌力检查不配合，病理征阴性。

【问题 3】 结合上述体检结果，为明确诊断应进一步实施哪些检查？

思路 颅脑 CT 是目前针对颅脑外伤患者最为简捷、准确的检查办法。颅脑 MRI 由于耗时较长，不适合急诊的颅脑外伤患者；此外，MRI 对于急性出血不及 CT 敏感。

患者伤后术前颅脑 CT（组图）

辅助检查

急诊颅脑 CT 结果见图 6-3。

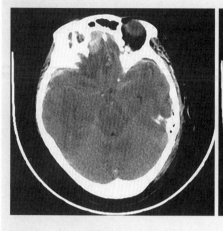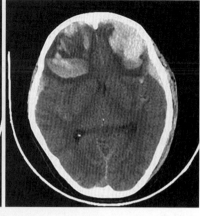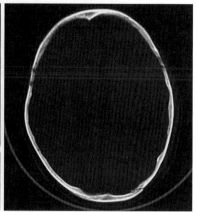

图6-3 患者伤后颅脑CT

【问题4】 如何判读该患者的颅脑CT?

思路1 扫描示:左侧枕骨可见条状透亮影。两侧额叶可见团块状高密度影,周围低密度影环绕,两侧颅板下可见新月形高密度影,两侧脑沟、脑池内可见高密度影,双侧侧脑室前角受压变形。中线结构略左偏。

由CT影像可以诊断:左侧枕骨骨折,两侧额叶挫裂伤伴血肿形成,两侧硬膜下出血,蛛网膜下腔出血。

思路2 除脑挫裂伤等影像学表现外,颅脑外伤患者需要注意以下几点:①脑室受压情况;②中线是否移位及移位程度;③环池是否受压及受压程度。该患者CT影像中双侧侧脑室额角明显受压,中线结构略左偏,环池受压明显。

【问题5】 患者目前的治疗选择有哪些?

思路1 患者CT影像学提示挫裂伤面积较大、占位效应明显,结合患者神志明显变差至昏迷,受伤时间尚短,后期将出现较严重脑组织水肿,已经存在手术减压指征,可考虑急诊行去骨瓣减压术。

思路2 若患者家属不能接受手术减压,可建议植入颅内压探头后行颅内压监测,根据颅内压情况行降颅压治疗。

> 知识点
>
> **急性脑挫裂伤、脑内血肿的手术指征**
>
> 1. 对于急性脑实质损伤(脑内血肿、脑挫裂伤)的患者,如果出现进行性意识障碍和神经功能损害,药物无法控制高颅压,CT出现明显占位效应,应该立刻行外科手术治疗。
>
> 2. 额颞顶叶挫裂伤体积>20ml,中线移位>5mm,伴基底池受压,应该立刻行外科手术治疗。
>
> 3. 急性脑实质损伤(脑内血肿、脑挫裂伤)患者,通过脱水等药物治疗后ICP≥25mmHg,CPP≤65mmHg,应该行外科手术治疗。
>
> 4. 急性脑实质损伤(脑内血肿、脑挫裂伤)患者无意识改变和神经损害表现,药物能有效控制高颅压,CT显示无明显占位征象,可在严密观察意识和瞳孔等病情变化下,继续药物保守治疗。

急诊室处理和术前准备

患者拟急诊行开颅血肿清除术+去骨瓣减压术。

【问题6】 患者急诊室处理包括哪些内容?

思路

(1) 严密监测生命体征,神经系统体征。

(2) 绝对卧床,吸氧,保持环境安静。

(3) 适度镇痛镇静:若患者烦躁,可予肌内注射氯丙嗪25mg+异丙嗪25mg镇静治疗,若效果不明显可酌情追加剂量,但需密切关注患者血压及呼吸状况。

（4）药物降颅压治疗:甘露醇 100～250ml 快速静脉滴注。

（5）预防胃肠道出血:静脉应用抗酸药。

知识点

内科降颅压治疗的常用方法

①高渗性脱水:包括甘露醇、甘油果糖和高渗性盐水;②亚低温治疗;③过度通气;④巴比妥昏迷;⑤激素。

高渗性脱水是目前临床上最为常用的降颅压方法,亚低温治疗、过度通气和巴比妥昏迷均有一定的适应证和并发症,需要严格把握使用指征。激素并不能够起到直接降颅压的作用,但能通过细胞膜的稳定性等作用减轻细胞毒性水肿,但大剂量的激素冲击疗法在临床上由于严重的并发症会增加重型颅脑外伤患者的死亡率。

【问题7】 患者术前准备哪些内容?

思路

（1）急诊查血常规、凝血功能、血型、肾功能、电解质。

（2）床边胸部 X 线片、心电图,了解基本脏器功能储备。

（3）备血。

（4）理发,也可转运至手术室后仅清除切口周围 1cm 毛发。

（5）了解患者最近一次进食时间,必要时为减少气管插管时误吸风险,可留置胃管并行胃肠减压。

（6）若患者在术前准备过程中出现血氧饱和度下降,需要紧急气管插管,并评估机械通气的必要性。

（7）术前谈话、签字。

手术治疗情况

患者于就诊当日急诊在全麻下行经冠状切口开颅双侧额叶脑挫裂伤、脑内血肿清除术＋去骨瓣减压术。术中行大冠状入路开颅,打开双侧额部颅骨,暴露硬脑膜后,可见硬脑膜张力高,打开硬脑膜后见硬膜下暗红色血肿,清除硬膜下血肿后,可见脑组织压力高、脑搏动弱,皮质呈大片暗紫色挫伤表现。切开皮质可见脑内血肿涌出。仔细清除挫伤灶、脑内血肿后,脑组织压力仍较高,但脑搏动恢复。手术野止血后,去除双额骨瓣,依次关颅(图6-4)。

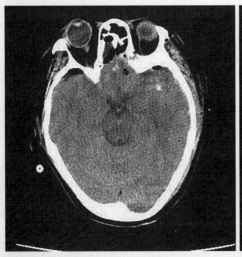
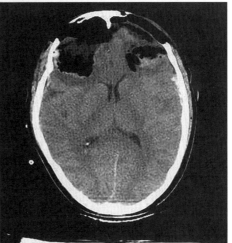

术后当天颅脑
CT(组图)

图6-4 术后当天 CT

去骨瓣减压术在颅脑外伤治疗中的应用评价

去骨瓣减压术已经成为广泛应用于重型颅脑损伤合并恶性颅高压的一种手术方式。去骨瓣减压术能够迅速有效地控制升高的颅内压，使其降低至正常水平的同时改善部分脑灌注压等病理生理指标以挽救患者生命。但去骨瓣减压术的手术并发症较多，此外，生存的患者还需要经历二次颅骨修补术，因而临床上对其使用一直存在争议。目前，北美洲和欧洲的颅脑损伤指南将它与亚低温治疗等手段同列为颅高压的二线治疗方案。

患者术后带气管插管送神经外科监护室，予机械通气、降颅压、镇静、营养支持和生命体征、神经系统体征监测。患者 3 天后经过呼吸锻炼停机械通气并拔除气管插管，转神经外科普通病房。术后 1 周患者神志转清，复查颅脑 CT 提示颅内情况稳定。术后 2 周转入神经康复科继续治疗（图 6-5）。

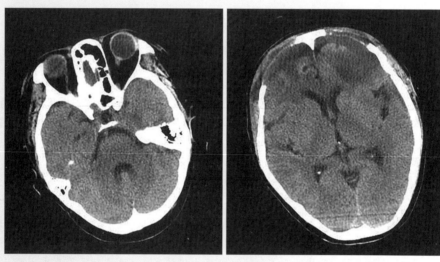

图 6-5　术后 2 周 CT

术后 3 天颅脑 CT（组图）

术后 1 周颅脑 CT（组图）

术后 2 周颅脑 CT（组图）

去骨瓣减压术常见的并发症

去骨瓣减压术常见的并发症包括硬脑膜下积液、外伤性脑积水、颅内感染、外伤性癫痫、脑脊液切口漏、Trephined 综合征、脑膨出、颅内出血等。其中易出现在围手术期的有硬脑膜下积液、颅内感染、脊液切口漏、脑膨出和颅内出血。

知识点

颅内压监测知识

颅内压监测是将导管或微型压力传感器探头安置于颅腔内,导管或传感器的另一端与ICP监测仪连接,将ICP压力动态变化转为电信号,显示于示波屏或数字仪上,并用记录器连续描记出压力曲线,以随时了解ICP的一种技术。可以动态观察ICP的变化,根据ICP的高低及压力波形,可及时分析患者ICP变化,对判断颅内伤情、脑水肿情况、指导脱水药物的应用和评估预后等都有重要的参考价值。颅内压监测可分为有创和无创颅内压监测。

有创颅内压监测包括脑室内法、硬脑膜外法、硬脑膜下法、脑组织内法等。其中测压最准确、使用最方便的为脑室内法。有创颅内压监测指征包括:①强烈推荐——CT检查发现颅内异常的急性重型颅脑损伤患者;②推荐——CT检查发现颅内异常的急性轻中型颅脑损伤患者;急性轻中型颅脑损伤合并全身多脏器损伤休克的患者;③不推荐——CT检查未发现颅内异常、病情比较稳定的轻中型颅脑损伤患者不应行有创颅内压监测。

无创颅内压监测目前仍处于探索阶段,主要方法有视网膜静脉压、闪光视觉诱发电位、耳骨膜监测颅内压等,其优点是无创且操作方便,缺点是准确性较差。

颅内压监测对于神经外科存在颅高压患者的降颅压具有重要的指导意义,当颅内压监测仪提示颅内压持续高于20mmHg时应当及时采取降颅压治疗。

原发性颅脑损伤诊疗流程

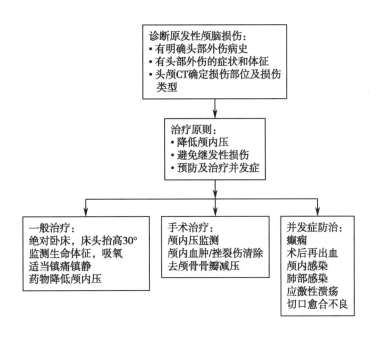

（詹仁雅）

第三节　继发性颅脑损伤

继发性颅脑损伤是指在原发性脑损伤的基础上,发生的一系列病理生理改变所造成的脑水肿、脑肿胀以及颅内血肿。继发性脑损伤可在伤后数分钟、数小时、数天内发生,其危害在于随着继发性脑损伤的发展,会导致颅内压进行性增高,进而引起脑组织缺血,若未能及时诊断并积极处理,将会形成脑疝,最终因脑干功能衰竭而死亡。继发性颅脑损伤通常可以通过手术和保守治疗得到治愈,因此诊断和治疗继发性脑损伤在脑损伤的治疗中极为重要。

1. 继发性脑损伤的诊疗经过 通常包括以下环节：

（1）急性颅脑损伤的急诊处理：主要包括基本抢救和复苏，维持生命体征稳定。

（2）继发性颅脑损伤的诊断：包括病史、体征及辅助检查，通常及时行颅脑CT。

（3）明确继发性颅脑损伤的范围及严重程度：包括患者意识水平，定位体征等。

（4）继发性脑损伤的监测：生命体征变化，意识水平变化，连续复查颅脑CT，持续颅内压监测。

（5）继发性脑损伤的保守治疗：脱水降颅压治疗，亚低温治疗，抗癫痫治疗等。

（6）继发性脑损伤的手术治疗：脑室外引流、颅内血肿清除、去骨瓣减压等。

2. 临床关键点

（1）颅脑CT是诊断继发性脑损伤的首选检查，治疗过程中连续复查颅脑CT很重要。

（2）目前脑室型颅内压探头是监测颅内压的"金标准"，同时可以引流脑脊液，降低颅内压。

病历摘要

女，56岁。因"车祸致伤头部伴意识障碍1天"就诊。患者于1天前被机动车撞伤，伤及头部，伤后即出现意识障碍，伴呕吐，于当地医院就诊，予脱水、补液等治疗后，症状无明显缓解，遂转至我院。查体：神志模糊，GCS评分11分（E3V3M5），双侧瞳孔等大等圆，直径约2.0mm，直接、间接光反射灵敏，双侧Babinski征（−）。辅助检查：颅脑CT（图6-6）。

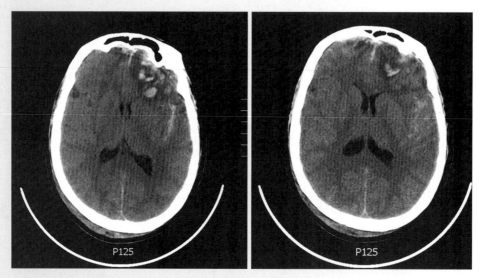

图6-6 患者颅脑CT结果

【问题1】 描述患者颅脑CT表现，该患者目前的诊断是什么？

思路 颅脑CT提示左侧额叶脑可见散在斑片状高密度影，周围可见低密度水肿带，左侧侧脑室前角受压变形，左侧侧裂池内可见线状高密度影。诊断：左侧额叶脑挫裂伤、外伤性蛛网膜下腔出血。

【问题2】 患者目前存在的主要问题是什么？

思路 在原发性脑损伤（脑挫裂伤）的基础上，进一步发生了继发性脑损伤（脑水肿），引起颅内高压。

知识点

颅内高压的病理生理机制

Morno-Kellie原理：颅腔内容物在正常生理条件下，脑组织体积比较恒定，特别是在急性颅内压升高时不能压缩，颅内压的调节在脑血流量和脑脊液量间保持平衡。当发生颅内高压时，首先被压缩出颅内的是脑脊液，再压缩脑血容量。可供缓解颅内高压的代偿容积约为颅腔容积的8%，超过代偿容积后，可出现颅内高压症。

【问题3】 如何监测颅内压?

思路1 患者的临床表现是一个非常重要的指标,如果患者神志清楚,说明患者脑灌注良好,且颅内压在代偿范围内。一旦出现患者意识下降,则需要采取其他方法。

思路2 目前临床首选是脑室内置入探头导管方法,该方法操作简单,精确度高,除了能监测颅内压外,还能够通过释放脑脊液降低颅内压,但是对于脑室受压消失的患者可能无法实施。其他的方法还有脑实质内装置、硬膜下装置、硬膜外装置。

【问题4】 颅内压监测的适应证有哪些?

思路 2011年《中国颅脑创伤颅内压监测专家共识》做如下推荐。

1. 强烈推荐 颅脑CT检查发现颅内异常(颅内出血、脑挫裂伤、脑水肿、脑肿胀、脑积水、基底池受压等)的急性重型颅脑创伤患者(GCS评分3~8分)。

2. 推荐 CT检查发现颅内异常(颅内出血、脑挫裂伤、脑水肿、脑肿胀、脑积水等)的急性轻中型颅脑创伤患者(GCS评分9~15分);急性轻中型颅脑创伤合并全身多脏器损伤休克的患者。

3. 不推荐 CT检查未发现颅内异常、病情比较稳定的轻中型颅脑创伤患者(GCS评分9~15分)不应该行有创颅内压监测。

手术治疗情况

患者于局麻下行脑室内颅内压探头置入术,术后患者颅内压最高升至35mmHg,予镇静、脱水后颅内压逐渐下降至20mmHg以下,术后第8天,患者GCS评分14分(E4V4M6),予拔除颅内压探头。

【问题5】 如何处理颅内高压?

思路

1. 治疗目标是将颅内压(ICP)维持在20mmHg以下,脑灌注压(CPP)维持在50~70mmHg。

2. 手术清除硬膜下血肿、硬膜外血肿以及脑内血肿以及脑挫裂伤灶(手术适应证参见下节)。

3. 床头抬高30°,保持头颈一致,避免颈部扭曲,影响静脉回流。

4. 避免缺氧($PaO_2 < 60mmHg$),防止低血压($SBP \leqslant 90mmHg$),维持正常的二氧化碳分压($PaCO_2$ 35~40mmHg),控制体温。

5. 适当镇静及镇痛。

6. 脱水治疗,最常用20%甘露醇(0.25~1mg/kg),可以联合运用呋塞米。

7. 去骨瓣减压术能有效降低颅内压。

8. 亚低温疗法。

9. 巴比妥昏迷疗法 大剂量巴比妥类药物能够降低脑组织氧代谢率,进而减少局部脑血流,降低颅内压。

(侯立军)

推 荐 阅 读

[1] 张赛. 努力推进我国重型颅脑创伤的规范化救治. 中华神经外科杂志,2018,34(2):109-112.

[2] CARNEY N,TOTTEN A M,O'REILLY C. Guidelines for the management of severe traumatic brain injury. 4th ed. Neurosurgery,2016,80(1):6-15.

[3] HOU L J,LI Z X,ZHANG D F.Functional recovery of cranial nerves in patients with traumatic orbital apex syndrome. Biomed Res Int,2017,2017(2):1-6.

第四节 颅 内 血 肿

一、概述

颅内血肿是颅脑损伤中最常见的继发性损伤,约占闭合性颅脑损伤的10%。根据伤后至血肿出现的时间可分为三型：急性血肿（伤后 72 小时内）；亚急性血肿（4 天～3 周）；慢性血肿（3 周以上）。迟发性血肿是指伤后首次 CT 未发现血肿，但在复查 CT 时又发现血肿者。根据解剖部位可以分为：硬脑膜外血肿、硬脑膜下血肿、脑内血肿和特殊部位血肿。通常，幕上血肿超过 30ml，颞部血肿超过 20ml，幕下血肿超过 10ml 均需予以手术清除。

1. 颅内血肿的诊疗经过　通常包括以下环节：

（1）急性颅脑损伤的急诊处理：主要包括基本抢救和复苏，维持生命体征稳定。

（2）明确颅内血肿的危重程度：包括意识障碍严重程度、瞳孔大小、对光反射、定位体征等。

（3）明确颅内血肿的部位及范围：通常需要行颅脑 CT。

（4）确定颅内血肿的治疗方案：药物保守治疗或者手术治疗。

（5）颅内血肿的术后处理：控制颅内压，防治并发症。

（6）颅内血肿的康复治疗：功能锻炼、高压氧治疗等。

2. 临床关键点

（1）颅内血肿的诊断主要依靠颅脑 CT，颅内血肿很有可能增加，应及时复查颅脑 CT。

（2）颅内血肿一旦有手术适应证，应当早期积极手术治疗。

二、急性硬脑膜外血肿

硬膜外血肿是指颅脑损伤后，血液积聚于颅骨内板与分离的硬脑膜之间。绝大部分的硬膜外血肿（>95%）位于幕上，出血来源主要是骨折损伤的硬脑膜动脉、静脉、静脉窦或颅骨板障，以脑膜中动脉及其分支损伤最为常见。外伤性颅内血肿中，约 30% 是硬脑膜外血肿，其中 85% 的急性硬膜外血肿合并有颅骨骨折，30%～40% 的硬脑膜外血肿合并有其他颅内损伤，包括脑挫裂伤、脑内血肿等。

病历摘要

男，40 岁。因"头部外伤后意识障碍伴呕吐 5 小时"来院就诊。患者于 5 小时前骑助动车与汽车相撞，伤及头部，伤后短暂意识障碍，约数分钟后逐渐醒转，由 120 送至医院。来院途中，患者意识障碍逐渐加深，呕吐数次，呕吐物为胃内容物，非喷射性。查体：神志昏迷，GCS 评分 7 分（E1V1M5），双侧瞳孔不等大，右侧瞳孔直径约 4.0mm，直接、间接对光反射消失，左侧瞳孔直径约 2.5mm，直接、间接对光反射迟钝，左侧 Babinski 征（+）。辅助检查：颅脑 CT（图 6-7）。

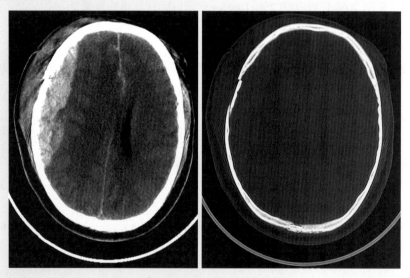

图6-7　患者颅脑CT结果

【问题 1】 描述患者颅脑 CT 表现，该患者目前的诊断是什么？

思路　颅脑 CT 脑窗提示右侧颞部皮下可见弧形高密度影，颞顶部颅骨内板下可见梭形混杂密度信号影，中线向左移位约 0.8cm，骨窗可见右侧颞骨骨折。诊断：右侧额颞顶部急性硬脑膜外血肿，右侧颞叶钩回疝,右侧颞骨骨折,右侧额颞部头皮血肿。

【问题2】 急性硬脑膜外血肿的临床表现有哪些特点?

思路

(1)局部有明显挫伤或瘀斑,多伴有头皮血肿,合并有中颅窝底骨折时可见脑脊液耳漏或耳后瘀斑(Battle 征)。

(2)意识障碍程度与血肿部位、出血量、出血速度以及患者年龄密切相关。近年来,随着高能量交通伤发病率逐渐上升,大部分患者伤后即出现昏迷,仅有少部分患者(<30%)可出现典型的"中间清醒期",亦有部分患者完全不出现意识障碍。

(3)颅内压增高引起出现头痛、呕吐、躁动不安或神志淡漠。

(4)当血肿压迫同侧中央前回时可导致对侧肢体偏瘫,血肿进一步增大将会引起颞叶钩回疝,表现为患侧瞳孔散大,脑疝进一步加重可出现双侧瞳孔散大。

知识点

中间清醒期

部分急性硬膜血肿伤后意识障碍可表现为"昏迷-清醒-再昏迷"过程。伤后由于原发性脑损伤出现昏迷,意识恢复后,由于硬脑膜外血肿逐渐增大,颅内压增高,压迫脑干,再次出现昏迷。中间清醒期时间通常为数小时,但如果是脑膜中动脉主干破裂出血,则可能在 10～20 分钟内,患者即再次昏迷。

【问题3】 急性硬膜外血肿的手术适应证有哪些?

思路 幕上血肿量>30ml,颞部血肿量>20ml,后颅窝血肿量>10ml,或中线移位>5mm,无论 GCS 评分如何,都应当积极进行急诊手术清除血肿。

手术治疗情况

患者于全麻下行右侧额颞顶硬膜外血肿清除术,术中行脑室内颅内压探头置入术(图 6-8),术后患者GCS 评分仍为 7 分(E1V1M5),右侧瞳孔恢复至 2.5mm,光反射迟钝,此后患者意识逐渐恢复,随访 3 个月时,患者生活完全自理,无功能障碍。

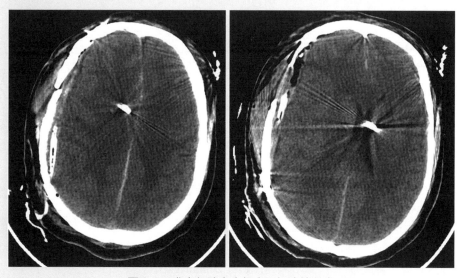

图 6-8 术中行脑室内颅内压探头植入术

【问题4】 急性硬膜外血肿的预后如何?

思路 急性硬膜外血肿的预后取决于患者的一般情况,伤后的意识水平,手术时的意识水平,脑疝时间以及是否合并其他颅内损伤。通常单纯硬膜外血肿的患者如果诊断和处理及时,预后相对较好,一般不遗留明显后遗症。

三、急性硬脑膜下血肿

硬脑膜下血肿是指颅脑损伤后,发生在硬脑膜与脑表面之间的血肿。绝大部分的急性硬脑膜下血肿位于幕上,常见于额颞顶部,出血来源主要是脑皮质动静脉破裂、桥静脉断裂以及脑挫裂伤。外伤性颅内血肿中,约 40% 是硬脑膜下血肿,其中半数以上合并有颅内损伤,单纯的硬膜下血肿较为少见,多由于桥静脉撕裂所致。

病历摘要

男,50 岁。因"高处坠落致头部外伤后昏迷 1 小时"来我院就诊。患者于 1 小时前从约 1 米高处坠落,头部着地,当即昏迷,遂由 120 急送我院。转运途中,患者呕吐数次,呕吐物为胃内容物,非喷射性。查体:神志昏迷,GCS 评分 6 分(E1V1M4),双侧瞳孔散大,直径约 4.0mm,直接、间接对光反射均消失,双侧Babinski 征(+)。辅助检查:颅脑 CT(图 6-9)。

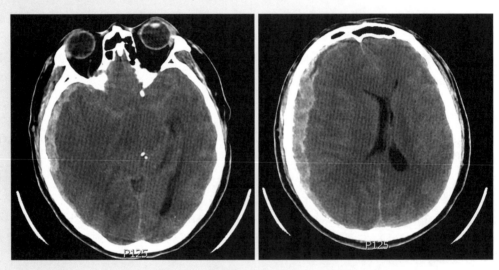

图 6-9 颅脑 CT

【问题 1】 描述患者颅脑 CT 表现,该患者目前的诊断是什么?

思路 右侧额颞顶部可见新月形高密度信号影,中线结构向左移位约 1cm,环池受压消失。诊断:右侧额颞顶急性硬膜下血肿。

【问题 2】 急性硬脑膜下血肿的临床表现有哪些特点?

思路

(1)对冲伤:一侧枕部着力,对侧额颞部可发生脑挫裂伤和急性硬脑膜下血肿。

(2)意识障碍:急性硬脑膜下血肿伤情通常要比硬膜外血肿更重,伤后即表现为意识障碍,且进行性加重,一般不出现"中间清醒期",同时较早出现颞叶钩回疝征象。

【问题 3】 急性硬脑膜下血肿的手术适应证有哪些?

思路

(1)颅脑 CT 上急性硬膜下血肿厚度>10mm,或者中线移位超过 5mm 均应当急诊开颅清除血肿。

(2)伤后 GCS 评分下降超过 2 分,或者颅内压超过 20mmHg。

(3)血肿清除后,当颅内压力仍较高时,需行去骨瓣减压术,骨瓣大小应足够大,充分减压且避免脑组织嵌顿。

知识点

标准外伤大骨瓣开颅术

由 Becker 等提出,能够清除 95% 单侧幕上颅内血肿。切口设计:切口起于颧弓上耳屏前 1cm(注意尽量保留颞浅动脉主干),于耳郭上方向后上方延伸至顶骨正中线,然后沿正中线向前至前额部发际下。颅骨上钻孔 5~6 枚,骨窗前界至额极,下界平颧弓,向后达乳突前方,内侧至矢状窦旁 2~3cm,骨窗大小约 12cm×15cm。

手术治疗情况

患者于全麻下行右侧额颞顶急性硬膜下血肿清除术,术中先于颞部钻孔吸除部分硬膜下血肿,随后常规开颅,见硬膜张力高,脑组织搏动消失,清除血肿后,置入脑室型颅内压探头,去除骨瓣减压。术后患者 GCS 评分为 5 分(E1V1M3),双侧瞳孔大小恢复至 3mm,直接、间接光反射消失,复查颅脑 CT 提示大面积脑梗死(图 6-10),随访 12 个月时,患者 GCS 评分仍为 5 分(E1V1M3)。

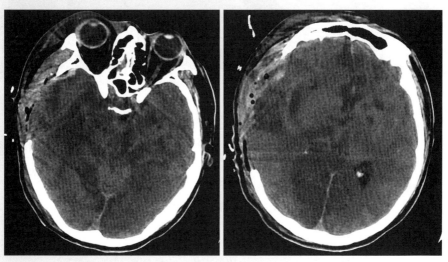

图 6-10　右侧额颞顶急性硬膜下血肿清除术后复查颅脑 CT

【问题 4】　急性硬脑膜下血肿的预后如何?

思路　预后取决于患者伤后的 GCS 评分(表 6-2)、年龄以及合并的脑损伤情况,早期手术可改善患者预后。由于急性硬膜下血肿患者多存在较重的原发性脑损伤,因此预后通常较差,死亡率为 45%~70%,仅有 10%~20% 的患者最终恢复良好。

表 6-2　入院 GCS 评分与结局的关系

GCS 评分 / 分	死亡率	功能生存率
3	90%	5%
4	76%	10%
5	62%	18%
6/7	51%	44%

四、慢性硬脑膜下血肿

慢性硬脑膜下血肿多见于老年患者,平均发病年龄约为 63 岁,部分患者(<50%)有明确的头部外伤史,有时可仅有轻微的头部外伤史。常见的其他危险因素包括:长期饮酒、癫痫、凝血机制异常等。血肿多为单侧,少部分为双侧,多位于额颞顶部,在硬膜与蛛网膜之间,存在完整包膜,液化的血肿呈“酱油样”改变。

病历摘要

男,67岁。因"反复头痛伴左侧肢体乏力20余天"来我院就诊。患者20余天前出现反复头痛,伴左侧肢体乏力,无恶心、呕吐,无大小便失禁。查体:神志清楚,GCS评分15分,双侧瞳孔等大等圆,直径约3.0mm,直接、间接对光反射灵敏,左侧肢体肌力4级,双侧Babinski征未引出。辅助检查:颅脑CT、颅脑MRI(图6-11)。

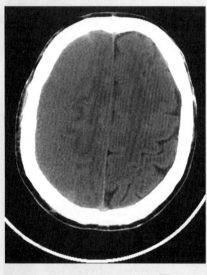
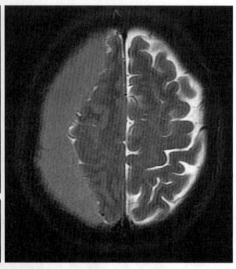

图6-11 辅助检查结果

【问题1】 描述患者颅脑CT及MRI表现,该患者目前的诊断是什么?

思路 颅脑CT可见右侧额顶部新月形低密度影,颅脑MRI的T_2加权像可见右侧额顶部新月形低密度影。诊断:右侧额顶部慢性硬膜下血肿。

【问题2】 慢性硬脑膜下血肿的临床表现有哪些特点?

思路 慢性硬脑膜下血肿临床表现多样,可表现为头痛、意识模糊、失语、智力障碍,部分患者可出现昏迷、偏瘫、癫痫等。

【问题3】 慢性硬脑膜下血肿的手术适应证有哪些?

思路 患者存在颅内高压或者脑组织受压的症状,或者血肿最厚层面厚度>1cm。

【问题4】 慢性硬脑膜下血肿的手术方法有哪些?

思路 颅骨钻孔引流术、开颅血肿清除术

手术治疗情况

患者于局麻下行颅骨钻孔引流术。术中挑开硬膜后,即见"酱油样"陈旧性血液涌出,术后患者头痛症状明显缓解,复查颅脑CT(图6-12),提示颅内积气,少量血肿残留。

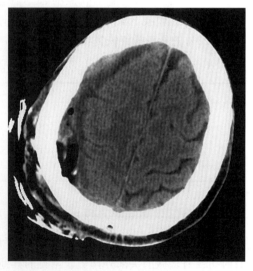

图6-12 颅骨钻孔引流术后复查颅脑CT

【问题5】 颅内少量血肿如何处理？

思路　慢性硬脑膜下血肿钻孔引流术后残留血肿相当常见，患者通常没有症状，研究发现78%的患者在术后第10天复查颅脑CT仍可见少量硬脑膜下血肿，完全消失需要6个月。治疗上，如果血肿量没有进行性增加，且患者症状未加重，可继续观察。

五、创伤性脑内血肿

创伤性脑内血肿是指脑损伤后脑实质内出血形成的血肿，多见于额叶、颞叶和枕叶，约占颅内血肿的5%，常与脑挫裂伤、硬膜下血肿相伴发。创伤性脑内血肿时常会逐渐扩大或融合，若占位效应明显，应当积极手术清除。

病历摘要

女，47岁。因"外伤后头痛1天"来我院就诊。患者于1天前骑电动车时摔倒，伤及头部，伤后短暂意识障碍，约数分钟后醒转，醒转后自觉头痛，于当地医院就诊，查颅脑CT提示"左侧颞叶脑内血肿"，予对症治疗后症状无明显缓解，复查颅脑CT提示血肿较前增大，遂转我院。查体：神志不清，嗜睡，GCS评分14分（E3V5M6），双侧瞳孔等大等圆，直径约3.0mm，直接、间接对光反射灵敏，双侧肢体肌力5级，双侧Babinski征均阴性。辅助检查：颅脑CT（图6-13）。

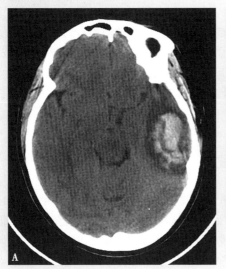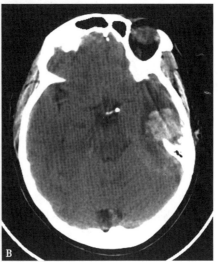

图6-13　颅脑CT

【问题1】 描述患者颅脑CT表现，该患者目前的诊断是什么？

思路　颅脑CT可见左侧颞叶类圆形混杂密度影，周围可见低密度水肿带。诊断：右侧颞叶脑内血肿。

【问题2】 创伤性脑内血肿的临床表现有哪些特点？

思路　脑内血肿临床表现与血肿部位密切相关，额极、颞极的血肿主要引起颅内压增高，通常没有明显定位体征，如果血肿累及功能区，则可能出现偏瘫、失语、局灶性癫痫等。

【问题3】 脑内血肿的手术适应证有哪些？

思路

（1）进行性意识障碍和神经功能损害，药物无法控制高颅压，CT出现明显占位效应。

（2）额颞顶叶脑内血肿体积>20ml，中线移位>5mm，伴基底池受压。

（3）通过脱水等药物治疗后ICP≥25mmHg，CPP≤65mmHg。

手术治疗情况

患者于全麻下行左侧颞叶脑内血肿清除术，术中见硬膜张力较高，清除脑内血肿及挫伤脑组织约30ml，术后患者神志清楚，头痛明显缓解（图6-14），随访3个月，无功能障碍。

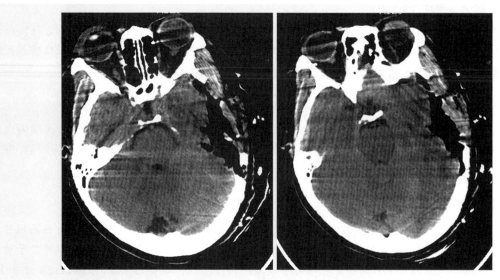

图 6-14 患者术后复查 CT 结果

【问题 4】 脑内血肿的手术方法包括哪些?

思路 对于额颞顶广泛脑挫裂伤合并脑内血肿、CT 出现明显占位效应患者,应该提倡采用标准外伤大骨瓣开颅清除脑内血肿和失活脑挫裂伤组织、彻底止血,常规行去骨瓣减压,硬膜减张缝合技术。对于单纯脑内血肿、无明显脑挫裂伤、CT 出现明显占位效应的患者,按照血肿部位,采用相应部位较大骨瓣开颅清除血肿、彻底止血,根据术中颅内压情况决定保留或去骨瓣减压。

(侯立军)

第五节 开放性颅脑损伤

开放性颅脑损伤泛指火器性或非火器性致伤物所造成的头皮、颅骨、硬膜和脑组织均向外界开放的创伤。这类损伤不仅有裂开的伤口,而且深达硬脑膜。硬脑膜是保护脑组织的一层坚韧的纤维屏障,硬脑膜是否破裂是区分颅脑损伤为闭合性或开放性的分界线。对脑损伤来讲,只有在硬脑膜已破损,颅腔与外界相通时,才称为开放性脑损伤。开放性颅脑损伤除头部开放创伤外,常有不同程度的脑损伤、出血、水肿、感染等继发损害,而与闭合性脑损伤相比较,易致失血性休克、颅内感染等。根据致伤物可分为非火器性颅脑损伤和火器性颅脑损伤。

1. 开放性颅脑损伤的诊治经过 通常包含以下环节:

(1) 了解受伤时的情况,特别是致伤物的情况,有助于手术彻底清创。如致伤物为铁钉或子弹,则可能整个残留于脑内;如为木条等易碎物件,则有可能有多个断片残留脑内,不易清除干净。

(2) 详细了解受伤后患者的意识改变情况,判断有无脑内血肿等继发损害。开放性颅脑损伤由于密闭的颅骨破坏,颅内内在的高压得以释放,患者往往意识情况还可以。

(3) 第一时间观察患者的生命体征,了解有无休克发生。头皮、颅骨、脑膜、脑组织的血液循环十分丰富,开放性颅脑损伤若在现场未进行包扎止血,常常失血严重,多伴有不同程度的休克。此类患者多伴有复合伤,需关注有无胸腔、腹腔或者盆骨出血的可能。

(4) 急诊环节的处理主要是对伤口的处理和包扎,减少伤口出血或渗血。以及补液等抗休克治疗。

(5) 颅脑 CT 需立即进行,骨窗像不可少,必要时行三维颅骨成像,充分了解颅骨骨折的部位、类型、颅内异物或碎骨片嵌入的位置等情况,有利于手术切口的设计。

(6) 住院患者尽早完成术前准备,早期手术有助于感染控制。尽可能在伤后 6~8 小时内清创,目前在应用抗生素的条件下,早期清创缝合时间最晚可延长至 48 小时。

(7) 开放性伤口分泌物需进行涂片检查气性坏疽。

（8）优先处理危及生命的损伤：如失血性休克时，应在补液输血纠正休克待血压回升平稳后再行开颅术。对于内脏破裂出血又有脑疝表现的患者，在保留两条通道输血和输液的情况下也可行剖腹（胸）探查止血，同时开颅减压，待血压平稳后再继续彻底手术。只有这样，患者才有得救的希望。

（9）早期清创处理：把创道内污染物如毛发、泥沙、碎骨片、弹片异物、坏死碎化的脑组织、血块等清除，然后修补硬脑膜，缝合头皮。

（10）术后处理应注意观察意识、瞳孔、生命体征的变化和神经系统体征。观察有无继发性出血、脑脊液漏，必要时行 CT 动态观察。加强抗感染、抗脑水肿、抗休克治疗，术后常规抗癫痫治疗，加强全身支持治疗；昏迷患者保持呼吸道通畅，吸氧并加强全身护理，预防肺炎、压疮和泌尿系感染。

2．临床关键点

（1）了解致伤物的特点，选择相适应的处理策略。

（2）开放性颅脑损伤多伴有不同程度的休克。严重颅脑损伤患者合并低血压时，使脑灌注压降低，致使脑缺血、缺氧，加重脑水肿，因此抗休克治疗十分重要。

（3）早期彻底清创是开放性颅脑损伤的处理原则，变开放为闭合，变污染为清洁是其最终目的。

（4）术后主要并发症为感染以及颅骨缺损相关的并发症。

病历摘要

男，60 岁。因"车祸致头部外伤 2 小时余"入院。患者 2 个多小时前骑电动车被机动车撞倒，头部撞上对方机车，受伤当时呼之能应，发现脑组织外溢，立即送往当地医院就诊，诊断为重型颅脑损伤，并行对症治疗。为求进一步治疗来我院就诊。

【问题1】 受伤机制是什么？

思路 在受伤的瞬间，判断着力点两方面物体的运动状态可以判断其受伤机制。

本病例中，患者在高速行驶的车上与另一辆快速行驶的车相向碰撞，自身在碰撞的瞬间是减速运动，但外物碰撞身体时是加速运动。因此，应该是两种作用导致的综合性损伤，既要考虑着力点的损伤，也要考虑对冲伤。

知识点

加速性及减速性损伤

加速性损伤是指头颅遭到运动着的物体撞击，头颅按暴力作用的方向，在突然运动的瞬间造成的脑损伤。其机制是头颅受暴力打击急速向前运动，受到颈部和躯干相对固定的限制，暴力未能相应衰减，致头颅受击部位接受暴力大，造成颅骨的局部变形或骨折，暴力还继续作用，产生了撞击点下面的脑组织损伤，而对冲部位的脑组织，在颅腔内运动很少，脑表面与颅骨粗糙面或骨嵴的摩擦冲撞也很少，脑深部结构受到的冲击作用亦很少或无。常见的加速性损伤包括棒击、飞石以及弹伤等。

减速性损伤是指运动着的头颅急速撞在相对静止的外物上，突然停止的瞬间造成的脑损伤。其结果不仅在暴力作用的局部，更重要的是常沿暴力传递波的方向发生更严重、更广泛的对冲性脑损伤。常见的减速性损伤包括跌伤、坠落伤，或从行驶的车辆上摔下而致伤。

受到暴力作用，头颅做加速运动和减速运动所造成的脑损伤，可以同时或先后发生同一伤员的脑部，例如飞石击中头部，造成以局部为主的脑损伤，继而因昏迷坠倒，头颅碰撞于地面上，再次遭受暴力引起对冲性脑损伤，即属加速与减速性并存的脑损伤机制。

【问题2】 致伤物有什么特点？

思路 判断致伤物为火器伤还是非火器伤。非火器伤的物件是易碎还是不易粉碎的，有助于判断脑内残留致伤物的可能。钢钎、钉、锥等刺入颅内形成较窄的伤道，在现场急救时不要贸然将其拔除，防止引起颅内大出血或增加损伤引起不良后果。

知识点

火器伤的3种类型

1. 盲管伤 仅有射入口,致伤物停留在伤道末端,无射出口。
2. 贯通伤 投射物贯穿颅腔,有入口和出口,形成贯通伤道,多为高速枪伤所致,脑损伤广泛,是火器性颅脑损伤最严重者。
3. 切线伤 投射物与头部呈切线方向擦过,飞离颅外,射入口和射出口相近,头皮、颅骨、硬脑膜和脑组织浅层皮质呈沟槽状损伤,所以又称沟槽伤。

【问题3】 病史采集结束后,下一步查体应该重点查哪些方面?

思路1 对于外伤患者而言,首要检查其生命体征,包括心率、呼吸以及血压。失血性休克会在心率和血压上体现出来。呼吸不好需排除呼吸道梗阻的因素。其次需要检查伤口的情况,如果有伤口持续性出血,需立即采取止血的措施,对于暴露的伤口也应进行包扎和覆盖。外伤患者有复合伤的可能,需对全身进行查体,防止复合伤的遗漏。

思路2 头外伤的患者,意识状态是必不可少的检查项目。这对判定伤情的严重程度有重要的价值。开放性伤口发生在额面部,导致瞳孔不能观察,这需要从患者对言语和痛刺激的反应以及肢体的活动上进行判断。

查体记录

急诊查体:T 36.2℃,P 121 次/min,R 24 次/min,BP 84/52mmHg。患者神志不清,浅昏迷,头面部一长约20cm的切口,从左额跨过左眼至左侧颌面部,切口内可见波动脑组织以及混杂的污物,创面有活动性出血。呼吸道通畅,胸廓正常,胸廓挤压征(-),呼吸正常,双侧肺呼吸音对称,双肺未闻及干湿啰音。腹部无开放性创伤,全腹无压痛,无反跳痛。四肢无开放性创伤,全身多处软组织挫伤。骨盆无开放性创伤,骨盆挤压征(-),脊柱无叩压痛,耳鼻喉正常,颈部正常,背部无开放性创伤,无其他特殊情况。

【问题4】 上述的查体结果,提示患者目前的病情如何?

思路1 国际通用的伤情分级为按 GCS 评分进行分级(表2-1)。颅脑损伤可分三型:①轻型,13~15分;②中型,9~12分;③重型,3~8分。

思路2 休克早期,人体对血容量减少有一定代偿能力,血容量减少的症状还不是很明显,患者开始出现皮肤苍白、四肢发冷、心跳呼吸加快、尿量减少等症状。休克没有得到及时治疗,就会进一步发展并超过人体的代偿能力而进入休克期。这时的患者查体会发现血压不断下降,甚至测不出血压。

患者目前 GCS 评分7分,有失血性休克表现。

【问题5】 结合上述查体结果,为明确诊断应进一步实施哪些检查?

思路 需立即进行血液学检查,包括血常规、血生化及电解质、凝血功能检查。急诊颅脑 CT 也应立刻安排,了解颅内情况,必要时还可行颅骨薄层扫描机三维重建。开放性伤口分泌物行涂片查细菌。

辅助检查

急诊辅助检查颅脑 CT 见图6-15。

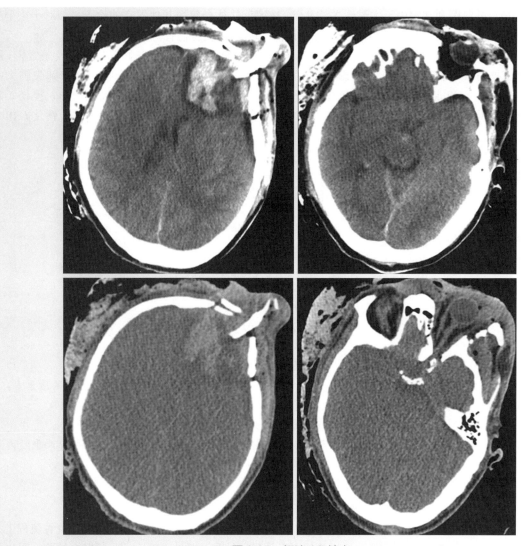

图6-15　颅脑CT检查

【问题6】　如何判断患者的颅脑CT?

思路1　CT是判断颅脑损伤严重程度的重要依据,在一定程度上比MRI更能反映骨折以及出血的情况。对于开放性颅脑损伤伴有粉碎性骨折的CT片,一定不能遗漏CT骨窗像上的异物以及骨折碎片。

该患者颅脑CT报告:中线结构局部右移;脑组织肿胀,左侧脑室及环池变窄,中线结构右移;左侧额叶脑挫裂伤伴血肿形成,大小约4.2cm×4.4cm,周围见水肿带,蛛网膜下腔出血,左侧额顶部、右侧额部硬膜下/外血肿并薄层硬膜下积液、血肿,左侧额部少许积气;颌面部、头皮软组织广泛肿胀、积气。左侧上颌骨、颧骨、额骨、寰椎多发骨折,部分骨折端错位、分离,冠状缝左侧分离;双侧鼻骨、筛骨纸板及蝶骨体骨折,累及左侧额窦、眼眶及上颌窦各壁、双侧筛窦、上牙槽,双侧筛窦、蝶窦、左侧鼻腔、上颌窦、眼眶内积液、积血;左侧眼环壁增厚、毛糙,右侧眼环密度稍增高,眼外肌肿胀、增厚。

知识点

颅脑CT阅片顺序

头部有其对称性的特点,在阅片上可以按照以下顺序:中线是否偏倚→大脑→小脑及脑干→脑室系统→骨窗像→脑外结构。

思路 2 神经外科医师常常由于太过于关注头部的病变,往往会忽视其他器官的检查。但对于重型颅脑损伤的患者,不能忽视对胸、腹等脏器的损伤,特别是肾脾破裂以及骨盆骨折导致的潜在出血。

该患者其他部位 CT 报告:左侧部分肋骨骨皮质欠连续,有骨折可能。右肺下叶斑片及条索影,胸膜增厚、粘连,挫伤?双肺散在纤维条索影、结节影及钙化灶,多系炎症,请结合临床。双肺尖肺大疱影。心脏未见增大,心包未见积液。主动脉壁、左冠脉钙化。肝右后叶片状低密度影,伪影?挫伤?右肾囊肿并钙化可能,右肾小结石待排。阑尾内高密度影,多系粪石。右侧阴囊区高密度影,钙化?出血待排。

【问题7】 该患者的临床诊断是什么?

思路 脑外伤的临床诊断需结合主要诊断和对生命危险最大的诊断进行排序。

(1)重型开放性颅脑损伤:左侧额叶脑挫伤伴血肿,左侧额部及颅底骨折。

(2)失血性休克。

(3)左侧颌面部外伤。

(4)左眼外伤。

> 知识点
>
> ### 开放性颅脑外伤的临床表现
>
> 1. 头部伤口多有活动性出血,可有异物残留甚至脑组织或脑脊液流出。
> 2. 意识障碍 取决于脑损伤的部位和程度。局限性开放伤未伤及脑重要结构或无颅内高压患者,通常无意识障碍;而广泛性脑损伤可出现不同程度的意识障碍。
> 3. 局灶性症状 与脑损伤部位有关,可出现偏瘫、失语、癫痫、同向偏盲、感觉障碍等。
> 4. 颅内高压症状 因创口小、创道内血肿和/或合并颅内血肿以及广泛脑挫裂伤而引起严重颅内压升高者,可出现头痛、呕吐、进行性意识障碍,甚至发生脑疝。

【问题8】 开放性颅脑损伤患者的处置流程有哪些?

思路 开放性颅脑损伤具有伤情重、伤口开放出血,以及复合伤可能性大的特点,因此在处置流程上须有一定的顺序和主次,不得遗漏。开放性颅脑外伤由于颅骨残缺导致颅内高压释放,短期内的脑疝得以缓解。优先处置威胁生命的因素,在此前提下尽早清创。

(1)保持呼吸道畅通:颅脑外伤患者常发生呕吐和误吸,特别是意识障碍者,存在不能将血块、呕吐物或分泌物吐出而发生阻塞呼吸道的可能。

(2)伤口的处理:开放性伤口一般采用无菌敷料加压包扎即可达到止血的目的,若有活动性出血,仍需及时缝合止血。

(3)抗休克治疗:对处于休克状态的患者进行转运或者手术,极易造成死亡。应早期输血、补液纠正休克状态,并寻找造成休克的原因。

(4)对于开放性伤口,需常规行分泌物查细菌,并及时注射破伤风疫苗。

(5)颅骨 X 线平片:了解颅骨骨折的部位、类型、颅内异物或碎骨片嵌入的位置等情况。

(6)颅脑 CT 扫描,可显示颅内损伤的情况,亦可显示颅内异物以及颅骨骨折。

(7)胸腹 CT,了解有无复合伤。

(8)全面评估后,尽早手术。

【问题9】 如何设计手术方案?

思路 1 开放性伤口根据伤口开放的时间采取不同的手术方式,开放性伤口原则上应该将破裂的硬脑膜和头皮缝合,达到重新封闭颅腔的效果。但是如果伤口清创已经出现感染征象,强行严密缝合将会导致手术失败。

开放性颅脑损伤的分期手术适应证

1. 早期清创术　颅脑开放伤 48 小时内,若伤口无明显污染,可延长至伤后 72 小时。
2. 次期清创术　颅脑开放伤 4～6 天,创面已有感染征象或有脑脊液外溢。
3. 晚期清创术　颅脑开放伤 1 周以上,创面感染严重,常伴颅内感染,局部脑膨出或已有脑疝形成。

思路 2　清创的要求是"彻底"。因此全面评估致伤物的特点和其在颅内的位置,有利于术中全部取出。已经成碎片的骨头已是失活组织,应一并取出。其周挫伤失活的软组织也会成为日后伤口不能愈合的因素之一,在有可能的情况下应剪去。"彻底"的含义是指需清除异物、失活的骨质和组织这三个方面。

手术治疗情况

患者取仰卧位,先由颌面外科及眼科清创缝合后,再由神经外科清创缝合,由患者头皮裂开入路,常规消毒,铺巾。切开残留头皮,过氧化氢及聚维酮碘溶液再次冲洗创腔,清除血凝块及碎骨片,见脑膜破裂,脑组织挫裂伤并血肿形成,量约 30ml。清除挫裂伤脑组织,严密止血,缝合及修补脑膜,安置皮下引流管一根。逐层缝合肌肉,帽状腱膜及头皮。手术顺利,术中出血约 1 000ml,术后患者返病房继续观察治疗。

开放性颅脑损伤分期处理手术方法

1. 早期清创术　先以灭菌纱布覆盖伤口,清除伤口周围的毛发和异物,生理盐水冲洗四周,并用肥皂水刷洗,然后取下纱布冲洗伤口,常规消毒、铺巾。清创操作应由外而内,由浅入深,首先行头皮清创并根据暴露需要适当延长切口,逐层清除挫碎及失活组织、异物,扩大骨窗,摘除松动骨片,硬脑膜破口亦须适当扩大,以利暴露。脑组织清创时,应在直视下进行,用边吸引边冲洗的方法,清除脑内所有糜烂组织、血凝块、异物及失活组织,但对于功能区应尽量保留正常组织。术毕妥善止血,过氧化氢溶液冲洗,生理盐水反复冲洗后,创腔置引流管,特别是与脑室相通者。硬脑膜和头皮分层缝合,颅骨缺损待伤口愈合,3 个月后择期修补。

2. 次期清创术　以清除坏死组织、摘除表浅异物、扩大伤口引流为目的。同时用过氧化氢溶液、生理盐水清洁创面,创面做细菌培养,以高渗盐水敷料包扎伤口,定期更换,待创面感染控制后,次期缝合伤口或植皮。

3. 晚期清创术　颅脑开放伤 1 周上,感染严重的伤口,不宜急于外科处理,应保持伤口引流通畅,及时更换敷料,改善患者营养状况,增强抵抗力。选用敏感的抗菌药物控制感染,同时创面采用弱消毒剂冲洗,高渗盐水湿敷以促肉芽生长,争取次期植皮,消灭创面。若患者有颅内高压脑膨出时,应及时行 CT 检查,明确原因,再给予相应处理。

【问题 10】　手术注意事项有哪些?
思路
(1) 手术前后应根据经验或药敏试验选用敏感抗生素。
(2) 术中尽量少用或不用各种人工止血材料、人工硬膜和人工颅骨,如明胶海绵、骨蜡、止血纱布等。
(3) 静脉窦损伤的处理:要做好大出血的准备。上矢状窦损伤时,应先在其周边扩大颅骨骨窗,再取出嵌于静脉窦裂口上的骨片,同时立即以棉片压住窦的破口,并小心检查窦损伤情况。小的裂口用明胶海绵或辅以生物胶,大的破裂口则需用肌筋膜片覆盖于裂口处,缝合固定,无明显感染时也可取人工硬脑膜修补静脉窦裂口,以达到妥善止血。

(4)引流管宜经头皮戳孔后,在帽状腱膜下潜行一段后引出颅外。

术后情况及CT复查见图6-16。

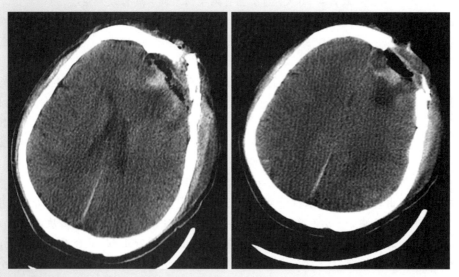

图6-16 术后复查颅脑CT检查

术后处理:注意观察意识、瞳孔、生命体征的变化和神经系统体征。观察有无继发性出血、脑脊液漏,必要时行CT动态观察。加强抗感染、抗脑水肿、抗休克治疗,术后常规抗癫痫治疗,加强全身支持治疗;昏迷患者保持呼吸道通畅,吸氧并加强全身护理,预防肺炎、压疮和泌尿系感染。

【问题11】 开放性颅脑损伤并发症有哪些? 如何处理?

思路 开放性颅脑损伤除了具有一般颅脑损伤的并发症外,因其具有受伤时脑组织外露和术后颅骨缺损的特点,发生感染、脑膨出、脑脊液漏的机会较高,应予以高度重视。

知识点

开放性颅脑外伤并发症及处理

1. 感染及脑脓肿 是开放性颅脑外伤常见并发症和后期死亡原因之一。清创不彻底者,脓肿的发生率为10%~15%,所以早期彻底清创是预防脓肿发生的关键措施。处理上应及时手术治疗,早期脓肿应将伤道扩大引流,清除异物。重要功能区的脓肿先行穿刺抽脓。晚期脓肿可连同异物及窦道一并切除。

2. 脑膨出 一般可分早期脑膨出和晚期脑膨出。早期脑膨出(1周内),多系广泛脑挫裂伤、急性脑水肿、颅内血肿或早期并发颅内感染等因素引起。经对症治疗,解除颅内压增高后,膨出的脑组织可回到颅腔内,脑功能没有明显损害,可称为良性脑膨出;晚期脑膨出(1周以上)。多因初期清创不彻底,颅内骨片异物存留,引起脑部感染、脑脓肿,或亚急性、慢性血肿等,使颅内压增高所致。膨出的脑组织如发生嵌顿、感染、坏死,亦可影响邻近的未膨出的脑组织发生血液循环障碍,形成恶性脑膨出或顽固性脑膨出。处理时应将脑膨出部以棉片围好,妥加保护并用脱水及抗生素治疗,因血肿或脓肿所致应予清除。

3. 外伤后脑积水 开放性颅脑损伤因去骨瓣减压后,脑严重膨出、移位,导致脑脊液循环受阻引起,也可因血凝块堵塞脑脊液循环通路、堵塞蛛网膜妨碍脑脊液吸收引起。脑积水的发展多为慢性,多见于伤后3~6周,或迟至6~12个月。临床表现多为逐渐出现痴呆、步态不稳、反应迟钝及行为异常。

一旦明确诊断，应及早行脑室外引流术或脑室 - 腹腔引流，疗效肯定。

4. 外伤后癫痫 外伤性癫痫在脑外伤中的发病率为5%～7%，在开放性颅脑损伤患者中的发生率较闭合性高，为11%，在穿通性颅脑创伤患者中的发病率则上升到35%～50%。发作时间一般有3个高峰即：伤后1个月、半年和1年。绝大多数病例发作出现于伤后2年内。5年以上无发作者，出现发作的机会则极小。外伤后癫痫发作的预防首先应去除诱发因素，及时行清创手术，去除异物及骨折片，切除无生机的脑组织，保护脑和软脑膜的血液供应，缝合修补硬脑膜，同时可使用预防性抗癫痫药物。

5. 外伤后脑脊液漏 外伤性脑脊液漏，是由于开放性颅脑损伤所致。颅底部脑脊液漏可分为鼻漏、耳漏、眼漏三种，前二者多见。颅盖部开放性颅脑外伤能够及时清创处理，修补缝合硬膜，故颅盖部脑脊液漏少见。颅底部硬脑膜与颅底粘连紧密，骨折常伴有硬脑膜及蛛网膜撕裂，发生脑脊液漏，故脑脊液漏多发生于颅底骨折。脑脊液漏可导致颅内感染，是颅脑损伤的严重并发症。绝大多数脑脊液漏可以通过非手术治疗而愈。宜取头高30°卧向患侧，使脑组织沉落在漏孔处，以利贴附，鼻漏与耳漏都不可填塞或冲洗鼻腔与耳道，应清洁鼻腔或耳道时嘱伤员不要用力咳嗽、擤鼻涕。若脑脊液漏不能自愈，需采取腰穿持续引流或手术修补等方式进行治疗。

（徐建国）

第六节 颅脑外伤处理原则

本节内容包含颅脑外伤的急诊救治原则、颅脑外伤的分诊原则以及颅脑外伤的手术原则三部分。

一、颅脑外伤急诊救治原则

1. 危重昏迷患者抢救及转运

（1）危重昏迷患者需及时就地抢救并迅速转运至有救治条件的创伤或脑外科中心。如果患者合并复合伤特别是有大出血造成的休克，第一步是抗休克治疗，即维持血压、呼吸等基本生命体征稳定。

（2）如果有头皮外伤出血，需先止血包扎再转送。即使是单纯的头皮损伤，若不包扎，也可能由于大出血而造成失血过多而休克。务必保持呼吸道通畅，必要时行气管插管。

（3）危重昏迷患者，转运中需随时监测心跳、呼吸、血氧饱和度等指标。

（4）车祸伤、坠落伤等怀疑合并有颈部损伤者，搬运时要小心并佩戴颈托，否则可能造成或加重二次颈椎损伤，致后期患者截瘫，后果严重，需尽量避免。

2. 颅脑外伤患者的接诊处置原则

（1）询问病情并查体，确定GCS评分并分级。需向患者本人询问，若昏迷则向随行人员、救护车医护人员询问受伤情况。根据GCS评分，确定患者颅脑外伤轻、中、重类型。

（2）监测生命体征，评价意识状态。患者是否清醒与其预后关系密切。相对清醒的患者症状比较轻，昏迷的患者比较重，要优先处理。

（3）全身系统检查，确定有无多发伤、复合伤。如车祸或坠落伤，一定要考虑有无合并肋骨骨折、血气胸等。

（4）及时行颅脑CT检查。这对判定患者有无颅骨骨折以及有无颅内出血很重要。

3. 急诊救治原则

（1）抢救生命。

（2）解除脑疝。

（3）重视复合伤的治疗。

二、颅脑外伤分诊原则

1. 紧急抢救 伤情急重的闭合性头伤，持续昏迷或曾清醒再昏迷，GCS评分3～5分，颅内压增高，一侧瞳孔散大或对侧也开始扩大,生命体征改变明显,情况危急,需紧急脱水并尽快完成颅脑 CT 检查及尽早行开颅手术抢救;若属脑干原发损伤、去脑强直、瞳孔时大时小、高热、生命体征紊乱,但无颅内高压时,则应行气管插管或气管切开、冬眠降温、过度换气、脱水、激素及颅内压监护等非手术处理。

2. 准备手术 伤情严重,昏迷超过 6 小时或再昏迷,GCS 评分 6~8 分,生命体征提示有颅内压增高改变,应立即行必要的辅助检查,如 CT 扫描等,明确定位,安排急症手术;若经辅助检查并未发现颅内血肿,则给予非手术治疗,放置颅内压监护及 12~24 小时定时复查 CT;若属开放性颅脑损伤则应在纠正血容量不足的同时准备手术清创。

3. 住院观察 伤情较重,昏迷时间 20 分钟~6 小时,GCS 评分 9~12 分,有阳性或可疑的神经系统体征,生命体征轻度改变,辅助检查有局限性脑挫伤未见血肿,应收入院观察,必要时复查 CT,或有颅内压升高表现时行颅内压监护。

4. 急诊室观察 伤情较轻,昏迷时间在 20 分钟以内,GCS 评分 13~15 分,神经系统检查阴性,生命体征基本稳定,辅助检查亦无明显阳性发现时,应留急诊室观察 4~6 小时;若病情加重即收入院做进一步检查或观察;若病情稳定或好转,则可嘱其返家休息,但如有下列情况之一者,应立即遵嘱返院复诊:①头疼、呕吐加剧;②意识再障碍;③躁动不安;④瞳孔不等大;⑤呼吸抑制;⑥心率减慢;⑦肢体出现瘫痪;⑧失语;⑨癫痫发作;⑩精神异常。

颅内损伤风险的临床评价见节末附"颅内损伤风险的临床评价"。

三、颅脑外伤手术治疗原则

手术治疗的原则是救治患者生命,纠正或保存神经系统重要功能,降低死亡率和伤残率。颅脑损伤手术主要针对开放性颅脑损伤、闭合性损伤伴颅内血肿或因颅脑外伤所引起的并发症和后遗症。手术仅仅是整个治疗中的一个环节,决不能只看重手术而忽略非手术治疗和护理工作。手术目的在于清除颅内血肿等占位病变,以解除颅内压增高,防止脑疝形成或解除脑疝。

1. 急性硬膜外血肿的外科治疗 不管患者的 GCS 评分如何,只要急性硬膜外血肿量>30ml,就应手术清除血肿。血肿量<30ml,厚度<15mm,中线移位<5mm,GCS 评分>8 分,没有局灶神经功能受损,可予保守治疗。出现昏迷(GCS 评分<9 分)和瞳孔不等大的急性硬膜外血肿患者尽早行血肿清除术。

手术方法如下:

(1)根据血肿的部位和大小设计恰当的手术切口,常规骨瓣开颅。已经发生脑疝者先行钻孔减压后再继续开颅。

(2)悬吊硬脑膜。

(3)清除血肿:如果硬膜上有小凝血块粘贴紧密,无须强行刮除以免引起出血。

(4)止血:对于颅骨板障出血,可予骨蜡止血。对于硬脑膜血管出血,可予以电凝或缝扎止血。对于静脉窦出血可用明胶海绵压迫止血,破口较大时,则需要予以缝合或修补。

(5)根据病情切口硬膜探查:如发现硬脑膜颜色发蓝,即是脑挫裂伤与硬脑膜下血肿的征象,应切开探查并做相应处理。

(6)骨瓣复位:按常规开颅技术将骨瓣复位固定。如果脑肿胀明显或脑疝时间长,可根据情况切开硬脑膜扩大修补,或去骨瓣减压。可视情况留置硬脑膜外引流管。

(7)关闭手术切口。

2. 急性硬膜下血肿的外科治疗 不管急性硬膜下血肿患者的 GCS 评分如何,只要 CT 扫描显示血肿厚度>10mm 或中线移位>5mm,就应手术清除血肿。所有处于昏迷状态(GCS 评分<9 分)的急性硬膜下血肿患者,均应监测颅内压。血肿厚度<10mm、中线移位<5mm 且处于昏迷状态(GCS 评分<9 分)的急性硬膜下血肿患者,若出现入院时的 GCS 评分比受伤时下降 2 分或更多和/或瞳孔不等大或瞳孔固定散大和/或颅内压超过 20mmHg,则应手术清除血肿。有手术适应证的急性硬膜下血肿患者,应尽早行外科血肿清除术。

手术方法如下:

(1)根据血肿的部位和大小设计恰当的手术切口,常规骨瓣开颅。已经发生脑疝者先行钻孔减压后再继续开颅。病情紧急未及时行颅脑 CT 检查者,可根据受力部位、致伤机制在血肿常见部位钻孔探查,再根据探查发现进行骨瓣开颅。

（2）清除血肿：悬吊并切开硬脑膜，暴露血肿，冲洗血肿并吸除。硬脑膜下血肿清除后，应依据影像学表现和术中所见决定是否探查相应脑叶，对挫伤脑组织一并清除。

（3）缝合硬膜关颅：术毕应放置硬脑膜下引流管，缝合硬膜。如果清除后颅内压仍高者，则扩大修补硬脑膜，去除骨瓣减压，皮肌瓣逐层严密缝合。

3. 慢性硬脑膜下血肿清除术　凡经 CT 或 MRI 检查证实诊断，有明显的占位效应、颅内压高压或脑受压症状者，均可采取手术治疗的方式。

手术方法如下：

（1）慢性硬脑膜下血肿钻孔引流术：适于血肿已经液化，包膜不厚，无钙化或机化者。

在局部麻醉或全麻下，采取仰卧位或侧卧位，术侧向上。选择血肿最厚的位置钻孔，硬脑膜往往呈青紫色，电凝硬膜后"十"字切开，即可见陈旧性血液溢出。用吸引器将流出的血肿慢慢吸除，可将硅胶管置入血肿腔内但不要损伤脑组织，用生理盐水反复冲洗，直至流出的液体清亮为止。术毕留置引流管。

（2）慢性硬脑膜下血肿骨瓣开颅清除术：适合于血肿包膜脏层明显增厚或已有钙化，或钻孔探查发现血肿机化，或反复钻孔引流失败的患者。开颅后，可以将硬脑膜连同与之粘连的血肿外膜一并剪开，如有可能，可以切除部分血肿包膜的脏层有利于脑组织膨复，但不要造成皮质损伤。血肿包膜的壁层无须切除，以免出血时止血困难。

4. 脑实质损伤（脑内血肿、脑挫裂伤、脑水肿等）　脑实质损伤、进行性神经功能下降、顽固性颅内高压、CT 上有占位效应，应予手术；GCS 评分 6～8 分的额、颞脑挫裂伤并血肿>20ml，中线移位>5mm，脑池受压，或任何损伤致血肿>50ml，应手术；没有神经功能降低、可控制的 ICP、没有占位效应，可非手术治疗。

手术方法如下：

（1）开颅：根据血肿部位，选择合适的骨瓣开颅，注意避开脑重要功能区。

（2）清除血肿：切开硬膜后应仔细观察局部有无脑挫裂伤，结合 CT 定位，可用脑针试探穿刺，证实血肿后，应选择非功能区，沿脑沟切开皮质 1～2cm，以窄脑板分开脑组织，直达血肿腔，直视下清除血肿及挫裂伤及失活脑组织。

（3）止血：脑内血肿清除后，可见的活动性出血以电凝止血后，较小的渗血可用速即纱或明胶海绵贴敷。

（4）关颅：冲洗血肿腔，留置引流管，缝合硬脑膜，骨瓣复位，逐层缝合头皮。

5. 凹陷性颅骨骨折　开放性颅骨骨折凹陷深度大于颅骨厚度需手术。如果没有以下情况，包括硬膜破裂的临床或影像学证据，明显的颅内血肿，凹陷>1cm，涉及额窦、穿窿面变形，伤口感染，气颅或大体伤口污染等情况，开放性凹陷性骨折可以非手术治疗。

手术方法：推荐骨折片撬起和伤口清创作为外科手术方法。若不存在伤口感染，则原骨折片的复原是一种外科治疗选择。开放性（复合性）颅骨凹陷性骨折患者，应给予抗生素治疗。

6. 去骨瓣减压手术　对于具有明显局限性占位效应的颅脑损伤，包括硬膜外、硬膜下血肿以及脑实质挫裂伤等，若术中清除病变后，脑组织仍肿胀明显，硬膜张力高或脑组织膨出骨窗缘，可扩大骨瓣行去骨瓣减压术。另外，对于没有明显占位效应的弥漫性颅脑损伤，如果出现一线降压治疗无法控制的顽固性高颅压，也可考虑行去骨瓣减压手术。

手术方法如下：

（1）一般采用额颞骨瓣，不小于 12cm×15cm。大骨瓣较于小骨瓣更能降低死亡率改善预后。去除骨瓣时，应注意颞部减压要充分，另需咬除蝶骨嵴，减少脑组织嵌顿。

（2）悬吊硬膜边缘后，扇形剪开硬膜，充分减压。缝合硬膜时可用自体筋膜或者人工硬膜扩大减张修补硬膜，避免缝线对脑组织有挤压和切割。

四、非手术治疗原则

仅有 15% 左右的颅脑损伤患者需要手术治疗，绝大部分的轻、中型及一部分重型多以非手术治疗为主。即使是手术患者，术后也还需进行较之手术更为复杂的非手术治疗，才能使整个治疗得以成功。

1. 保持呼吸道通畅　患者由于昏迷、舌后坠、咳嗽和吞咽功能障碍，以及频繁呕吐等因素极易引起呼吸道机械阻塞，应及时清除呼吸道分泌物。对预计昏迷时间较长或合并严重颌面伤以及胸部伤者应及时行气管切开及排痰护理，以确保呼吸道通畅。

2. 严密观察病情 伤后 72 小时内每半小时或 1 小时测呼吸、脉搏、血压一次，随时检查意识，瞳孔变化，注意有无因颅内压升高引起的 Cushing 反应。

3. 恢复正常的血压和血氧 平均动脉压要保持在 90mmHg 以上；对于 GCS 评分<9 分、普通吸氧仍缺氧的患者，需行气管内插管。

4. 颅内压监测 一般采用脑室内或脑实质内监测探头。适用于 GCS 评分 3～8 分的患者，一般认为颅内压不高于 20～25mmHg 时无须降颅压治疗。

5. 保持灌注压 脑灌注压以不低于 60mmHg 为宜。

6. 防治脑水肿，降颅内压治疗

（1）除休克者外，头高位。

（2）限制入量：每 24 小时输液量为 1 500～2 000ml，保持 24 小时内尿量至少在 600ml，在静脉输注 5%～10% 葡萄糖溶液的基础上，纠正水盐代谢失调，并给予足够的维生素。

7. 脱水治疗 目前常用的脱水药有渗透性脱水药和利尿药两类。20% 甘露醇 250ml，快速滴注，每次的使用剂量为 0.25～1.0g/kg，间隔时间不低于 4 小时一次。要注意补液，血浆渗透压要低于 320mOsm。呋塞米 20～40mg，肌内或静脉注射，每日 2～3 次。此外，20% 人血清白蛋白 20～40ml 静脉注射，对消除脑水肿、降低颅内压有效。

8. 脑脊液调节 持续脑室外引流或对进行颅内压监护的病例间断地放出一定量的脑脊液，或待病情稳定后，腰穿放出适量脑脊液等。

9. 冬眠低温疗法 体表降温，有利于降低脑的新陈代谢，减少脑组织耗氧量，防止脑水肿的发生和发展，对降低颅内压亦起一定作用。

10. 巴比妥治疗 大剂量戊巴比妥或硫喷妥钠可降低脑的代谢，减少氧耗及增加脑对缺氧的耐受力，降低颅内压。初次剂量为 3～5mg/kg 静脉滴注，给药期间应作血内药物浓度测定。有效血浓度为 25～35mg/L。发现颅内压有回升时应立即增补剂量，可按 2～3mg/kg 计算。

11. 激素治疗 目前不主张推荐使用激素。地塞米松和泼尼松等皮质醇激素对于重型颅脑损伤无明确疗效。

12. 辅助过度换气 目的是使体内 CO_2 排出，据估计动脉血 CO_2 分压每下降 0.13kPa（1mmHg），可使脑血流递减 2%，从而使颅内压相应下降。但要避免过度通气，因为过度通气会降低脑灌注压。

13. 营养 包括全身营养以及神经营养。伤后的代谢率要上升约 40%，需通过肠内或肠外营养来补充能量。神经营养药物有纳洛酮、奥拉西坦、鼠神经生长因子，另外还有神经保护剂如依达拉奉、神经节苷脂类药物。神经保护的机制在于稳定生物膜上酶的活性，保护线粒体，同时具有拮抗兴奋性神经毒性作用。

14. 预防性抗癫痫的治疗 虽然苯妥英钠和卡马西平可以预防早期癫痫的发作，但是对于晚期发作效果不佳，而且即使是可以减少早期发作，却对长期预后可能无效。

15. 防止并发症，加强护理 早期应以预防肺部和尿路感染为主，晚期则需保证营养供给，防止压疮和加强功能训练等。

附：颅内损伤风险的临床评价

一、低度颅内损伤风险

（一）临床表现

1. 无症状。

2. 头痛。

3. 头晕。

4. 头皮血肿、裂伤、挫伤、擦伤。

5. 未出现中度和高度颅脑损伤的表现标准（无意识丧失等）。

（二）处置意见

1. 可以回家观察。

2. 出现以下症状立即随诊

（1）意识水平改变（包括不易唤醒）。

（2）行为异常。

（3）头痛加重。

（4）言语含糊。

（5）一侧上肢或下肢力弱或感觉丧失。

（6）持续呕吐。

（7）一侧或双侧瞳孔散大，用亮光照射时不缩小。

（8）癫痫（痉挛或抽搐发作）。

（9）受伤部位肿胀明显加重。

3．24小时以内不要应用作用强于扑热息痛的镇静安眠药。不要应用阿司匹林或其他抗炎症药物。

4．一般不需要行CT检查。

5．非移位的线性骨折无须治疗。

二、中度颅内损伤风险

（一）临床表现

1．受伤当时或伤后有意识改变或丧失。

2．头痛进行性加重。

3．外伤后癫痫。

4．年龄<2岁（除非外伤轻微）。

5．呕吐。

6．外伤后遗忘。

7．颅底骨折的征象。

8．多发损伤。

9．严重的面部损伤。

10．可能存在颅骨穿通或凹陷骨折。

11．儿童虐待。

12．明显的帽状腱膜下肿胀。

（二）院外观察指标

1．颅脑CT正常。

2．初次检查GCS评分≥14分

3．未满足高度风险的标准。

4．未满足中度风险的标准。

5．患者当时神经系统功能正常（对受伤事件的遗忘是可以接受的）。

6．有清醒可负责的成年人监护患者。

7．患者在必要时能够方便地回到医院急诊室。

8．没有伴随的复杂情况（如没有可疑家庭暴力，包括儿童虐待）。

（三）处置意见

1．平扫颅脑CT检查　本组临床表现本身易于遗漏严重的颅内损伤，最常见的是出血性脑挫裂伤。

2．颅脑X线平片　首选CT检查，只有在明确有凹陷骨折时此项检查才有重要意义。

3．观察

（1）院外观察：向家属（患者）交代院外观察事项。

（2）住院观察：如果患者的条件不符合院外观察的指标（包括无条件做CT检查），需要住院观察除外神经系统功能的恶化。

三、高度颅内损伤风险

（一）临床表现

1．意识障碍没有明确的药物、代谢疾病、癫痫发作等原因。

2．局灶神经系统体征。

3．意识水平进行性下降。

4. 颅骨穿通损伤和凹陷骨折。

（二）处置意见

1. 做 CT 检查，住院。

2. 如果出现局灶体征，通知手术室做好准备。

3. 病情迅速恶化者，应考虑急诊手术。

（徐建国）

第七章　脑积水与先天性疾病

第一节　狭颅症

狭颅症（craniostenosis）又称颅缝早闭（craniosynostosis），是因一条或多条颅缝过早闭合而引起头颅畸形。由于生后脑容积发育的迅速扩展受到颅腔容积发育停滞的限制，而导致患儿出现颅内压增高、大脑发育障碍，并可伴有眼部症状等一系列临床综合征。分为原发性狭颅症（primary craniosynostosis）和继发性狭颅症（secondary craniosynostosis）两类。原发性狭颅症真正病因不明，可能与胚胎发育时中胚叶发育障碍有关，也可能与骨缝膜性组织中有异常的骨化中心有关。继发性狭颅症可继发于骨发育不良，代谢性疾病和血液病的并发症等。由于狭颅症较高的致残致死率，早期诊治尤为必要。本节将仅对原发性狭颅症进行论述。

1. 狭颅症的诊疗经过　通常包括以下环节：

（1）详细询问患者的症状学特征及相关病史。

（2）针对可疑患者进行颅骨 X 线平片、CT 和/或 MRI 检查，诊断常无困难。

（3）对确诊的狭颅症收入病房住院治疗。

（4）结合患者年龄、症状及全身情况设计个体化治疗方案，主要以外科手术为主。

（5）对于术后患者，继续给予相关治疗措施防止新形成的骨缝再次过早闭合。

（6）嘱患者出院后的相关注意事项，定期摄片复查，必要时可再次手术。

2. 临床关键点

（1）狭颅症的初步诊断多为临床诊断，颅骨 X 线片可明确诊断。CT 和 MRI 可帮助鉴别脑实质异常、小头畸形和脑积水。

（2）对确诊狭颅症的患者需针对个体情况制订个体化治疗方案，早期积极进行外科治疗。

（3）术后患者要定期摄片复查，必要时需再次外科干预。

病历摘要

男，3 岁，既往体健，因"头颅斜形，伴间断性头痛、恶心呕吐，视力下降 3 个月余"入院，初步病史采集如下。

患儿于出生后 3 月余出现头颅斜形，家长按缺钙给服"钙片"。入院前 3 个月，患儿无明显诱因出现头部弥漫性胀痛，呈间断性，发病时患者意识清楚，无肢体抽动或无力，无感觉障碍。偶伴恶心呕吐，呕吐物为胃内容物。当时家长未予重视，按"感冒"自服药物，具体药物不详。近日，患儿自诉视物不清，就诊于眼科，诊为"视盘水肿"。现为寻求进一步诊治，转入我科。病程中患儿饮食、睡眠差，体重明显轻于同龄儿童。

初步采集病史后，对于此类患者，临床上随之考虑 3 个问题。

【问题 1】　通过上述问诊，患者最可疑的诊断是什么？

思路　根据患儿的主诉头颅斜形，伴间断性头痛、恶心呕吐，视力下降 3 个月余，应高度怀疑狭颅症。

知识点

狭颅症发病情况

狭颅症是婴幼儿中较常见的一种先天性颅脑疾病，常见于男孩，多为先天性、常染色体隐性遗传疾病。其发病率约占成活新生儿的 0.6‰，占头颅畸形的 38%，具有家族遗传倾向。本病于 1851 年首次由 Virchow 报道，病因及机制不明。狭颅症常合并其他畸形，最常见的是并指（趾）畸形、唇腭裂、鼻骨塌陷、脊柱裂、先天性心脏病及外生殖器畸形等。少数狭颅症作为综合征的表现之一，如 Crouzon 综合征和 Pfeiffer 综合征。最常见矢状缝早闭，其次是单侧冠状缝、双侧冠状缝、额缝和人字缝早闭。

【问题2】 病史采集结束后，下一步查体应重点做哪些方面？

思路 对狭颅症患者而言，为排除其他疾病，查体应注意如下几个方面：①对患者颅内高压相关体征的检查，有助于排除小头畸形（脑发育不全）；小头畸形不伴有颅内压增高征象，且有明显智能障碍；②测量患儿头围，囟门张力及骨缝闭合状态等，区别于脑积水。脑积水患儿也有头异常增大，无颅缝闭合，前囟饱满隆起，反复呕吐、哭叫，头颅叩诊呈"破罐声"，双眼球呈"落日征"。

查体记录

查体：患儿一般状态可，语言交流较差。头围比同龄儿童小，呈斜头畸形（图 7-1）。视力下降，凸眼且伴有视盘水肿。未触及开放囟门，余未见明显神经系统阳性体征。

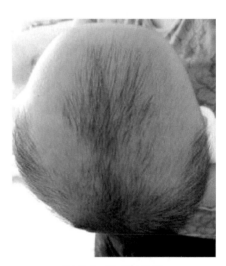

图 7-1 狭颅症患儿

【问题3】 结合上述体检结果，为明确诊断应进一步实施哪些检查？

思路 斜头畸形，伴间断性头痛、恶心呕吐，视力下降均是狭颅症的常见临床表现。

知识点

狭颅症的临床表现

狭颅症的临床表现以头颅畸形、颅内压增高、大脑发育障碍及眼部症状为主。

1. 头颅畸形 由于受累的颅缝早闭，而未受累的颅缝仍按规律发育，结果就形成了下列常见头颅畸形（图 7-2）。①尖头畸形（oxycephaly）：又称塔块头，由于所有颅缝均早闭合，特别是冠状缝、矢状缝都受累，头颅的增长仅能向上方发展，形成尖塔状。②短头畸形（brachycephaly）：或称扁头，系双侧冠状缝、人字缝过早闭合，颅骨前后径生长受限，只能向两侧作垂直于矢状缝生长，形成短头。头型高而宽，前额和鼻根宽广，眼眶受压变浅。③舟状头畸形（scaphocephaly），又称长头。系矢状缝过早闭合，颅骨横径生长受限，只能作垂直于冠状缝的生长，使头颅前后径增大，形成长头，前额和枕部凸出。④斜头畸形（plagiocephaly）。⑤三角头畸形（trigonocephaly）。

2. 眼部畸形 由于眼眶发育受影响，变浅和变窄，引起突眼和向外侧移位，成为分离性斜眼。合并颅内压增高可引起视盘水肿、视神经萎缩和视力减退，甚至失明。

3. 脑发育不全和颅内压增高 由于颅腔狭小，限制脑正常发育，引起病儿智力低下、精神反应异常、癫痫和其他神经症状。颅内压增高在婴幼儿表现为躁动不安、呕吐，年龄较大者能表述头痛。眼底常有视盘水肿。

4. 合并其他畸形 除上述的合并畸形外，狭颅症与这些合并畸形可组合成下列常见综合征。

①Crouzou 综合征：尖头畸形合并面颅畸形，后者为鼻根扁平，鼻弯曲如喙，眼睛大而阔，上颌短小，下颌前突，常有家族史，常染色体显性遗传。②Apert 综合征：尖头畸形合并对称性双侧并指／趾畸形，常伴智力障碍。

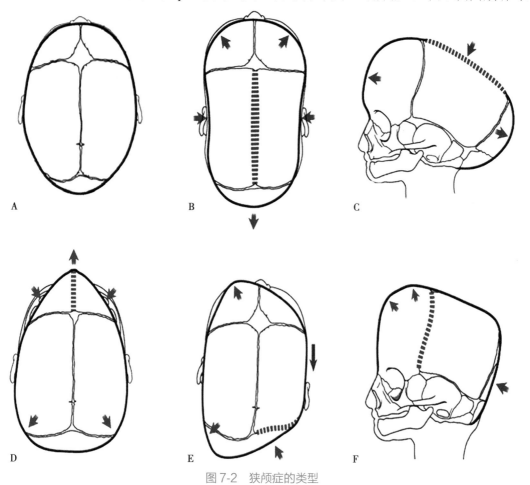

图7-2　狭颅症的类型

A. 正常颅型；B，C. 舟状头畸形：矢状缝早闭；D. 三角头畸形：额缝早闭；E. 后斜头畸形：单侧人字缝早闭；F. 斜头畸形：单侧冠状缝早闭。

辅助检查

　　结合病史及查体怀疑狭颅症，行颅骨三维重建及颅脑 CT（图 7-3）、X 线或 MRI 检查等，本例行颅骨 CT 三维重建。

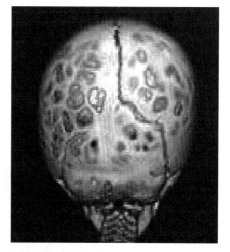

图7-3　颅骨 CT 三维重建：显示左侧人字缝闭合

【问题4】　如何判读患者的颅骨 CT 三维重建？

思路 1　颅骨 CT 三维重建显示：患儿左侧人字缝闭合，颅骨凹凸不平。结合患儿症状、体征及影像学表现,枕部斜头畸形狭颅症诊断成立。

思路2 还可以根据个体情况对患儿进行颅脑 CT 或 MRI 的检查,排除脑实质异常及其他疾病。

知识点

狭颅症的辅助检查

影像学检查:

1. 颅骨 X 线平片 对于确定狭颅症的类型和选择术式有重要价值。狭颅症在 X 线平片中的表现具有特征性,包括原发征象和继发征象。原发征象主要为沿颅缝的骨桥形成,颅缝缝间骨、颅缝变窄和颅缝模糊。这些表现可能仅在颅缝的 1~2mm 处存在,或仅为纤维连接,尽管继发征象明显,而原发表现却不明显。继发征象包括各种头颅形态畸形、囟门闭合时间改变、面部畸形及颅内高压征象,如颅骨变薄,脑回压迹增多、加深,颅底下陷,蝶骨大翼前移,导致眼眶容积缩小,眼球前突。

2. 颅脑 CT CT 检查不仅能显示颅缝的闭合情况,还能较清楚显示脑组织的形态。颅骨三维重建使对颅骨的观察情况较 X 线平片更佳。CT 检查可指导手术设计,并对术后随访有重要意义。

3. 颅脑 MRI MRI 可明确显示脑组织及眼眶、眼球等情况,诊断狭颅症时与 X 线平片互为补充。

4. 分子遗传学检查 有助于确认狭颅症的分子病理类型。

思路3 对于怀疑狭颅症患者,应注意与小头畸形(脑发育不全)和脑积水鉴别。颅脑 CT 和 MRI 是主要鉴别依据。

知识点

狭颅症与其他疾病的鉴别诊断

小头畸形(脑发育不全):有头颅畸形,但无颅内压增高征象,且有明显智能障碍。

脑积水:头围异常增大,无颅缝闭合,前囟饱满隆起,头颅叩诊呈"破罐声",双眼球呈"落日征"。颅脑 CT 或 MRI 可以鉴别。

入院后诊疗经过

该患儿门诊收入院,首先给予病情评估,狭颅症诊断确立。

【问题5】 该患儿入院后给予怎样的治疗?下一步应如何处理?

思路1 完善相关检查,如血常规、凝血功能、心电图等。主要以外科手术为主,应常规完善术前检查,评价患儿心肺功能。

知识点

狭颅症的治疗

狭颅症治疗主要以外科手术为主,应常规完善术前检查,评价患儿心肺功能。

思路2 给予一般性治疗,制订医嘱。

(1)卧床休息,持续低流量鼻导管吸氧,保持环境安静。

(2)专人看护患儿,防止坠床,移开一切可能导致患儿受伤的物品。

(3)脱水降颅压,对症治疗。

(4)监测离子,维持内环境稳定;

(5)加强营养支持和基础护理,为后续手术治疗做准备。

知识点

颅内压监测及对症处理

狭颅症患者多伴有颅内压增高症状,可暂时予以甘露醇(5mg/kg)静脉滴注缓解症状。

该患儿有颅内高压症状,间断性呕吐达3个月,需要监测离子水平,维持内环境稳定,以便进行手术治疗。

【问题6】 该患儿颅骨颅脑CT显示左侧人字缝闭合,如何选择下一步治疗方案?

思路 鉴于患儿临床症状、体征及影像学表现,拟给患儿实施"颅骨广泛切开术",该手术能很好地达到扩大颅腔、颅骨分离解压的目的。

知识点

狭颅症的手术治疗方式

狭颅症的手术治疗有两种方式:一是切除过早闭合的骨缝,再造新的骨缝;二是切除大块骨质以达到减压和有利于脑的发育。手术越早效果越好,生后6个月以内手术者预后较好;一旦出现视神经萎缩和智能障碍,即使施行手术,功能已不易恢复。

1岁以前的患儿多采用颅缝再造,将所累及的颅骨骨片呈放射状切开,畸形的眼眶也可切开给予矫形。对于3岁及以上的儿童,因骨质较厚、可塑性较差,则需将累及骨片切成块状重新塑造颅形。1～3岁间的患儿则视情况而定,可联合使用上述两种方法。为防止术后新形成的骨缝再次过早骨化闭合,可将暴露的硬膜和骨缘上涂以不含醋酸的Zenker液(涂后3分钟即以生理盐水冲洗干净),或颅骨边缘包以乙烯薄膜、硅胶膜、钽片等。

手术治疗情况

常用的狭颅症手术时颅骨切除范围示意图见图7-4。

术前检查完善后,患儿在全麻下行颅缝广泛切开术。全麻满意后,用横H切口切开软组织,冠状缝、矢状缝和凹陷侧人字缝切开,用45°椎板钳将冠状缝、矢状缝和凹陷侧人字缝颅骨咬开0.75～1.0cm宽,或者用磨钻将冠状缝、矢状缝和凹陷侧人字缝磨开。用剖开的人工血管对一侧骨缘进行包裹,或者用不可吸收性人工硬膜条包裹隔离一侧骨缘。由于颅内压较高,钻孔处可见脑膜呈泡状膨出,因此,要输入甘露醇降低颅内压,待出现脑搏动后再行颅骨切除。在骨孔间咬开颅骨,骨沟宽1.5cm。此外,还可在颅骨中央向中线垂直咬开一骨沟,达对侧中线旁,使颅腔充分扩展。彻底止血后,皮下置引流片,缝合头皮。

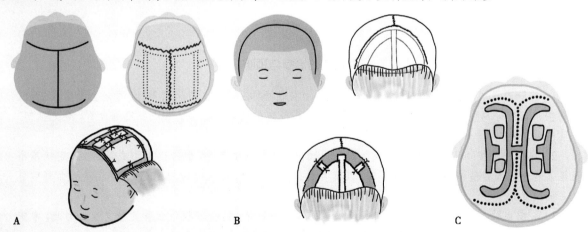

图7-4 狭颅症手术时颅骨切除范围示意图

A. 矢状缝咬开并填充人工材料,防止术后即刻愈合;B. 冠状缝咬开并填充人工材料,防止术后即刻愈合;C. 矢状缝和冠状缝联合切开并填充人工材料,防止术后即刻愈合。

知识点

术中注意事项

1. 保持呼吸道通畅　狭颅症的婴幼儿，往往有颅内压增高、颅底下陷、鼻旁窦发育不良，个别还有后鼻道、咽腔狭窄，容易出现呼吸不畅。在俯卧位时，更容易发生呼吸道阻塞，故手术自始至终都要注意保持呼吸道通畅。

2. 减少出血与纠正失血　由于手术切口比较长，皮瓣也较大，婴幼儿又对失血耐受性差，因此术中应尽量减少出血；同时要及时补血防止发生休克。如血管太细，输液速度不快，应先作静脉切开，保证输液、输血通畅。

3. 婴儿颅骨骨膜和硬脑膜外层的成骨功能非常活跃，手术时要将骨缝两侧的骨膜广泛切除。也可用药物烧灼硬脑膜外层，预防或推迟颅缝骨化再生。若硬脑膜太薄，特别是有裂口时，不应用药物烧灼，以免损伤脑组织。此外，骨缘应牢靠地包以塑料薄膜，近年多用硅胶膜，限制骨再生，以提高手术效果，也有学者主张，骨缘不用薄膜包缝，可同样达到目的。

患儿麻醉苏醒后，推入 NICU 进行监护，注意观察头皮血运、引流液颜色及量。第 2 日复查颅脑 CT，未见异常，转入普通病房。

知识点

狭颅症术后注意事项

1. 术后头颅体积很快增大，头皮张力可能紧张，所以术后包扎不能太紧，以预防头皮坏死。

2. 术后因喉水肿、舌后坠等原因可引起呼吸道梗阻，严重者发生窒息而死亡，所以术后一定要严密监护，保持呼吸道通畅。如发生急性喉水肿，呼吸困难时，宜早做气管切开。

3. 引流液如是血性，渗出虽非大量，但在婴儿仍有可能引起休克，故应及时补充血液。

入普通病房 3 日后，患儿可以下床活动，引流液未见明显异常，予以拔除引流管。继续给予营养支持及康复治疗。第 5 日头皮愈合良好，未见坏死，拆除缝线。

知识点

并发症的治疗与预防

1. 静脉窦损伤　狭颅症的手术治疗，多跨过上矢状窦，在钻孔或切除颅骨时，可能会损伤或撕破，特别在前囟部分离硬脑膜时，由于粘连比较紧，容易撕破矢状窦。所以，术中应仔细分离，避免损伤。一旦出现，要扩大骨缺损区，用筋膜覆盖止血或修补裂口。

2. 硬膜外血肿　常因骨缘渗血或导静脉出血，由于出血速度慢，血肿逐渐形成，故临床症状多不明显。若患儿术后精神不振或烦躁不安，或有神经损害体征时，应及时做颅脑 CT。早期清除血肿后可以完全康复。

3. 头皮血肿　多因术中止血不彻底或术后引流不畅所致，帽状腱膜下血肿更易发生。为此，术中止血要完善，术后引流要通畅。若出现血肿，可以穿刺吸出，2～3 次后多能治愈。

4. 头皮感染　开始是局部红肿，重者皮下积脓。一旦发现应加强抗感染治疗，辅以局部理疗，有脓肿时要及时切开引流。

患儿于术后第7天出院。

狭颅症诊治流程

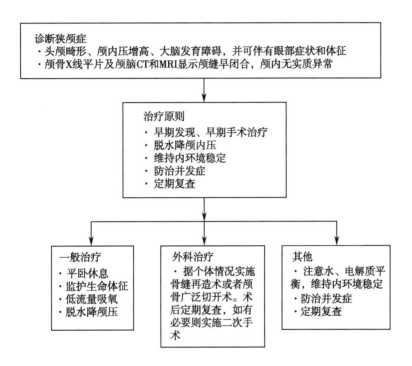

诊断狭颅症
- 头颅畸形、颅内压增高、大脑发育障碍,并可伴有眼部症状和体征
- 颅骨X线平片及颅脑CT和MRI显示颅缝早闭合,颅内无实质异常

治疗原则
- 早期发现、早期手术治疗
- 脱水降颅内压
- 维持内环境稳定
- 防治并发症
- 定期复查

一般治疗
- 平卧休息
- 监护生命体征
- 低流量吸氧
- 脱水降颅压

外科治疗
- 据个体情况实施骨缝再造术或者颅骨广泛切开术。术后定期复查,如有必要则实施二次手术

其他
- 注意水、电解质平衡,维持内环境稳定
- 防治并发症
- 定期复查

（赵世光）

第二节　Chiari 畸形

Chiari畸形(Chiari malformation,CM)即小脑扁桃体下疝畸形,是由于小脑扁桃体下降至枕骨大孔以下、颈椎管内,引起颅高压、小脑受损及延颈髓受压等综合征的一种慢性进展性疾病,严重者部分延髓下段、第四脑室下部及小脑下蚓部也疝入椎管内(图7-5),因其改变了颅颈交界区脑脊液动力学,常合并有脊髓空洞(syringomyelia,SM),偶可并发脑积水。本病由奥地利病理学家 Hans Chiari 在19世纪末提出,女性发病略多于男性。最初分为四型(Ⅰ～Ⅳ型),后有学者补充增加了 Chiari 0型和 Chiari 1.5型两种分型,临床上Ⅰ型和Ⅱ型多见。Chiari畸形临床症状多样,缺乏特征性体征,随着影像学的发展,该病的诊出率逐渐增加。Chiari畸形分型之间可能彼此并无关联,不同亚型的病理生理学基础并不一致,其在临床表现、影像学表现和手

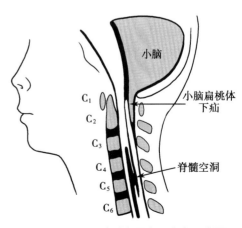

小脑

小脑扁桃体下疝

脊髓空洞

C_1
C_2
C_3
C_4
C_5
C_6

图 7-5　Chiari 畸形主要病理改变示意图

术减压的技巧方面有很大的差异。鉴别疾病的分型对治疗的成败至关重要。治疗症状性小脑扁桃体下疝畸形，手术是最主要的手段，重点在于恢复颅颈交界区正常的脑脊液动力学。著名解剖学家 Rhoton 教授认为手术的主要目的是防止病情进展。

1. Chiari 畸形的诊疗经过　通常包括以下环节：

（1）详细询问患者就诊的症状学特征及相关病史。

（2）查体时重点关注脑神经根受累症状、延髓和高位颈髓受压症状以及特殊表现。

（3）针对疑诊的患者进行头颅及上颈髓 X 线平片、颅颈交界区 MRI 等影像学检查，以确定 Chiari 畸形的临床诊断。

（4）对确诊的 Chiari 畸形患者收入院治疗。

（5）根据临床表现、影像学检查结果，明确 Chiari 畸形分型，并选择适当的手术方式和手术时间。

（6）术后给予减少并发症出现的各种治疗。

（7）确定治疗结束的时间、出院随访日期、复诊日期，以及出院后的注意事项。

2. 临床关键点

（1）初诊时发现本病并不容易，常合并脊髓空洞症或其他颅颈部畸形，并易与颈椎病变相混淆。

（2）Chiari 畸形的临床诊断主要依据于临床表现和影像表现。除颅颈交界处 X 线片、断层 X 线片有意义外，颅颈交界区 MRI 是诊断 Chiari 畸形合并脊髓空洞症和指导 Chiari 畸形治疗的最佳检查手段。

（3）明确小脑扁桃体下缘与枕骨大孔前后缘中点连线的关系及有无合并脊髓空洞症及其他颅颈部畸形是诊断 Chiari 畸形的关键。

（4）根据临床症状、影像学特点和分型，选择合适的手术时机和手术方式。

病历摘要

女，25 岁。因"头晕 10 年余，走路不稳伴双上肢麻木感 5 年余"入院。既往无外伤史，无类风湿性关节炎病史。初步病史采集如下：

患者颈短而发际低。近 10 年来头晕，5 年来走路不稳伴双上肢麻木针刺感，肩背部沉重，劳动后或夜间加重，影响睡眠。曾按"多发性硬化"给予治疗，未见明显好转。自发病以来饮食、睡眠可，大小便如常，体重未见明显变化。为求进一步诊治来院。

【问题 1】　通过上述问诊，该患者可疑的诊断是什么？

思路　根据患者主诉小脑症状和脊（颈）髓症状明显，应怀疑颅颈交界区病变。

【问题 2】　询问病史时要注意哪些方面？

思路　有无脑神经受累症状、延髓和高位颈髓受压等症状；有无外伤史、颈椎病变等以排除其他疾病。

知识点

Chiari 畸形的病因及发病机制

Chiari 畸形的病因复杂，学说众多，常见病因总结如下：①先天发育异常，包括枕骨发育不全；小脑幕位置靠下；枕骨变厚或抬高；后颅窝狭小。②围绕脑干和近枕大孔处的小脑扁桃体的蛛网膜网、瘢痕或纤维化限制颅颈交界区脑脊液流动。液体随动脉搏动波产生的压力引起第四脑室扩张，压力的增加使后颅窝内容物（小脑）被迫进入颈椎管。③上颈段脊柱畸形，如寰枕畸形等。④颅缝早闭。⑤脊髓栓系将脑干拉入颈椎管。⑥家族遗传因素和外伤史。

【问题 3】　病史采集结束后，下一步查体应重点针对哪些方面？

思路　为排除其他疾病，查体的重点应包括：①特征性症状包括脑神经根受累症状、延髓和高位颈髓受压症状、小脑症状等。②患者是否伴有颅底凹陷症的特殊外貌，如身材矮小、短颈、斜颈、面颅不对称、低位发际、颈部活动受限等。③警惕是否合并其他颅颈交界区畸形，如寰枢椎脱位、寰枕融合等，以免出现漏诊。

查体记录

查体：患者意识清楚，颈短而发际低，心、肺部检查未见异常，双眼视力正常，双侧瞳孔等大同圆，光反射灵敏，直径约 2.5mm。粗测听力正常，伸舌偏右。双上肢浅感觉减退，轻度肌萎缩，肌力差，4⁺，双侧共济运动差，步态不稳，双侧 Romberg 征（+），双下肢病理征未引出。

知识点

Chiari 畸形的主要临床表现

Chiari I 型畸形的临床表现多变，受很多因素影响，比如患者的性别、年龄、病程长短、是否合并脊髓空洞、有无脑积水等。15%～30% 的成人 Chiari 畸形早期并无明显的临床症状。主要表现为小脑功能障碍、枕骨大孔综合征和脑干功能障碍及脊髓神经麻痹的症状与体征。最常见的临床症状是头痛和上颈部疼痛，根据疼痛性质可分为两种，一种为枕部及上颈部钝痛，是由于后颅窝硬脑膜受到慢性刺激所致；一种是较为严重的阵发性枕部疼痛，常由于咳嗽等动作增加了颅内压力时出现。病情进一步发展可导致枕骨大孔综合征和脑干功能障碍，包括复视、言语困难、耳鸣、构音障碍和吞咽困难；眼震（垂直运动时向下眼震，水平运动时旋转眼震，包括震动幻觉。累及延颈髓结合部）、共济失调和后组脑神经功能障碍。

当合并脊髓空洞症后患者可出现节段性分离性感觉功能障碍，表现为痛温觉丧失，触觉及深感觉存在；最早出现为单侧的痛温觉感觉障碍，随着病程进展，逐渐累及前联合时可出现双手、上肢尺侧和／或一部分颈、胸部的痛、温觉丧失，而触觉及深感觉无明显功能障碍或轻度障碍，临床上常描述为"披肩样"感觉丧失，患者常因此出现烫伤及冻伤。随着空洞进一步扩大累及胸段脊髓时，感觉障碍平面随之扩大，并呈节段样分布。当累及脊髓前角时，出现受累区域的下运动神经元损伤，常表现为肌无力及肌肉萎缩，通常由肢体远端逐渐向近端肌群发展，如先出现手部及前臂尺侧肌肉萎缩，随后波及上肢及肩胛部肌群，有时亦可累及部分肋间肌群，伴有腱反射减退或消失，肌张力减退，下肢腱反射亢进、锥体束征等症状。

Chiari II 型畸形常见于 2 岁以内的婴儿，尤其是 3 月龄以内者，2～3 月龄之后生存的婴儿症状会逐渐改善并趋于临床稳定。1/3 的患者于 5 岁前出现脑干损害症状，其中超过 1/3 的患者死亡，多死于呼吸衰竭。因第 IX、X 对脑神经功能受损，导致呼吸、吞咽和声带功能障碍，常伴有喘鸣、角弓反张和眼球震颤等。儿童和成年人表现为脊髓和小脑损害症状。

【问题 4】 综合上述体检结果，为明确诊断应进一步实施哪些检查？

思路 发现患者有短颈低发际外貌、共济失调、脑神经及颈神经压迫症状，高度怀疑颅颈交界区病变，应行颅颈交界区 X 线片及 MRI 检查。

知识点

Chiari 畸形的 MRI 征象

①小脑扁桃体均呈楔形下降入颈椎管内，最低者可达 C_2 下缘，大多数在 C_1 下缘；②小脑扁桃体超过斜坡下端与枕骨大孔后缘连线下方 5cm；③延髓、脑桥可向颈段椎管移位，第四脑室可明显延长；④后颅窝结构拥挤，枕大池极小；⑤矢状位显示空洞沿脊髓长轴扩展呈"腊肠状"或"串珠状"，间有半封闭隔膜的脊髓内囊腔；横断面显示卵圆形或不规则形主体，在中央多向后角区突出的长 T_1、长 T_2 值，即 T_1WI 为低信号，T_2WI 为高信号，偶可见阶段性混杂信号。

此外，MRI 还可显示其从内向外常合并有各种不同程度的畸形。①骨质畸形：颅底凹陷、寰枕融合、短斜坡、寰椎前脱位、Klippel-Feil 综合征、颈椎隐性脊柱裂等；②脑组织及血管畸形：小脑扁桃体楔形下疝，延髓、脑桥、小脑下蚓部下移；③脑室、脑池系统畸形：第四脑室拉长下移，枕大池变小或消失，脊髓中央管扩大积水，脑积水等。

知识点

Chiari 畸形的鉴别诊断

须与其他颅椎连接处先天性畸形鉴别。

1. 颅底凹陷(basilar invagination) 是以枕大孔为中心的颅底骨内陷畸形。主要改变为枕骨变扁，枕大孔歪曲及前后径减少，常伴寰枕融合。

2. 寰枕融合(occipitalization) 寰枕部分或完全融合，枕骨偏移并伴有旋转使两侧寰枕融合高度不等。枢椎齿状突上升可造成延髓或颈髓的压迫。

3. 寰枢椎脱位(atlantoaxial dislocation) 先天性寰枢椎脱位的多见原因是齿状突发育不良或缺如。寰枢椎脱位常致延髓及上颈髓压迫。

上述先天畸形均可致延髓及上颈髓压迫症状，一般无小脑及颅压增高症状。临床有时与 Chiari 畸形不易鉴别，借助于 X 线片及其他影像学检查诊断不难。

辅助检查

颅颈交界区影像见图 7-6~图 7-9。

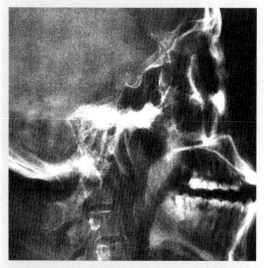

图 7-6 X 线片示寰椎与枕骨融合，后弓缺如

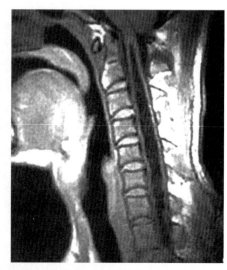

图 7-7 MRI T$_1$WI 示小脑扁桃体下疝 5mm，合并颈段脊髓空洞症

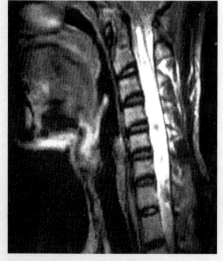

图 7-8 MRI T$_2$WI 示脊髓空洞内呈分房状

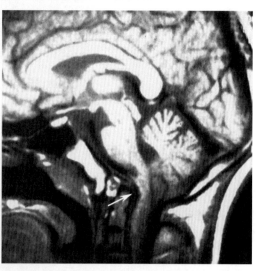

图 7-9 MRI T$_1$WI 示齿状突突入颅内，压迫延髓，使其成角(箭头所示)

【问题5】 如何判读患者的颅颈交界区 MRI?

思路　该患者 MRI 见小脑扁桃体下移入椎管,自 C₃ 节段以下可见脊髓空洞。可诊断 Chiari Ⅰ 型畸形,脊髓空洞症,颅底凹陷症,寰枕融合畸形。

知识点

Chiari 畸形的经典分型

Ⅰ型　小脑扁桃体下移至上部颈椎管内,常伴有颈髓空洞,偶并发脑积水。拥挤的枕大孔区可能压迫疝出的小脑组织,限制颅颈交界区正常的脑脊液流动。多见于成人。

Ⅱ型　下疝的组织有小脑蚓部、脑干和第四脑室。脉络丛和相关的椎基底动脉、小脑后下动脉也可能向下移位。后颅窝常狭小,枕大孔扩大,常并发脊髓空洞、脊髓发育异常、脑积水。多见于婴儿。

Ⅲ型　最为少见,指小脑、脑干经颅裂向后膨出,是所有下疝类型中最严重的。此种情况必须和高颈段的脊髓脊膜膨出相鉴别。Chiari Ⅲ 型畸形的患者往往预后不良。有严重的神经发育障碍和脑神经损害,癫痫和呼吸功能不全常见。多见于新生儿。

Ⅳ型　伴有小脑发育不全的 Chiari 畸形,不并发后脑下疝。此类病例后颅窝容积正常。多见于婴儿。

小脑扁桃体下疝
畸形(视频)

入院后诊疗经过

该患者入院后首先给予病情评估,确定患者为 Chiari 畸形 Ⅰ 型、脊髓空洞症、颅底凹陷症、寰枕融合畸形。完善术前常规检查后,拟行经枕大孔减压术。行肺功能测定。术前开始练习深呼吸运动、咳嗽反射。

手术指征:基于患者出现症状两年内治疗效果最好,对于有症状的患者建议早期手术,无症状的患者需随访,如出现症状,则应采取手术治疗。已有症状且数年来一直稳定的患者可以观察,如有加重迹象,则可考虑手术治疗。

【问题6】 患者伴有脊(延)髓空洞症,如何选择下一步的治疗方案?

思路1　枕骨大孔区枕骨和颈椎骨的骨质发育和结构畸形合并脊(延)髓空洞症,是较常见的先天性疾病之一。从发生学和病理特征分析,神经管闭合延缓或障碍造成两种不同的病理异常:脊髓中央管积水和脊髓空洞症。MRI 均可见中央管扩张,轻者无临床症状,重者脊髓实质萎缩合并脑积水,出现临床症状,两者难以鉴别。唯一区别是病理形态上中央管积水时中央管壁有室管膜细胞被覆,扩大的空腔只有纵向扩展而无横向分叉。

知识点

脊髓空洞症形成的机制

脊髓空洞症是由于小脑扁桃体移位和第四脑室出口不畅,使得脑脊液在脑脊液搏动的驱动下经室底裂孔进入延髓或脊髓中央管,致空洞进行性"上行性或下行性"扩展,畸形严重者合并脑积水和/或脊椎裂,临床症状逐渐恶化加重。因此,搏动性的脑脊液压力是空洞形成的始作俑者。

知识点

脊髓空洞症手术适应证

临床症状的进行性恶化,包括后组脑神经损害、肢体运动障碍(包括共济失调)、肢体疼痛或分离性感觉障碍和锥体束征以及其他症状恶化,尤其合并脑积水或 Chiari Ⅰ 型畸形者更适于手术治疗。

知识点

脊髓空洞症手术禁忌证

①空洞狭窄或细小；②空洞沿其长轴有间隔或断开成数段，且不合并 Chiari Ⅰ型畸形或脑积水；③部分空洞壁显示钙化；④空洞变扁平或部分变扁平，表明病变已无进行性或已"自愈"者。

思路 2　手术治疗的目的：①解除后脑及颅颈交界区受压，重建通畅的脑脊液循环通路，恢复脑脊液正常的循环状态；②解除脊髓受压，恢复脊髓功能；③防止病情进展。

思路 3　无明显临床症状的 Chiari Ⅰ型畸形患者，可暂不手术，以观察病情变化、定期复查为主。若出现明显临床症状或合并有脊髓空洞症的患者，可以根据下疝的程度和空洞的位置进行处理。术前有脑积水的 Chiari Ⅰ型畸形患者，可先行脑室 - 腹腔分流术，并随访。如小脑扁桃体下疝和脊髓空洞症不缓解，则需做枕骨大孔减压术。

思路 4　Chiari Ⅱ型畸形合并脊膜膨出，需做修补，如有脑积水则行脑室 - 腹腔分流术。

手术治疗情况

患者于入院后第 5 日上午在全麻下行枕骨大孔减压术。患者全麻满意后，采用俯卧位，上体抬高屈头，头架固定头部，术区常规消毒铺巾。后颅窝正中切口，切口从枕外隆凸至 C$_5$ 棘突，沿中线切开软组织，显露部分枕骨骨质及寰椎后弓。颅骨钻孔后咬除内陷部分枕骨约 3cm×4cm，咬开枕骨大孔后缘 2.5cm，咬除寰椎后弓宽约 2.0cm，切除环枕韧带。见后颅窝硬膜逐渐外膨呈双弧形，在环枕部纵行切开硬膜外层，硬膜裂开。硬膜外止血满意后逐层缝合软组织、皮下、皮肤。术毕。

术后给予同轴翻身、对症治疗。第 2 日患者自觉症状有所好转。术后 1 周颅颈部交界区 MRI 复查。术后 9 日，患者出院。嘱患者 3 个月和 6 个月各复查 1 次，复查时行颅颈交界区 MRI 检查。复查时症状进一步改善，见空洞缩小。

手术结果

疼痛一般可于术后缓解，肢体肌力下降不易改善，尤其是肌萎缩者。手术可使脊髓后角未受损和仅脊髓丘脑束受累者的感觉功能获得改善。小脑综合征的患者手术一般症状改善明显，效果较好。提示预后不良的因素包括肌萎缩、共济失调、脊柱侧弯和症状超过 2 年。

【问题 7】　术后常见哪些特殊并发症，如何预防和处理并发症的发生？
　　思路

1. 呼吸障碍　常发生于：①麻醉行气管内插管时，由于头部后仰出现呼吸停顿或减弱减慢；②枕骨和枕骨大孔后缘内陷，寰椎枕化或椎管狭窄，手术中咬除枕骨或颈椎椎板时，如骨质较厚，咬骨钳端挤压延髓或颈髓，切除小脑扁桃体时因粘连牵动延髓，皆可发生呼吸减慢或停顿，在暂停手术操作后多可逐渐恢复；③术中挤压或损伤延髓较重，有时发生在填塞延髓第四脑室底闩部的裂孔时，呼吸障碍不能完全复原。防止这类死亡的前提是手术前要细致评估呼吸功能损害程度，术中要严密监测呼吸次数和幅度、血氧分压和氧饱和度变化；④术后 5 天内，尤其是夜间，故需严密的呼吸监测。

2. 减压不充分　原因包括术中过分保守、切除枕骨的骨窗过小或硬脑膜剪开不充分、小脑扁桃体未切除或仅切除小部分、术后不给予高渗性脱水剂控制脑水肿等。临床最多见的是术后延髓因受压出现呼吸障碍导致换气不足或呼吸停止，其次是术中切除小脑扁桃体、未分离切断纤维粘连和切除蛛网膜，导致术后第四脑室开口粘连，或在减压窗处延髓和高颈髓背侧蛛网膜增厚粘连形成积液腔。

3. 空洞不闭合　指脊髓空洞在术后 MRI 复查显示空洞仍存在，且与术前 MRI 对比空洞未明显减小时常提示分流失败。原因常见以下几种：①置入脊髓空洞内的分流管前段阻塞或误入空洞的分叉内，造成流出不畅通；②第四脑室的裂孔填塞不成功，脑脊液继续通过裂孔进入脊髓空洞腔内，造成分流无效；③分流管蛛网膜下腔端阻塞或脱出蛛网膜下腔进入硬脊膜下腔；④置入脊髓空洞内的分流管脱出，致使分流管失去分流作用。出现此种情况后比较稳妥的办法是继续观察，临床症状恶化或术后 MRI 显示空洞未闭合或分流管自空洞腔内脱出可考虑手术探查。

4. 其他 包括切口感染、脑脊液漏、小脑半球疝、血管损伤（小脑后下动脉等）、肺部感染、脊髓炎等。

Chiari 畸形的诊疗流程

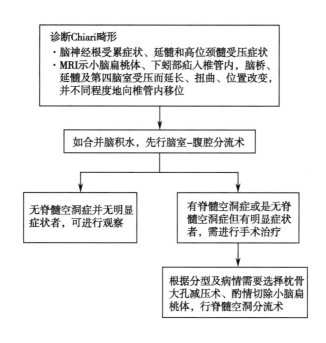

（赵世光）

第三节 颅底凹陷症

颅底凹陷症（basilar invagination）是由于先天性枕骨发育不良所致，其主要特点是枕骨大孔周围的颅底骨结构向颅内陷入，枢椎齿状突高出正常水平，甚至突入枕骨大孔；枕骨大孔的前后径缩短和颅后窝狭小，从而使延髓受压和局部神经受牵拉。可与扁平颅底（platybasia）、寰枢椎畸形、小脑扁桃体下疝、脊髓空洞症等合并存在。颅底凹陷症如果出现慢性不稳定，在齿状突周围会出现大量肉芽组织，在枕骨大孔前部分形成占位性病变。颅底凹陷症比较少见，但治疗比较棘手。多数患者为青壮年，症状多在 18 岁以后出现，病情进展缓慢，进行性加重。患者可在受到轻微外伤后出现延髓、高位颈髓急剧受压，危及生命。对其发生机制、分型、治疗策略的选择有助于成功的治疗。尽管近年来对于颅颈交界区畸形的诊断与治疗技术有了较大的进步，但仍是临床上极具挑战性的疾病。一旦出现并发症，大多是致命的。

1. 颅底凹陷症的诊疗经过 通常包括以下环节：

（1）详细询问患者的相关病史。

（2）查体时重点关注延髓和高位颈髓受压症状以及特殊表现。

（3）针对疑诊的患者进行颅骨 X 线、CT、颅颈交界区 MRI 等影像学检查，以确定颅底凹陷症的临床诊断。

（4）对确诊的颅底凹陷症患者收入院治疗。

（5）根据临床表现和影像学结果选择术式，在适当的时间进行手术治疗。

（6）对于术后患者，继续给予降低并发症出现的各种治疗。

（7）确定治疗结束的时间、出院随访日期、复诊日期，以及出院后的注意事项。

2. 临床关键点

（1）初诊时不易诊断本病，颈短、后发际低、枕颈部不适应引起注意。

（2）颅底凹陷症的临床诊断主要依据影像表现。颅颈交界区的X线和MRI是必需的检查。

（3）熟悉影像学各种标志线是诊断颅底凹陷症的关键。

（4）根据颅颈交界区的稳定性和延髓、脊髓等神经组织受压的症状选择术式。

病历摘要

男，40岁。既往无外伤史，无慢性咽炎病史，无类风湿性关节炎病史。因"颈部活动受限30余年，饮水呛咳、言语异常1年，四肢无力6个月"入院。初步病史采集如下：

患者自幼颈短，颈部活动受限。一直未予重视及检查。1年前无明显诱因出现饮水呛咳症状，且伴有说话音调改变，声音嘶哑。6个月前开始出现四肢无力，步态不稳，症状逐渐加重。近期患者出现头晕，颈部不适，卧床休息后略缓解。发病以来饮食、睡眠、大小便正常。今为进一步诊治来院就诊。

【问题1】 通过上述问诊，该患者可疑的诊断是什么？

思路 根据患者主诉后组脑神经和颈部症状明显，应高度怀疑颅颈交界区病变。

【问题2】 询问病史时要注意哪些方面？

思路 类风湿性关节炎、Paget病、甲状腺功能亢进、佝偻病、感染、肿瘤都可能引起颅底周围骨质软化，造成继发性颅底凹陷症，也称颅底压迹。由于寰枕关节稳定性不佳，往往轻微外伤也会加重病情。因此应注意询问患者相关病史。

知识点

颅底凹陷症的病因

颅底凹陷症可分为原发性和继发性。原发性颅底凹陷症是由于颅、椎骨先天性发育缺陷或分节不良引起。颅颈区骨形成于胚胎期第3个月，如果在此期间受到某种因素的影响，可造成颅底骨分节不良，形成寰枢椎先天性高位。患者出生时一般未有任何临床症状。由于头颅重力影响，颅基部和枕骨髁上移引起枕骨大孔的内陷，与相对上移的上颈椎导致延髓脊髓受压，引起神经症状，甚至破坏寰枢关节和周围韧带造成寰枢关节脱位。患者随年龄增长，引起关节退行性变、增生、韧带肥厚钙化及寰枢椎不稳定，使延髓脊髓受压产生相应症状。继发性颅底凹陷症主要由导致颅基底骨软化性疾病引起，包括Paget病、骨软化、佝偻病、软骨发育不良、成骨不全、类风湿性关节炎、甲状旁腺功能亢进、神经纤维瘤病和强直性脊柱炎等。

【问题3】 病史采集结束后，下一步查体应重点针对哪些方面？

思路 为排除其他疾病，查体的重点应包括：①患者是否有颅底凹陷症的特殊外貌，如身材矮小、短颈、斜颈、面颅不对称、低位发际、颈部活动受限等；②特征性症状，包括后组脑神经和颈神经症状，小脑症状，脊髓症状等；③警惕是否合并其他颅颈交界区畸形，如寰枢椎脱位、寰枕融合、小脑扁桃体下疝、脊髓空洞症，以免出现漏诊。

查体记录

查体：患者意识清楚，蹒跚步态，语调异常，声音嘶哑，答语正确。双侧瞳孔等大同圆，口角对称，伸舌居中。咽反射减弱，悬雍垂稍偏左。颈短，颈无抵抗，克氏征阴性。感觉检查正常。四肢肌力5⁻级，双上肢肌张力稍高，双下肢肌张力明显增高，双侧膝反射亢进，踝阵挛（+），左侧Babinski征（+）。痉挛性步态。共济运动正常。

【问题4】 综合上述体检结果，为明确诊断应进一步实施哪些检查？

思路 发现患者有后组脑神经、小脑、高位脊髓、颈神经症状后，应进行颅颈交界区X线、CT和MRI检查。

知识点

颅底凹陷症的主要临床表现

①后组脑神经损害，如吞咽困难、声嘶、呛咳；②延髓和 / 或上位颈髓损害，如四肢痉挛性瘫痪、病理征阳性、呼吸困难；③小脑损害，如眼球震颤、躯体共济失调；④颈神经根受累，多为首发症状，如头颈肩部疼痛、活动受限、掌间肌和大小鱼际肌萎缩；⑤椎基底动脉供血不足症状，如眩晕；⑥颅内压增高症状，如头痛、恶心、呕吐；⑦特殊表现：颈项短，后发际低，面颊不对称，早期症状不明显，20～30 岁后才逐渐出现症状。

辅助检查

颅颈交界区影像见图 7-10～图 7-12。

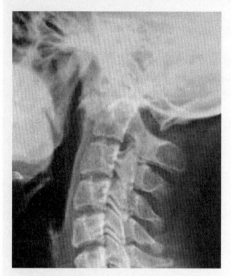

图 7-10　颅骨侧位 X 线片显示齿状突突入枕骨大孔

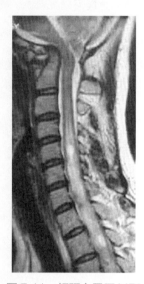

图 7-11　颅颈交界区 MRI 扫描结果

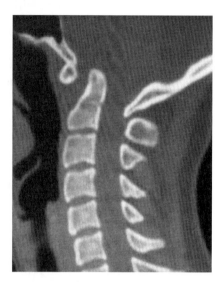

图 7-12　颅颈交界区 CT 扫描结果

【问题 5】　如何判读患者的颅颈交界区 X 线和 MRI? 还可做何检查?

思路 1　该患者 X 线显示齿状突明显超过 Chamberlain 线，MRI 显示延髓腹侧被齿状突压迫明显，小脑扁桃体下疝入椎管，C_3～C_7 阶段可见脊髓空洞。CT 可见齿状突向上后方脱位，与寰椎前弓距离超过 3mm。可诊断颅底凹陷症、寰枢椎脱位、小脑扁桃体下疝畸形、脊髓空洞症。

思路 2　颅底凹陷症的影像学诊断标准：

（1）Chamberlain 线（腭 - 枕线）：枢椎齿状突超过自硬腭后缘至枕骨大孔后上缘连线上 3mm。

（2）McGregor 线（基底线）：枕骨大孔后缘前点与斜坡最低点的连线，正常不应超过此线。

（3）Klaus 高度指数：在颅骨侧位片上，齿状突尖至鞍结节与枕内隆突连线的垂直距离，<30mm 即可确诊。

（4）颅底角（Welcker 法）：从鼻根向鞍结节之间连线与鞍结节向枕骨大孔前缘连线相交所成的钝角。正常新生儿平均为 133°；成人为 123°～143°；平均 134°。若超过 145°，影像学上则诊断为扁平颅底。

（5）McRae 线（枕骨大孔线）：枕骨大孔后缘前点与斜坡最低点的连线，正常齿突不超过此线。

（6）Wackenheim 线（斜坡 - 椎管线）：正常斜坡延长线应位于齿突尖上方，如相交于枢椎体或基底部表明枕颈区脱位。

（7）二腹肌线：是在标准头颅前后位 X 线片上，两侧乳突根部内侧二腹肌沟的连线。正常齿突不超过此线，齿状突的中轴与此线垂直。

（8）双乳突线：为乳突顶的连线，此线低于二腹肌线 10mm。正常情况下此线跨过寰枕关节，齿状突>1～2mm 则为颅底陷入。

思路 3　必要时可行颅脑 CT 颅底薄层和三维重建，CT 有其独特的优势，可以很好地显示

颅底凹陷症的诊断（视频）

骨畸形。而 MRI 能清楚地显示延髓、颈髓的受压部位和有无小脑扁桃体疝，判断是否存在寰枢椎脱位、寰枕融合、小脑扁桃体下疝、脊髓空洞。注意：若脊髓空洞涉及多个脊柱节段，应继续行胸椎和腰椎的 MRI 检查。

知识点

颅底凹陷的分型

2004 年，Goel 分型是一种具有临床实践指导意义的分型，根据是否合并寰枢椎脱位将颅底凹陷分为两种类型：A 型颅底凹陷合并固定的寰枢椎脱位，齿状突陷入枕骨大孔内，位于 Chamberlain 线、McRae 线及 Wackenheim 线以上。A 型常合并有 Chiari 畸形、脊髓空洞症、寰枕融合、类风湿关节炎、游离齿突小骨及齿状突骨折等。根据伴或不伴有 Chiari 畸形，A 型又分为 2 个亚型。B 型颅底凹陷不伴有寰枢椎脱位，整个斜坡、颅底枕部固定，齿状突位于 Chamberlain 线之上，但在 McRae 线和 Wackenheim 线以下。常合并有 Chiari 畸形、脊髓空洞症。

【问题6】 颅底凹陷和扁平颅底有何区别？

思路 颅底凹陷是由于颅底周围骨质软化而引起的枕颈部畸形；扁平颅底是后天性疾病引起的颅底骨质软化，蝶鞍中心与斜坡构成的基底角度增大而导致颅底倾向于水平（>145°）的畸形。

知识点

颅颈交界区主要标志线

颅颈交界区主要标志线见图 7-13 和图 7-14。

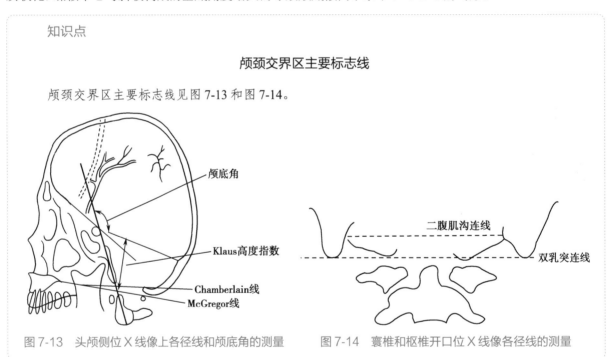

图 7-13 头颅侧位 X 线像上各径线和颅底角的测量　图 7-14 寰椎和枢椎开口位 X 线像各径线的测量

知识点

诊断寰枢椎脱位的影像标准

寰椎前弓后缘与齿状突前缘之间的间隙，即寰齿间距（atlanto-dental interval，ADI）成人>3mm，小儿>5mm 为脱位。动力位 X 线检查，即颈椎前屈 - 后伸位 X 线检查，为诊断寰枢椎脱位的重要依据，还可以帮助判断脱位是否为可复性。

入院后诊疗经过

该患者入院后首先给予病情评估，确定患者为颅底凹陷症，伴寰枢椎脱位。试行颈椎牵引后症状无改善。完善术前常规检查后,拟行经口齿状突切除术＋后路减压＋植骨内固定术。行肺功能测定。术前开始练习深呼吸运动、咳嗽。术前常规口鼻腔护理。

【问题7】　该患者发现患有寰枢椎脱位,如何选择下一步的治疗方案?

思路1　经影像学测量发现患者有寰枢椎脱位,可先试行颈椎牵引复位。如果患者症状得到改善,说明脱位为可复性,用单纯的后路减压和固定手术即可;如若患者症状改善不明显或不改善,需选择先经口咽行齿状突切除,再行后路减压和枕颈区重建手术。口腔手术为污染手术,难度高,风险大,仅被少数医师掌握。

思路2　手术治疗的目的:①解除神经系统压迫;②恢复并重建枕颈区正常解剖及稳定性;③重建正常脑脊液循环通道。

思路3　无明显临床症状者,可暂不手术,但应嘱患者注意避免外伤。若出现明显临床症状,需及时进行手术治疗。

知识点

术前牵引方法的细节

抬高床头,肩背部垫高 7～10cm,确保过伸牵引,重量自体重的 1/10 开始,定时观察患者神经功能改善情况,可行床旁侧位 X 线检查。必要时逐渐每次增加 0.5kg,最大牵引重量为体重的 1/7。当齿状突恢复至正常位置后,维持牵引 3～5 天进行手术。牵引时要密切关注患者神经功能变化,避免医源性损伤。

知识点

手术时机的选择

由于本病儿童期常无症状体征,成年后也常隐匿性起病,故对于无临床症状、体检时偶然发现的颅颈交界区畸形,不主张手术和其他特殊治疗,但需注意保护颈椎,避免活动过度和外伤。

对于神经受压症状明显的患者,单纯保守治疗,如颅骨牵引、Halo 支架、头颈胸石膏固定等,多因病史较长,颅颈交界韧带常有瘢痕组织增生及钙化,难以达到畸形复位目的,症状也难以消除,需要手术治疗。

知识点

颅底凹陷症的术式选择

①后路枕骨大孔减压术:主要适用于 Chiari 畸形的治疗,治疗颅底凹陷症的缓解率低,且会增加颅椎区的不稳定,适用于颈椎牵引后症状可改善的颅底凹陷症。②前路经口减压、后路固定融合术:适用于 B 型颅底凹陷症患者。B 型颅底凹陷症是由于上移的齿状突和颅周组织引起延髓脊髓受压,因此需经前路齿状突或斜坡下缘切除才能达到减压目的。此手术创伤大,有较高的致死率,并发症多,术后需长期鼻饲和气管插管。③前后路联合减压枕颈固定融合术:主要适用合并 Chiari 畸形的 B 型颅底凹陷症的治疗。手术复杂,时间长,并发症多,致死率高。④后路寰枢关节松解复位固定融合术:适用于 A 型颅底凹陷症患者。该手术并发症少。在 C_1～C_2 间植入椎间融合器,增加了关节稳定性,提高了融合率。但术中需切断 C_2 神经根,造成神经支配区感觉障碍。此外,由于齿状突和寰椎前弓间常有骨赘和瘢痕组织,易造成关节复位困难。⑤前路经口松解后路复位固定融合术:适用于 A 型颅底凹陷症患者。该手术不仅可直接去除齿状突和寰椎前弓间的骨赘,有效松解并复位寰枢关节,而且无须齿状突切除即可达到减压目的,能有效恢复并重建枕颈区正常解剖序列和稳定性。⑥微创手术:使用内镜技术,该类手术多以个案报道,需进一步的临床观察证实。

【问题8】　经口手术的禁忌证有哪些?

思路　①合并口腔或鼻腔感染;②无脊髓腹侧受压症状;③张口极度受限,≤1.6cm,难以容纳工作通道。

手术治疗情况

患者于入院后第 6 日上午在全麻下行口咽入路齿状突、部分斜坡、寰椎前弓及枢椎体切除＋后路复位植骨融合内固定术。采用口腔自动牵开器开大口腔，显露硬腭、软腭、悬雍垂与咽后壁，用两根细软胶管分别自左、右鼻腔穿入，经口咽分别绕过悬雍垂两侧拉出口腔，将软腭向上牵拉，用纱布填塞咽喉下部防止血液及冲洗液进入气管。软腭中线处切开黏膜、咽缩肌，切口长 3～4cm，电凝止血，并向两边钝性剥离，显露 C_1、C_2 椎体前弓前面。分离清除横韧带、翼状韧带，切除齿状突，充分显露腹侧硬膜。取髂骨松质骨以备融合用。前路手术完毕后，牵引颅骨状态下将患者置于俯卧位，自枕外隆凸至 C_7 棘突做纵切口。行枕骨大孔扩大和寰椎后弓切除，切除明显下疝的小脑扁桃体，缝合硬膜。行枕颈固定，植骨融合，结束手术。

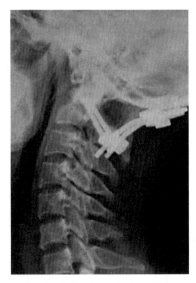

图 7-15 术后颅骨侧位 X 线显示钉棒位置良好

术后常规给予抗生素、甲泼尼龙，第 5 天停用。术区引流管 3 天内拔除。行口腔护理和鼻饲饮食。鼻饲管于第 7 天拔除。术后持续颅骨牵引，第 10 天去除牵引，佩戴颈托下床活动，佩戴 3 个月，禁止颈部伸屈活动。患者自觉步态较前改善。术后 1 周内拍颈椎正、侧位 X 线片复查（图 7-15）。术后 2 周 JOA 评分 11 分，患者出院，嘱患者 3 个月和 6 个月各复查 1 次。复查时行颅颈交界区 X 线和 CT 检查，症状进一步改善，摄片未见寰枢椎不稳。

【问题 9】 如何评价出院时该患者的疗效？

思路 日本骨科学会制定的脊髓功能评价方法 JOA 评分，为临床常用的疗效评价标准（表 7-1）。

表 7-1 日本骨科协会脊髓功能评分内容（Japanese Orthopaedic Association score）

项目	功能情况	评分/分
上肢运动功能	不能自己进食	0
	不能用筷子，但能用勺子进食	1
	手不灵活但能用筷子进食	2
	能用筷子进食，做家务略有困难	3
	无障碍，但存在病理反射	4
下肢运动功能	不能行走（卧床不起）	0
	持拐可在平地少许行走	1
	可上下楼，但要扶楼梯扶手	2
	步态不稳，不能快走	3
	无障碍，但存在病理反射	4
感觉（上肢、下肢、躯干各 2 分）	严重障碍	0
	轻度障碍或麻木	1
	正常	2
膀胱功能	尿闭	0
	尿潴留，排尿费力	1
	排尿异常（尿频，排尿不尽）	2
	正常	3

【问题 10】 如何处理脊髓空洞症？

思路 1 通常认为颅颈交界区畸形及此区软组织异常导致的脑脊液循环障碍，是形成脊髓空洞的根本原因。单纯行脊髓空洞分流术不仅不能去除致病因素，还会加重脑脊液压力不平衡，加重脊髓空洞，使症状恶化，且分流术有增加脊髓损伤的风险。若手术使脑脊液循环得到了改善，就不必再行分流术。

思路 2 巨大的脊髓空洞或伴有脊髓膨大，造成病变节段症状明显者，应同时行脊髓空洞分流术。

【问题11】　术后常见哪些特殊并发症,如何预防和处理并发症的发生?

思路

1.呼吸道并发症　表现为呼吸困难、呼吸频率和深度改变,甚至呼吸骤停。可能的原因为呼吸肌功能障碍,或后组脑神经损害引起的清除呼吸道分泌物能力下降,也可能因为脑干呼吸中枢受压迫,口咽部术后的局部肿胀也会影响呼吸道通畅。预防方法:术后早期严密观察,加强呼吸道管理,做好气管插管、气管切开、呼吸机辅助的准备。患者轴线翻身,保持头部后仰体位。一旦发生急性呼吸道并发症,力争最短时间内行气管插管呼吸机辅助治疗。

2.高位颈髓损伤　表现为术后呼吸困难、四肢瘫痪加重和高热。应及时应用脱水剂、大量激素、抗生素及物理降温和辅助呼吸治疗。预后极差,重在预防。优质磨钻和娴熟的显微技术是预防其发生的关键。应用体感诱发电位术中检测,有助于及早发现异常。

3.脑脊液漏　表现为咽腔有液体流出,与术中损伤硬膜有关。发现脑脊液漏后,患者须头高脚低仰卧,可行腰大池引流,同时应用广谱抗生素。如果症状一直得不到改善,及早行二次手术修补硬膜。术中一旦发现漏液,应首先尝试在显微镜下缝合硬脊膜裂口,然后采用自体或人工材料进行填塞。

4.腭裂　表现为言语不清、鼻音重、饮水自鼻腔流出,口腔检查可见软腭切口裂开,需缝合裂口。

5.齿状突切除不全　表现为术后症状改善不明显,复查CT、X线发现齿突残留过多。需再次手术磨出残余齿突。

6.寰枢椎不稳定　表现为去颈托后出现四肢运动障碍、呼吸困难,重新佩戴后好转。对于症状复发无好转者,需再行植骨融合术。

7.其他　包括内固定松动、切口感染、椎动脉损伤、舌下神经损伤、肺部感染、脊髓炎等。

知识点

经口咽入路的缺点

①由于手术区深而狭小,缺少专用的照明系统及显微器械,病变显露欠清楚,可能发生定位错误;②必须切除寰椎前结节后才能切除齿状突,破坏了寰枢椎之间的稳定性;③存在脑脊液漏及颅骨感染的危险;④可发生神经功能恶化或猝死,减压后多数患者需一期或二期行后路固定融合;⑤患者长时间处于最大张口位,可导致颞下颌关节创伤、脱位,多数患者术后遗留颞下颌关节疼痛;⑥术前需做气管切开。

颅底凹陷症的诊疗流程

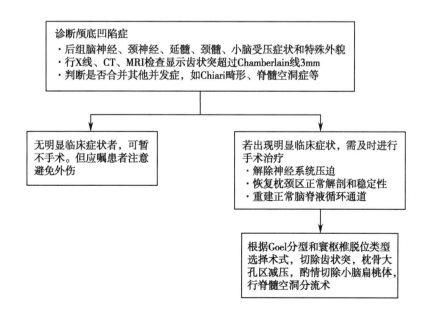

诊断颅底凹陷症
·后组脑神经、颈神经、延髓、颈髓、小脑受压症状和特殊外貌
·行X线、CT、MRI检查显示齿状突超过Chamberlain线3mm
·判断是否合并其他并发症,如Chiari畸形、脊髓空洞症等

无明显临床症状者,可暂不手术。但应嘱患者注意避免外伤

若出现明显临床症状,需及时进行手术治疗
·解除神经系统压迫
·恢复枕颈区正常解剖和稳定性
·重建正常脑脊液循环通道

根据Goel分型和寰枢椎脱位类型选择术式,切除齿状突,枕骨大孔区减压,酌情切除小脑扁桃体,行脊髓空洞分流术

（赵世光）

第四节　颅内感染性疾病

颅内感染性疾病是神经系统的常见病与多发病,系由各种生物源性致病因子(如细菌、病毒、真菌、寄生虫、螺旋体等)侵犯中枢神经系统导致的炎症性疾病。本章主要针对临床常见的细菌性脑脓肿(brain abscess)进行讨论。脑脓肿是由化脓性细菌引起的中枢神经系统化脓性炎症,是颅内感染性疾病中十分严重的类型之一。脑脓肿患者男性发病率是女性的2～3倍,40～50岁年龄段发病率最高,一般发展中国家发病率为8%,发达国家的发病率为1%～2%,我国介于二者之间。链球菌、变形杆菌、葡萄球菌、厌氧菌等是脑脓肿的常见致病菌。耳源性感染是脑脓肿的主要感染途径之一,随着今年对中耳炎及乳突炎的有效控制,血源性及隐源性脑脓肿发病率有所提高。头痛、发热及局灶性神经功能障碍是脑脓肿的常见临床表现。急性暴发型脑脓肿起病快、症状重、死亡率高,应引起重视。

1. 脑脓肿的诊疗经过　通常包括以下环节:

(1)病史(感染史、外伤史、手术史)及临床表现。

(2)查体重点关注全身感染、颅高压及局灶性神经功能障碍体征,注意脑脓肿破裂及脑疝危象。

(3)须行血常规、脑脊液、CT、MRI等检查明确诊断。

(4)根据患者临床症状及影像学表现确定治疗方式及时机。

(5)内科治疗应注意,原发病灶与脑脓肿并治,抗生素治疗应早期广谱、全身、足量、持续给药,静脉给药至少6周。

(6)外科治疗在脑脓肿包膜形成后进行。

(7)外科手术后抗生素治疗至少2周,症状消失、血及脑脊液检查正常后方可停药。

(8)术后随访防治复发脑脓肿。

2. 临床诊治关键点

(1)CT为确定脑脓肿诊断、治疗方式及时机首选检查。

(2)MRI及MRS有助于术前鉴别诊断。

(3)抗生素的合理应用是控制病情、预防复发的关键。

(4)脓肿包膜形成后,情况允许下应尽快行外科治疗。

病历摘要

男,50岁。因"突发意识障碍伴左侧肢体活动障碍6小时"急诊入院,患者约3个月前在外地因右耳疼痛伴间断性发热诊断为中耳炎,曾行抗生素药物、针灸等治疗。一周前患者头痛渐加重,伴恶心、呕吐、发热,6小时前突发意识障碍伴左侧肢体活动不灵,病程中二便正常、饮食及睡眠较差。既往无疾病。查体:T 38.5℃,P 112次/min,R 23次/min,BP 148/86mmHg,一般状态较差,嗜睡,语言欠流利,查体欠配合,双侧瞳孔等大同圆,直径约2.5mm,对光反射灵敏,颈强弱阳性,心肺听诊无著征,腹软,无压痛、反跳痛及肌紧张,左侧肢体活动障碍,左侧肢体肌力3级,肌张力减低,右侧肢体可遵嘱活动,肌力4级,肌张力正常,左下肢Babinski征(+)。

【问题1】据上述病史,该患者可能的诊断是什么?

思路　该患者有中耳炎病史伴渐进性头痛、恶性、呕吐的颅内压增高症状、左侧肢体活动障碍的局灶神经缺失症状及脑膜炎体征,应高度怀疑脑脓肿。

知识点

脑脓肿的主要临床表现

1. 全身症状　畏寒、发热、头痛、全身乏力、肌肉酸痛、食欲缺乏、嗜睡倦怠等。

2. 颅内压增高症状　头痛(阵发性或持续性)、恶心呕吐、视盘水肿、Cushing反应(脉缓、呼吸缓慢、血压升高)、严重者意识障碍进行性加重。

3. 局部脑定位症状 额叶脓肿患者伴性格改变、癫痫发作、对侧肢体瘫痪、运动性失语(优势半球)等；颞叶脓肿患者伴健忘、欣快等精神症状，感觉性或命名性失语(优势半球)、对侧同向偏盲、轻瘫等；顶叶脓肿患者伴深浅感觉或皮质感觉障碍、失语、失认、失写或计算不能(优势半球)等；丘脑脓肿患者伴偏瘫、偏盲、偏身感觉障碍、命名性失语等；小脑脓肿患者伴水平眼震、肢体共济失调、强迫头位，晚期可有后组脑神经麻痹；需注意严重脑脓肿可引起脑疝(颞叶脓肿引起钩回疝，小脑脓肿引起枕骨大孔疝)，同时脑脓肿破溃造成急性化脓性脑膜脑炎及脑室管膜炎，患者突发高热寒战、颈强等症状，死亡率高。另外，急性暴发型脑脓肿由于致病菌毒力强、患者抵抗力差，因而起病急骤、发展迅速、颅高压及局灶性症状严重，患者往往在脓肿包膜形成前死亡。

知识点

脑脓肿常见感染途径及病原菌(表 7-2)

表 7-2 脑脓肿常见感染途径及主要病原菌

感染途径	可能来源	主要病原菌
毗邻化脓性病灶	耳源性脑脓肿最常见，多见于慢性中耳炎及乳突炎	链球菌、变形杆菌、厌氧菌、铜绿假单胞菌等
血源性	肺源性、心源性、皮肤源性、口腔源性	病原体多与原发病灶一致 化脓性肺部感染： 心源性：草绿色链球菌、金黄色葡萄球菌等 皮肤源性：金色葡萄球菌、表皮葡萄球菌等 牙周感染：链球菌、革兰氏阴性菌等
创伤性	开放性颅脑损伤	金色葡萄球菌、表皮葡萄球菌、厌氧菌等
医源性	颅脑手术术后感染：多见于开颅手术、经蝶(筛)窦手术、立体定向术等	金色葡萄球菌、表皮葡萄球菌、厌氧菌等
免疫抑制	T 细胞功能缺陷	弓形虫、新型隐球菌、分枝杆菌等
	中性粒细胞减少	霉菌类(曲霉菌、念珠菌、毛霉菌)肠杆菌、铜绿假单胞菌等
隐源性	无明显感染源，多由原发病灶深在、引起症状轻微或者短期自愈所致	—

【问题 2】 依据病史和查体，下一步应进行何种检查？

思路 对于中枢神经系统感染性疾病，应行血常规、CRP 及脑脊液常规等检查，但患者现颅高压症状较重，为防止脑疝发生不宜进行腰穿。CT 及 MRI 能够帮助明确诊断、选择治疗方式及时机也应尽快完善。

辅助检查

血常规：白细胞计数 12.65×10^9/L，中性粒细胞百分比 85.44% ↑，淋巴细胞百分比 10.64% ↓，血小板计数 124×10^9/L。

CRP：78mg/L。

颅脑 CT：右颞类圆形低密度病灶，边缘较清，右侧脑室受压，中线移位。

颅脑 MRI：右颞类圆形长 T_1 长 T_2 信号影，边缘环绕等 T_1 短 T_2 信号影，增强后明显均匀强化，外可见大片不规则长 T_1 长 T_2 信号影(图 7-16)。

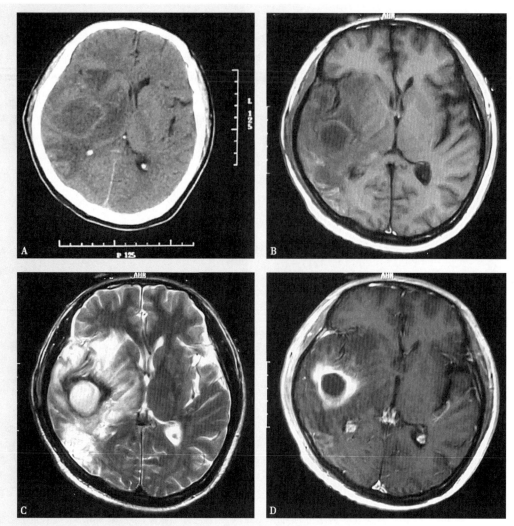

图 7-16　患者颅脑 CT 脑窗(图 A)、MRI T_1WI(图 B)、T_2WI(图 C)及 T_1WI(图 D)增强影像

知识点

CT 及 MRI 的诊断价值

1. CT　目前诊断脑脓肿的主要方法。典型 CT 表现为中心低密度,边界清楚或模糊低密度影,包膜均匀增强。若为厌氧菌感染,脓腔内还可能见及气液平面。CT 对于脑脓肿诊断、治疗方式及手术时机的选择具有重要价值。

2. MRI　脑炎期 T_1WI 低信号、T_2WI 高信号;包膜形成后,中心坏死区域 T_1WI 低信号、T_2WI 等或高信号,囊壁 T_1WI 中等信号、T_2WI 低信号,周围水肿带 T_1WI 低信号、T_2WI 高信号,T_1 增强可见包膜显著均匀增强,其他部位信号无明显变化。DWI 上中心脓液区高信号,包膜呈低信号影。MRS 中氨基酸及乳酸峰的出现有助于鉴别诊断。

需注意 CT 和/或 MRI 增强出现的"环征"可出现在"MAGICAL DR"疾病中(表 7-3),并非脑脓肿特有的影像学特征。

表 7-3　CT 和/或 MRI"环征"增强疾病

首字母	颅内"环征"疾病
M	转移瘤(metastasis)
A	脓肿(abscess)

续表

首字母	颅内"环征"疾病
G	胶质母细胞瘤（glioblastoma）
I	亚急性期梗死（subacute phase infarct）
C	挫伤（contusion）
A	获得性免疫缺陷综合征（AIDS）
L	淋巴瘤（lymphoma）
D	脱髓鞘疾病（demyelinating disease）
R	放射性坏死（radiation necrosis）

【问题3】　脑脓肿应与哪些疾病相鉴别？

思路　该疾病应与化脓性脑膜炎、硬膜外（下）脓肿、颅内静脉窦炎性栓塞、耳源性脑积水、化脓性迷路炎及脑肿瘤等相鉴别。

【问题4】　该患者应如何治疗？

思路　脑脓肿包膜通常在疾病发展10天左右开始形成，4～8周完全形成。脑脓肿患者治疗主要有内科治疗和外科治疗两种方法。应先行内科治疗，脓肿包膜形成后，在全身条件允许下，尽快手术治疗。

该患者影像学检查可见脑脓肿包膜已形成，应在抗生素治疗及支持治疗的同时，尽快行脓肿切除术。术后脓汁应送染色、培养（革兰氏菌、抗酸杆菌、真菌染色＋需氧及厌氧细菌、结核分枝杆菌、真菌培养）及药敏试验，脓肿实质组织送病理检查。

知识点

脑脓肿病理演变过程（表7-4）

表7-4　脑脓肿病理演变过程

分期及时间	病理特点	穿刺阻力
Ⅰ（1～3天）	脑炎早期：中心坏死、外周炎症伴明显水肿，界限不清	中等阻力
Ⅱ（4～9天）	脑炎晚期：中心坏死扩大，病灶周围炎细胞浸润，水肿达到高峰，出现网状基质（胶原前体细胞）	无阻力
Ⅲ（10～14天）	包膜形成早期：早期包膜形成，防止炎症进一步扩大，新生血管，网状结构环绕（脑室一侧网状结构形成欠佳）	无阻力
Ⅳ（>14天）	包膜形成晚期：中心脓液坏死区，周围炎细胞浸润，外包致密胶原纤维包膜（胶原囊壁*），包膜外水肿伴胶质增生，完全形成需4～8周，可合并病灶周围化脓性脑膜炎、硬脑膜外（下）脓肿	阻力大，进入脓腔有突破感

注：*胶原瘢痕主要来源于脓肿囊壁，其余瘢痕均为胶质瘢痕。

知识点

脑脓肿治疗方式及选择

1. 内科治疗

（1）内科治疗指征：包膜尚未形成；多发脓肿（直径<2.5cm）；基底节深部脓肿；年迈体弱、婴儿、先

天性心脏病不能耐受手术者。

（2）药物治疗：脑脓肿患者抗生素治疗应坚持原发病灶与脑脓肿并治，早期广谱、全身、足量、持续给药原则，静脉给药至少6周，术后抗生素治疗至少2周；激素治疗可减少水肿，但会影响脓肿包膜形成，主要用于中短期严重脑水肿患者治疗；对于术前有癫痫发作或术后可能造成癫痫患者应预防性应用抗癫痫药物。

2. 手术治疗

（1）穿刺脓肿抽吸术：既是诊断也是治疗，常需2～3次可达到治愈。主要用于脑功能区、深部部位、年迈体弱、婴儿、先天性心脏病不能耐受手术者。但对于多房性或多发性脓肿及耐药性患者治疗不佳。在CT定位后进行，穿刺抽脓后脓腔注入抗生素冲洗，术后CT复查脓肿直径<1.5cm、临床症状消失则表明脓肿已闭合，可停止抽吸。

脑脓肿切除术
（视频）

（2）脓肿切除术：主要用于经穿刺抽吸失败、多房性或抗生素治疗无效的多发性脓肿、脓肿内有异物、真菌性脓肿、脓肿破溃及小脑脓肿等引起脑疝者。

手术治疗情况

患者于静吸复合麻醉下，仰卧头左偏位，颞下入路行脑脓肿切除术，充分暴露脓肿，用脑棉保护周围正常脑组织及结构，小心沿包膜完成切除脓肿组织（图7-17），并充分止血，水密缝合硬膜，悬吊硬膜，复位颅骨（手术视频），术后继续静脉滴注抗生素。

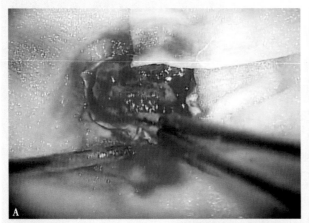
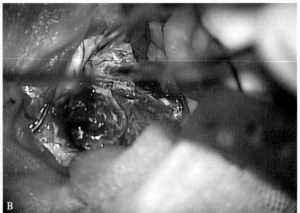
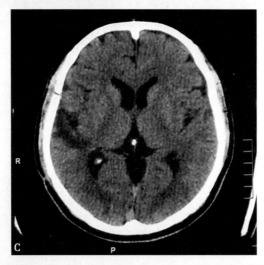

图7-17 术中暴露脓肿（图A）并完整切除（图B）及术后复查患者颅脑CT影像（图C）

【问题5】 在无药敏试验指导下,早期如何选择抗生素治疗?

思路 早期经验性的抗生素用药对于脑脓肿的治疗是至关重要的,可根据可疑感染来源进行用药(表7-5)。尽管后期抗生素用药可根据细菌培养和药敏试验进行调整,但由于多数脑脓肿为厌氧菌和需氧菌的混合感染,因此建议抗菌谱覆盖厌氧菌群。抗生素应用时,应动态监测患者肝肾功能变化及其他并发症,及时调整用药种类与剂量。

表7-5 脑脓肿早期经验性抗生素治疗

感染来源	病原菌	推荐用药 *	严重青霉素过敏替代用药
未知	金黄色葡萄球菌,链球菌,革兰氏阴性菌,厌氧菌	万古霉素 + 头孢曲松 / 头孢吡肟 / 美罗培南 + 甲硝唑	万古霉素+环丙沙星+甲硝唑
鼻窦炎	链球菌,厌氧菌	青霉素 / 头孢曲松 + 甲硝唑	万古霉素 + 甲硝唑
慢性中耳炎	革兰氏阴性菌,链球菌,厌氧菌	头孢吡肟 + 甲硝唑	氨曲南 + 甲硝唑 + 万古霉素
牙周感染	链球菌、革兰氏阴性菌、厌氧菌	头孢吡肟 + 甲硝唑	氨曲南 + 甲硝唑 + 万古霉素
神经外科术后	葡萄球菌,革兰氏阴性菌	万古霉素 / 利奈唑胺 + 头孢吡肟	万古霉素 + 环丙沙星
发绀型先天性心脏病	链球菌	青霉素 / 头孢曲松	万古霉素
急性(亚急性)细菌性心内膜炎	金黄色葡萄球菌、链球菌	万古霉素 + 头孢曲松 + 甲硝唑	万古霉素+环丙沙星+甲硝唑

注:* 用药剂量参考药品说明书,是否联合用药可视患者病情具体情况而定。

知识点

免疫缺陷脑脓肿患者抗生素治疗(表7-6)

表7-6 免疫缺陷脑脓肿患者抗生素选择

病种	病原体	抗生素
淋巴细胞功能减退	诺卡菌、弓形虫	磺胺
T 细胞缺陷	念珠菌、新型隐球菌	5-FU、两性霉素 B
白血病和淋巴瘤	铜绿假单胞菌	氨基糖苷类
肾移植患者、血液系统肿瘤患者及接受激素治疗患者	李斯特菌	氨苄西林

【问题6】 手术后应预防哪些并发症的发生?

思路 脑脓肿常见并发症包括化脓性脑膜(脑)炎、硬膜下积液(脓)、感染性颅内静脉窦血栓形成、细菌性炎症及败血症、DIC、术后癫痫、脑积水及偏瘫等

【问题7】 脑脓肿患者预后跟哪些因素有关?

思路 ①年龄:儿童及老年人预后较差;②机体状态:营养不良免疫力低者预后差;③脓肿病因:血源性预后较差,其中胸源性、心源性及肠源性显著预后不良,耐药菌株患者预后差;④脓肿部位及性质:位于功能区及深在部位、多发及单发多房者预后差;⑤并发症及治疗情况:合并颅内外并发症,处置不及时、治疗不当者预后差。

脑脓肿诊疗流程

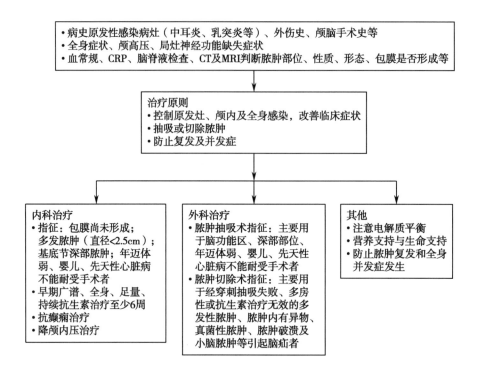

• 病史原发性感染病灶（中耳炎、乳突炎等）、外伤史、颅脑手术史等
• 全身症状、颅高压、局灶神经功能缺失症状
• 血常规、CRP、脑脊液检查、CT及MRI判断脓肿部位、性质、形态、包膜是否形成等

治疗原则
• 控制原发灶、颅内及全身感染，改善临床症状
• 抽吸或切除脓肿
• 防止复发及并发症

内科治疗
• 指征：包膜尚未形成；多发脓肿（直径<2.5cm）；基底节深部脓肿；年迈体弱、婴儿、先天性心脏病不能耐受手术者
• 早期广谱、全身、足量、持续抗生素治疗至少6周
• 抗癫痫治疗
• 降颅内压治疗

外科治疗
• 脓肿抽吸术指征：主要用于脑功能区、深部部位、年迈体弱、婴儿、先天性心脏病不能耐受手术者
• 脓肿切除术指征：主要用于经穿刺抽吸失败、多房性或抗生素治疗无效的多发性脓肿、脓肿内有异物、真菌性脓肿、脓肿破溃及小脑脓肿等引起脑疝者

其他
• 注意电解质平衡
• 营养支持与生命支持
• 防止脓肿复发和全身并发症发生

（赵世光）

第五节 脑 积 水

　　脑积水（hydrocephalus）是指由于多种原因造成脑脊液吸收 - 分泌失衡或循环通路受阻所引起的蛛网膜下腔和 / 或脑室内脑脊液的异常蓄积，使脑室扩大、脑实质相应减少，临床上常伴有颅内压增高。脑积水不是一种单一的疾病改变，而是由诸多病理原因引起的，包括脑脊液循环障碍（通道阻塞）、脑脊液吸收障碍、脑脊液分泌过多、脑实质萎缩等原因。临床中最常见的是梗阻性病因，如脑室系统不同部位（室间孔、导水管、正中孔）的阻塞，脑室系统相邻部位的占位病变压迫和中枢神经系统先天畸形。

　　脑积水可以按照多种方法分类，如按年龄可分为儿童脑积水和成人脑积水；按压力可分为高颅压性脑积水和正压性脑积水；按部位分可分为脑室内脑积水和脑外脑积水（即蛛网膜下腔及基底池扩大）；按发病时间长短可分为急性（数天）、亚急性（数周）和慢性（数月至数年）；按临床症状有无可分为症状性脑积水和无症状性脑积水；按脑积水发展与否可分为活动性脑积水和静止性脑积水；按功能主要分为梗阻性脑积水（主要由蛛网膜颗粒近端阻塞造成）和交通性脑积水（主要由于蛛网膜颗粒水平的脑脊液循环障碍导致）。多数脑积水病例呈进行性加重，从而产生颅内高压、智力发育障碍及压迫周围组织等症状。本节将以病例的形式，探讨脑积水的诊疗过程。

　　1. 脑积水的诊疗经过　通常包括以下环节：

　　（1）详细地问诊相关病史和查体，重点关注患者的年龄、症状出现及持续时间，有无高颅内压、压迫和智力障碍的症状及相关体征，有无家族遗传史等。

　　（2）对于疑诊患者应完善颅脑 CT 等影像学检查，以正确做出脑积水的临床诊断。对于影像学可见脑室系统扩张而腰椎穿刺压力正常的患者要怀疑有正常压力脑积水的可能，还要与脑萎缩、佝偻病和其他神经系统发育异常等非真正脑积水的情况相鉴别。

　　（3）由于脑积水仍属于外科疾病，所以一经发现应及时给予恰当的外科引流、分流、造瘘等治疗，术中应注意避免不必要的出血和损伤等意外，术后也应注意分流不足或过度、感染等并发症。在外科治疗基础上也可辅以利尿药物缓解症状,但要注意其所带来的电解质紊乱等相关问题。

(4)确定治疗结束时间、出院随访日期、定期复诊的日期及出院相关注意事项等。

2.临床关键点

(1)确定诊断并寻找病因,影像学检查有助于诊断。

(2)对于确诊患者应给予适当内外科联合治疗。

(3)密切注意术中和术后并发症,并及时给予处置。

(4)对于特殊年龄段及特殊时期的患者,如早产儿及婴幼儿、老年人及孕妇等,在手术前后整个过程中应给予更多的关注和相应的特殊处理。

病历摘要 1

男,70 岁,近半年来偶有头昏,行走困难,步态障碍,呈进行性加重,家属诉患者近来精神状态下降,思维迟缓,记忆减退,夜间尿频。无相关家族病史,十年前车祸头部外伤史,无手术史。

【问题 1】　通过上述问诊,对该患者的印象诊断是什么?

病例特点:老年男性,近来步态障碍,认知功能障碍,尿频,有头部外伤史。

思路　根据患者及家属主诉的症状步态障碍、认知功能障碍、尿频可初步考虑为正常压力脑积水(normal pressure hydrocephalus,NPH)。

知识点

正常压力脑积水临床表现

正常压力脑积水(NPH)是指一种脑室扩大而腰穿脑脊液压力正常的脑积水。正常压力脑积水分为原发性和继发性。以前者多见,好发于 60 岁以上的老年人,男性多见,病因不明。一个主要理论是颅内静脉系统顺应性降低,表现为脑脊液搏动性减弱和蛛网膜颗粒功能受损,从而影响了脑脊液的流动和吸收。由于脑脊液吸收减少,脑室扩大,相应脑室旁白质间质水肿,脑血流减少,代谢障碍而产生临床症状。继发性正常压力脑积水可发生于任何年龄。既往有蛛网膜下腔出血,外伤,手术或脑膜炎等病史。临床表现延迟出现,甚至数年后出现。

正常压力脑积水主要表现为下述三联征。

1.步态障碍　是最常见的首发症状。起初表现为头昏,在坡道和楼梯上行走困难,起身和坐下困难。随着疾病进展出现失平衡,闭目难立,即使睁眼站立也需要双脚分开,步态障碍明显,表现为宽基距(行走时双脚分开),足外旋,步幅小,步行速度慢,起步困难,转身困难,严重者不能站立,不能行走。

2.痴呆　认知障碍以额叶功能障碍为主,属于皮质下痴呆,起初表现为执行功能障碍,完成日常活动困难。随着疾病进展,出现精神运动迟缓,注意力下降,精细运动能力差,短期记忆障碍。严重者出现淡漠,思维迟钝,说话减少,说话迟缓,肢体运动功能减退,记忆力和书写功能明显障碍。

3.尿失禁　由于失去中枢抑制膀胱功能紊乱,逼尿肌过度活跃。起初表现为尿频,随着疾病进展,出现尿急,尿失禁,但大便失禁很少见。另外高龄、步态障碍、认知障碍等也是导致尿失禁的非特异性因素。

患者尚可伴有其他临床表现,如头痛、头晕、眩晕、睡眠时间延长、帕金森样震颤和性功能障碍等,但这些症状并不特异。另外,NPH 患者常伴有如脑血管病、糖尿病、帕金森病、阿尔茨海默病等。由于伴发疾病可直接影响分流手术的效果,因此需要仔细甄别。

【问题 2】　通过上述病史和查体结果,下一步该患者还需完善哪些检查才可诊断?

思路　目前 CT 和 MRI 检查是必需的,但不足以诊断正常压力脑积水,入院完善相关检查后评估患者状态,除典型的临床表现外,多种辅助检查有助于提高对本病诊断和预后判断的准确率。

正常压力脑积水(NPH)的诊断

1. CT 和 MRI　目前 CT 和 MRI 检查是必需的。但不足以诊断正常压力脑积水。NPH 典型表现为属于交通性脑积水。脑室扩大,脑沟加深,但两者不成比例。Evans 指数>0.3,脑沟、侧裂池等扩大不明显。提示分流术后效果好的表现包括:脑室周围有渗出(CT 低密度,T_2WI MRI 高信号)。高位凸面脑沟和纵裂池比低位脑沟和脑池狭窄,侧脑室额角变圆。

2. 脑脊液动力学测试

(1)腰椎穿刺:侧卧位,脑脊液压力常低于 1.76kPa(180mmH$_2$O)。脑脊液应送常规、生化检查。脑脊液释放实验:单次释放 30～70ml 脑脊液,可重复 2～3 次。患者症状改善,提示分流术效果好。

(2)腰大池持续引流:每天引流 200～300ml 脑脊液,持续引流 2～7 天。患者症状改善,提示分流术效果好,用于脑脊液释放实验症状无改善的患者。

(3)脑脊液流速测定:MRI 检查可检测到脑脊液流空效应,利用相位对比 MRI 技术可以测量中脑导水管处的脑脊液流速,脑脊液流速>18ml/min,提示正常压力脑积水,脑脊液流速高的患者,分流术效果好。

3. 持续颅内压监测　持续颅内压监测 24～72 小时。若出现颅内压阵发性升高>2.65kPa(270mmH$_2$O)。或反复出现 B 波(超过记录的 15%)。其余时间颅内压处于正常上界或轻度升高,提示分流术效果好。

【问题3】 根据以上诊断,应注意与哪些疾病相鉴别?

思路

1. 根据本病例的临床表现,鉴别诊断应分别从可能出现相应症状的疾病展开。

2. 出现下列情况之一,可排除原发性正常压力脑积水　年龄<40 岁;出现不对称和短暂的症状、皮质功能障碍(失语失用或瘫痪等)、进行性痴呆,但无步态障碍、症状无进展。由于这些疾病可有重叠,对不典型的患者可考虑采用脑脊液动力学测试等辅助检查来鉴别。

正常压力脑积水的鉴别诊断

1. 脑萎缩　一般在 50 岁以后发病,可有记忆力减退和行走迟缓,但进展缓慢,达数年之久,影像学上脑萎缩患者的脑室和蛛网膜下腔均扩大,脑室轻度扩大,不累及第四脑室。无脑室周围渗出。脑沟、侧裂池、基底池等明显扩大。脑脊液释放实验呈阴性。

2. 其他引起痴呆的疾病　正常压力脑积水引起的痴呆被认为是可治疗的痴呆。因此需要与 Alzheimer 病,脑血管性痴呆等疾病相鉴别。正常压力脑积水,早期即可出现步态障碍,病程仅短短数月。Alzheimer 病:起病隐袭。多在数年后症状才充分发展,严重者可不出现步态障碍和尿失禁。血管性痴呆:有高血压和脑动脉硬化,并有卒中或供血不足病史,病程表现为伴随脑梗死的发作,呈阶梯式进展。查体发现相应的神经系统局灶性体征,影像学上有脑梗死的证据。

3. 其他引起步态障碍的疾病　如周围神经病变,椎管狭窄,内耳功能障碍,慢性酒精中毒,维生素 B$_{12}$ 缺乏,帕金森病和帕金森综合征等。

4. 其他引起尿频、尿急、尿失禁的疾病　如尿路感染,良性前列腺增生,前列腺和膀胱肿瘤等。

【问题4】 根据以上诊断,可以采取哪些治疗手段?

思路　脑积水的治疗主要包括药物治疗和外科治疗,还应熟悉外科治疗常见并发症及其处理。

知识点

脑积水的相关治疗

1. 药物治疗 药物治疗主要是减少脑脊液分泌和增加机体水分排出。一般常用利尿剂和脱水剂。如呋塞米、乙酰唑胺、氨苯蝶啶和甘露醇等。乙酰唑胺同时具有抑制脑脊液分泌的作用,药物治疗是一种延缓手术的临时治疗方法。慢性脑积水,长期使用药物治疗无效,且容易引起水、电解质和酸碱平衡紊乱。另外,药物治疗曾被应用于脑出血后脑积水的早产儿。在药物治疗的同时,等待机体形成正常的脑脊液吸收机制,但随机对照研究发现,药物治疗并不能减少分流术,因此不推荐使用。

2. 外科治疗 外科治疗的最终目的不是脑室大小恢复正常,而是在于神经功能的恢复。

(1)脑脊液引流术:既可以作为诊断检查,也可以作为缓解治疗方式。硬脑膜下积液可穿出血性或黄色液体。脑室内出血后脑积水可能只是一过性的,脑脊液引流(脑室穿刺或腰椎穿刺)可缓解症状直至脑脊液吸收恢复正常,但腰椎穿刺只能用于交通性脑积水。如脑脊液蛋白含量<100mg/100ml 时,脑脊液吸收仍未恢复,那么自我吸收的功能一般不会恢复(通常做分流手术)。

(2)第三脑室造瘘术:内镜下第三脑室造瘘术(ETV)可用于治疗梗阻性脑积水,也是处理分流管感染的方法之一(在不增加颅内压的情况下取出所有异物)。ETV 也可用于分流术后发生的硬膜下血肿(术前取出分泌物)和裂隙脑室综合征。总的成功率较低,为56%,婴儿中成功率也较低(因其蛛网膜下腔未发育成熟)。并发症为下丘脑损伤、一过性动眼神经和展神经麻痹、无法控制的出血、心搏骤停、外伤性基底动脉瘤(可能由激光的热损伤造成)。

第三脑室造瘘术
(视频)

(3)脑脊液分流术:脑脊液分流术是将脑室或腰椎管腔的脑脊液分流到其他体腔,可用于治疗交通性脑积水和阻塞性脑积水。具体方法包括以下几种。

1)脑室与脑池分流:如侧脑室 - 枕大池分流术、第三脑室造瘘术、侧脑室 - 环池造瘘术、侧脑室 - 胼胝体周围池造瘘术。主要用于脑室系统阻塞的阻塞性脑积水。

2)脑室与体腔分流:如侧脑室(或脑池)- 腹腔分流术(图 7-18)、脑室 - 胸腔分流术等。

3)将脑脊液引出体外:如侧脑室 - 鼓室分流术、侧脑室或脑池 - 输尿管分流术、侧脑室或脑池 - 输卵管分流术等。

4)将脑脊液引入心血管系统,这是最符合生理的,如脑室 - 心房分流术、脑室 - 颈内静脉分流术等。

上述脑脊液分流术式中许多因疗效差,或易致较多并发症现已被淘汰。如脑室 - 胸腔分流可引起胸腔大量积液而产生呼吸困难;脑室 - 乳突分流易引起脑膜炎或脑脊液耳漏。

脑室或脑池 - 输尿管分流易导致水电解质失衡;腰蛛网膜下腔 - 腹腔分流易诱发小脑扁桃体下疝。

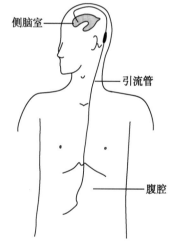

图 7-18 脑脊液 - 腹腔分流示意图

目前临床上常用脑室 - 腹腔分流术及脑室 - 心房分流术。脑室 - 腹腔分流术操作简便,可适应儿童身高增长,但可出现分流管堵塞、感染、假性囊肿形成、引流管移位、脏器穿孔等并发症;而脑室 - 心房分流术除可产生与其他分流术相似并发症外,还有一些较严重的并发症,如气体栓塞、心律失常和因引流管穿透心脏而引起的心包堵塞等心脏并发症;腔静脉血栓形成和心房血栓形成,以及血栓脱落引起肺栓塞等。因此脑室 - 腹腔分流术为脑积水分流的首选方法,只有在某些原因如腹腔粘连、感染等情况下,才考虑行脑室 - 心房分流术。

3. 分流术常见并发症及其处理

(1)分流系统阻塞(为最常见的并发症)

1)分流管近端(脑室端)阻塞:可因脉络丛粘连、血凝块阻塞或脑组织粘连所致。额角穿刺放置分流管时脉络丛粘连的可能性较枕角穿刺小。

2）分流管远端（腹腔端或心房端）阻塞：常见原因有如下几点：①导管头放置错误（如位于皮下），未进入腹腔；②多次置换引流管及腹腔感染易形成腹腔假性囊肿，其发生率为 1.7%～4.5%，可出现腹痛、分流装置处皮下通道积液；③导管头端裂隙被血凝块、大网膜或纤维素块堵塞。

3）脑室炎、脑室内出血和脑手术后的脑脊液蛋白或纤维素成分增高，可使分流管阀门阻塞；操作不当可致导管连接脱落等也是分流系统阻塞的常见原因。

一旦发生分流阻塞，患者的脑积水症状、体征就会复发。CT 检查示脑室再度扩大，此时应先判断引流管阻塞部位，再酌情矫正或更换分流装置。判断方法：穿刺贮液囊抽不出脑脊液或压下阀门后不能再充盈，提示脑室端不通；若难于压瘪阀门，表明阀门本身、腹腔或心房端梗阻。对于因脑脊液蛋白或纤维含量过高引起的分流管堵塞应注意预防。如控制炎症、出血等，先进行脑脊液外引流，待化验正常后再进行分流术。疑有腹腔假性囊肿者，经腹部超声确诊后，应拔除引流管，切除假性囊肿，在腹腔其他地方重置引流管，或改做脑室 - 心房分流；若假性囊肿为感染所致，应在感染控制后再行分流术。

（2）感染：发生率为 7%～10%，主要是脑室炎或腹膜炎。患者可出现发热、头痛或腹痛、分流管皮下红肿等，严重者出现癫痫和意识障碍；抽取脑脊液进行常规、生化检查和细菌培养，可得到阳性结果。一旦确诊，应立即去除分流装置，改做脑室外引流，或经腰穿引流，并全身抗感染治疗，或抗生素脑室内、鞘内用药。此外，还应考虑真菌感染可能。待感染控制后，重行分流术。手术中严格无菌操作是预防感染的重要环节。

（3）分流过度或不足

1）过度分流综合征：儿童多见。患者出现典型的体位性头痛，直立时加重而平躺后缓解。CT 扫描显示脑室小，阀门穿刺脑脊液测压可低于 60mmH$_2$O。此时最简单而有效的治疗方法是将低压阀门换成高压阀门（较原先高出 20～30mmH$_2$O）。

2）慢性硬膜下血肿或积液：多见于常压性脑积水患者术后，多为应用低阻抗分流管导致脑脊液过度引流、颅内低压所致，有时有轻微头部外伤史，常无明显的临床表现，而在 CT 或 MRI 复查时被发现，显示皮质塌陷和硬膜下血肿或积液。应用较大阻抗的分流装置或加装抗虹吸阀，避免过度引流，可预防本并发症。轻度硬膜下血肿或积液，可保守治疗；明显的或有症状的硬膜下血肿或积液，应进行手术治疗。前者可行钻孔引流，后者可行积液 - 腹腔分流术。

3）脑脊液分流不足：患者术后症状不改善。检查发现脑室扩大依然存在或改变不明显。主要原因是使用的分流管阀门压力不适当，导致脑脊液排出不畅，更换合适压力的阀门即可解决这一问题。

4）小脑室综合征：通常是指分流手术后数年（平均 4.5～6.5 年）出现颅内压增高的症状，如头痛、恶心、呕吐及共济失调、反应迟缓、昏睡等，但 CT 扫描却发现脑室形态小于正常。检查分流管阀门通常为按下后再充盈缓慢，提示分流管端阻塞。小脑室综合征发生率为 0.9%～55%，多见于 2 岁之前进行分流手术者及行脑室 - 腹腔分流术者，可以发生在交通性或非交通性脑积水患者的术后。

使用抗虹吸装置并不能预防小脑室综合征的发生，更换分流管也不适用于治疗本并发症。有报道称颞肌下减压术可缓解患者的症状，减少其发生率。

5）癫痫：发生率为 5%，前角穿刺者多于后角穿刺者。除用抗癫痫药物控制发作外，还应排除颅内出血、炎症、脑积水复发、颅内压增高等可能的原因。

病历摘要2

某女于 4 个月前行剖宫产手术，出生后发现患儿的头围 40cm。近 4 个月来患儿头部进行性增大至头围 53cm，嗜睡，吐奶频次增加。父母无相关病史，患儿无外伤史及感染史。

【问题 1】 通过上述问诊，对该患者的印象诊断是什么？
病例特点：幼儿，出生后进行性头颅异常增大，无遗传史及外伤史。
思路 根据患者家属主诉头颅进行性增大并结合出生 4 个月时头围大小及颅内高压症状（嗜睡和吐奶

频次增加），可初步诊断为颅内压增高、巨颅症。

根据上述病例可知，该患儿主要症状为头围的进行性增大，超过相应年龄段儿童头围98%，且有压迫导致的颅内高压症状（嗜睡和吐奶频次增加），以上可作为巨颅症和颅高压的直接诊断依据。

知识点

儿童脑积水发病情况及头围测量

脑积水在新生儿中的发病率为0.3%～0.4%。在婴幼儿中，脑积水作为单一先天性病变，文献报告的发生率为0.02%～0.35%；伴有脊柱裂和脊膜膨出的发生率为0.13%～0.29%。获得性（后天性）脑积水有各种明确病因，其发生率因原发病不同而各异。儿童脑积水多为先天性脑积水和炎症性脑积水所致，而成人脑积水一般以颅内肿瘤、蛛网膜下腔出血和外伤多见。

正常新生儿头枕额周径为33～35cm。出生后最初6个月内增长较快，每月增加1.2～1.3cm，前半年可达8～10cm，后半年增加2～4cm，1岁时头围平均约46cm，第2年增加2cm，第3～4年增加2cm，5岁时达50cm，15岁时接近成人头围，为54～58cm。脑积水患儿头围可达正常值的2～3倍。头围测量一般测3个径：

（1）枕额周径：为最大头围，自眉间至枕外隆凸间。

（2）前后径：自眉间沿矢状线至枕外隆凸。

（3）横径：两耳孔经前囟连线。

动态定期测量婴幼儿头围有助于早期发现脑积水，并能在典型的体征出现前明确诊断，及时治疗。特别是枕额周径，应作为儿童常规体检，尤其是对于疑似或确诊脑积水的儿童。按经验，婴儿正常枕额周径应等于坐高。以下几点均提示应该对疾病进行治疗，并应该进行颅内检查（如CT、超声等），这些疾病包括活动性脑积水、硬膜下血肿、硬膜下积液等：①头颅持续生长速度大于每周1.25cm；②枕额周径超过正常值两个标准差；③即使在所在年龄正常值以内，头围与躯体长度、重量不成比例。

【问题2】 小儿脑积水的临床表现和体征有哪些？

思路 小儿脑积水的临床表现在颅缝未闭合的婴幼儿和颅缝已闭合的儿童不尽相同。

知识点

小儿脑积水的临床表现和体征

1. 颅缝未闭合的婴幼儿脑积水 症状：喂食困难，易激惹，活动减少，频繁呕吐。

（1）头颅增大：出生后数周开始出现头颅增大，与面颅及身体其他部位的发育不成比例。

（2）头皮变薄发亮，静脉扩张：颅内压增高导致颈内静脉回流受阻。颈外静脉回流代偿性增加，表现为额颞部头皮静脉扩张。

（3）颅缝分离：视诊和触诊可发现颅骨骨缝分离后，叩诊头部可有"破壶音"（Macewen征）。严重者可有振动感。

（4）前囟扩大，张力增高：前囟饱满突出，直立且安静时仍不凹陷。其他囟门也可有扩大。

（5）"落日征"：第三脑室后部的松果体上隐窝显著扩张，压迫中脑顶盖，导致眼球垂直运动障碍，表现为上视困难，加之睑顶受压，眼球下移，巩膜外露，形同落日。

（6）单侧或双侧展神经麻痹：由于展神经颅内段较长，容易受到颅内压增高的影响而麻痹，表现为复视，眼球内斜，眼球外展受限。

（7）肌张力增高：脑室扩大，椎体束受到压迫和牵拉引起痉挛性瘫痪，以双下肢更明显。

（8）其他：早期颅内压增高表现不明显，无视盘水肿。但当脑积水严重或进展较快时，可出现视盘水肿，视神经萎缩，甚至失明。如病情继续进展，可出现嗜睡，惊厥甚至脑疝死亡；少数病例在一段时间后，病情不再进展，头颅不再增大，颅内压也不高，成为静止性脑积水。

2. 颅缝已闭合的儿童脑积水 症状：头痛，早晨明显；频繁呕吐；视物模糊；颈部疼痛：提示小脑扁桃体疝；复视：单侧或双侧展神经麻痹；行走困难：双下肢痉挛性瘫痪；智力发育障碍；内分泌异常：生长发育迟缓，肥胖，性早熟等。

【问题3】 婴幼儿脑积水应与哪些疾病相鉴别？

思路 查体患儿精神萎靡，生命体征平稳，双眼成"落日征"，双侧瞳孔等大等圆，直接和间接对光反射存在，头围53cm。颅缝增宽，前囟扩大，压力中等，可见波动，头皮下血管清晰可见。四肢活动正常，全身骨骼正常，外阴发育正常，无颈项强直及脑膜刺激征。心肺检查无显著体征。自带脑电显示正常。

知识点

婴幼儿脑积水的鉴别诊断

1. 婴儿硬膜下血肿或积液 虽有头颅增大，颅骨变薄，但常伴有视盘水肿而缺少"落日征"，前囟穿刺从硬膜下腔抽得陈旧血性或淡黄色液体，可做鉴别。CT和MRI检查有助鉴别。

2. 佝偻病 佝偻病的颅骨不规则增厚，致使额骨和枕骨突出，呈方形颅。貌似头颅增大，但无颅内压增高表现和脑室扩大，却有全身骨骼异常。CT和MRI检查有助鉴别。

3. 脑发育不全 虽有脑室扩大，但头颅不大，无颅内压增高表现，却有神经功能及智力发育障碍。CT和MRI检查有助鉴别。

4. 积水性无脑畸形 CT扫描显示除在枕区外无脑皮质，还可见突出的基底节。CT和MRI检查有助鉴别。

5. 巨脑畸形 虽然头颅较大，但无颅内压增高表现，CT扫描显示脑室大小正常。CT和MRI检查有助鉴别。

【问题4】 结合上述病史和查体结果，为明确诊断下一步还应做哪些辅助检查？

思路

（1）超声检查：儿童的头围异常增大虽说是脑积水的重要体征，但两者之间并无绝对关系，尚需了解包括胎儿围产期在内的临床全过程，并对脑室扩张进行连续性观察，B超是观察脑积水患者的简单易行、无创伤和可重复的可靠方法。

硬膜下积液主要表现为在相应硬膜下中或低等回声；梗阻性脑积水主要表现为梗阻近侧脑室扩张，而远侧脑室形态正常或缩小。最常见的是中脑导水管阻塞引起两侧侧脑室和第三脑室扩张，而室间孔阻塞则仅引起侧脑室扩张。一般认为一侧或双侧的侧脑室>10mm即为异常。侧脑室扩张在10～15mm并不合并其他超声可见畸形，称为轻度侧脑室扩张或边界性扩张，>15mm为明显脑室扩张或脑积水。超声观察侧脑室主要在高位侧脑室平面和丘脑平面，丘脑平面中可测量前角和后角的宽度。前角相对较大，因其内侧壁十分接近中线，故其宽度可由测量中线与侧壁间的距离求得。后角可测量脉络丛球部侧脑室内侧缘与外侧缘间距离而估算，在高位侧脑室平面中，可观察侧脑室体部的外侧缘，并测量侧脑室率，一般小于1/3。但并非所有的侧脑室扩张均代表胎儿预后不良，明显的脑室扩张预后不良不容置疑，轻度的脑室扩张是否有临床意义目前仍有争议。

Eizenberg等在回顾性研究234例轻度侧脑室扩张患者后认为，大多数病例无不良后果，但出生后发生脑及神经系统发育不良以及染色体异常的危险性较正常者大为提高，尤其是>12mm或妊娠中期即发现脑室轻度扩张的患者。而另有学者认为，轻度脑积水可能是其他各种神经系统异常在产前的表现，因此其预后很难判断，比如认为脑室的轻度扩张是Kartagener综合征的一种标志。

侧脑室的扩张以双侧居多，但是也有部分患者为单侧性的。Senat等在随访了14例单侧侧脑室扩张患者后得出结论，无合并其他畸形、轻度稳定的单侧侧脑室积水无明显意义，但快速进展的或合并其他神经系统畸形的病例则预后较差。关于侧脑室扩张胎儿出生后的预后，Futagi等在随访长达11年后认为，其预后与产前发现脑积水的时间、侧脑室扩张的程度及首次手术的时间密切相关，因此妊娠晚期出现的轻度侧脑室扩张其预后相对较好。

第三脑室位于透明隔腔的后尾侧，呈两条靠近的平行短线状回声构成的狭小腔隙，其后方为视丘回声。此平面相当于双顶径的标准切面或略偏向颅底。第三脑室呈现为三种图像：单一的线性回声，占 38.9%；两条平行的线状回声，内为液性暗区，占 55.2%；分叉的两条线状回声，类似于"V"形液性暗区，占 4.8%。第一种常见于中期妊娠，而后二种常见于晚期妊娠。在妊娠 12～28 周时，第三脑室的平均宽度为 1mm，以后随妊娠的进展而增宽，最宽达 1.9mm，并且认为任何妊娠周第三脑室的宽度>3.5mm 可被认为异常。

（2）颅骨 X 线平片：在婴儿可见头颅增大、颅骨变薄、板障结构稀少甚至完全消失、血管沟变浅或消失、颅缝分离、囟门扩大及颅面骨的比例失调等。在儿童则可见蝶鞍扩大、后床突吸收、脑回压迹加深等颅内高压表现，部分患儿可见额骨孔。

（3）CT 和 MRI：是诊断脑积水的主要和可靠方法，有助于明确病因、分类和区别其他原因引起的脑室扩大，且可观察分流术后脑室变化情况以追踪分流术的效果。无论何种类型的脑积水，在 MRI 或 CT 片上均表现为病变部位以上的脑室和脑池扩大，以侧脑室的颞角和额角变钝、变圆最为典型。第三脑室的扩大也较为明显，首先为视隐窝和漏斗隐窝，以后是前后壁。侧脑室枕角扩大较晚，但诊断意义最大。对于一些凭经验无法判断的病例，则可以用已建立的测量指标进行评估。这里介绍几种方法：

1）双侧颞角宽度≥2mm（无脑积水时颞角很少见），外侧裂、大脑纵裂和脑沟消失。

2）双侧颞角≥2mm，同时 FH/ID>0.5（FH 为额角最大宽度，ID 为同一水平颅骨的内板内径）。

3）侧脑室额角，"米老鼠样"脑室和/或第三脑室的气球样扩张（正常时第三脑室呈裂隙样）。

4）CT 显示脑室周围低密度或 MRI T_2 加权像显示脑室周围高信号，这是脑室周围脑组织循环障碍造成的（以前认为是脑脊液经室管膜吸收的表现，但经过 CSF 示踪显示脑脊液不会透过室管膜）。

5）单独使用标准：①FH/ID<40%，正常；FH/ID 40%～50%，为临界状态；FH/ID>50%，则提示脑积水；②脑室径与双顶间径比值（V/BP），正常值<25%；26%～40% 为轻型脑积水；41%～60% 为中型脑积水；61%～90% 为重型脑积水；90% 以上为极重型脑积水（需要注意的是，在儿童患者中，由于枕角的扩张不成比例，根据额角直径进行的测量容易低估患儿的脑积水程度）。轻型脑积水能自动好转和稳定，其余各型脑积水需行脑室分流术，中型和重型脑积水分流术后预后良好者占 87%，极重型患者在分流术后预后良好者仅占 31%。另外，MRI 在诊断导水管狭窄、阻塞方面已基本替代脑室造影。

（4）脑室造影、放射性核素扫描：对于高压性脑积水而言，由于临床症状明显，手术指征容易确定，因此通常只要进行 CT 和 MRI 检查就可以明确脑积水的程度、病因。脑室造影、放射性核素扫描等检查仅用于常压性脑积水的诊治。

辅助检查

辅助检查结果见图 7-19～图 7-21。

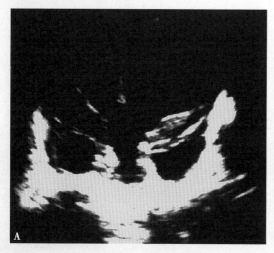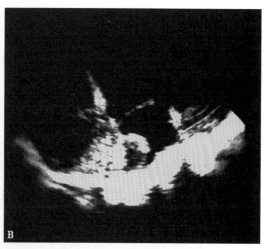

图 7-19 超声检查

A. 冠状位；B. 正中矢状位，显示侧脑室（包括下角）及第三脑室明显扩张，而第四脑室闭塞（神经影像学）。

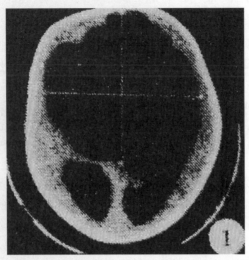

图7-20 CT检查

显示脑室系统扩大呈低密度（小儿颅脑先天发育畸形的CT诊断）。

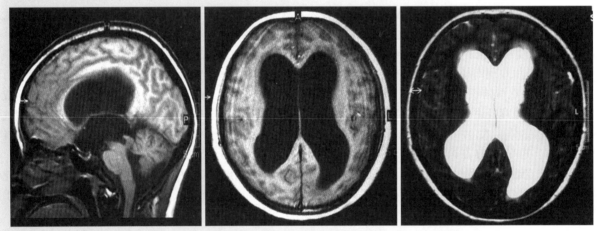

图7-21 MRI检查

显示侧脑室及第三脑室扩大，T_1低信号，T_2高信号，并有胼胝体变薄且弯曲向上。

【问题5】 根据辅助检查结果，脑积水的确切病因是什么？

思路 根据以上辅助检查可以看出，侧脑室与第三脑室扩张而其他脑室及蛛网膜下腔未扩大，说明导水管处狭窄。故可明确诊断：先天性脑积水（中脑导水管狭窄），颅内高压。

知识点

脑积水的病因

1. 先天性

（1）Chiari Ⅱ型畸形和/或脊膜脊髓膨出（常同时发生）。

（2）Chiari Ⅰ型畸形：第四脑室出口阻塞时可发生脑积水。

（3）原发性中脑导水管狭窄（多见于婴儿，成人少见）。

（4）继发性中脑导水管神经胶质增生：由宫内感染或胚胎期子宫出血导致。

（5）Dandy-Walker畸形：正中孔和侧孔闭锁。

（6）性连锁遗传疾病。

2. 获得性

（1）感染（交通性脑积水最常见病因）。

1）脑膜炎（特别是化脓性和基底部的，包括结核分枝杆菌、隐球菌）。

2）脑囊虫病。

（2）出血（交通性脑积水第二常见病因）。

1）蛛网膜下腔出血后。

2）脑室内出血后：许多患者发生一过性脑积水。大量脑室内出血患者有20%～50%发生永久性脑积水。

（3）占位病变。

1）非肿瘤性：如血管畸形等。

2）肿瘤性：多因阻塞脑脊液循环通路引起梗阻性脑积水，特别是导水管周围肿瘤，如髓母细胞瘤；胶样囊肿可在室间孔阻塞脑脊液循环；垂体瘤向鞍上扩展或肿瘤卒中等。

（4）手术：20%的后颅窝肿瘤术后的儿童发生持续性脑积水（需分流手术），可延迟1年发生。

（5）神经类肉瘤病。

（6）结构性巨脑室。

（7）与脊髓肿瘤伴发。

脑积水诊疗流程

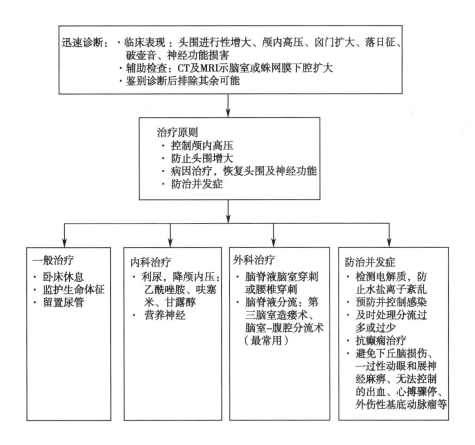

（赵世光）

推 荐 阅 读

[1] 周良辅. 现代神经外科学. 3 版. 上海：复旦大学出版社，2021.

[2] 格林伯格. 神经外科手册. 8 版. 赵继宗，主译. 南京：江苏凤凰科技出版社，2017.

[3] 温恩，布雷姆. 尤曼斯神经外科学. 5 版. 王任直，译. 北京：人民卫生出版社，2009.

第八章 功能性疾病

第一节 三叉神经痛

三叉神经痛（trigeminal neuralgia，TN）是指三叉神经分布区内出现的反复发作性剧痛，故又称之为面部痛性抽搐，可累及一侧三叉神经的一支或多支分布区，多见于中、老年人，女性略多于男性，右侧略多于左侧。三叉神经痛分为原发性三叉神经痛和继发性三叉神经痛。原发性三叉神经痛的病因有不同的学说，神经血管压迫（neurovascular compression，NVC）理论最被认可，即三叉神经脑池段受到血管慢性压迫，神经束膜受损导致电生理环路异常而发生相应症状，责任血管最多为小脑上动脉，其次是小脑前下动脉的分支，少见为局部静脉，也可能是多根动脉或静脉混合型压迫。继发性三叉神经痛一般有明确病因，如肿瘤、囊肿、炎症或延髓空洞症、带状疱疹病毒感染等。本节仅就原发性 TN 作一介绍。

1. TN 的诊疗经过 通常包括以下环节：

（1）详细询问患者的症状学特征及相关病史：准确了解疼痛的部位、疼痛的性质、疼痛的严重程度、每次疼痛发作的持续时间、疼痛的诱发因素，确定是否有"扳机点"及无痛间期的存在；确定药物治疗的持续时间、副作用、剂量和反应；确定是否有疱疹病毒感染的病史等。

（2）查体时应重点关注有无颅神经损伤的表现：如面部感觉麻木、鼻唇沟及额纹不对称、听力下降、咽反射消失等，如果 TN 患者出现任何神经功能缺损症状，都应试图找出病因，如脑桥小脑角肿瘤等。同时，查体时还应评价双侧三叉神经所有三个分支的感觉（包括角膜反射），评价咬肌功能（咬合）和翼腭肌功能（张口时下巴偏向无力侧），评价眼外肌功能，评价双耳的听力情况等。

（3）影像学检查：首选颅脑 MRI 检查，用于排除颅脑肿瘤、炎症、多发性硬化等继发性 TN 的致痛病因；原发性 TN 病因学检查可行 3D-TOF-MRA 和 3D-FIESTA 序列检查，能明确三叉神经与周围血管的关系，了解血管变异程度和手术难度。

（4）对于确诊原发性 TN 的患者首选药物治疗：药物首选卡马西平，通常用法为 100mg，口服，每日 2 次，逐步加量，直至最大剂量 1 200mg；副作用有困倦、头晕、皮疹及白细胞减少等。其次还可选择加巴喷丁，起始剂量为 300mg/d，每日加量 300mg，一般用量为 1 200mg/d，最大剂量为 2 400mg/d。

（5）对于药物治疗失效或出现严重副作用无法继续药物治疗的原发性 TN，可收住入院，确定下一步手术治疗方案。手术治疗方案首选微血管减压术（microvascular decompression，MVD），其他的手术治疗方案包括三叉神经感觉根部分切断术、影像引导下经皮穿刺三叉神经半月节射频热凝术和三叉神经周围支射频热凝术、影像引导下经皮穿刺三叉神经半月节球囊压迫术和伽马刀立体定向放射外科治疗。

（6）对于术后患者，应注意观察疼痛缓解情况，以及是否出现手术并发症，如出血、感染、脑干水肿、角膜炎等，并做相应处理。此外，还应注意观察有无三叉神经支配区单纯疱疹病毒感染的情况。

（7）确定出院时间、出院后定期随访的日期以及出院后的注意事项。

2. 临床关键点

（1）原发性 TN 的初步诊断多根据临床表现，应注意与带状疱疹、牙和下颌疾病、巨细胞动脉炎、非典型面痛以及颅脑肿瘤所致的继发性 TN 相鉴别。

（2）原发性 TN 的病因学检查应行 3D-TOF-MRA 和 3D-FIESTA 序列检查，能明确三叉神经与周围血管的关系。

（3）对于药物治疗失效或出现无法耐受药物副作用的患者，可考虑手术治疗。

病历摘要

女，55 岁。因"反复发作性右侧面部疼痛 5 年余"来院门诊就诊。患者 5 年前无明显诱因出现发作性右侧面部疼痛,疼痛部位位于右侧下牙槽及口角外侧区域,性质为阵发性"闪电样放电"性疼痛,VAS 评分 8~9 分,每次发作时间持续 1 分钟左右,可自行缓解,间歇期完全无痛,每日数次至数十次发作,刷牙、洗脸时可诱发右侧面部疼痛。无面部麻木、听力下降、吞咽困难,无头痛、恶心、呕吐,无步态不稳,无咽喉部疼痛,无面部感染疱疹等。曾就诊于多家医院,初始诊断为"牙痛",口腔科予以"拔牙"治疗,症状无缓解,后就诊于当地医院神经内科,予以"卡马西平"药物治疗,初始治疗时效果好,疼痛缓解满意,渐出现药物疗效减退,予以增加"卡马西平"用量,目前患者自行加量口服卡马西平 0.5g,每 8 小时一次,仍无法有效控制疼痛,且出现严重头晕等副作用。既往体健,无外伤手术史。

【问题 1】 病史采集结束后,查体应重点针对哪些方面?

思路 应重点做好脑神经的查体,重点关注三叉神经、面神经、听神经和后组脑神经的查体,如面部感觉、鼻唇沟及额纹是否对称、听力及咽反射是否下降和是否对称等。原发性 TN 患者的脑神经检查多数正常,未经任何手术治疗的原发性 TN 患者出现任何的神经功能缺损,都应试图找出病因,排除继发性 TN。查体时还应评价双侧三叉神经所有三个分支的感觉(包括角膜反射),评价咬肌功能(咬合)和翼腭肌功能(张口时下巴偏向无力侧),评价眼外肌功能,评价双耳的听力情况等。同时,应记录疼痛的评估,可采用视觉模拟评分量表(visual analogue scale,VAS)来记录疼痛的程度。

> **知识点**
>
> ### 疼痛的评估
>
> 各种评分量表是目前临床上使用较多的一类疼痛强度评价方法,包括语言评分量表(verbal rating scale,VRS)、数字评分量表(numeral rating scale,NRS)、视觉模拟评分量表(visual analogue scale,VAS)等。VRS 包括一系列描述疼痛轻重的词语,例如无痛、轻微疼痛、中度疼痛和严重疼痛等。患者评价时只需要选择一个能最佳描述疼痛强度的词语。NRS 包括一组数据,诸如 0~10,或者 0~100,0 代表无痛,10 或者 100 代表最剧烈的疼痛,患者选择一个数据来表示当前的疼痛强度。VAS 是一长 10cm 的线条,线条两端分别为 0 和 10,其中 0 代表无痛,而 10 代表最剧烈的疼痛,当评分时,患者只需在线条上做出标记,以代表当前的疼痛强度。VAS 在临床上使用最多,被广泛应用于评定一些药物和非药物疼痛治疗方法的疗效。VAS 评价方法敏感,结果可靠。

【问题 2】 依据上述病史,该患者初步诊断是什么?

思路 1 患者的年龄、性别、疼痛位置、病程等一般特征对原发性 TN 的诊断有提示价值。该患者为中老年女性,慢性病程,以反复发作性右侧面部疼痛为主诉,应高度怀疑右侧原发性 TN(第Ⅲ支)。

> **知识点**
>
> ### 原发性 TN 的流行病学
>
> 该病多见于 50 岁以上的中老年人,女性多于男性,右侧多于左侧,国内统计三叉神经痛的患病率为 182/10 万,年发病率(3~5)/10 万,随年龄增加发病率增高,与单纯疱疹病毒感染没有关系。2% 的多发性硬化患者有 TN,而约 18% 的双侧 TN 患者有多发性硬化。

思路 2 必须充分考虑患者发作性面部疼痛的性质与特点,因为它是原发性 TN 的主要诊断依据。

> **知识点**
>
> ### TN 的临床表现
>
> 问诊时应特别关注疼痛的部位、持续时间(持续性还是阵发性),疼痛的性质,有无"扳机点"和疼

痛间歇期,有无伴随面部麻木、听力下降等表现。典型的原发性 TN 的症状包括:

1. **疼痛的性质** 呈阵发性,发作前无先兆,为骤然发生的闪电样、短暂而剧烈的疼痛,历时数秒至数十秒,少数患者超过 1 分钟;患者发作间歇期如常人。发病初期发作次数少、间隔时间长,以后发作逐渐频繁达数周或数月不等。发作周期似与气候有关,春季与冬季较易发病,总体病程多为慢性过程,渐进性加重。

2. **疼痛部位** 疼痛多由一侧上颌支或下颌支开始,逐渐扩散到两支,甚至三支均受累。受累支别:第三支约占 60%,第二支约占 30%,第一支最少见。80%~95% 为单侧发病。

3. **疼痛的扳机点** 在病侧三叉神经分布区某处,如上下唇、鼻翼、口角、门齿、犬齿、齿根、颊、舌等部位,特别敏感,稍加触动即可引起疼痛发作,这些敏感区称为"扳机点"。

4. **体征** 原发性三叉神经痛一般无神经系统阳性所见。有些病例可见痛侧颜面皮肤粗糙、面部触觉减退;继发性三叉神经痛多有三叉神经分布区的感觉障碍,包括浅感觉减退、咀嚼肌力弱、角膜反射消失等,如果存在桥小脑角占位,可导致邻近脑神经及脑干组织受压症状,包括面瘫、听力减退、吞咽困难及颅高压。

【问题 3】 下一步还应做哪些辅助检查以明确诊断和鉴别诊断?

思路 1 对于 TN 的患者,下一步的辅助检查应行颅脑 MRI 检查以排除颅内肿瘤、多发性硬化等继发性病因,同时可行颅脑 3D-TOF-MRA 和 3D-FIESTA 序列检查,该序列检查能明确三叉神经与周围血管的关系,了解血管变异程度和手术难度。

知识点

原发性 TN 的病因

三叉神经痛的病理生理机制比较复杂,可能由于三叉神经内从直径较大的脱髓鞘 A 纤维到薄髓鞘的 A-δ 和 C(感受伤害性)纤维的神经元接触性传导引起的,常见的病因假说如下:①三叉神经进入脑干处(root entry zone, REZ)的异常机械性作用,如蛛网膜增生所致的压迫;岩骨嵴抬高压迫三叉神经后根;圆孔或卵圆孔的狭窄使三叉神经受到挤压;最常见的是血管压迫,90% 是动脉压迫。REZ 由于异常走行的血管长期压迫导致神经纤维的脱髓鞘改变,使相邻的纤维间形成短路或旁路,于是当微小的刺激传入时可经短路效应传入中枢,而中枢的传出冲动也可通过旁路效应折返传回,当冲动无限叠加后即形成痛觉及疼痛发作。②颅后窝肿瘤。③多发性硬化,可由多发性硬化斑造成(多发性硬化患者的手术疗效通常欠佳)。

颅脑 3D-TOF-MRA 和 3D-FIESTA 序列检查能明确三叉神经和周围血管的毗邻关系,TN 压迫的责任血管主要是小脑上动脉,其他有小脑前下动脉、基底动脉、小脑后下动脉、无名动脉,有时也有静脉压迫。

知识点

原发性 TN 的诊断标准

国际头面痛学会分类委员会确定的原发性 TN 的诊断标准为:

1. 阵发性发作的面部疼痛,持续数秒。

2. 疼痛至少包含以下 5 种标准:①疼痛只限于三叉神经的一支或多支分布区;②疼痛为突然的、强烈的、尖锐的、皮肤表面的刺痛或烧灼痛;③疼痛程度严重;④刺激扳机点可诱发疼痛;⑤具有疼痛发作间歇期。

3. 无神经系统损害表现。

4. 每次发作形式刻板。

5. 排除其他引起面部疼痛的疾病。

思路 2 TN 的鉴别诊断(表 8-1)。当患者出现面部疼痛症状但不具备典型的 TN 特征时,应考虑其他病因的可能性,特别是对于持续性、不局限于三叉神经分布区及对卡马西平治疗初期无效的患者(表 8-2)。

表8-1　TN的鉴别诊断

病变部位	疾病种类
神经	三叉神经痛、疱疹后神经痛、三叉神经病理性疼痛、舌咽神经痛、蝶腭神经痛、多发性硬化、脑桥小脑角肿瘤
牙和下颌	牙周痛、颞下颌关节功能障碍
鼻窦	鼻窦炎
眼	视神经炎、虹膜炎、青光眼
血管	巨细胞性动脉炎、偏头痛、丛集性头痛
精神	精神性面部疼痛、非典型面痛

表8-2　面部疼痛的诊断要点

诊断	疼痛特征	疼痛分布区域	疼痛触发因素	其他线索
三叉神经痛	阵发性、刀割样	仅在三叉神经分布区	接触、刷牙洗脸	无
舌咽神经痛	阵发性、刀割样	耳、咽喉部	吞咽	无
三叉神经病理性疼痛	持续性、烧灼样	仅在三叉神经分布区	无	有三叉神经损伤史，多伴面部感觉麻木
疱疹后神经痛	持续性、爬蚁样、阵发性加重	仅在三叉神经分布区，多见V1	接触	眼部带状疱疹感染史
痛性麻木	持续性、烧灼样、在无感觉区瘙痒	仅在三叉神经分布区	无	三叉神经病变史，伴面部感觉麻木
颅脑肿瘤	持续性、有时可能为阵发性	在肿瘤区域，或与神经压迫有关	如果三叉神经受累，可能有触发因素	头颈部或脑桥小脑角肿瘤
非典型面痛	持续性	无解剖学特征，多为双侧	无	显著的精神因素

入院后诊疗经过

该患者以"右侧原发性TN（第Ⅲ支）"收住入院。影像学检查见图8-1，图8-2。

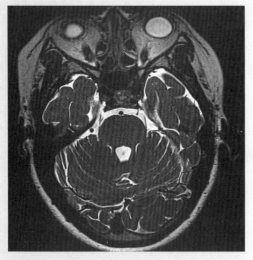

图8-1　右侧三叉神经受血管压迫（水成像）

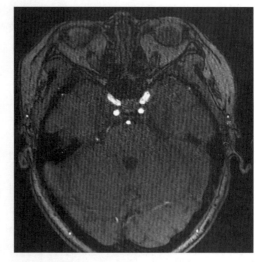

图8-2　右侧三叉神经受血管压迫（TOF-MRA）

【问题4】　围手术期如何处理？

思路　术前常规检查：血常规、尿常规、粪便常规、凝血全套、临床化学检验、乙肝两对半、HCV、HIV、RPR、血型、胸部正位片、常规心电图，对于年龄＞60岁者，酌情查心脏彩超评估心脏射血功能和肺功能。同时，应查颅脑MRI平扫以及3D-TOF-MRA和3D-FIESTA序列检查、双耳听力检查。术前有高血压、糖尿病者，应积极药物治疗控制血压和血糖稳定。

【问题5】 该患者行颅脑 3D-TOF-MRA 和 3D-FIESTA 序列检查提示"右侧三叉神经根部与右侧小脑上动脉分支关系密切,局部可见卡压",该如何选择下一步治疗方案?

思路 根据患者的病史和治疗经过,患者经过正规的药物治疗,目前卡马西平疗效减退且出现严重头晕等副作用,可考虑外科治疗。外科治疗方案的选择有影像引导下三叉神经半月节标准射频、影像引导下经皮穿刺三叉神经半月节球囊压迫术和三叉神经微血管减压术(microvascular decompression,MVD),与患者及其家属讲明三种治疗方法的优缺点后,家属选择开颅行 MVD 治疗。

知识点

原发性 TN 的药物治疗

三叉神经痛在病因未明确之前首选药物治疗,病因明确后则优先考虑针对病因治疗。如果难以耐受外科手术治疗和外科治疗失效时亦可考虑药物治疗。首选卡马西平或奥卡西平口服,无效或久用疗效降低者可尝试使用巴氯芬、加巴喷丁、普瑞巴林、拉莫三嗪、苯妥英钠等药物。

知识点

原发性 TN 的外科治疗方式

外科治疗:如果药物难以控制疼痛症状,则考虑外科干预,优先选择解除病因的方法。手术主要是三叉神经减压术,其中包括三叉神经的微血管减压术(microvascular decompression,MVD)、三叉神经的蛛网膜粘连松解术等,适用于有相应压迫者,三叉神经痛压迫的责任血管主要是小脑上动脉,其他有小脑前下动脉、基底动脉、小脑后下动脉、无名动脉,有时也有静脉压迫。其次是三叉神经感觉根部分切断术,适用于无血管等压迫者或减压术后复发者。采用三叉神经周围支的射频或半月神经节射频术,目前三叉神经射频手术多在影像学引导下,如 CT 或 DSA 引导下穿刺,手术安全、准确、有效。射频治疗失效或复发者仍可考虑 MVD 手术治疗,近年来经皮微减压球囊神经根切断也常用于三叉神经痛的治疗。

知识点

三叉神经 MVD

1. 适应证 ①原发性 TN 患者药物治疗控制不满意、预期寿命超过5年、没有明显的手术危险因素;②可能用于不适合上述标准的患者,但有难治性疼痛且经皮穿刺三叉神经半月节射频术治疗失败;③疼痛累及三叉神经第Ⅰ支,但患者无法接受因角膜感觉缺失引起的暴露性角膜炎的风险,或患者出于任何原因希望避免面部麻木;④颅脑 3D-TOF-MRA 和 3D-FIESTA 序列检查提示三叉神经根部有血管压迫。

2. 治疗效果 有报道 MVD 术后1年80%的患者疼痛完全缓解,另外8%的患者疼痛减轻75%以上,总有效率达88%;术后10年,70%的患者疼痛完全缓解,4%的患者疼痛减轻75%以上。有报道 MVD 术后5年中每年的复发率在2%以下,到术后10年时平均每年复发率低于1%。有4种因素与长期的疼痛复发有关:女性、术前疼痛症状持续时间超过8年、静脉性压迫、疼痛在手术后没有立即缓解。

3. 并发症

(1)死亡率:有经验的术者为 0.22%~2%(>900 例的手术经验)。

(2)脑膜炎:无菌性脑膜炎的发病率约 2%,通常在术后 3~7 天内出现,头痛、发热、脑膜刺激征阳性、CSF 培养阴性、CSF 细胞数增多。腰椎穿刺加激素治疗有效。细菌性脑膜炎发生率 0.9%。

(3)术后出血。

(4)神经损伤:包括听力下降、眩晕和面瘫。

手术治疗情况

患者入院后在全麻下行右侧枕下乙状窦后"锁孔"入路三叉神经微血管减压术。取左侧卧位,取右侧枕下乙状窦后直切口,长约5cm,切开皮肤、皮下及肌层,暴露颅骨,颅骨钻孔两个,铣刀开颅,形成游离骨瓣,暴露右侧横窦和乙状窦交界处,弧形剪开硬脑膜,翻向乙状窦方向,显微镜下缓慢释放脑脊液,轻轻牵拉右侧小脑半球,松解剪开右侧脑桥小脑角池的蛛网膜,继续释放脑脊液,暴露右侧面、听神经和三叉神经。右侧三叉神经REZ区可见右侧小脑上动脉分支迂曲压迫,三叉神经根部可见明显压迹,分离后用Teflon棉予以垫开,见右侧三叉神经及其REZ区减压充分。生理盐水反复冲洗术腔,未见明显活动性出血,硬脑膜严密缝合,颅骨用钛链钛钉固定后依次关颅。

术后常规予以心电监护、吸氧,监测神志、瞳孔、心率、呼吸、脉搏、血氧饱和度、血压等生命体征,收缩压高于160mmHg时应静脉给予降压药物控制,术后可常规给予止吐药。术后第1天常规复查颅脑CT以排除颅内出血,若患者诉双额部疼痛且一般止痛药物不能缓解,应急诊行颅脑CT检查排除后颅窝或远隔部位血肿可能。患者术后1周切口愈合良好后可拆线出院。

嘱患者1个月后来院复查,并查颅脑CT。

【问题6】 原发性TN术中责任血管如何发现?

思路 术中最常见的是小脑上动脉压迫三叉神经根部,在初次接受MVD的患者中占75.5%。静脉性压迫在68.2%的患者中可见,但静脉作为唯一的责任血管仅占12.5%。椎动脉和基底动脉压迫分别占1.6%和0.7%,而且多发生于老年、男性和有高血压病史的患者。

知识点

经皮穿刺三叉神经半月节射频热凝术

1. 适应证　年龄较大,不愿冒"全麻手术"风险,存在不能切除的颅内肿瘤,存在多发性硬化、双侧听力受损、预期寿命有限(<5年)、疼痛范围在三叉神经第Ⅱ和第Ⅲ支分布区的患者是经皮穿刺三叉神经射频热凝术的理想受者。

2. 治疗效果　几乎所有的患者可立即缓解疼痛,国内外资料显示疼痛缓解率在75%~90%,1年复发率为10%~20%,复发患者仍可再次手术,5年总缓解率高于90%。

3. 并发症　感觉减退或缺失最常见,可高达98%,术后3个月面部麻木最明显,6个月后明显减轻;角膜反射减退发生率为5.7%,角膜炎发生率为1%~8%,咬肌无力发生率为4.1%,痛性麻木发生率为0.8%。

4. 注意事项　该术式的关键在于准确穿刺进入卵圆孔并正确定位三叉神经半月节,在DSA或CT引导下穿刺可显著提高穿刺成功率,穿刺卵圆孔成功进入三叉神经半月节后,还应进行电生理运动、感觉测试,只有当感觉测试时的疼痛范围覆盖原有疼痛范围,手术治疗才能获得较好效果,因此,还应根据术中感觉测试情况继续调整针尖位置直至达到满意的测试效果。如果是第Ⅲ支疼痛,针尖位置以刚进入颅底线为标准;若第Ⅱ支疼痛,针尖位置在颅底线和斜坡线之间,任何时候针尖不能超过斜坡线8mm。

5. 毁损后评估　在每次毁损后以及在整个过程结束后,评价下列项目:三叉神经所有三个分支的针刺觉和轻触觉敏感性(分级:正常;痛觉减退;痛觉缺失;感觉缺失)、双侧角膜反射、眼外肌功能、咬肌肌力、翼腭肌肌力。

知识点

经皮穿刺微球囊压迫术

1. 适应证　适用于原发性三叉神经痛:年龄较大,全身情况较差(心、肺、肝、肾、疾病等),拒绝开颅手术者,或已行微血管减压术后无效或者疼痛复发。

2. 治疗效果 国内外资料显示术后即刻疼痛缓解率在90%～98.6%,三年缓解率86%,在年龄大于80岁的群体中,1年、3年、5年术后疼痛缓解率分别为93.5%、84.7%、72.9%。总体而言其3年复发率16%～23%,5年复发率为19.2%～20%,10年复发率30%～31.9%。

3. 并发症 ①三叉神经本身相关并发症:感觉减退,国内显示其发生率高达98%,症状大多于12～24个月内消失;咀嚼肌无力,国内外显示其发生率高达50%～98.5%,但多数可以逐渐恢复。②非三叉神经本身相关并发症:复视发生率为2%,在数周到4个月左右可恢复;口唇疱疹,多见于同侧口唇和面颊部,经1～2周逐渐缓解;角膜炎;角膜反射减退(非角膜炎的情况下)发生率为0～2.5%;出血性并发症。

4. 注意事项 ①患者本身心血管方面:卵圆孔穿刺时可引起心动过缓和血流动力学改变,所以在手术期间,监测心率和血压是非常关键,若患者心脏病病情严重,应使用临时起搏器预防。②体位方面:要求颈部后屈,为了能更好通过X线看到卵圆孔。③仪器方面:应根据球囊容积打入适当的造影剂,过量会在Meckel腔内爆裂。如果扭曲或插入一个瘢痕Meckel腔,可能较小剂量即导致球囊破裂。球囊及导管在应用前,应尽量排除空气。④穿刺过程:在透视控制下引导针头,指导它进入卵圆孔,但是没必要完全穿透卵圆孔。⑤球囊膨胀:因为Meckel腔大小不一,球囊膨胀到梨形,通常造影剂剂量为0.7ml(范围为0.5～1.0ml),压迫时间可维持3～10分钟不等。但目前另一部分观点认为压迫时间改为1～1.5分钟,可减少感觉方面的并发症。

5. 球囊压迫后评估 在每次球囊压迫后以及在整个过程结束后,应评价下列项目:生命体征(血压、心率)、三叉神经所有3个分支的针刺觉和轻触觉敏感性(分级:正常;痛觉减退;痛觉缺失;感觉缺失)、双侧角膜反射、眼外肌功能、咬肌肌力、翼腭肌肌力。

(康德智)

第二节 面肌痉挛

原发性面肌痉挛(hemifacial spasm,HFS)表现为阵发性的面部不自主抽搐,是一种不规则和阵挛样的面部肌肉收缩,通常只局限在一侧面部,有时可导致眼裂变小、嘴角歪斜,严重影响患者的生活质量。HFS是一种较为常见的颅神经疾病,多数患者在中年以后起病,女性较多,年发病率为18.6/10万。HFS的症状是进行性的,但病情进展缓慢,一般不会自愈。

1. HFS的诊疗经过 通常包括以下环节:

(1)详细询问患者的症状学特征及相关病史:准确了解面部肌肉抽搐的部位、严重程度、每次抽搐发作的持续时间、诱发抽搐的因素;确定药物治疗显效的持续时间、副作用、剂量和反应等。

(2)查体时应重点关注有无颅神经损伤的表现,如面部感觉麻木、鼻唇沟及额纹不对称、听力下降、咽反射减退或消失等。同时,查体时还应评价双耳的听力情况等。

(3)影像学检查可首选颅脑MRI检查以排除颅脑肿瘤等情况;HFS的病因学检查可行3D-TOF-MRA和3D-FIESTA序列检查以明确面神经与周围血管的关系,了解血管变异程度和手术难度。

(4)HFS的药物治疗临床上可选用各种镇静、安定和抗癫痫药物,如卡马西平、苯妥英钠、苯巴比妥、氯硝西泮等,部分患者可减轻症状,也可予肉毒素局部注射治疗。

(5)HFS的药物治疗仅能缓解症状,无法治愈本病也不能延缓病情发展,当症状明显影响患者的工作与生活时,可收住入院,确定下一步手术治疗方案。手术治疗目前唯一有效的是面神经微血管减压术(microvascular decompression,MVD)。

(6)对于术后患者,应注意观察面部肌肉抽搐的缓解情况,以及是否出现手术并发症,如出血、感染、脑干水肿、迟发性面瘫及听力下降等,并做相应处理。

(7)确定出院时间、出院后定期随访的日期以及出院后的注意事项。

2. 临床关键点

(1)HFS的初步诊断多为临床诊断,应注意与癔症性眼睑痉挛、Merge综合征以及各种原因所致的继发性 HFS 相鉴别。

（2）HFS 的病因学检查应行 3D-TOF-MRA 和 3D-FIESTA 序列检查，能明确面神经与周围血管的关系。

（3）对于症状明显影响工作与日常生活的患者，应行面神经 MVD。

病历摘要

女，50 岁。因"反复发作性右侧面部肌肉不自主抽动 3 年余"就诊。患者 3 年前无明显诱因出现发作性右侧眼周肌肉不自主抽动，后渐渐发展为右侧口角及面部肌肉的不自主抽动，睡眠时抽动消失，紧张及情绪激动时加重，严重时右眼睁眼困难，每次发作时间持续数秒钟至数十秒左右，可自行缓解，间歇期完全正常，每日数次至数十次发作，无面部麻木、听力下降、吞咽困难，无头痛、恶心、呕吐，无步态不稳，无咽喉部疼痛。曾就诊于多家医院，予氯硝西泮等药物治疗，效果差，又在当地医院予以"肉毒素局部注射治疗"，每次治疗后症状可缓解 2~3 个月，共注射 2 次，后症状复发，为求进一步诊治来院。既往体健，无外伤手术史。

【问题 1】 病史采集结束后，查体应重点针对哪些方面？

思路 应重点做好脑神经的查体，重点关注面神经、听神经和后组脑神经的查体，如鼻唇沟及额纹是否对称、听力和咽反射是否下降和是否对称等。神经系统检查除面部肌肉阵发性痉挛外，无其他神经系统阳性体征。查体时还应评价双耳的听力情况等。同时，应记录 HFS 的分级。有条件的情况下可行肌电图检查，HFS 患者肌电图检查显示肌纤维震颤和肌束震颤波。

知识点

HFS 的分级

Cohen 和 Albert 依据 HFS 的严重程度将其分为 5 级。0 级：无痉挛；Ⅰ级：外部刺激引起瞬目增加；Ⅱ级：眼睑面肌轻微抽动，无功能障碍；Ⅲ级：痉挛明显，有轻微功能障碍；Ⅳ级：严重痉挛和功能障碍。

【问题 2】 通过上述病史，该患者的初步诊断是什么？

依据患者的病史和临床表现，初步诊断考虑为右侧 HFS。

思路 1 患者的年龄、性别、面部肌肉抽搐的侧别、病程等一般特征对 HFS 的诊断有提示价值。该患者为中年女性，慢性病程，以反复发作性右侧面部肌肉不自主抽动为主诉，应高度怀疑右侧 HFS。

知识点

HFS 的发病情况及流行病学

HFS 是一种较为常见的脑神经疾病，多数患者在中年以后起病，女性较多，年发病率为 0.8/10 万。患病率男性为 7.4/10 万，女性为 14.5/10 万。

思路 2 发作性面部肌肉不自主抽动是 HFS 的主要临床表现，问诊时应特别关注面部肌肉抽动起始的部位、症状的演变、抽动的持续时间（持续性还是阵发性），有无伴随面部麻木、听力下降等表现。

知识点

HFS 的临床表现

典型原发性 HFS 临床表现包括：①阵发性偏侧面部肌肉不自主抽搐，间歇期正常；②多起于上、下眼睑，缓慢进展，逐渐向面颊扩展累及一侧面部的所有肌肉，甚至颈阔肌；③神经系统查体无阳性体征；④很少自愈。痉挛的程度不等，可于疲劳、紧张和自主运动时加重，入睡后消失。双侧 HFS 的患者少见，一般是一侧起病，后逐渐波及对侧。部分患者痉挛发作时伴有面部轻微疼痛、头痛和 / 或耳鸣。

【问题3】 下一步还应做哪些辅助检查以明确诊断和鉴别诊断？

思路1 对于 HFS 的患者，下一步的辅助检查应首选行颅脑 MRI 检查排除颅内肿瘤等继发性病因，同时可行颅脑 3D-TOF-MRA 和 3D-FIESTA 序列检查，该序列检查能明确面神经与周围血管的关系，了解血管变异程度和手术难度。

知识点

HFS 的病因及发病机制

病因尚未完全清楚，目前主流的观点是 Jannetta 提出的神经血管压迫（neurovascular compression，NVC）学说，即面神经根在出脑桥段受责任血管的压迫导致神经脱髓鞘改变，引起异常动作电位"交叉传导"。责任血管多见小脑前下动脉、椎基底动脉、小脑后下动脉。其他原因包括动脉瘤压迫、面神经炎后脱髓鞘变性以及桥小脑角炎症和肿瘤引起。

关于 HFS 的发病机制目前主要有两种学说：①周围性学说，认为血管对神经根的压迫使神经纤维挤压在一起，继而使之发生脱髓鞘改变，从而引起相邻神经纤维之间伪突触形成，即发生"短路"。②中枢性学说，认为 HFS 的主要病因是面神经核的兴奋性增高，正常的传入冲动经神经核中继成为传出冲动，部分 HFS 患者术后症状缓慢消失支持该学说。面肌 F 波的电生理研究也支持中枢性学说。

思路2 HFS 的诊断和鉴别诊断：依据本病的临床特点，阵发性一侧面部肌肉不自主抽动且无其他神经系统阳性体征，电生理检查肌电图显示肌纤维震颤和肌束震颤波，诊断比较容易。但该病需与以下疾病相鉴别：继发性 HFS、癔症性眼睑痉挛及 Merge 综合征。

入院后诊疗经过

该患者以"右侧 HFS"收住入院。影像学检查见图 8-3，图 8-4。

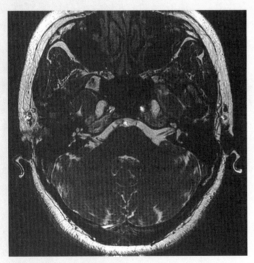

图 8-3　右侧面神经受血管压迫（水成像）

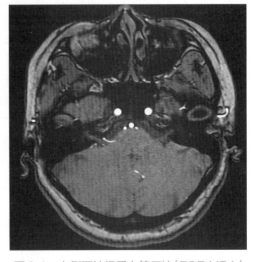

图 8-4　右侧面神经受血管压迫（TOF-MRA）

【问题4】 围手术期如何处理？

思路 术前常规检查：血常规、尿常规、粪便常规、凝血全套、临床化学检验、乙肝两对半、HCV、HIV、RPR、血型、胸部正位片、常规心电图，对于年龄>60岁者，酌情查心脏彩超评估心脏射血功能和肺功能。同时，应查颅脑 MRI 平扫以及 3D-TOF-MRA 和 3D-FIESTA 序列检查。术前有高血压、糖尿病者，应积极药物治疗控制血压和血糖稳定。

【问题5】 该患者行颅脑 3D-TOF-MRA 和 3D-FIESTA 序列检查提示"右侧面神经根部与右侧小脑前下动脉分支关系密切，局部可见卡压"，该如何选择下一步治疗方案？

思路 根据患者的病史和治疗经过，患者经过正规的药物治疗及肉毒素治疗，效果欠佳，可考虑手术治疗。手术治疗方案为面神经 MVD，与患者及其家属讲明手术方式的优缺点后，家属选择开颅行面神经 MVD 治疗。

知识点

HFS 的肉毒素治疗

A 型肉毒杆菌毒素（botulinum toxin type A, BTX）是梭状芽孢杆菌在厌氧环境中产生的外毒素，由单一多肽链组成，通过蛋白水解过程而被激活，裂解为重链（H）和轻链（L）两个片段，通过"-S-S-"相连，H 的羧基端与胆碱能神经末梢的突触前膜受体结合，其氨基端为通道形成区域，而后 L 链移位于细胞内，作用于局部神经肌肉接头处，通过酶效应抑制运动神经末梢突触前膜乙酰胆碱的量子性释放，使肌肉收缩力减弱，从而改善面肌痉挛症状。

注射方法如下：在 HFS 侧进行多点注射，如颧弓、颊部、口角、眼睑等处，每处注射 0.1～0.2ml（2.5～5U），一般注射后 3～4 天症状明显减轻，一次总量不超过 55U，1 个月总量不超过 200U。总有效率约 80%，疗效维持 3～6 个月。副作用包括眼睑闭合不全、眼睑下垂、口角轻垂、咀嚼乏力、流泪、眼睑干燥、食物滞留于颊部，3 个月内可逐渐消失。该方法的关键是合理选择穿刺点和剂量，以达到提高疗效，降低面肌无力的副作用。

手术治疗情况

患者入院后在全麻下行右侧枕下乙状窦后"锁孔"入路面神经微血管减压术。取左侧卧位，取右侧枕下乙状窦后直切口，长约 5cm，切开皮肤、皮下及肌层，暴露颅骨，颅骨钻孔两个，铣刀开颅，形成游离骨瓣，暴露右侧横窦和乙状窦交角处，弧形剪开硬脑膜，翻向乙状窦方向，显微镜下缓慢释放脑脊液，轻轻牵拉右侧小脑半球，松解剪开右侧脑桥小脑角池的蛛网膜，继续释放脑脊液，暴露右侧面、听神经和后组脑神经。右侧面神经 REZ 区可见右侧小脑前下动脉分支迂曲压迫，面神经根部可见明显压迹，分离后用 Teflon 棉予以垫开，见右侧面神经及 REZ 区减压充分。生理盐水反复冲洗术腔，未见明显活动性出血，硬脑膜严密缝合，颅骨用钛链、钛钉固定后依次关颅。

术后常规予以心电监护、吸氧，监测神志、瞳孔、心率、呼吸、脉搏、血氧饱和度、血压等生命体征，收缩压>160mmHg 时应静脉给予降压药物控制，术后可常规给予止吐药。术后第一天常规复查颅脑 CT 以排除颅内出血，若患者诉双额部疼痛且一般止痛药物不能缓解，应急诊行颅脑 CT 检查排除颅内血肿可能。患者术后 1 周切口愈合良好后可拆线出院。

嘱患者 1 个月后来院复查，并查颅脑 CT。

【问题6】 HFS 外科治疗的方式有几种？

思路 目前 HFS 的外科治疗方法主要有两种：①面神经主干或分支切断术，该手术直接破坏面神经的传导功能，术后必然导致面神经瘫痪。由于神经再生，一般术后 3～6 个月面肌瘫痪恢复，痉挛再现，部分患者复发后痉挛程度较术前减轻。因该方法以牺牲面神经功能作为代价，现临床已基本淘汰。②微创"锁孔"入路开颅，行面神经 MVD。

知识点

面神经 MVD

1. 手术概述 1947 年，Campbell 和 Keedy 提出血管压迫是 HFS 的主要原因，1967 年 Jannetta 首创该术式，1977 年，Jannetta 系统报道 MVD 手术治疗 HFS。该手术现在已经被国内外神经科医师广泛接受，成为 HFS 的首选治疗方法。

2. 术中所见和手术效果 Jannette 所做的手术病例中，小脑前下动脉或其分支的压迫约占 60%，小脑后下动脉或其分支的压迫约占20%,椎动脉的分支压迫约占20%,其他原因如肿瘤、静脉、血管畸形等约占1%。术后80%的患者症状立即消失,约15%的患者症状可在数天内消失,约5%的患者无明显效果。复发率约10%,复发病例可再次手术。

3. 手术并发症 手术并发症可分为一般的开颅并发症和MVD手术相关并发症,前者包括切口和颅内感染、脑脊液漏、颅内出血等;后者主要包括面、听神经功能障碍和平衡障碍,表现为面神经瘫痪、迟发面神经瘫痪、听力减退、听力丧失以及眩晕、眼球震颤、走路不稳等。Jannette报道(1977年)约6%的患者术后出现不同程度的听力障碍,迟发性面瘫是术后非即刻出现的手术同侧周围性面瘫,出现时间在术后第1天到术后2周不等,3个月内多完全恢复。资料完整的97例HFS术后并发症发生情况及转归见表8-3。

由于HFS是一种颅神经疾病,本身不会导致患者死亡,而MVD手术客观上存在一定风险,如何规避MVD手术的风险十分重要,目前在成熟的治疗中心,手术死亡率<0.5%。

表8-3 MVD手术治疗面肌痉挛术后并发症

术后并发症	出院前出现并发症人数	随访出现并发症人数
面神经瘫痪	7	5
迟发面神经瘫痪	8	2
患侧听力减退	8	6
患侧听力丧失	3	3
平衡障碍	3	3
脑脊液鼻漏	2	0
切口感染	2	0
颅内感染	0	0
术后出血	2	0
枕部切口疼痛	2	2
声音变化	2	2
眼球震颤	1	1

4. 术中监测 MVD是一种安全而治愈率高的手术方法,治愈率在70%～90%,但仍有10%～30%的患者疗效不满意,且有一定比例会复发。MVD手术在全身麻醉下进行,术中难以判断显微镜下面神经附近的血管是不是责任血管,尤其是有多根血管存在或一根血管与面神经多个部位接触的情况下判断更加困难,长期以来一直靠术者的经验,而没有一个客观的指标检验手术减压是否彻底。这是导致不同中心疗效有较大差异的主要原因。

如果有一个能够反映面神经功能状态的电生理指标,从而评判术中减压的效果,则可望提高手术的疗效。HFS患者临床上有一个共同的特点:瞬目反射引起口轮匝肌收缩。1984年,Jannetta报道微血管减压手术后,痉挛消失的患者瞬目反射不引起口轮匝肌收缩。理想的术中监测方法应该符合如下特点:敏感性和特异性比较高,操作简单,重复性强。HFS患者面神经的一个分支受到刺激时,在其他面神经分支可恒定地记录到病理性的诱发肌电反应,这种间接的或称连带的反应称为异常肌反应(abnormal muscle response,AMR)。

一组数据表明术中切开硬膜前,所有患者均记录到HFS患者特征性的AMR波形。术中发现,66.7%的患者通过AMR监测能够明确判断责任血管,其中58.3%隔离血管与面神经后AMR消失,16.7%的患者隔离血管与面神经后AMR未消失,进一步检查发现其他责任血管,隔离后AMR消失。33.3%的患者不能够判断责任血管,其中8.3%在切开硬膜吸除脑脊液后AMR即消失,16.7%的患者面神经附近血管隔离垫开后,AMR不能消失。总之,术中面神经根减压后83.3%的患者AMR消失,

16.7% 的患者 AMR 未消失。部分 AMR 消失的患者缝合硬膜前 AMR 重新出现,调整减压材料的数量和位置后 AMR 消失。

这说明 AMR 监测仍然存在一定的假阳性率与假阴性率,这与 HFS 的发病机制尚未完全明确有关,AMR 监测是目前最有效的术中监测。

(康德智)

第三节 癫 痫

癫痫(epilepsy)是一组由脑部各种病因引起、因脑部神经元异常过度或同步性活动而导致的一过性体征和 / 或症状,是一种脑部疾病状态,以具有能够产生癫痫发作的持久性倾向和出现相应的神经生物、认知、心理及社会等方面的后果为特征。

据我国最新流行病学资料显示,国内癫痫的总体患病率为 7.0‰,年发病率为 28.8/10 万,1 年内有发作的活动性癫痫患病率为 4.6‰,2 年和 5 年内有发作的活动性癫痫患病率分别为 4.9‰ 和 5.4‰,男性与女性之比为 1.3:1。

1. 癫痫的诊疗经过 通常包括以下环节:

(1)病史采集:详细询问患者的症状学特征及相关病史,病史的采集应个体化并关注细节。

(2)体格检查:在全身系统体检的基础上,重点检查神经系统体征。

(3)辅助检查:①实验室检查的目的有两个,一是检查抗癫痫药物的血药浓度;二是检测药物的毒副作用,如肝肾功能检查。②影像学检查可以发现很多颅内微小的病变,为癫痫的病因诊断提供了可靠的方法。其中包括经典的颅脑 X 线片,主要反映脑结构性改变的计算机断层扫描(computed tomography,CT)和磁共振成像(magnetic resonance imaging,MRI),以及反映脑血流变化的单光子发射计算机断层摄影(simple photon emission computed tomography,SPECT)和反映脑代谢变化的正电子发射电子计算机断层扫描(positron emission tomography,PET),另外还有正在研究中的脑功能性磁成像(functional magnetic resonance imaging,fMRI)。③脑电图(electroencephalogram,EEG)检查,EEG 是诊断癫痫不可缺少的一种方法,长程视频 EEG 监测可以对长达数分钟或数小时的发作性事件进行长时间监测,有助于癫痫发作的分类,明确是局灶性发作还是全面性发作,确定癫痫发作在大脑的起源部位,判定癫痫的发作频度以及治疗的效果,包括发作间期 EEG 和发作期 EEG。

(4)药物治疗:对于确诊癫痫的患者首选药物治疗。

(5)手术治疗:对于难治性癫痫患者,可收住入院,行术前致痫灶和功能区定位评估,确定下一步手术治疗方案。癫痫外科采用的手术方式较多,归纳起来可以把手术方式分为三大类,即致痫灶切除术、阻断异常放电传播的手术和改变脑皮质兴奋性的手术。

(6)术后管理:癫痫术后,应注意观察患者发作的改善情况,以及是否出现手术并发症,如出血、偏瘫、感觉减退、视野缺损、感染等,并做相应处理;对于术后患者要合理使用抗癫痫药物。

(7)确定出院时间、出院后定期随访的日期以及出院后的注意事项。

2. 临床关键点

(1)癫痫的初步诊断多为临床诊断,应注意与晕厥、癔症等相鉴别。

(2)对于难治性癫痫,可行术前检查,评估定位致痫灶和功能区,然后制订手术方案,行手术治疗。

病历摘要

女,29 岁。因"发作性意识不清伴肢体抽搐 14 年余"来院就诊。患者于 14 年前无明显诱因出现发作性意识不清、继而全身肢体强直抽搐。发作前有先兆,表现为胃气上升感,随后出现左侧肢体阵挛抽搐,头眼向左侧偏斜,继之出现全身强直阵挛,发作持续 1~2 分钟,发作后感左侧肢体乏力。1 个月发作 3~5 次,多于临近睡眠时发生。曾口服"卡马西平 0.2g,每 8 小时 1 次;丙戊酸钠缓释片 0.5g,每 12 小时 1 次"治疗,发作次数有所减少,每月仍发作 1~2 次,发作形式无改变。既往体健,无外伤手术史。查体:神志清醒,智力正常,计算力、记忆力正常。双侧瞳孔等圆等大,直径约 2.5mm,对光反射灵敏,眼球活动正常,双侧头面部感觉正常,双侧额纹、鼻唇沟对称,双侧听力粗测正常,双侧咽反射正常,双侧耸肩对称有力,伸舌居中。颈软,无抵抗。双侧肢体肌力、感觉正常,双侧 Babinski 征(−)。

知识点

对癫痫患者的病史采集和体格检查要点

1. 病史采集　很多细节对于癫痫的诊断非常重要,医师应该熟悉各种癫痫发作的特点和各种非癫痫发作性疾病的特征,询问病史时应该特别询问一些有鉴别意义的问题。在发作的时间方面应该特别注意与睡眠周期的关系。应该注意前驱症状的有无。询问发作的诱发因素是非常重要的。先兆症状对于癫痫的诊断十分重要。对于发作的过程应该重点询问患者的意识状况,肢体抽搐的情况。个人史和发育史应该重点询问患者出生前后的情况,家族史应该询问家族中是否有癫痫患者,有无神经系统疾病的家族史。应该了解患者最初癫痫发作的年龄、发作类型以及发作频度变化的情况、认知和体质发育的情况等。药物治疗包括所使用过的药物种类、剂量以及发作对于药物的反应等也相当重要。

2. 神经系统体格检查　应该首先注意最后一次发作的时间。如果在发作后几分钟或几小时内进行体格检查的话,应该注意有无癫痫发作后的体征,例如是否有肢体的瘫痪,是否有一过性的言语障碍,这些体征对于致痫灶(epileptogenic zone,EZ)的定位是有一定帮助的。如果查体是在发作后的较长时间,则重点检查有无持续存在的神经系统体征,从而明确是否为症状性癫痫发作。应该检查患者的认知功能,对患者的总体认知功能有一个综合的评定。

【问题 1】 病史和体格检查采集结束后,还应行哪些检查?

思路　患者还应行丙戊酸钠、卡马西平血药浓度监测以了解抗癫痫药物血药浓度是否达到有效浓度;行肝肾功能检查及血常规检查了解是否有药物引起的白细胞减少、肝肾功能损害;行颅脑 MRI 检查明确是否有脑的结构性改变等引起症状性癫痫的病因;行长程视频 EEG 监测,以捕捉发作期视频脑电,了解患者的发作形式及 EEG 起源位置。

知识点

癫痫的综合评估

1. 病史　除一般病史外,应注意是否有发作先兆。有些先兆可直接揭示致病灶的部位,如胃气上升感与颞叶内侧面结构有关。

2. 实验室检查　对于癫痫患者的实验室检查,其目的有两个:一是检查抗癫痫药物的浓度,二是检测药物的毒副作用。

3. 神经电生理学检查

(1)脑电图(EEG)检查:EEG 是诊断癫痫不可缺少的一种方法,进行长时间 EEG 监测很有意义,可以对长达数分钟或数小时的发作性事件进行持续监测。EEG 可以帮助确定发作性事件是否为癫痫发作,有助于癫痫发作的分类,明确是局灶性发作还是全面性发作,确定癫痫发作在大脑的起源部位,判定癫痫的发作频率以及治疗的效果。为了确定癫痫诊断或精确定位致病灶有时需要使用蝶骨电极或颅内电极进行监测。

(2)视频 EEG 监测:需要记录患者发作间期 EEG 以及捕捉患者发作期 EEG。发作期 EEG 是进行致病灶定位最有价值的手段。致病灶定位的主要目的是为难治性癫痫手术治疗做准备,无论颅外电极还是颅内电极都可以达到对致病灶定位的目的,但是应该注意正确选择、综合分析,全面考虑 EEG 与临床发作之间的关系。

4. 神经影像学检查

(1) 结构影像检查

1) 颅脑 X 线平片: 颅脑 X 线平片虽然是较古老的方法, 但对小儿癫痫的诊断仍有其作用。颅骨局部病变可表现有骨质吸收、钙化、畸形及骨折线等。

2) 颅脑 CT: 颅脑 CT 在检查发现钙化灶方面优于颅脑 MRI, 使用造影剂后 CT 可以诊断较大的动静脉畸形和颅内其他占位性病变, 是癫痫外科术前基本检查项目之一。

3) 颅脑 MRI: 是一种安全、可靠、灵敏的颅脑成像检查手段, 可以清楚地分辨大脑白质和灰质, 发现多种大脑结构轻微异常的疾病, 可以进行多种断面的成像, 或进行大脑三维立体成像, 便于观察和定位, 目前已成为癫痫外科手术前的一项常规检查。海马硬化(hippocampal sclerosis, HS)是 MRI 在癫痫患者能够发现的最主要改变之一。大脑皮质发育异常是另一种 MRI 能够发现的与癫痫有密切关联的结构异常。

(2) 功能影像检查

1) 单光子发射计算机断层扫描(SPECT): SPECT 应用于脑部疾病检查的主要目的是进行局部脑血流量断层显像, 在癫痫的发作间期, SPECT 显像一般会发现致痫灶有局部的低灌流区, 而发作期的致痫灶一般表现为高灌流, 发作期 SPECT 的高灌注区与发作间期的低灌注区在同一部位的 SPECT 结果对致痫灶的定位最为准确。

2) 正电子发射断层扫描(PET): 在癫痫的发作间期, PET 显像一般会发现致痫灶有局部的低代谢区, 而发作期的致痫灶一般表现为高代谢。

3) 功能 MRI(fMRI): 目前, BOLD-fMRI 在癫痫外科领域的应用愈趋广泛, 对患者语言、记忆、听觉等认知功能及患者功能区定位等评价发挥了重要作用。

4) 磁共振波谱(MRS): MRS 是近年来应用于临床的磁共振诊断技术, 是迄今为止唯一能进行活体组织代谢定量分析的无创检测手段。

5) 脑磁图(magnetoencephalography, MEG): MEG 是临床癫痫诊断中一项具有重要价值的无创性检查手段。MEG 在发现皮质癫痫方面较 EEG 更为敏感。在 MEG 指导下对 MRI 进行重新评估, 有助于发现隐藏的致痫灶。MEG 在癫痫的术前评估方面也优于 EEG。MEG 还具有能够准确定位感觉、运动中枢及语言中枢等许多重要功能区。当然, 目前 MEG 也存在一些缺点限制它的临床应用, 主要在于很难获得痫性发作时的观测记录, 以及费用昂贵等。

5. 神经心理学评估 仔细的神经心理学测试可以明确患者是否有认知功能障碍。术前行颈内动脉阿米妥(Wada)试验可以明确患者的语言和记忆功能皮质位于哪一侧, 对避免术后产生神经功能障碍有较大帮助。Wada 试验全称为颈内动脉阿米妥试验(IAT), 是在试验侧颈内动脉内注射阿米妥钠, 造成该侧大脑半球的一过性麻醉, 用以了解该侧大脑半球语言、记忆和运动功能状态, 判断大脑半球功能优势的情况, 从而指导制订手术策略, 是一种经典的癫痫外科术前检查方法。国内因阿米妥药品进口管制原因, 采用丙泊酚代替阿米妥行 Wada 试验。

辅助检查

患者血药浓度检查提示, 丙戊酸钠和卡马西平血药浓度在正常范围。血常规及肝肾功能未见明显异常。颅脑 MRI 提示, 右额叶脑回较大脑沟较深, 灰白质交界处模糊不清, 考虑为右额皮质发育不良(图 8-5)。发作间期 EEG 示右侧前额颞可见低幅尖波发放, 右额颞交界处为著。发作期视频脑电图示发作前右前额颞导联电压压低, 右前颞出现低幅快节律, 阵发性发放, 继之出现高波幅尖棘波、波及全导联。

患者颅脑 MRI 见右额叶脑回较大脑沟较深, 灰白质交界处模糊不清, 考虑为右额灰质异位。

正电子发射断层扫描(PET): 在癫痫的发作间期, 发现右前颞及右海马局部的低代谢(图 8-6)。

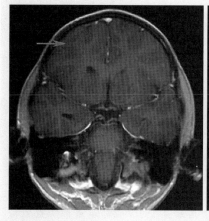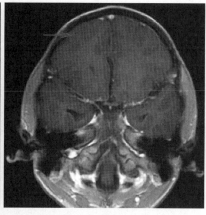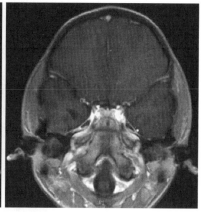

图 8-5 患者颅脑 MRI

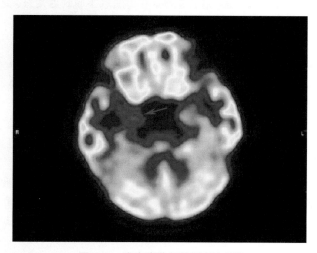

图 8-6 患者发作间期 PET-CT

【问题 2】 依据上述病史及检查,该患者初步诊断是什么?

思路 依据患者的病史、查体及辅助检查所见,患者初步诊断上考虑:①症状性癫痫:复杂部分性发作,继发全面强直 - 阵挛发作;②右额叶局灶皮质发育不良。

知识点

癫痫的临床表现

癫痫发作的临床表现多种多样,可以根据异常放电起始的部位不同分为全面性发作和局灶性发作。

1. 全面性发作 包括惊厥性和非惊厥性发作,通常发作开始就是全身性的,脑电图显示双侧性异常,在发作开始时就有意识丧失。

(1)全面强直 - 阵挛性发作(generalized tonic-clonic seizure,GTCS):GTCS 前可以有不定的先兆感或无先兆,表现为突然的意识丧失、全身肌肉收缩、躯干和四肢发硬、摔倒,随后患者昏睡数分钟至数十分钟,有时可以昏睡数小时。

(2)失神发作(absence seizure):多见于儿童和青少年,表现为正在进行的活动停止,两眼发直,凝视前方,意识丧失,持续约几秒钟自行缓解。

(3)强直性发作(tonic seizure):是一种突然发生的僵硬的强烈肌肉收缩,发作时意识丧失、肢体固定在某种状态下持续数秒或更长时间,儿童及少年多见,多在睡眠中发生。

(4)肌阵挛性发作(myoclonic seizure):表现为某些肌肉或肌群快速、有力收缩,引起肢体、面部和躯干快速似电击状的抽动,如快速地点头、耸肩、躯体前倾或后仰,站立或者行走时发作可表现为突然用力跌倒在地。

(5)阵挛性发作(clonic seizure):表现为肢体或者躯干有节律地、连续地抽动,发作时意识丧失,多发生在婴幼儿。

(6)失张力发作(atonic seizure):表现为突然的肌张力丧失,不能维持头部、四肢及躯干的正常姿势,像断线的提线木偶一样,发作时有极短的意识丧失。

2.局限性发作 通常临床和脑电图可显示局限性发作的证据,临床发作方式和脑电图能够提示发作的起源部位。

(1)简单部分性发作(simple partial seizure,SPS):SPS表现为突然发生的脑局部功能异常,不伴有意识丧失。

1)部分运动性发作:表现为身体某个部分的抽动,最常见的是手指或整个手,脸部口角抽动也很常见,发作时意识清楚。肢体的某个部位开始抽动,按一定的顺序向周围扩散,如开始为右手拇指,逐渐扩散到右手的其他四指、右上臂、右肩、右侧躯体、右大腿右小腿和右足趾,此种发作称为Jackson癫痫。而发作后遗留短暂局部肢体瘫痪的称为Todd瘫痪。

2)部分感觉性发作:发作时没有肢体抽动,表现为突然发生的躯体感觉异常,如突然发生的疼痛、麻木,或者一些很难形容的异常感觉。感觉性发作可以包括体觉性发作,表现为肢体麻木感、针刺感;视觉性发作表现为幻视如闪光感(枕叶);听觉性发作表现为幻听如耳鸣;嗅觉性发作可以表现出闻到特殊异味;眩晕性发作可以有眩晕感、漂浮感等。

3)伴有自主神经异常的部分性发作:自主神经症状包括发作性上腹部不适(经常为"胃气上升"的感觉)、呕吐、腹痛、烦渴、排尿感、面色苍白、出汗、面红、竖毛反射("鸡皮"现象)、瞳孔散大或性欲异常等。

4)伴有精神症状的部分性发作:优势侧半球语言中枢的癫痫发作可以导致发作性言语障碍,其他类型包括记忆障碍(似曾相识感和似不相识感、快速回忆往事、强迫思维)、认知障碍(梦样感)、情感障碍(恐惧和愤怒、忧郁和欣快)、幻觉(视物变大或变小、隆隆声或回声、手指或肢体变大)和成形幻觉(面容、景物、音乐和声音)。

(2)复杂部分性发作(complex partial seizure,CPS):CPS为伴有意识丧失或意识障碍的部分性发作,经常以单纯部分性发作症状开始,尤其是精神症状,随后出现意识障碍。

发作中伴随复杂的活动称为自动症(automatism),自动症主要表现为先兆之后出现对环境的接触不良,重复做出各种无目的的动作。如瞪视不动、无意识动作机械地重复(吸吮、咀嚼、舔唇、搓手、反复解开再系上纽扣、摸索、自动言语、叫喊、唱歌、游走、乘车上船等),这些动作反复、刻板地出现。

3.癫痫持续状态(status epilepticus) 癫痫持续状态是指5分钟或更长的连续临床和/或脑电记录到的癫痫活动或之间没有恢复期的反复抽搐,可分为惊厥性癫痫持续状态和非惊厥性癫痫持续状态。多为停药不当、感染、精神因素、过度疲劳、怀孕、生产以及过量饮酒等引起。癫痫持续状态是一种临床上的紧急情况。

4.常见的癫痫综合征

(1)具有中央-颞部棘波的良性儿童性癫痫(benign epilepsy of childhood with centro-temporal spikes,BECCS):临床特点为发作短暂的单纯部分性面部或半侧身体运动性发作,常有体感症状,有发展成GTCS的倾向。发作均与睡眠有关,3～13岁发病,发作次数较少,容易控制,青春期后多可恢复正常。

脑电图表现为钝的高波幅中央及颞部尖波,常随之一个慢波,有扩散或向对侧转移的倾向。

(2)婴儿痉挛(West syndrome,infantile spasm):临床特征为发病年龄通常在1岁前,多在4～7月龄间,可以表现为屈曲性、伸展性、点头样强直痉挛发作,伴精神运动发育迟滞。发作间期脑电图表现为高幅失节律,发作时脑电图可以表现为爆发性高幅非典型棘慢波,继之短程低幅快节律短程低平脑波,也可以表现出广泛性慢波或尖慢波。

（3）Lennox-Gastaut 综合征（Lennox-Gastaut syndrome，LGS）：临床特征为发病年龄 1～8 岁，以轴性强直发作为主，同时可以表现出失张力性发作、失神发作，可有肌阵挛、GTCS，也可以合并部分性发作。患者多有精神发育不全，预后不良。脑电图可以表现异常背景活动，缓慢的尖慢波（<2.5Hz），可以有多灶异常，睡眠时有脑电快节律发放。

（4）青少年肌阵挛性癫痫（juvenile myoclonic epilepsy，JME）：青少年发病，可以有肌阵挛发作和 GTCS。肌阵挛发作是 JME 的一个主要特征，表现为在晨起后连续反复多次出现肌阵挛发作，手中持物落地或从手中飞出，上半身粗大的肌阵挛动作，GTCS 次数较少，较少有失神发作。脑电图表现为快而广泛的不规则棘慢波或多棘慢波，短程爆发出现。此类患者常有光敏感性，大部分患者对药物治疗反应良好，但通常在减停抗癫痫药物治疗后再发。

【问题3】　癫痫的术前致痫灶和功能区定位评估包括哪些？

思路　癫痫外科手术治疗的目的是确定致痫灶的位置，并在不导致明显神经系统功能障碍的前提下切除致痫灶。其中致痫灶定位以及明确致痫灶和功能区的关系直接关系到手术效果，是术前评估的关键。通过一系列的评估来回答以下 4 个问题：①局灶性癫痫还是全面性癫痫？②如果是局灶性癫痫，起源于颞叶还是颞叶外皮质？③有无明确的致痫灶？④如果手术，可能会引起什么神经功能损害？

知识点

术前的致痫灶定位和脑功能区定位

1. 致痫灶定位中的注意事项　致痫灶应该是脑内的一个能够引起临床癫痫发作的异常放电区域，切除该区域可以使癫痫发作完全终止。大多数情况下难治性癫痫患者的发作类型复杂多样，应该强调综合定位。在此仅强调几个问题：

（1）在癫痫患者中发现的脑结构性病灶非常重要，但影像学（CT/MRI）检查发现的病损灶并不等于致痫灶，是否为癫痫的责任病灶应该由发作的临床表现和电生理检查确定。

（2）功能影像检查（PET/SPECT）提示的脑功能异常区也不等同于致痫灶，只有当其与临床表现以及脑电图相符合时才有定位意义。

（3）发作先兆和发作的最初症状对于定位有意义，但不同脑区起源的癫痫可以有相同或相类似的临床表现，应注意区别。

（4）根据 EEG 和 MEG 在发作间期检测到的棘波（或尖波）可以计算出它们在脑内的起源，称为棘波（或尖波）灶，对于致痫灶的定位很重要，但是它们并不完全等同于致痫灶，其范围会大于真正的致痫灶。

（5）应该高度重视发作期的脑电图改变，发作期异常放电的起始区是定位致痫灶的重要依据，50%以上的患者经过上述综合检查可以比较准确地定位致痫灶，定位困难的患者应该接受皮质电极或脑深部电极脑电图的检查，以检测到发作期颅内电极脑电图异常放电的起始区为定位致痫灶的标准。

（6）一个患者的脑内可能存在一个以上的致痫灶，它们可能位于一侧或两侧半球的不同脑区，致痫灶并非脑内的一个点，可以是局限的，也可以是比较广泛的脑区。

（7）临床上表现为"全面强直-阵挛发作"的患者不一定都是真正的全面性发作，必要的颅内电极脑电图检查可以揭示其中的部分患者为局限性癫痫发作的快速全面泛化，真正的全面性发作不能找到局限性的致痫灶。

2. 脑功能区的定位　致痫灶切除手术中需要重视的一个问题就是致痫灶位于脑功能区及其附近时手术方案的制订。当致痫灶位于脑功能区附近时，精确确定致痫灶和脑功能区的边界是制订合理手术方案的依据。如果脑功能区与致痫灶完全重叠则只能采取多处软膜下横切术、胼胝体切开术等姑息性手术方案，如果它们相互密切关联但并不重叠，就可以在监测下谨慎地将致痫灶切除。脑功能区在不同个体中存在着很大的变异，所以单纯根据解剖结构定位是不精确的。术前主要确定优势半球的侧别、语言功能区和中央感觉和运动区位置。

【问题4】　癫痫的外科治疗的适应证和禁忌证有哪些?

思路

1. 手术适应证

(1) 确定癫痫诊断后,系统应用抗癫痫药物,并在血液药物浓度监测下治疗2年仍不能控制发作者。

(2) 系统用药后每月发作仍达2~3次以上者。

(3) 癫痫发作严重影响患者的生活质量。

(4) 患者的身体和精神状态能配合完成术前评价和术后康复。

(5) 致痫灶定位明确,且不在脑的重要功能区,手术不会给患者带来明显残疾。

2. 手术禁忌证

(1) 智力低下:智商(IQ) < 50(韦氏量表)。

(2) 致痫灶位于重要的功能区。

(3) 患有严重的器质性疾病,如先天性心脏病、肝肾功能不全、血液病、恶性肿瘤及精神病。

入院后诊疗经过

该患者以"药物难治性癫痫:复杂部分性发作,继发全面强直-阵挛发作;右颞叶癫痫;右额叶局灶皮质发育不良"收住入院。

【问题5】　围手术期如何处理?

思路　术前常规检查:血常规、尿常规、粪便常规、凝血全套、临床化学检验、乙肝两对半、HCV、HIV、RPR、血型、胸部正位片、常规心电图。因为患者灰质异位毗邻脑运动区,应行运动任务相关的fMRI检查以明确运动区位置。

【问题6】　该如何选择下一步治疗方案?

思路　根据患者的病史和治疗经过,患者经过正规的药物治疗多年,仍无法控制发作,为一难治性癫痫,可考虑外科治疗。该患者目前考虑致痫灶起源于右侧额颞区及右海马附近,与右额灰质异位关系密切,致痫区及致痫病灶区位于右侧外侧裂附近,具体定位仍不清。需要开颅埋置颅内电极以精确定位致痫灶和电刺激功能区定位。因此,外科治疗方案为颅内电极埋置,术后继续捕捉发作期脑深部EEG以精确定位致痫灶,同时行皮质电刺激功能区定位明确功能区,然后在保护功能区的情况下切除致痫灶,与患者及其家属讲明外科治疗方案的疗效和风险后,家属选择外科治疗。

知识点

药物难治性癫痫的外科治疗方案

癫痫外科采用的手术方式较多,归纳起来可以把手术方式分为三大类,即致痫灶切除术、阻断异常放电传播的手术和改变脑皮质兴奋性的手术。

1. 致痫灶切除术

(1) 脑皮质致痫灶切除术:脑皮质致痫灶切除术是较常用也是效果较好的方法,脑部有明显的占位性病变如肿瘤、脑脓肿、炎性病灶、血管畸形及脑囊肿等,经检查确定这些病变是癫痫的责任病灶时,可以切除病灶和与其伴生的致痫灶。无影像学异常改变时,应进行致痫灶的定位后进行皮质致痫灶切除。手术后60%~90%的癫痫患者可以痊愈。

(2) 前颞叶切除术:前颞叶切除术是目前应用最多的手术方法。难治性癫痫的60%是为颞叶癫痫,当确定致痫灶位于一侧的颞叶时,可以采取此种手术。前颞叶切除术很少引起脑功能损伤,术前定位准确时,80%以上的患者术后癫痫发作可完全停止。

(3) 选择性杏仁核、海马切除术:颞叶癫痫的90%与颞叶内侧结构有关,当确定EZ位于颞叶内侧结构时,选择性切除一侧的杏仁核和海马,避免颞叶外侧皮质的损伤,同样会有良好的治疗效果。此种手术的癫痫完全控制率约为40%,有效率为85%。

（4）大脑半球切除术：大脑半球切除术适用于致痫灶累及大部或全部一侧大脑半球、且对侧大脑半球已有功能代偿的顽固性癫痫患者，癫痫控制率和有效率近100%。

2. 阻断异常放电传播的手术

（1）胼胝体切开术：胼胝体是癫痫放电向对侧传导的主要连接纤维，将其切断的目的就是将癫痫放电限制在异常的一侧，并对其放电有一定的抑制作用，使癫痫发作局限。此手术较适用于致痫灶广泛、多发或位于重要功能区不能切除者。术后仅5%～10%停止发作，65%～75%明显改善，也有个别患者发作增加。

（2）多处软膜下横纤维切断术（multiple sub-pial transection，MST）：手术在多处软脑膜下切断神经元的横向纤维，以阻断癫痫病灶神经元同步放电的扩散，主要适用于致痫灶位于重要功能区的难治性癫痫。

3. 改变大脑皮质兴奋性的手术

（1）迷走神经刺激术（vagus nerve stimulation，VNS）：VNS是将微型刺激器埋植在左锁骨下皮下组织，将电极经皮下隧道引入下颈部，缠绕在迷走神经上，通过刺激迷走神经改变脑内神经组织的兴奋性从而抑制癫痫发作。有效率在50%～75%不等。

（2）脑深部电刺激术（deep brain stimulation，DBS）：DBS是将特制的深部脑刺激电极放置于双侧小脑皮质的前叶、后叶或丘脑底核（subthalamic nucleus，STN）等部位，通过埋于皮下的电刺激发生装置刺激脑深部结构，改变脑内环路的传播状况进而降低皮质的兴奋性，从而达到减少癫痫发作的目的。此方法较适用于全身性或双侧颞叶有病灶的患者。

【问题7】 癫痫外科术后处理有哪些？

思路

1. 术后随访 常规术后3个月、半年、1年、2年定期随访，了解癫痫控制情况，有无药物不良反应发生，复查脑电图、血生化和血常规，神经精神心理评估，并应进行神经影像学检查。

2. 术后抗癫痫药物的应用

（1）术后1～2天内用药：术后患者麻醉清醒后，由于需要禁食禁水12小时，为此不能立即口服抗癫痫药物，而需要肌内注射苯巴比妥钠0.1g，每8小时1次，连续应用1～2天，或静脉用注射用丙戊酸钠1.2g，静脉推注以控制癫痫发作。

（2）一旦患者能够进食，即应恢复抗癫痫药物的使用。抗癫痫药物的确定，首先要根据对手术预后的综合评价，包括癫痫复发的相关风险因素，如致痫灶是否局限、完全切除与否，是否姑息性手术，切除后痫样放电是否仍然广泛存在以及病变的性质（脑炎、局灶性皮质发育不良、肿瘤等）等，尽可能选择起效快、调整剂量较为方便、副作用和药物间相互作用少、患者经济可以承受的药物单一使用。连续应用抗癫痫药物，其间进行血药浓度监测，术后至少2年无发作（包括无先兆）的患者，脑电图基本正常（3次以上），药物应用规范，病理结果典型，可考虑酌情减量或停用。

操作视频

（康德智）

第四节 帕金森病

帕金森病（Parkinson disease，PD）是一种常见于中老年的慢性神经系统变性疾病，由伦敦内科医师James Parkinson（1755—1824年）于1817年第一次描述。典型的临床特征为静止性震颤（rest tremor）、肌强直（rigidity）、行动迟缓（bradykinesia）、步态或平衡障碍。

1. PD的诊疗经过 通常包括以下环节：

（1）详细询问患者的症状学特征及相关病史：准确了解患者主要运动症状（如震颤、肌强直、运动迟缓及平衡障碍）的特点、严重程度、演变过程，确定药物治疗的持续时间、副作用、剂量和反应；有无合并高血压和服用阿司匹林的病史等。

（2）全面而又有重点的体格检查：查体时应重点关注肌力、肌张力和平衡功能的改变，应明确震颤是静止性震颤还是动作性震颤,明确肌张力是齿轮样/铅管样增高还是折刀样增高,有无出现平衡障碍等。

（3）影像学检查:可选择颅脑 MRI 检查,用于排除严重脑萎缩、脑卒中等继发性帕金森综合征的情况;SPECT 可用于纹状体内多巴胺转运蛋白(dopamine transporter,DAT)的检测;PET 可用于分析纹状体对于多巴胺的摄取、储存和脱羧能力。SPECT 和 PET 均有助于 PD 的诊断。

（4）药物治疗:对于确诊 PD 的患者首选药物治疗。

（5）手术治疗:对于 PD 患者,药物治疗失效、出现运动并发症(如疗效减退、开-关现象、异动症)、内科药物已经不能获得有效的功能改善,并且不能通过进一步调整方案来改善治疗效果,或内科治疗有效,但在有效剂量范围内患者不能耐受药物副作用(例如严重致残性不自主运动),且内科治疗不能缓解的功能障碍严重影响患者日常生活,可考虑手术治疗。手术治疗方式首选脑深部刺激术(deep brain stimulation,DBS),其他可选的方式为脑深部核团毁损性手术,如丘脑腹外侧核射频热凝毁损术,苍白球射频热凝毁损术,丘脑底核射频热凝毁损术,俗称"细胞刀"手术。

（6）术后管理:对于脑深部核团毁损的术后患者,应注意观察症状的缓解情况,以及是否出现手术并发症,如出血、偏瘫、感觉减退、视野缺损、感染等,并做相应处理;对于 DBS 术后的患者,要注意观察是否出现手术并发症,如出血、感染及皮下血肿等。

（7）确定出院时间、出院后定期随访的日期以及出院后的注意事项;对于 DBS 术后患者还要确定首次来院开机的时间以及注意事项。

2. 临床关键点

（1）PD 的初步诊断多为临床诊断,应注意与原发性震颤、帕金森综合征、进行性核上性麻痹、皮质基底节变性、多系统萎缩等相鉴别。

（2）对于药物治疗失败、出现运动并发症(如疗效减退、开-关现象、异动症)、继续调整药物治疗获益不大的 PD 患者,可考虑手术治疗。

病历摘要

男,55 岁。因"右侧肢体不自主抖动伴活动不灵活 5 年,加重并累及左侧肢体 2 年"为主诉来院就诊。患者 5 年前无明显诱因出现右侧肢体不自主抖动,抖动发生于静止时,上肢的抖动表现为手的"搓丸"样震颤,活动肢体时抖动停止,以右上肢为著,伴右侧肢体僵硬、活动不灵活、动作缓慢。上述症状逐渐加重,并于 2 年前累及左侧肢体,目前右侧肢体症状重于左侧肢体。无头痛、肢体乏力、大小便失禁、跌倒等情况。曾就诊于多家医院神经内科,予以"多巴丝肼、金刚烷胺、普拉克索"等药物治疗,药物刚开始治疗 2～3 年时效果较好,症状缓解时间可以维持 4～5 小时,渐出现药物疗效减退,目前药物疗效维持时间为 1～2 小时。既往体健,无外伤手术史。

【问题 1】　病史采集结束后,查体应重点针对哪些方面?

思路　体格检查应包括对于脑神经、肌力、肌张力、反射、精细动作、平衡和协调性的全面评估。

【问题 2】　依据上述病史,该患者初步诊断是什么?

依据患者的病史和临床表现,初步诊断考虑为 PD。

思路 1　患者的年龄、性别、症状和症状演变过程等一般特征对 PD 的诊断有提示价值。该患者为中年男性,慢性病程,单侧起病并逐渐累及对侧,以"静止性震颤、肌强直和运动迟缓"为主要表现,应高度怀疑 PD。

知识点

PD 的发病情况和流行病学

PD 的平均发病年龄在 55 岁,青年型 PD 发病于 21～40 岁,少年型则在 20 岁以前。PD 患者男性稍多于女性,在 60 岁以上的人口中,发病率高达 1 000/10 万人,即每 100 人中有 1 人患 PD。估计目前中国有近 200 万 PD 患者。

思路2 必须充分考虑患者震颤、肌强直和运动迟缓的性质和特点,因为它是 PD 的主要诊断依据。

知识点

PD 的临床表现

80% 的病例在 50～60 岁发病。起病缓慢,病程长达数年。表现为起于单侧肢体远端的静止性震颤、肌强直、运动迟缓或减少及多种自主神经功能障碍,如便秘、出汗异常等。初为手指的"搓丸"样动作的震颤,情绪激动时震颤加重,在睡眠时消失。病变逐渐累及一侧肢体,并向对侧肢体发展。在关节做被动运动时,增高的肌张力始终保持一致,感觉到的阻力是均匀的,类似弯曲铅管时的感觉,因此称为"铅管样"肌强直。如果患者同时存在震颤,则在均匀的阻力中还会出现断续的停顿,如齿轮转动一样,称为"齿轮样"肌强直。患者还表现为面部表情呆板,形如"面具"脸,常伴有语言障碍、精神迟钝、运动迟缓、步僵、认知障碍和步履减少等。PD 患者在没有出现典型震颤时经常较难识别,早期征象可能包括疲劳、轻度的肌肉强直、行走时摆动手臂困难以及叩击鼻梁时眨眼反射消失等。

【问题3】 下一步还应做哪些辅助检查以明确诊断,如何对病情轻重作出评估?

思路1 对于 PD 患者,下一步的辅助检查显颅脑 MRI 检查,用于排除严重脑萎缩、脑卒中等继发性 PD 的情况;SPECT 可用于纹状体内多巴胺转运蛋白(DAT)的检测,PET 可用于分析纹状体对于多巴胺的摄取、储存和脱羧能力,以辅助 PD 的早期诊断。

知识点

SPECT 和 PET 在 PD 患者诊断中的应用

DAT 是位于中枢 DA 能神经元突触前膜的一种膜蛋白,其主要功能是在 DA 能神经元发放冲动后,再摄取突触间隙的 DA。DA 被释放至突触间隙后,可引起突触后膜的 DA 受体发生改变,同时也向位于突触前膜的 DAT 发出指令,回收释放到突触间隙的 DA。因此,DAT 的变化要比受体的变化更为敏感、直接。目前,比较成功的 DAT 放射性标记的配体示踪剂是甲酯基 -3β-4- 碘苯基托烷 -2β- 羧酸盐(2β-carbomethoxy-3β-4-iodophenyl-tropane,β-CIT)和其衍生物 FP-CIT 等。用 ^{123}I-β-CIT-SPECT 技术研究早期和晚期 PD 患者脑内 DAT 的变化,发现在早期 PD 患者的尾状核区 DAT 变化与对照组无差异,但在晚期 PD 患者的尾状核区差别显著;在早期与晚期 PD 患者的壳核 DAT 均有所下降。在早期的 PD 患者中,PET 检测到的尾状核 ^{18}F-DOPA 摄取下降的程度低于 SPECT 检测到的 DAT 降低的程度,但壳核对 ^{18}F-DOPA 的摄取比正常人降低约 35%。随着病情进展,纹状体对 ^{18}F-DOPA 的摄取会进一步降低,动态比较发现早期 PD 患者比晚期 PD 患者的 ^{18}F-DOPA 摄取率高,因此 ^{18}F-DOPA 的 PET 显像可用来反映黑质 - 纹状体神经末梢的 DA 活性,是目前研究黑质 - 纹状体系统最好的无创伤方法。

知识点

PD 的病因

该病的病因到目前仍未完全明了,先后有遗传因素、感染、中毒、遗传 - 环境交互作用等一系列理论,目前仍是众说纷纭。本病好发于 50～60 岁,年龄增长与 PD 发生的危险明显相关。毒性物质可导致 PD,长期接触一些有害物质如 1- 甲基 -4- 苯基 -1,2,3,6- 四氢吡啶(1-methy-4-phenyl-1,2,3,6-tetrahydropyridine,MPTP)会出现类似 PD 的临床表现,人们现已成功地用 MPTP 复制出该病的动物模型。大多数人认为,PD 可能是由于个体遗传易感性和环境毒素暴露相互作用的结果。目前对 PD 的遗传易感性基因的研究主要集中于细胞色素 P450 酶家族的 2D6 异构酶(CYP2D6)和谷胱甘肽疏基转移酶 Mu1(glutathione S-transferase,GSTM1)的基因突变方面。

知识点

PD 的诊断标准

临床表现为除运动迟缓外,还需存在静止性震颤、肌强直、姿势平衡障碍中的任何一项。

支持 PD 诊断必须具备下列 3 项或 3 项以上特征:①单侧起病;②静止性震颤;③病程逐渐进展;④不对称受累;⑤早期对左旋多巴治疗反应好;⑥左旋多巴的治疗效果持续 5 年或 5 年以上;⑦左旋多巴可导致严重的异动症;⑧临床病程 10 年或 10 年以上。

但是,诊断 PD 还需排除以下非 PD 的病史和临床特征:①反复的脑卒中发作史;②反复的脑损伤史;③明确的脑炎病史;④在症状出现时,正在应用抗精神病药物和 / 或多巴胺耗竭药;⑤颅脑 CT、MRI 可见颅内器质性病变如脑萎缩、脑积水;⑥接触已知的神经毒物;⑦起病年龄过早(<35 岁)且发展迅速;⑧早期出现体位性低血压和性功能减退;⑨用大剂量左旋多巴治疗无效(非肠道吸收障碍);⑩发病 3 年后,仍是严格的单侧受累。

思路 2 PD 的严重程度直接影响临床治疗方式、手术方案的选择以及对预后的判断。因此,临床上应使用国际上公认的量表对病情的严重程度,包括运动症状、非运动症状以及认知障碍作出评估。常用的评估量表有帕金森病联合评分量表(unified Parkinson disease rating scale,UPDRS)、Hoehn-Yahr 分级等,认知障碍评估可选用总体衰退量表(global deterioration scale,GDS)和临床痴呆量表(clinical dementia rating,CDR)等。

知识点

UPDRS 评分量表

1. UPDRS 运动症状评分量表(UPDRS subscale Ⅲ)

(1)言语

0= 正常。

1= 言语的声调,发音音量轻度损害。

2= 语音含糊不清,但能听懂。

3= 吐字单调,含糊不清,难以听懂。

4= 语言含糊,难以听懂。

(2)面部表情

0= 正常。

1= 面部表情呆板,表情动作轻微减少。

2= 面部表情肯定的异常减少,但程度较轻。

3= 面部表情中度损害,但仍能张口、两唇分开。

4= 呈面具脸,面部表情严重或完全消失,张口时仅双唇分开 0.5cm 左右。

(3)静止性震颤

0= 无。

1= 偶尔有轻度震颤。

2= 持久存在较小振幅的震颤或间断出现中等振幅的震颤。

3= 持续较久的中等振幅的震颤。

4= 持续较久的大幅度震颤。

(4)双手动作性震颤或位置性震颤

0= 无。

1= 仅动作时手部轻微震颤。

2= 动作时有中等幅度震颤。

3= 动作时或手处于某一位置时有中等幅度的震颤。

4= 明显动作性震颤。

（5）强直（端坐放松体位，肢体大关节被动活动，只判断张力高低，不考虑齿轮感觉）

0= 无。

1= 引发肢体相对或相邻动作时觉察张力轻度增高。

2= 轻到中度增高。

3= 明显增高，但动作活动范围不受限。

4= 严重增高，妨碍受试肢体达到最大活动范围。

（6）手指拍打（最大程度的拇 - 示指拍打，两手分别执行）

0= 正常（≥15 次 /5s）。

1=11～14 次 /5s；速度轻度减慢，幅度轻度变小。

2=7～10 次 /5s，中度损害，幅度越来越小，拍打中偶尔可有停顿。

3=3～6 次 /5s，严重损害，运动开始时十分缓慢，如犹豫状态，或动作进行中有暂停现象。

4=0～2 次 /5s，几乎不能完成拍打动作。

（7）手部运动（单手最大幅度快速握拳、张开运动，两手分别执行）

0= 正常。

1= 动作轻度减慢，幅度轻度减小。

2= 中度损害，幅度越来越小，似疲劳状，运动中偶尔有暂停。

3= 严重损害，动作开始时缓慢，如犹豫状态，动作进行中有暂停现象。

4= 几乎不能完成测试。

（8）双手快速同时轮替动作（可用双手交替翻正、垂直或水平的反向动作，双手同时动作，分别评定。注意视频中为突出患者症状，双上肢轮替动作分别执行）

0= 正常。

1= 轻度减慢，（或）幅度轻度变小。

2= 明显受累。幅度越来越小，偶尔有停顿。

3= 严重受累。动作开始时十分缓慢，如犹豫状态，或动作进行中有暂停现象。

4= 几乎不能完成测试。

（9）下肢灵活度（最快的反复跺起足跟动作，抬起整个腿部；足跟抬高约 10cm）

0= 正常。

1= 动作轻度减慢，幅度轻度变小。

2= 中度损害。幅度越来越小，似疲劳状态，动作中偶尔有暂停。

3= 严重损害。动作开始时缓慢，犹如犹豫状态，动作进行中有暂停现象。

4= 几乎不能完成测试。

（10）从椅中起立（双手交叉抱在胸前，从木或铁靠背椅中起立）

0= 正常。

1= 缓慢，可能需尝试 1 次以上才完成。

2= 需撑椅子把手才起立。

3= 易跌回椅中；需尝试 1 次以上，没有他人帮助时，努力撑才能站起。

4= 无他人帮助不能站起。

（11）姿势

0= 正常。

1= 不完全立直，轻度前倾，犹如通常老年人状态。

2= 中度前倾姿势，显得异常；也可轻微向一侧倾斜。

3= 严重前倾、弯背，也可中度向一侧歪斜。

4= 躯体明显弯曲,姿势极度异常。

（12）步态

0= 正常。

1= 行走缓慢,可小步曳行,但无慌张或前冲步态。

2= 行走困难,但很少或不需要扶持,可有一定程度的慌张、小步或前冲。

3= 严重步态障碍,需扶助。

4= 无法行走,甚至扶助时也无法行走。

（13）姿势平衡（睁眼直立、双足稍分开,做好准备;检查者在身后突然推拉肩部的反应）

0= 正常。

1= 后仰,但不需要帮助而恢复直立状。

2= 姿势反应消失,如检查者不扶助患者可能跌倒。

3= 非常不稳,有自发失去平衡的倾向。

4= 无人扶助不能站立。

（14）躯体少动（包括协同缓慢,犹豫状态,手臂摆动减少,全身运动幅度小而慢）

0= 无。

1= 动作轻微减慢,像是审慎行事,对某些人来说可能是正常,但幅度减小。

2= 动作轻度减慢,肯定的动作异常减少,有时动作幅度减小。

3= 动作中度减慢、减少,动作幅度减小。

4= 动作明显减慢、减少,动作幅度很小。

2. UPDRS 治疗并发症（对于 PD 患者治疗 1 周内出现的运动障碍和症状波动）评分（UPDRS subscale Ⅳ）

A. 异动症

（15）异动症持续时间

病史回顾:1 日中有多少觉醒时间出现异动症。

0= 无。

1=1 日中 1%～25% 的觉醒时间。

2=1 日中 26%～50% 的觉醒时间。

3=1 日中 51%～75% 的觉醒时间。

4=1 日中 76%～100% 的觉醒时间。

（16）功能障碍

病史回顾:异动症时功能丧失的程度（本项内容可经检查医师修正）。

0= 无功能障碍。

1= 轻度功能障碍。

2= 中度功能障碍。

3= 重度功能障碍。

4= 完全功能障碍。

（17）痛性异动症所致疼痛的程度

0= 无痛性异动症。

1= 轻度。

2= 中度。

3= 重度。

4= 极重。

（18）清晨出现的肌张力障碍

0= 无。

1= 有。

症状波动

B. 临床波动

(19)"关"期(off)出现是否可预测(如服药后的一定时间)

0= 不可预测。

1= 可以预测。

(20)"关"期是否不可预测

0= 可预测。

1= 不可预测。

(21)"关"期是否突然出现(如几秒钟内)

0= 否。

1= 是。

(22)患者清醒 1 日中平均"关"期的时间

0= 无关期。

1=1 日中 1%～25% 的时间。

2=1 日中 26%～50% 的时间。

3=1 日中 51%～75% 的时间。

4=1 日中 76%～100% 的时间。

C. 其他并发症

(23)患者有无食欲减退、恶心或呕吐

0= 无。

1= 有。

(24)患者是否有睡眠障碍(如失眠或睡眠过多)

0= 无。

1= 有。

(25)患者是否有直立性低血压或头晕。

0= 无。

1= 有。

知识点

PD 的 Hoehn-Yahr 分级(表 8-4)

表 8-4　PD 的 Hoehn-Yahr 分级

分级	定义
1	只有单侧肢体受累
1.5	单侧肢体和躯干受累
2	双侧肢体受累,无平衡障碍
2.5	轻度双侧受累,姿势反射稍差,后拉试验可恢复
3	轻到中度双侧肢体受累,有些姿势不稳定,尚能独立生活
4	功能严重受损,站立和行走不需要帮助
5	无帮助时只能使用轮椅或卧床

【问题 4】　PD 应与哪些疾病相鉴别?

思路　当症状表现不典型或对药物初始疗效欠佳时,需要考虑某些退行性疾病的可能性,因为这些疾病对于药物、手术治疗反应很差。临床上存在自主神经功能障碍、长束体征、小脑症状、眼外肌运动异常、轴线肌张力增高以及对左旋多巴治疗反应差等,都提示帕金森叠加综合征的可能。

(1)帕金森综合征:可继发于脑血管病、脑炎、中毒和外伤等。其特点是有明确的原发病史或危险因素,如高血压、高血脂、糖尿病、流行性乙型脑炎及反复头颅外伤等,神经影像或脑脊液化验也会有特征性改变。

(2)特发性震颤:发病年龄早,表现为动作性或姿势性震颤,不伴肌强直及运动迟缓。

(3)进行性核上性麻痹:临床上以姿势不稳、帕金森综合征、垂直性核上性凝视麻痹、假性延髓性麻痹和轻度痴呆为特征。

(4)Shy-Drăger综合征:临床上表现为进行性自主神经功能衰竭,常伴有锥体外系损害和/或小脑、脑干损害表现,有时还伴有锥体束损害。其中,自主神经功能衰竭是最早、最突出的表现。

(5)Hallervorden-Spatz病(Hallervorden-Spatz disease,HSD):又称苍白球黑质红核色素变性,是一种常染色体隐性遗传病,临床上以肌强直、肌张力障碍、锥体束征和痴呆为主要表现,可伴或不伴色素性视网膜炎。

入院后诊疗经过

该患者以"PD"收住入院。

【问题5】 术前如何评估以及围手术期如何处理?

思路 术前评估:患者入院后应行多巴丝肼冲击试验,试验前应停用多巴胺受体激动剂72小时,停用多巴丝肼24小时,然后服用平时所服用的多巴丝肼剂量的1.5倍后,每隔半个小时评一次UPDRS Ⅲ,直至服药后6小时,计算UPDRS Ⅲ评分的改善率。

术前常规检查:血常规、尿常规、粪便常规、凝血全套、临床化学检验、乙肝两对半、HCV、HIV、RPR、血型、胸部正位片、常规心电图,对于年龄>60岁者,酌情查心脏彩超评估心脏射血功能和肺功能。同时,应查颅脑MRI平扫检查。术前有高血压、糖尿病者,应积极药物治疗控制血压和血糖稳定。

【问题6】 该患者目前PD诊断明确,多巴丝肼冲击试验服药后2小时UPDRS Ⅲ改善率为65%,Hoehn-Yahr分级为3级,该如何选择下一步治疗方案?

思路 根据患者的病史和治疗经过,患者经过正规的药物治疗,目前服用"多巴丝肼、金刚烷胺、普拉克索"等药物,出现疗效减退、开-关现象等运动并发症,多巴丝肼冲击试验服药后2小时UPDRS Ⅲ改善率为65%,Hoehn-Yahr分级为3级,可考虑外科治疗。外科治疗方案的选择有微电极导向立体定向下双侧丘脑底核脑深部刺激术(STN-DBS)或微电极导向立体定向下苍白球腹后内侧部射频毁损术,与患者及其家属讲明两种治疗方法的优缺点后,家属选择开颅行双侧STN-DBS治疗。

知识点

PD的药物治疗

目前内科治疗药物主要有以下几类:左旋多巴制剂、多巴胺受体激动剂、MAO-B抑制剂、COMT抑制剂、抗胆碱能类药物和金刚烷胺等。

1.多巴丝肼　是苄丝肼与左旋多巴按1:4混合制成的片剂,每片含苄丝肼50mg、左旋多巴200mg。卡左双多巴为卡比多巴与左旋多巴的复方制剂,两者比例有两种,即1:4和1:10。两者的初始用量为62.5～125mg,2～3次/d,根据病情渐增剂量至疗效满意和不出现不良反应为止,餐前1小时或餐后2小时服药。

2.多巴胺受体激动剂　分麦角碱和非麦角碱。前者如溴隐亭(bromocriptine)、培高利特(pergolide)等,后者如吡贝地尔(piribedil SR)、罗匹尼罗(ropinirole)和普拉克索(pramipexole)等。多巴胺受体激动剂应从小剂量开始,渐增剂量至获得满意疗效而不出现不良反应为止。

3.MAO-B抑制剂　国内上市的剂型有司来吉兰(selegiline),用法为2.5～5mg,每日两次,应早、中午服用,勿在傍晚服用,以免引起失眠。

4.COMT抑制剂　国内常用的药物是恩托卡朋(entolcapone)。该药不能通过血脑屏障,仅能抑制外周的COMT,随左旋多巴服用,每次200mg,每日不超过1 600mg。

5. 抗胆碱药　常用剂型为盐酸苯海索，每次 1～2mg，每日 2～3 次。该药有认知功能损害的副作用，还能加重青光眼、引起尿潴留、便秘、精神症状等。

6. 金刚烷胺　其治疗机制可能是加强突触前膜合成和释放多巴胺，与左旋多巴有协同作用，每日剂量一般为 0.1～0.2g，分 2～3 次服用，末次应在下午 4 点前服用，常见的副作用如失眠、意识模糊、幻觉、下肢出现网状红斑和踝部水肿。

知识点

PD 的外科治疗方式

外科治疗 PD 的理论依据是 PD 患者基底节相关核团的过度活跃。手术目的是精确定位核团并减少其过度输出。降低核团活跃程度的办法有两个：毁损与电刺激。毁损需要将电极尖端插入靶点核团内并加热至 65～85℃，制造出一个小的毁损灶。电刺激即脑深部刺激（deep brain stimulation, DBS），是在靶点核团内植入电极，该方法的依据是在手术中发现高频电刺激某些核团能够调节细胞活动，起到类似毁损一样的效果。

手术靶点的选择根据毁损和电刺激方式不同而有所不同，毁损手术目前首选的脑内靶点为丘脑腹外侧核和苍白球腹后内侧部，但是毁损手术只能行单侧手术，如必须行双侧手术，那么靶点必须是不对称的；而电刺激靶点首选丘脑底核，丘脑底核可行双侧 DBS 手术。丘脑腹中间核（Vim 核）主要用于震颤的治疗，其对消除震颤症状是完全而且彻底的。苍白球内侧核可用于治疗肌强直、运动迟缓和震颤。今后对于 PD 的外科治疗可能是多靶点联合的脑深部电刺激治疗，尤其是丘脑底核和中脑脚间核的联合电刺激治疗。

知识点

PD 外科治疗适应证

①原发性 PD；②曾对左旋多巴有较好的反应；③内科药物已经不能获得有效的功能改善，并且不能通过进一步调整方案来改善治疗效果，或内科治疗有效，但在有效剂量范围内患者不能耐受药物的副作用（例如严重致残性异动症），或内科治疗不能缓解的功能障碍严重影响患者的日常生活；④出现药物引起的异动症、症状波动；⑤没有明显的手术禁忌，没有明显的精神情感障碍、没有心理障碍和抑郁状态，全身状况良好，年龄在 75 岁以下者。

手术治疗情况

患者入院后在局麻＋全麻下行微电极导向立体定向下双侧 STN-DBS。患者术前 2～3 天完成颅脑 MRI 扫描，手术当日在局麻下安装立体定向头架，行颅脑 CT 扫描，在计划工作站计算双侧 STN 的三维坐标。患者回手术室取仰卧位，头架固定后，取双额部弧形切口，长约 10cm，常规碘酒、酒精消毒铺巾后，切口用 1% 利多卡因局部麻醉后，切开皮肤、皮下组织和帽状腱膜，剥离骨膜后暴露双侧额骨，双侧额骨各钻孔一个，并"十"字切开硬脑膜。根据 STN 三维坐标安装记录微电极，并探测 STN 的细胞放电信号，计算出 STN 的长度。根据 STN 的长度测量出刺激电极安放的位置。术中测试患者的症状改善情况满意后，安装双侧 STN 刺激电极并固定电极的位置，缝合头皮切口。然后患者行气管内插管全麻，取一侧锁骨下一横指做直切口，长约 7cm，同侧耳后直切口，长约 3cm，常规消毒铺巾后，先切开锁骨下切口，形成一皮下囊袋，再切开耳后切口，打开原有额部切口，将双侧电极经耳后、颈部、锁骨串通皮下隧道和脉冲发生器相连，并固定发生器位置。清点棉条、纱布无误后，彻底止血，逐一缝合切口。

术后常规予以心电监护、吸氧，监测神志、瞳孔、心率、呼吸、脉搏、血氧饱和度、血压等生命体征，收缩压>160mmHg 时应静脉给予降压药物控制,术后可常规给予止吐药。术后第一天常规复查颅脑 CT 以排除颅内出血。患者术后 1 周切口愈合良好,拆线出院。

嘱患者 1 个月后来院复查,查颅脑 CT 或 MRI 明确电极位置,并行第一次开机程控。

【问题 7】 PD 外科治疗的并发症及处理有哪些?
思路

(1)脑内出血:系由于立体定向穿刺时损伤脑血管。术后应严密观察患者的生命体征,如术后出现偏瘫、语言障碍、意识不清或昏迷,则立即行颅脑 CT。如检查确诊为血肿,必要时手术清除。

(2)偏瘫:术后即刻或术中出现偏瘫,除考虑出血外,应考虑到电极位置偏差的损伤及内囊或局部脑水肿所致,此情况经脱水治疗后多能恢复。

知识点

DBS 术后程控

DBS 手术后 1 个月,患者应来院开机并程控,程控的内容是选择刺激电极位点,选择单极刺激还是双极刺激,确定刺激频率、脉宽和电压,通过选择合适的刺激参数达到改善 PD 症状的目的。

帕金森病外科诊疗流程

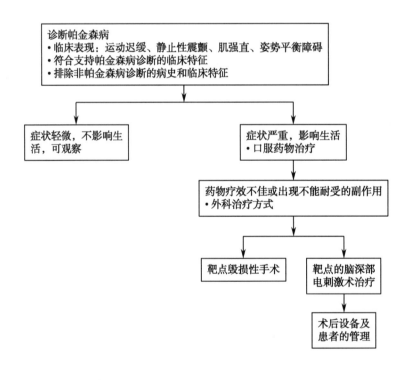

（刘如恩）

第五节　神经调控技术

国际神经调控学会将神经调控技术定义为:利用植入性或非植入性技术,采用电刺激或药物手段,改变中枢神经、外周神经或自主神经系统活性从而改善患病人群的症状,提高生命质量的生物医学工程技术。

神经调控,无论是电刺激、磁刺激、化学刺激或其他刺激方式,可以通过刺激神经细胞释放神经递质如多巴胺或者是其他化学信使如 P 肽物质,影响大量的神经元,调节神经回路的兴奋性和放电模式,产生能被利用的机体自然生物反应,最终使神经网络功能从紊乱状态转为正常。虽然目前尚不清楚神经刺激的确切工作机制,但其显著的临床疗效使其广泛地应用于癫痫、疼痛、运动障碍性疾病的临床治疗。

一、迷走神经刺激

迷走神经刺激(vagus nerve stimulation,VNS)是难治性癫痫的一种姑息性的治疗方式,多数难治性癫痫患者可以通过该种治疗方式获得发作频率减少和/或症状减轻。它是通过植入体内的迷走神经刺激器,间歇性地发放电流脉冲输送至颈部迷走神经,通过刺激迷走神经起到控制癫痫发作的目的。植入式迷走神经刺激器组件主要包括螺旋电极、柔性连接导线、脉冲发生器及体外程控设备(图8-7)。螺旋电极缠绕在左侧颈部迷走神经,发放电流脉冲刺激迷走神经;柔性连接导线,通过皮下隧道植入体内,连接螺旋电极与脉冲发生器,将脉冲发生器产生的电流脉冲传导至螺旋电极;脉冲发生器,集成电池,产生电流脉冲,并可接受体外程控设备的程控,调节其发放的电流脉冲的刺激参数(包括电流强度、脉宽、频率、刺激时间、间歇时间),脉冲发生器一般植入左侧胸壁皮下。体外程控设备用于设置脉冲发生器发放电流脉冲的参数。

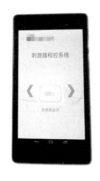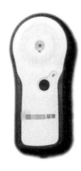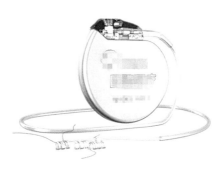

图8-7 国产迷走神经刺激系统

在整个VNS系统中,刺激器的功能是通过可程控的脉冲发生器发放间歇的电刺激作用在迷走神经实现的,脉冲发生器可以设置不同的强度和频率脉冲电流。最常见的治疗设置是刺激30秒然后间歇5分钟(电流0.5~3.5mA,脉宽250微秒,频率30Hz,刺激时间30秒,间歇时间5分钟)。如果有可疑的先兆或者是癫痫发作,可用磁铁在脉冲发生器上刷动,从而产生较常规刺激更强电流脉冲刺激,以期可以中断发作进程。

病历摘要

男,16岁。因"发作性意识丧失伴肢体抽搐13年"来院就诊。患者13年前无明显诱因开始间断出现发作,发作存在两种形式,一种表现为突然动作停止,呼之不应,随之出现双眼上翻,头后仰,继之倒地,伴有咬牙,流涎,口唇发绀,四肢伸直、僵硬并伴有抽搐,持续约2分钟,发作停止后患者意识模糊,约半小时后恢复清醒,醒后对发作过程不能回忆。另一种发作前有先兆,表现为突然出现的双耳嘈杂声音感觉,伴有眩晕感,持续约十数秒后倒地,呼之不应,双眼右侧凝视,头颈向右侧偏转,右上肢僵直,左上肢屈肘僵硬,双下肢伸直,四肢伴有明显抽搐,持续2~3分钟,发作停止意识恢复后对发作过程不能回忆,该发作形式清醒、睡眠中均有出现。现口服丙戊酸钠缓释片500mg,每日两次;奥卡西平450mg,每日两次;拉莫三嗪片50mg,每日两次,服药4年,服药情况下第一种发作平均每月2~3次,第二种发作形式平均每周1次。既往体健,出生史正常,否认脑炎及热性惊厥病史,否认外伤及手术史。查体:步入病房,神清语利,应答切题,计算力、定向力、记忆力无明显异常。双侧眼球活动自如,双侧瞳孔等大等圆,直径约2.5mm,对光反射灵敏。双侧面纹对称,伸舌居中。双侧肢体肌张力正常,肌力5级,病理征阴性。

【问题1】 通过上述病史采集及查体资料,该患者考虑的诊断是什么?

思路 患者少年男性,慢性病程,根据患者主诉,患者发作性症状反复出现,突发突止,发作形式刻板,持续时间短暂,发作停止恢复后不遗留明显神经功能障碍,发作形式符合癫痫发作特点,初步诊断首先考虑为癫痫。

【问题2】 为进一步明确诊断需要完善哪些检查?

思路1 患者发作形式符合癫痫发作特点,但需要与癔症性精神障碍发作相鉴别,为明确发作形式,协助诊断，患者需行长程视频脑电监测并捕捉发作，同时帮助确定发作起始时癫痫放电起源的位置。

思路2　脑组织结构异常能够引起反复的癫痫发作，如海马萎缩硬化，脑皮质发育不良，海绵状血管瘤等，为明确患者是否存在可致痫的脑组织结构异常，需完善颅脑MRI检查。

辅助检查

患者行颅脑MRI检查，结果未见明显异常。患者完成长程视频脑电监测并捕捉到惯常发作，发作间歇期脑电图示：双侧额颞可见大量同步及非同步中至高波幅棘慢波、尖慢波；左侧顶、枕、颞后可见大量中至高波幅棘慢波。发作期脑电图记录到2种发作形式，第一种表现为全身强直-阵挛发作，同步脑电图示双侧半球弥漫性低波幅快节律放电；另一种表现为先兆（幻听、眩晕）→头、眼右侧偏转→肢体非对称强直→继发全身强直-阵挛发作，同步脑电图示左侧顶、枕、颞后导联低波幅快节律起始，继之出现双侧半球弥漫性中低波幅尖波、尖慢波节律。

【问题3】 该如何选择下一步治疗方案？

思路1　患者慢性病程，正规联合应用3种抗癫痫药物，用药时间超过2年，平均发作频率仍每月超过4次，符合难治性癫痫诊断，抗癫痫药物疗效不佳，可以考虑外科治疗。

思路2　患者颅脑MRI检查未发现可引起癫痫发作的脑组织结构异常。长程视频脑电监测记录到两种发作形式，同步脑电图提示存在多个致痫灶的可能。根据患者病史资料及辅助检查结果，无法明确定位患者的致痫灶。患者如行外科治疗，不适宜行癫痫病灶切除性手术，可考虑行VNS治疗，控制癫痫发作。告知患者及家属外科治疗方式、疗效及风险后，患者及家属选择行VNS治疗。

知识点

VNS治疗难治性癫痫的机制

迷走神经是第10对脑神经，为混合性神经，其中包括80%～90%的传入神经，为躯体感觉及内脏感觉纤维成分，主要将支配区身体器官状态的感觉信息传送到中枢神经系统。迷走神经刺激治疗难治性癫痫的机制尚不完全清楚，但目前已经提出一些假说。

1. 迷走神经传入纤维与孤束核存在纤维联络，孤束核接受大部分的迷走神经传入纤维，并发出投射纤维至蓝斑和中缝核群。将刺激通过迷走神经传递并激活这些区域，从而调节神经递质去甲肾上腺素和5-羟色胺的释放，这些神经递质最终对脑干网状结构及双侧大脑半球的边缘系统和自主神经中枢产生影响，通过对神经递质的调节抑制癫痫发作，这对控制癫痫发作可能起到重要的作用。

2. VNS对脑干和大脑皮质多区域神经元活动的分子生物学效应也可能与癫痫发作的控制有关。应用代谢影像（FDG-PET、BOLD-fMRI）研究VNS治疗后脑组织血流及代谢的结果发现，左侧蓝斑核、额叶皮质、岛叶及双侧的丘脑、下丘脑、中央后回血流及代谢活性增加，而双侧海马、杏仁核及扣带回后部减少，一般认为双侧边缘系统和海马的纤维联系构成了癫痫异常放电的扩散和放大的神经网络，而VNS治疗后边缘系统和海马的脑血流及代谢活性下降可能起到对抗癫痫发作的作用。

知识点

VNS治疗难治性癫痫的适应证与禁忌证

1. VNS治疗难治性癫痫的适应证　　1997年美国FDA批准VNS应用于难治性癫痫的临床治疗，当时VNS植入的标准为：①年龄超过12岁的难治性部分癫痫患者；②无法行癫痫病灶切除性手术。对于由明确局灶性病变引起的癫痫发作，如占位性病变或者是内侧颞叶硬化等，应外科切除或者是消融治疗。如果病变不能切除，比如处于毗邻运动中枢或语言中枢，可以选择VNS治疗；③既往癫痫手术失败的患者，如癫痫病灶切除或胼胝体切开术。

但是随着 VNS 技术的成熟及其在临床上的广泛应用，VNS 的适应证也逐渐放宽，如 12 岁以下的难治性癫痫或者是部分癫痫综合征（L-G 综合征）患儿。对于难治性癫痫患者，只要无绝对禁忌证，就可以考虑 VNS 治疗。目前，国内对于 VNS 治疗难治性癫痫的适应证较一致的认识是：①经正规抗癫痫药物足疗程治疗仍不能有效控制发作的难治性癫痫；②部分性发作伴或不伴继发全面性发作，全面性发作；③多发病灶或病灶不明确；④病灶不能切除；⑤既往癫痫手术失败。

2. VNS 治疗难治性癫痫的禁忌证

（1）一般情况差，不能耐受全麻手术。

（2）存在进展性神经系统疾病，严重的精神、智能障碍。

（3）合并支气管哮喘、慢性阻塞性肺疾病、严重的心律失常、消化道溃疡活动期、未控制的严重出血倾向、妇女妊娠期。

（4）左侧颈部及左侧前胸壁（即植入 VNS 设备的手术区域）存在皮肤感染。

入院后诊疗经过

该患者以"难治性癫痫：复杂部分性发作，继发全面强直 - 阵挛发作；全面强直 - 阵挛发作"收住入院。

【问题4】　围手术期如何处理？

思路 1　完善术前常规检查：胸部正位片、心电图检查、血常规、血生化常规及离子、凝血功能、血型、乙肝两对半、HCV、RPR、HIV。

思路 2　患者术前抗癫痫药物管理：患者术前服用的正规抗癫痫药物，其种类及剂量一般不做调整，继续应用直至术日。手术麻醉方式为全身麻醉，术前需禁食水至少 6 小时，如手术开始时间较早，因禁食水的原因不能口服药物，可给予苯巴比妥钠注射液 100mg，肌内注射，如术日手术开始时间较晚，术晨可正常服用抗癫痫物。以控制癫痫发作。

手术治疗情况

患者气管插管全身麻醉，术前及术后 24 小时给予抗生素。取仰卧位平躺于手术床上，肩胛骨下置一肩垫，头部向右旋转约 15°，暴露出左侧颈部。在胸骨上切迹和下颌骨之间大约一半的地方，从胸锁乳突肌前缘向中线处划出一个横向切口。局部浸润麻醉，直接切开切口，使用剪刀在颈阔肌下潜行分开，然后使用单极电刀横行切开，向深部钝性分离解剖至颈动脉鞘。锐性切开颈动脉鞘。迷走神经位于颈动脉的外侧深部，颈内静脉的深层和内侧，大约在甲状腺软骨的水平。血管牵引带环绕迷走神经，以帮助分离或提拉迷走神经。然后，在锁骨下方 1cm 处做一个大约 5cm 的横切口，电极电刀向深部切开直至胸肌颈膜，在筋膜层面上向下制作一皮下囊袋，将欲植入的脉冲发生器放入其中可以帮助确定囊袋的大小是否合适。皮下囊袋做好后，使用隧道装置制备皮下隧道将颈部切口与皮下囊袋切口连通。将电极线穿过皮下隧道，其头端通过螺旋电极末端的线丝将其打开并缠绕在迷走神经上，电极线的另一端与脉冲发生器连接。如果电极线长度多余，盘绕置于脉冲发生器的背面，并将脉冲发生器置于囊袋中。然后使用体外程控设备对装置进行通信。通信成功，确认设备阻抗在正常范围后，关闭脉冲发生器，用缝合线常规缝合切口，手术过程结束，待患者全麻清醒后送回病房。

术后常规给予心电监护、吸氧，监测神志、瞳孔、心率、呼吸、脉搏、血氧饱和度、血压等生命体征，颈部及左胸部切口可使用冰盐水袋或小沙袋压迫止血。术后前三天可使用激素减轻手术对迷走神经的骚扰，缓解迷走神经水肿。

【问题5】　VNS 术后患者管理应注意哪些方面？

思路

1. 术后 VNS 设备管理　术后 VNS 设备常规处于关机状态，此时尚无治疗作用。一般术后 1～2 周开机，此时患者手术切口基本愈合，手术对迷走神经的骚扰明显减退。开机时应注意观察患者手术切口愈合情况，有无红肿、开裂、渗出等炎症或感染表现。首次开机时刺激参数不宜设置过大，开机后注意患者是否出现相关的不良反应，如咳嗽、声音嘶哑、咽喉部异常感染、呼吸困难等反应，一般这些不良反应会在3～5天后消失，如这些症状持续不缓解需调低刺激参数，给患者适应刺激的时间。

开机后需要定期提高刺激参数，以达到控制发作的目标。刺激参数的调整是通过体外程控设备与植入体内（左侧胸部）的脉冲发生器交互通信实现的。程控需要调整的刺激参数包括电流强度、脉宽、频率、刺激时间、间歇时间。

术后定期随访（术后1个月、3个月、6个月、12个月、此后每年），评估患者发作控制情况并调整刺激参数，以不断提高设备的治疗效果。在调整刺激参数的过程中，医师还可以通过体外程控设备检查VNS系统的运行状态，设备阻抗大小，电池剩余电量，以便及时发现设备可能出现的电路短路、断路及电池耗竭等问题。

2. 术后抗癫痫药物管理　VNS设备开始工作后需要经过多次的参数调整才能获得稳定的疗效，且疗效会随着治疗时间的延长有所提高，因此在VNS治疗能稳定控制癫痫发作之前，患者仍需按照术前的用药方案继续服用抗癫痫药物。当VNS疗效稳定，发作控制满意后，可尝试减少抗癫痫药物剂量或减少抗癫痫用药种类，以减轻或避免药物的副作用。

知识点

VNS治疗难治性癫痫的主要并发症及处理

患者除了感染和出血等手术常规风险外，还有声音嘶哑、咳嗽和吞咽困难的风险。

感染是一个特别需要注意的风险，因为一旦手术部位感染往往需要移除整个VNS系统，并且需要长时间应用抗生素治疗。感染的风险通常为3%～5%，术前术区皮肤管理及术中严格的无菌操作是降低感染风险的有效措施。

一般来说，大多数患者对VNS治疗有很好的耐受性，咳嗽、声音嘶哑或发音改变是术后最常见的症状，这通常是由左喉返神经和左喉上神经支配的左声带内收减少引起的暂时性副作用。由于同样的原因，患者的阻塞性睡眠呼吸暂停和吞咽障碍可能也会加重，这些副作用一般会在植入后3～5天内逐渐减轻至消失，术后应用激素可减轻这些副作用。

迷走神经刺激术治疗难治性癫痫的诊疗流程

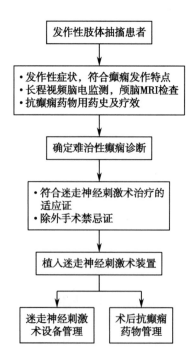

二、疼痛的神经调控治疗

国际疼痛研究协会对于疼痛的定义为：伴随组织损伤或潜在组织损伤并与之相关的不愉快的主观感觉和情感体验。疼痛是一种复杂的生理、心理活动，它是大脑对伤害性或病理性刺激、精神心理、生活环境等多种因素的整合与反应，其对机体来说是一种重要的保护机制，驱使机体躲避致痛、致伤因素，引起机体一系列防御性保护反应，并提醒人们积极治疗伤病。

疼痛的治疗首选药物治疗，常从非阿片类药物开始，如非甾体消炎药，可配合辅助药物如安定等；如疼痛控制不佳，可应用弱阿片类药物如可卡因、曲马多，如疼痛仍然控制不满意，可使用强阿片类药物如吗啡。

当药物保守治疗疼痛缓解不满意，或者出现不能耐受的药物副作用时，可选择外科治疗，包括针对病因进行的解剖性技术，损毁性外科治疗方法和神经调控的方法。由于神经调控技术可逆、安全、损伤相对较小，并且可调控，即使疗效不佳，二期也可以考虑再次行解剖性或毁损性治疗，所以其很大程度上替代了毁损性的治疗方法而作为首选的外科治疗方法。本章主要介绍脊髓电刺激及鞘内药物输注系统两种疼痛的神经调控治疗方法。

（一）脊髓电刺激

脊髓电刺激（spinal cord stimulation，SCS）是将电极植入椎管内，以电脉冲刺激脊髓背侧柱以缓解疼痛的方法。1967 年 Norman Shealy 于美国 Case Western Reserve University 植入了首例单极脊髓刺激器，用于慢性疼痛的治疗。当前，SCS 已经成为治疗疼痛最常用和最成功的电刺激方式，其对神经病理性疼痛、心绞痛和外周缺血性疼痛等具有显著的镇痛作用。

病历摘要

男，48 岁，因"右下肢车祸外伤后疼痛 2 年余"为主诉来院就诊。患者 2 年多前车祸致右下肢腓骨骨折当时给予手法复位石膏固定，此后逐渐出现右足趾缝处疼痛，疼痛表现为针刺、刀割样，持续性，阵发性加重，且疼痛范围逐渐向上蔓延至右足底、足背及小腿外侧部，伴有右小腿肿胀，肤色发绀。既往曾行神经阻滞治疗，疼痛缓解约 1 周后复发。现口服阿米替林 50mg，每日 3 次；加巴喷丁胶囊 300mg，每日 3 次；塞来昔布胶囊 100mg，每日两次；盐酸曲马多片 100mg，每日 3 次镇痛治疗，疗效不佳，VAS 评分 8～9 分。既往体健，否认其他外伤及手术史。

【问题 1】 通过上述问诊，该患者可疑的诊断是什么？

思路 根据患者右足部及小腿区域性疼痛特点、疼痛区域的伴随症状及既往右侧腓骨骨折复位固定病史，首先应考虑复杂性区域疼痛。

【问题 2】 病史采集结束后，下一步查体应重点针对哪些方面？

思路 为明确诊断，评估病情，查体的重点应包括：①疼痛的范围及强度的评估；②受累区域是否存在水肿以及皮肤温度、皮肤颜色、排汗量、毛发量的改变；③受累区域肌肉营养情况及肌力变化。

知识点

复杂性区域疼痛综合征的临床表现

复杂性区域疼痛综合征是继发于组织损伤或神经损伤，但往往以损伤程度不能解释的，以局部肢体持续性疼痛为主要表现的，有血管运动因素参与的，涉及关节、肌肉、骨骼、皮肤等组织异常表现的临床综合征。复杂性区域疼痛综合征的临床表现包括：

①疼痛：往往由组织创伤或神经损伤诱发，包括自发痛、痛觉超敏及痛觉过敏，疼痛持续且与创伤刺激不成比例。②血管运动障碍：创伤部位及周围组织出现血管运动障碍，表现受累区域组织肿胀。病程早期受累区域血流增加导致皮温增加，皮肤湿润、潮红，排汗增加。后期皮温呈下降趋势，皮肤冷、光滑、干燥。③营养障碍：受累区域指 / 趾甲、毛发、皮肤、肌肉及骨骼可能出现萎缩性变化，表现为指 / 趾甲薄、脆，卷曲，失去光泽，毛发减少，皮肤菲薄发亮，肌肉萎缩及骨质疏松等。④运动功能下降：早期可出现精巧运动功能降低。随着肌肉萎缩可出现肌力下降，受累区域活动障碍，关节僵硬，关节挛缩等。

查体记录

查体：患者意识清楚，言语流利，语调正常，应答切题，不能行走，乘坐轮椅。双侧瞳孔等大等圆，直径约 2.5mm，对光反射灵敏。双侧面纹对称，伸舌居中。双上肢肌张力及肌力正常。右侧膝关节以下肿胀，皮肤色暗红，皮肤菲薄，皮温低，汗毛减少，出汗减少，肌肉萎缩。右下肢近端肌力 4 级，远端肌力 1 级，Babinski 征（-）。左下肢肌张力及肌力正常，Babinski 征（-）。

【问题 3】 综合上述病史及体检结果，为明确诊断还应完善哪些辅助检查？

思路 为排除腰骶神经损伤或者下肢血管栓塞造成的疼痛，还应完善腰骶椎 MRI、下肢血管超声检查。

辅助检查

患者行腰骶椎 MRI 检查，未见明显异常。完善双下肢血管超声检查，结果提示：双下肢动脉及深静脉未见明确异常。

【问题 4】 该如何选择下一步治疗方案？

思路 根据患者病史、查体记录及辅助检查结果，考虑诊断为"神经病理性疼痛，复杂性区域疼痛综合征"，患者经过神经阻滞治疗，目前服用多种镇痛药物，疗效不佳，可考虑外科治疗。外科治疗方案可选择 SCS 治疗，告知患者及家属外科治疗方式及风险后，家属选择 SCS 治疗。

知识点

SCS 系统设备组成

SCS 系统包括刺激电极，延长导线、脉冲发生器和患者程控仪四个部分（图 8-8）。脉冲发生器根据设置的刺激参数（频率、脉宽、电压 / 电流强度等）产生电流脉冲，通过延长导线传导至刺激电极，刺激电极根据设置的触点组合向外发放电流脉冲，作用在脊柱硬膜外的靶位置，体外程控仪可与脉冲发生器通信并设置其产生的电流脉冲的参数。

刺激电极可分为经皮穿刺电极和外科电极（图 8-9）。经皮穿刺电极为单列圆柱状电极，分为 4 触点、8 触点和 16 触点三种规格。根据植入电极的目的不同，经皮穿刺电极可分为测试电极和永久植入电极，前者用于 SCS 系统永久植入前的刺激试验，后者用于永久植入。外科电极的植入需切开部分椎板，外科电极也分为 4 触点、8 触点和 16 触点，不过触点分 2 到 3 列排列，如船桨样电极。

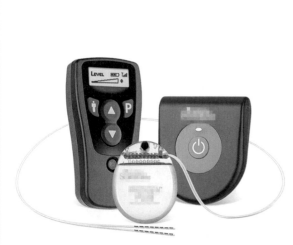

图 8-8　SCS 系统组成

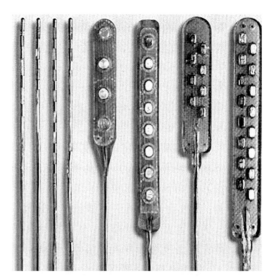

图 8-9　经皮穿刺单列多触点电极和船桨样外科电极

入院后诊疗经过

患者以"右下肢神经病理性疼痛；复杂性区域疼痛综合征"收住入院。

【问题5】 围手术期如何处理?

思路1　完善术前常规检查：胸部正位片、心电图检查、血常规、血生化常规及离子、凝血功能、血型、乙肝两对半、HCV、RPR、HIV。

思路2　完善精神心理、智能认知评估，明确适应证，排除禁忌证。术前影像学检查应包括脊柱CT或MRI，明确是否存在椎管狭窄、椎管内占位等解剖结构异常，协助确定手术植入方案。

知识点

SCS治疗疼痛的适应证及禁忌证

1. SCS治疗疼痛的适应证　最常见的是背部手术失败综合征(FBS)，慢性周围神经病或神经丛病，神经病理性疼痛和复杂性局部疼痛综合征(CRPS)。还有一些对SCS反应较弱的适应证，包括带状疱疹后神经痛、幻肢痛、肋间神经痛、多发性硬化症引起的疼痛，以及伴有不同程度运动和感觉缺损的脊髓损伤。此外SCS也可用于外周血管疾病、难治性心绞痛、颈痛和其他血管和内脏疼痛等。

2. SCS治疗疼痛的禁忌证　禁忌证包括：①解剖变异，如既往手术导致欲植入电极的部位形成硬膜外瘢痕，严重的椎管狭窄或脊柱侧弯，或脊柱不稳定；②并存疾病，如感染，包括手术部位局部感染或者败血症等全身感染情况，抗血栓治疗和凝血异常；③存在影响疼痛感觉的精神心理因素，如严重的认知障碍和/或不能操作设备，严重的抑郁或焦虑等。

手术治疗情况

电极植入操作：手术通常在局麻下进行，确定电极植入的靶点后，患者取俯卧位或者侧卧位，手术区域常规消毒、铺巾，C型臂透视确定适合穿刺的椎间隙以及皮肤穿刺点，并在体表标记。皮肤穿刺点一定位于欲进入的椎间隙以下的两个椎体一侧椎弓根连线间的一点，通常距离椎间隙进入点1～2个椎体水平。局麻下将Tuohy穿刺针通过斜行旁正中入路，经皮肤穿刺点向头顶方向穿刺，倾斜角度<45°，在透视下确认Tuohy针进入目标椎间隙。穿刺针进入硬膜外腔时有落空感，注入空气确认。将测试电极沿着穿刺针送入硬膜外腔，在透视下确认电极置入靶点位置。单侧疼痛，电极可置于同侧；双侧疼痛，可将2根电极并列置于两侧。然后连接体外延长导线和外置脉冲发生器，给予术中临时刺激，临时刺激可产生皮肤异常感觉，尝试不同的刺激触点和刺激参数，以使皮肤异常感觉的区域覆盖疼痛范围。测试满意后将电极下端固定在腰背肌筋膜上，防止移位。

SCS刺激试验：在植入永久性脊髓电刺激系统前先进行试验步骤，使患者和医生有机会确定永久植入是否能帮助患者充分减轻疼痛和提高生活质量。患者在试验期间尽可能进行各种活动，尝试不同的刺激波形和程序设置，该试验在病房或门诊环境下进行，为期3～10天，观察患者疼痛缓解程度，镇痛药服用剂量以及SCS的副作用，使医生能够更好地评估刺激器在日常生活中的效果。试验的目标是能达到至少50%的疼痛缓解或50%的日常生活能力改善，且不伴有难以耐受的副作用。根据这些观察结果来判断他们是否适合永久植入，达到试验目标可植入永久性刺激电极和脉冲发生器。此外，该试验还可以提供的信息包括最佳电极位置以及触点数目和组合信息，合适的刺激脉冲参数如电压/电流的波幅、脉宽、频率、刺激持续时间，指导选择合适触点数目的电极及电池类型。

SCS系统永久植入：脊髓电刺激试验成功后，可植入永久性刺激电极和脉冲发生器。电极植入过程如前述。脉冲发生器一般埋置于前腹壁、髂后上棘下方或锁骨下方的皮下，通过置入皮下隧道的延伸导线与刺激电极连接。

【问题6】 术后如何评估SCS治疗的疗效?

思路　SCS的起效依赖于与患者疼痛分布区域重叠的皮肤异常感觉的产生。电极放置在硬膜外间隙对应脊髓后柱的位置，并调整定位最终以达到合适异常感觉覆盖区域。植入的脉冲发生器常选用的参数为：脉宽 0.1～0.4ms，频率 40～100Hz，电压 2～8V。一般术后 3 个月、6 个月、1 年，此后每年定期随访，评估患者疼痛 VAS 评分。SCS 疗效可根据疼痛缓解程度分为优秀（VAS 评分改善>75%）、良好（VAS 评分改善>50%）和差（VAS 评分改善<50%）。

知识点

SCS 治疗的并发症与风险

SCS 是一种相对安全和可逆的疼痛治疗方法，但也可能存在技术和临床并发症。技术并发症包括电极移位或断裂、脉冲发生器不工作、漏电、电池故障或无法充电。临床并发症包括电极刺激引起的不适感，如皮肤感觉异常，多数可耐受；此外还有脊髓损伤，脑脊液漏，出血或血肿形成、感染等。一旦发生设备植入部位的感染，需要拆除 SCS 设备和长时间的抗生素治疗。

脊髓电刺激（SCS）治疗复杂性区域疼痛综合征的诊疗流程

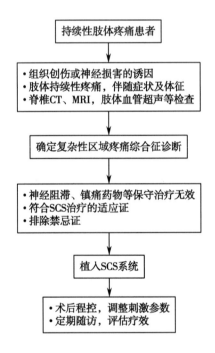

（二）鞘内药物输注系统

鞘内药物输注系统（intrathecal drug delivery system，IDDS）是将一套连接导管的持续药物注射泵通过手术植入体内，导管植入蛛网膜下腔，可以长期将药物注入蛛网膜下腔，达到缓解症状、治疗疾病的目的。IDDS 包括储药囊、驱动泵和导管。根据驱动泵动力形式及药液输注泵速是否可调将泵分为两种类型，一种泵为恒定流速泵，通过被压缩的氟利昂产生动力，驱动与其偶联的储液囊中的药液以恒定的流速向外流出。另一种为电池供电驱动的微电脑泵（图 8-10），可通过体外程控仪编程精细调控药液输注速速。导管一端连接泵，另一端植入蛛网膜下腔，由硅胶制成，提供将药液输注至蛛网膜下腔的通道，质地柔软。两种储药泵均有注液口设计，当储药囊中的药量不足时，可经皮穿刺向储药囊中注入药物。目前临床上使用最多

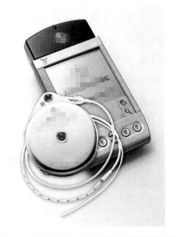

图 8-10　可程控电池驱动鞘内药物输注系统

的是电池供电驱动的微电脑泵。

癌痛及慢性非癌性疼痛是临床上常见且难治的两种疼痛,虽然阿片类药物的口服、静脉给药或者是透皮贴剂等可以有效地控制疼痛,但是全身给药可能造成显著的不良反应,尤其对于慢性非癌性疼痛的患者,长期的阿片类药物全身给药除了可能导致药物耐受及成瘾,还会对内分泌系统、心血管系统、生殖系统、神经精神等造成影响。20 世纪 70 年代,学者们通过研究发现,蛛网膜下腔给予小剂量吗啡即可产生明显的镇痛作用,事实上只需口服吗啡剂量的 1/300 即可达到相同的镇痛疗效。20 世纪 80 年代,IDDS 开始用于癌痛镇痛治疗,吗啡是目前 IDDS 镇痛治疗最常选用的药物。IDDS 持续吗啡输注已成为癌痛及慢性非癌性疼痛患者的重要治疗方法。

病历摘要

女,53 岁。因"右肺腺癌术后 2 年余,腰背部疼痛 10 个月,加重 3 个月"为主诉来院就诊。患者 2 年余前因右肺腺癌行右肺下叶切除术 + 纵隔淋巴结清扫术,术后给予 6 周期化疗,术后恢复良好。10 个月前开始出现腰背部疼痛,行胸部 CT 检查未见肺部原病灶复发,行脊椎 MRI 检查,提示 T_9 椎体占位,骨质破坏,硬脊膜受压。行穿刺活检提示肺癌脊柱转移,再次行 2 周期化疗 + 局部放疗,口服塞来昔布胶囊镇痛治疗,患者腰背部疼痛较前减轻。3 个月前,患者腰背部疼痛再次加重,无明显诱因,难以耐受,持续性复查胸部 CT 未见复发灶,复查脊柱 MRI,提示转移灶较前缩小。给予口服盐酸羟考酮缓释片 20mg,每 12 小时 1 次,疼痛缓解约 10 天后再次加重,盐酸羟考酮缓释片逐渐加量增加至 40mg,每 12 小时 1 次,患者出现嗜睡、恶心、呕吐症状明显,影响进食,不能耐受。今为求进一步诊治来院就诊。既往体健,否认其他外伤及手术史。查体:生命体征平稳,神清语利,痛苦面容,乘坐轮椅。VAS 疼痛评分 8 分,胸椎叩痛(+),右下肢肌张力高,肌力 4 级,Babinski 征(+)。左下肢肌张力及肌力正常,Babinski 征(-)。

【问题 1】 通过上述病史采集及查体结果,考虑患者的诊断是什么?

思路 根据患者既往右肺腺癌、慢性腰背部疼痛病史、脊柱 MRI 及穿刺活检结果,诊断考虑为"癌性疼痛(重度),右肺腺癌术后脊柱转移(Ⅳ期)"。

【问题 2】 根据患者目前病情,该如何选择进一步治疗方案?

思路 1 肺腺癌胸椎转移引起的癌性疼痛,随病情进展,癌性疼痛逐渐加重,患者口服阿片类镇痛药物,剂量逐渐增加并出现嗜睡、恶心、呕吐的药物副作用,不能耐受。目前 VAS 疼痛评分为 8 分,为重度疼痛。为缓解疼痛,改善生活质量,可考虑外科治疗方案。

思路 2 患者脊柱 MRI 显示肺腺癌转移灶稳定,无进展趋势。腰背部疼痛部位固定,外科治疗方案的选择可以考虑脊髓背根入髓区切开术或者 IDDS 植入后持续吗啡输注。脊髓背根入髓区切开术属于毁损性手术,疗效肯定,且费用负担小,但该外科治疗方式不可逆,一旦疼痛复发,需要再次手术。IDDS 植入后持续吗啡输注治疗方式灵活机动,损伤小,可逆、可调节,能够根据患者疼痛进展可调整止痛药物给药剂量、给药速度及给药时间,但设备成本较高。告知患者及其家属外科治疗方案的疗效及风险后,患者及家属选择 IDDS 植入后持续吗啡输注镇痛治疗。

知识点

鞘内持续阿片类药物输注的镇痛机制

脊髓后角包含大量中继神经元,与伤害性感受传入纤维建立突触联系,可中继并向高级中枢传导痛觉信号。在人脊髓后角和脑组织存在阿片受体,与注入蛛网膜下腔的阿片类药物结合后,可通过突触前机制,降低伤害性感受传入纤维末梢的兴奋性;在突触后,阿片类药物作用于脊髓后角神经元,抑制兴奋性神经递质诱发的兴奋性突触后电位,阻断伤害性冲动向中枢传导,从而起到镇痛作用。IDDS 可持续地将吗啡等阿片类药物泵入蛛网膜下腔,药物在蛛网膜下腔弥散并与脊髓后角及脑组织的阿片受体结合,产生镇痛作用。

知识点

IDDS 植入后持续吗啡输注适应证与禁忌证

1. IDDS 植入后持续吗啡输注适应证

（1）癌性疼痛是 IDDS 植入的主要适应证之一，但是对于癌痛患者，IDDS 并不是镇痛治疗首选的治疗方式。行 IDDS 镇痛治疗的癌痛患者需要满足以下筛选条件：①使用强阿片类镇痛药物仍不能控制疼痛或出现难以耐受药物副作用的情况；②预计生存期大于 3 个月；③IDDS 植入术前治疗测试镇痛效果明显。为保证 IDDS 镇痛效果，术前测试是必需的。测试方法包括单次蛛网膜下腔镇痛吗啡注射或蛛网膜下腔置管，外接体外临时泵持续输注吗啡。临时蛛网膜下腔吗啡输注的镇痛效果可作为判断长期疗效的预测因素，镇痛效果明显可考虑植入永久性 IDDS 设备，效果不明显不建议继续植入。

（2）慢性非癌性疼痛患者往往需要长时间的镇痛治疗，临床上多中心的研究结果证明，IDDS 阿片类药物应用于慢性非癌性疼痛治疗的疼痛缓解率与癌性疼痛相似，且不会增加既往无药物成瘾史患者的药物依赖性风险。

2. IDDS 植入后持续吗啡输注禁忌证

（1）IDDS 导管所需植入的脊柱节段存在解剖异常，如转移瘤占位、严重的椎管狭窄或硬膜瘢痕等。

（2）手术区域感染或存在全身严重感染如败血症。

（3）急性或严重的精神疾病，未经处理的抑郁症或焦虑症。

（4）未纠正的凝血功能异常。

（5）对 IDDS 所含的某种材料或输注药物过敏。

入院后诊疗经过

患者以"癌性疼痛（重度），右肺腺癌术后脊柱转移（Ⅳ期）"收住入院。

【问题 3】　围手术期如何处理？

思路 1　完善术前常规检查：胸部正位片、心电图检查、血常规、血生化常规及离子、凝血功能、血型、乙肝两对半、HCV、RPR、HIV。

思路 2　充分的病情评估，明确适应证，排除禁忌证。根据患者疼痛的节段或范围，完善脊柱 CT、MRI 检查，明确导管植入区域是否存在椎管狭窄、椎管内占位等解剖结构异常。完善精神心理、智能认知评估。

思路 3　为预测 IDDS 植入术后疗效，应首先进行术前鞘内注射治疗试验。通常推荐以一定剂量吗啡单药单次注射进行试验。单次鞘内给予 0.075~0.15mg 的吗啡，给药后，应密切观察患者至少 23 小时，主要观察患者疼痛缓解程度，同时观察是否存在副作用，尤其应注意是否存在呼吸抑制。对于疼痛缓解程度大于 50%，并且未出现不能耐受的副作用，则术前治疗测试成功，可行 IDDS 植入。

手术治疗情况

IDDS 植入术通常在局麻或者静脉麻醉下完成。患者取侧卧位，腋下使用合适的衬垫垫起。药泵通常植入腹部肋缘下内上位的皮下，导管植入的皮肤穿刺点通常位于 L$_{2~3}$ 或 L$_{3~4}$ 间隙。常规皮肤消毒、铺巾，暴露侧腹部泵植入的位置及下背部进针位置。

植入导管时，在 L$_{2~3}$ 或 L$_{3~4}$ 间隙水平，中线旁开 2~4cm，做一个 5~7cm 的纵向切口，深度到筋膜下。接下来在 X 线透视指引下，使用 Tuohy 穿刺，通过旁正中入路，从筋膜层穿过各层组织直至蛛网膜下腔。穿刺针应从下 1~2 个节段棘突旁向头侧及中线斜行穿刺。如果导管需要放置高位，可以使用更高的椎体水平，但应注意避免脊髓损伤。一旦发现脑脊液从 Tuohy 针中流出，将带导丝的导管插入 Tuohy 针并置入蛛网膜下腔，在 X 线透视下将导管尖端送至合适的水平。在 X 线透视下，仔细计数脊柱水平，明确导管尖端处于疼痛对应的脊柱节段，通过前后位像及侧位像确认导管是否植入到脊髓背侧。确认导管置入成功后，将其固定到腰背筋膜上。腹部造皮下囊袋放置药泵,腹部的侧面建立皮下隧道通过导管。泵植入的皮下囊袋可在脊柱导管位置之前或之后。囊袋应足够大以容纳泵,泵的任何位置不应直接接触切口。泵置于皮下最多1cm,以便能触摸到泵的注药穿刺孔。然后将导管末端通过皮下隧道与置入腹部皮下的泵连接。可将多余导管置于泵的后方,如导管过长,为避免导管缠结,可剪除部分导管,但应记录切除导管的长度,以便术后进行适当的注药和给药。逐层缝合切口,避免泵直接置于切口下方。

【问题4】 术后对于设备运行及患者管理应注意哪些方面?

IDDS植入后,对于设备运行及患者管理应注意:①根据泵入药物类别给予合适的初始剂量;②定期随访,观察患者疼痛缓解程度及是否出现副作用,调整药物泵注的速度;③定期对泵中的余药量进行查询并再次充填药物;④定期运行药泵诊断程序,检查药泵的工作状态,排除药泵故障。

鞘内药物输注系统(IDDS)持续吗啡输注治疗慢性癌痛患者的诊疗流程

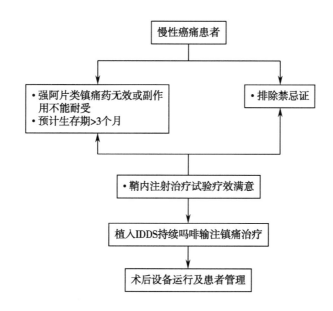

三、脑深部刺激

脑深部刺激(deep brain stimulation,DBS)或称脑深部刺激术,是将一套神经刺激器(或称"脑起搏器")的医疗装置植入体内。这套医疗装置包括刺激电极,延伸导线,脉冲发生器和体外程控仪。在立体定向神经外科技术引导下,通过手术的方式将刺激电极植入到脑内特定的神经核团或位置,电极通过延伸导线与植入体内的脉冲发生器连接,传输并释放脉冲发生器产生的设定参数(频率、脉宽、电流/电压幅度)脉冲电流,刺激神经核团/组织或神经核团/组织所属的神经网络,调节神经功能,从而达到控制症状,治疗疾病的目的。DBS临床上可应用于运动障碍性疾病、癫痫以及抑郁症的外科治疗。

DBS系统一般由脉冲发生器、刺激电极、延伸导线和体外程控仪四部分组成。

脉冲发生器能够产生设定的刺激参数(频率、脉宽、电压/电流强度等)的电流脉冲。根据电脉冲输出的通道数目可分为单通道脉冲发生器(图8-11)和双通道脉冲发生器(图8-12)。根据脉冲发生器集成的电池是否为一次性的,可将其分为可充电式和不可充电式。根据电脉冲输出的模式,可分为恒流型和恒压型;恒流型输出设定安培的电流,恒压型输出设定伏特的电压,因此对于恒压模式,脉冲发生器输出的电流强度取决于阻抗。脉冲发生器一般植入一侧或双侧上胸部的皮下。

刺激电极(图8-13)植入到脑深部靶点核团,向外发放电流脉冲刺激靶核团。目前临床可用的刺激电极为单列线性排列的4触点电极,每个电极触点为圆柱状,长度为1.5mm,2个触点之间的间距为0.5mm或1.5mm。

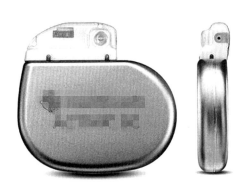

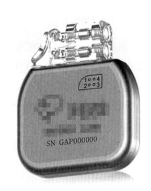

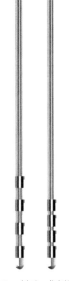

图 8-11　单通道脉冲发生器　　　图 8-12　双通道脉冲发生器　　　图 8-13　植入式刺激电极

延伸导线（图 8-14）穿行于皮下隧道，将脉冲发生器与刺激电极连接起来。延伸导线将脉冲发生器产生的电流脉冲传输至刺激电极。

体外程序控制仪（图 8-15）可通过无线通信的方式与脉冲发生器建立连接，可用于查询并控制脉冲发生器工作状态，测试系统阻抗及剩余电量，并对脉冲发生器输出的刺激参数及刺激模式编程。

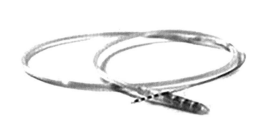

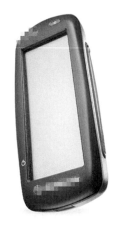

图 8-14　延伸导线　　　　　　　图 8-15　脑深部刺激系统医用体外程序控制仪

病历摘要

女，47 岁。因"双眼不自主眨眼频率增加 3 年，加重伴口下颌不自主动作 1 年"为主诉来院就诊。患者 3 年前无明显诱因开始出现双眼干涩感，异物感，伴有双眼眨眼频率增加，不能控制，当时未在意，未予诊治。1 年前患者开始出现频繁眨眼，睁眼费力，间断出现眼睑持续闭合，可持续 1～2 小时，揉搓双眼睑、打呵欠可短暂缓解症状。此外患者逐渐出现口下颌不自主张合动作，似咀嚼动作，不能自控。疲劳，紧张，情绪激动时症状加重。曾口服"氟哌啶醇片 4mg，每日两次；盐酸苯海索片 3mg，每日两次"治疗，无效。行局部"肉毒素注射"治疗，初次注射后双眼睑症状明显改善，口下颌症状改善不明显，疗效持续约 1 个月，再次给予"肉毒素注射"治疗，无明显疗效，患者目前双眼视物明显受限，影响生活，为进一步诊治来院就诊。既往体健，无外伤手术史。查体：步入病房，神清语利，应答切题，计算力、定向力、记忆力无明显异常。上眼睑下垂，频繁眨眼动作，口下颌不自主张合动作，双侧眼球活动自如，双侧瞳孔等大等圆，直径约 2.5mm，对光反射灵敏。双侧面纹对称，伸舌居中。双侧肢体肌张力正常，肌力 5 级，病理征阴性。

【问题1】 通过上述病史采集及查体资料,该患者考虑的诊断是什么?

思路 患者中年女性,慢性病程,根据目前双侧眼睑痉挛及口下颌不自主运动的症状,诊断考虑为"梅杰综合征"。

【问题2】 为进一步明确诊断需要完善哪些检查?

思路 梅杰综合征的诊断主要依靠临床症状,缺乏特异性实验室或影像检查方法,但仍需要完善一些检查,以与其他疾病鉴别。比如,行头颅或乳突CT检查,排除乳突或颅骨疾病。行颅脑MRI检查,能够帮助排除部分继发性的肌张力障碍性疾病。重症肌无力患者早期可有上睑下垂,睁眼无力的症状,可行新斯的明试验以鉴别。

知识点

梅杰综合征的临床表现

梅杰综合征是颅(颈)部节段型肌张力障碍的一种类型,特征性临床表现为眼睑痉挛和口下颌肌张力障碍。1910年,法国神经科医师 Henri Meige 首次系统性总结了该病的特征性临床表现,此后此病就以该医师名字命名,即梅杰综合征(Meige's syndrome)。

1. 眼部症状

(1)初始可能表现为双眼畏光,此后出现双侧瞬目增加,睁眼和闭眼困难,严重时甚至表现为不能控制的长时间的强迫性眼睑闭合,称为眼睑痉挛。多数患者为双侧起病,约1/4的患者单侧起病,但很快进展为双侧。

(2)一些活动或动作可能诱发或加重眼睑痉挛等症状,如说话、咀嚼、行走等;一些行为或动作能够缓解眼睑痉挛,比如提拉上眼睑,吸吮动作,鼓腮吹气等,这称为"sensory tricks"现象。

2. 口下颌及颅外症状

(1)口下颌症状临床表现包括强迫性张口或闭口,反复的嘴唇皱缩,嘴角内吸,磨牙,下颌偏斜或前凸,舌肌不自主地伸、缩,搅动,称为口下颌肌张力障碍。

(2)随病情进展,肌张力障碍可能进一步扩展,出现颅外症状,如累及咽喉,出现构音障碍,吞咽困难;颈部,出现颈部肌张力障碍,如斜颈,颈部前屈等。

辅助检查

患者颅脑CT平扫提示脑实质及颅骨未见异常。颅脑MRI平扫未见明显异常。新斯的明试验阴性。

【问题3】 根据患者目前病情,该如何选择进一步治疗方案?

思路 根据患者的病史、查体记录及辅助检查结果,诊断为"梅杰综合征"。患者经过口服药物治疗及局部肉毒素注射治疗,目前均无明显疗效。为缓解患者眼睑痉挛及口下颌肌张力障碍症状,提高生活质量,可考虑外科治疗方式。外科治疗方案的选择可以考虑苍白球毁损术或者DBS治疗,DBS治疗因为其有效、微创、可逆、可调节的优势,已经成为梅杰综合征外科治疗的首选治疗方式。本病例在告知患者及家属外科治疗方式及风险后,家属选择DBS治疗。

知识点

DBS治疗的作用机制

DBS治疗运动障碍性疾病具体机制仍未完全阐明,但目前已经提出了相关假说,主要是DBS治疗对神经环路的干扰或调控假说。

大量的苍白球或丘脑毁损治疗运动障碍疾病的临床经验证明了基底节在运动的协调与控制上的

重要作用,对大脑皮质下结构纤维联系及功能相关的解剖及生理学研究揭示了3个重要的神经环路系统,即边缘环路、小脑环路及基底节环路(图8-16)。

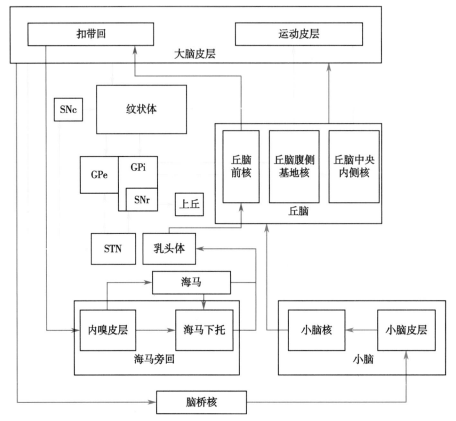

图 8-16 脑内重要的神经环路

这些环路包含大脑皮质、基底节、丘脑、边缘系统、小脑等脑组织结构。箭头连线标示了各脑组织结构间的神经纤维投射方向。绿色线标示小脑环路的神经纤维投射,红色线标示边缘环路的神经纤维投射,黄色线标示基底节环路的神经纤维投射。SNc,黑质致密部;SNr,黑质网状部;STN,底丘脑核;GPe,苍白球外侧核;GPi,苍白球内侧核。

　　大脑皮质、皮质下神经核、小脑等脑组织结构通过相互的神经纤维投射产生联系,形成神经环路,整合不同的脑功能区域,行使重要的神经功能。而这些神经联系的本质是电活动的传递,或者说是编码信息的动作电位序列的产生与传递。DBS治疗将释放电刺激的电极植入脑内不同的神经靶点或核团,而这些神经靶点或核团又属于脑内不同神经环路的网络节点或重要组成部分,DBS可能通过输入外源性电刺激至靶点或神经核团,抑制、矫正错误编码信息的动作电位序列,抑或增强正确编码信息的动作电位序列,使正确编码信息的动作电位序列在相应的神经网络及神经环路传递,从而恢复正常的神经功能。

知识点

DBS 治疗的临床适应证、禁忌证及刺激靶点选择

　　目前,DBS临床上主要用于运动障碍性疾病如帕金森病、原发性震颤及肌张力障碍的治疗。此外,DBS对于药物难治性部分性癫痫及强迫症等精神障碍亦有明确疗效。DBS治疗的临床适应证取决于刺激电极作用的靶点或靶神经核。DBS临床应用的适应证、禁忌证及刺激靶点见表8-5。

表 8-5 DBS 临床适应证、禁忌证及刺激靶点

疾病类型	适应证	禁忌证	刺激靶点
帕金森病	①原发性帕金森病患者;②药物（主要为左旋多巴制剂）疗效逐渐减退或出现"开-关"现象、异动等药物副作用;③存在功能障碍性运动并发症,严重影响日常生活	①严重认知障碍;②严重的抑郁、焦虑、自杀倾向等精神障碍;③影响手术或麻醉的其他系统疾病,出血倾向,全身状况差不能耐受手术	苍白球内侧核（GPi）或底丘脑核（STN）对于震颤为主要症状的帕金森病患者刺激靶点可选择丘脑腹中间核（Vim核）
原发性震颤	①符合原发性震颤的诊断标准,包括病程>3年;阳性家族史;饮酒后症状减轻或缓解;②临床症状较重,严重影响日常生活,药物疗效不佳	①症状轻,日常生活不受影响;②严重的认知障碍或精神障碍;③影响手术或麻醉的其他系统疾病,出血倾向,全身状况差不能耐受手术	丘脑 Vim 核
肌张力障碍	①符合原发性肌张力障碍诊断,如梅杰综合征,痉挛性斜颈等;②临床症状严重影响日常生活能力;③药物治疗无效	①诊断不明确;②严重的认知障碍或精神障碍;③影响手术或麻醉的其他系统疾病,出血倾向,全身状况差不能耐受手术	GPi 或 STN
癫痫	①年龄大于 18 岁;②药物难治性癫痫（3 种或 3 种以上抗癫痫药物无效）,部分性发作,伴或不伴继发全身性发作;③无法行病灶切除性手术	①严重的认知障碍或精神障碍;②影响手术或麻醉的其他系统疾病,出血倾向,全身状况差不能耐受手术	丘脑前核（ANT）
强迫症	①年龄≥18 岁,病程超过 5 年;②病情严重,耶鲁-布朗强迫量表（YBOCS）评分≥28 分;③药物治疗无效（经过至少 3 种选择性5-HT 再摄取抑制剂,氯米帕明及至少 2 种增效剂的治疗）;④充分的进行了认知行为疗法试验	①强迫障碍主要表现为囤积行为;②伴有另一种严重的精神疾病如人格障碍或双相情感障碍（强迫症伴焦虑和/或抑郁仍可认为是 DBS 的适应证）;③药物滥用;④妊娠;⑤既往手术破坏了刺激靶点处的组织结构;⑥伴有其他神经系统疾病,严重认知障碍或痴呆;⑦自杀倾向;⑧影响手术或麻醉的其他系统疾病,出血倾向,全身状况差不能耐受手术	内囊前肢

入院后诊疗经过

患者以"梅杰综合征"收住入院。

【问题 4】 围手术期如何处理?

思路 1 对患者病情进行充分评估,明确症状的严重程度,为患者预后提供判断标准。目前国际上对于梅杰综合征等原发性肌张力障碍患者的病情评估通常采用 B-F MDRS 评分量表（Burke-Fahn movement disorder rate scale）。该评分量表分为两部分,分别为运动障碍评分量表（表 8-6）和残疾评分量表（表 8-7）,此外还需对患者的精神及认知功能做出评估。

知识点

表 8-6　B-F MDRS 运动障碍评分量表

身体区域	诱发因子		严重因子	权重	乘积
眼	0~4	×	0~4	0.5	0~8
嘴	0~4	×	0~4	0.5	0~8
言语/吞咽	0~4	×	0~4	1	0~16
颈部	0~4	×	0~4	0.5	0~8
右臂	0~4	×	0~4	1	0~16
左臂	0~4	×	0~4	1	0~16
躯干	0~4	×	0~4	1	0~16
右腿	0~4	×	0~4	1	0~16
左腿	0~4	×	0~4	1	0~16
				总和=(最高 120 分)	

一、诱发因子

(1)通用评分标准

0= 评分部位静息或动作时均无肌张力障碍表现。

1= 评分部位在做特定的动作时出现肌张力障碍。

2= 评分部位在做很多动作时出现肌张力障碍。

3= 在远隔的身体部位动作时评分部位出现肌张力障碍或者是评分部位在静息状态下偶尔出现肌张力障碍。

4= 评分部位在静息状态下也有肌张力障碍表现。

(2)言语/吞咽评分标准

1= 单一一种或是两者均偶尔出现(<1 次发作期/月)。

2= 两者之一经常出现(>1 次发作期/月,包括窒息的症状)。

3= 一种经常出现同时另一种偶尔出现。

4= 两者均经常出现。

二、严重因子

(1)眼部评分标准

0= 不存在肌张力障碍表现。

1= 细微异常,偶有眨眼。

2= 轻微异常,频繁眨眼,但不伴有长时间的眼睑闭合痉挛。

3= 中度异常,有持续一段时间的眼睑闭合痉挛,但绝大多数时间眼睑能够睁开。

4= 重度异常,长时间的眼睑闭合痉挛,闭眼时间≥30%。

(2)嘴部评分标准

0= 无肌张力障碍表现。

1= 细微异常,偶尔"鬼脸"(面部扭曲)动作,或者其他嘴部动作(如张口或者牙关紧闭;舌动)。

2= 轻微异常,异常运动出现的时间<50%。

3= 在大多数时间出现中度异常的肌张力障碍运动或者肌肉收缩。

4= 在大多数时间出现重度异常的肌张力障碍或者肌肉收缩。

(3)言语/吞咽评分标准

0= 正常。

1= 细微异常;言语发音容易理解或者偶尔出现窒息。

2= 言语发音有些难以理解或者频繁出现窒息。

3= 言语发音明显难以理解或者不能吞咽固体食物。

4= 完全或近乎完全构音障碍,或者吞咽软食和流食显著困难。

（4）颈部评分标准

0= 无肌张力障碍表现。

1= 细微异常,偶有颈部肌肉牵拉。

2= 明显斜颈,程度较轻。

3= 中度肌肉牵拉。

4= 极度肌肉牵拉。

（5）上肢评分标准

0= 无肌张力障碍表现。

1= 细微肌张力障碍,临床表现不明显。

2= 轻微,明显肌张力障碍,无功能障碍。

3= 中度,能够抓握,伴有一些手部功能。

4= 重度,不能有效的抓握。

（6）躯干评分标准

0= 无肌张力障碍表现。

1= 细微躯干前屈,临床上不明显。

2= 明显躯干前屈,但不影响站立和行走。

3= 中度躯干前屈,影响站立及行走。

4= 极度躯干前屈,不能站立和行走。

（7）下肢评分标准

0= 无肌张力障碍表现。

1= 细微肌张力障碍表现,不引起功能损害,临床表现不明显。

2= 轻微肌张力障碍,行走轻快不需帮助。

3= 中度肌张力障碍,严重行走障碍或者行走需要帮助。

4= 严重肌张力障碍,患腿不能站立或行走。

知识点

表 8-7　B-F MDRS 残疾评分量表

功能	评分/分
言语	0~4
书写	0~4
摄食	0~4
进食吞咽	0~4
个人卫生	0~4
穿衣	0~4
行走	0~6
	总和 =（最高 30 分）

功能障碍评分标准

一、言语

0= 正常。

1= 细微异常,言语容易被理解。

2= 言语被理解有些困难。

3= 言语被理解明显困难。

4= 完全或近乎完全构音障碍。

二、书写

0= 正常。

1= 存在细微困难,但字迹清晰可辨。

2= 几乎无法辨认字迹。

3= 无法辨认字迹。

4= 无法持续握笔。

三、摄食

0= 正常。

1= 需要使用"技巧",可独立进食。

2= 可以将食物送进嘴中,但不能使用餐具切割食物。

3= 仅能用手指摄取食物。

4= 无法独立摄取食物。

四、进食吞咽

0= 正常。

1= 偶尔呛噎。

2= 频繁呛噎,吞咽困难。

3= 不能吞咽固体食物。

4= 不能吞咽软食或流食。

五、个人卫生

0= 正常。

1= 动作笨拙但能独立完成。

2= 一些动作需要帮助。

3= 大部分动作需要帮助。

4= 所有动作都需要帮助。

六、穿衣

0= 正常。

1= 动作笨拙,但能独立完成。

2= 有些动作需要帮助。

3= 大部分动作需要帮助。

4= 完全需要帮助。

七、行走

0= 正常。

1= 细微异常,不易察觉。

2= 中度异常,表现明显,普通人亦能发现。

3= 显著异常。

4= 行走需要帮助。

6= 无法行走,轮椅辅助。

　　思路2　完善术前常规检查:胸部正位片、心电图检查、血常规、血生化常规及离子、凝血功能、血型、乙肝两对半、HCV、RPR、HIV。

手术治疗情况

1. DBS 植入前准备

（1）根据患者的病情、诊断选择刺激电极植入靶点。术前行颅脑 MRI 薄层 3D 序列扫描，获得影像数据输入计算机计划工作站系统并标示欲植入的靶点位置。颅脑 MRI 扫描一般在术前 1~3 天完成，同时完成其他各项术前检查。

（2）手术当天，在局麻下安装固定头架（图 8-17）。然后行颅脑 CT 薄层扫描。获得的 CT 影像数据输入至计算机计划工作站，与颅脑 MRI 影像融合，建立大脑立体定向坐标系统。

（3）计算植入靶点的坐标，设计电极穿刺路径，穿刺路径需避开脑组织表面血管、脑沟及脑室（图 8-18）。

2. DBS 刺激电极植入手术　手术一般在局麻下进行，术前给予抗生素预防感染，患者取半坐卧位，固定头架通过适配锁扣与 Mayfield 头架连接并固定在床头（图 8-19）。头顶术区及固定头架消毒，铺巾，铺巾时注意不要覆盖固定头架上的坐标数字。

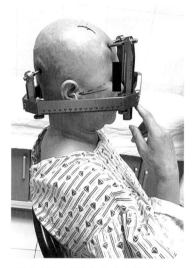

图 8-17　安装立体定向固定头架

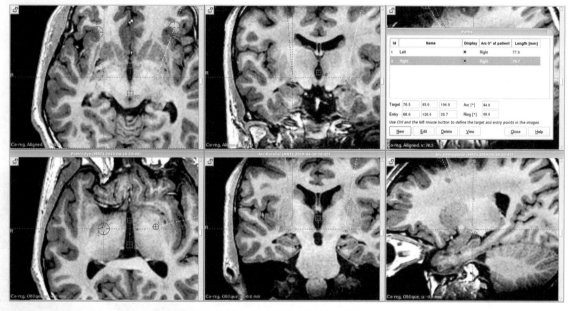

图 8-18　计划工作站系统计算植入靶点的坐标

根据植入靶点的坐标及穿刺路径要求设置好整个立体定向仪的参数和角度并将整个立体定向仪组装好。根据穿刺路径标记头皮表面的穿刺点，设计切口，局部麻醉后切开头皮，并在颅骨入点钻孔。在颅孔处安装电极固定底座，在硬膜穿刺点处电凝并十字切开，使用带芯套管针沿穿刺路径向脑深部建立穿刺通道。

取下针芯，植入微电极进行电生理定位。使用电动推进器将微电极沿着穿刺通道将微电极缓慢推进脑内，连续记录微电极周围神经组织的电活动，根据记录到的电信号特征对微电极所经过的皮质下各结构进行定位，直至微电

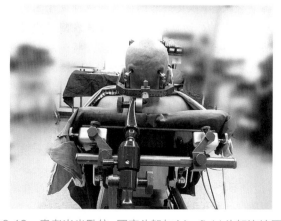

图 8-19　患者半坐卧位，固定头架与 Mayfield 头架连接固定

极记录到靶点神经核团特征性的电信号(图 8-20)。

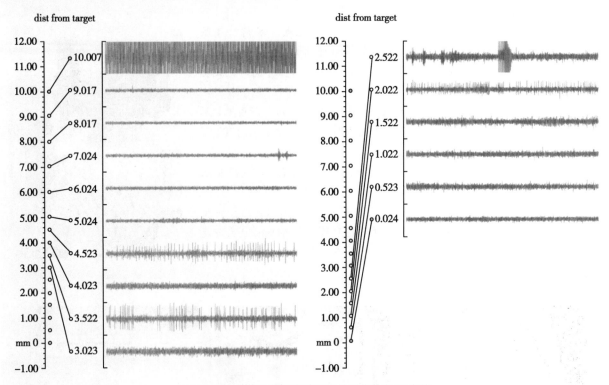

图 8-20　术中微电极连续记录协助靶点核团定位

微电极定位成功后,从套管中取下微电极并植入刺激电极(图 8-21)。刺激电极植入后给予术中电刺激测试,观察患者症状改善情况及电刺激相关副反应及出现阈值。如果较低的刺激电流即出现副反应,如刺激侧对侧肢体麻木、僵直,这提示刺激电极植入位置偏移,根据患者出现副反应的性质判断电极偏移的方向,调整位置后再次按照上述步骤植入刺激电极,直至测试效果满意,且副反应阈值合理。电极植入成功后固定刺激电极,闭合骨孔。逐层缝合头皮。

双侧刺激电极植入时,按上述步骤植入另一侧刺激电极。

3. DBS 延伸导线及脉冲发生器植入手术　手术在全麻下进行,患者取仰卧位,头偏向脉冲发生器植入侧的对侧,植入侧同侧肩下放置肩垫。术区消毒,铺巾,消毒范围包括头皮,耳后,颈部及上胸部皮肤。耳后做一长 4～6cm 纵切口,局部颅骨使用磨钻磨出两条纵行骨槽。一侧锁骨下 3cm 处做一长约 6cm 横切口,在此皮下制备囊袋,大小以良好容纳植入的脉冲发生器为准。使用通条建立耳后切口至胸部切口的皮下隧道,并在隧道中植入延伸导线。再建立头皮切口至耳后切口的皮下隧道,将刺激电极脑外端通过皮下隧道引至耳后切口处,在耳后切口处将刺激电极与延伸导线连接,连接处置入骨槽中并使用钛板及钛钉固定。在胸部切口处连接脉冲发生器及延伸导线,过长的延伸导线盘绕至脉冲发生器后方,使用缝线将脉冲发生器缝合固定在胸大肌筋膜上。使用程控仪测试 DBS 系统电阻,确定 DBS 系统电阻正常后,逐层缝合各切口。

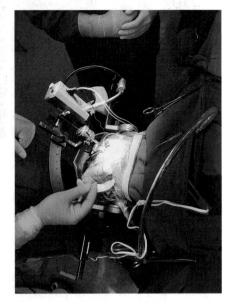

图 8-21　立体定向引导下植入一侧刺激电极

【问题 5】　患者 DBS 系统植入术后应如何管理?

思路 1　术后开机

常规情况下,DBS 术后刺激器处于关机状态。一般术后 4 周开机。开机时需再次测试 DBS 系统电阻,确定设备电路连接良好。

首次开机时需测定每个电极触点的治疗阈值和副作用阈值，确定"治疗窗口"。选择治疗阈值低而副作用阈值高的触点做刺激触点，也就是该触点应满足以下条件：在较低的电刺激强度下即出现治疗效果，而在较高刺激强度下才出现副作用，治疗窗口宽。刺激触点选择好后，根据触点测定时获得的治疗阈值给予初始刺激参数，主要包括电压、脉宽、频率的参数设置。

思路2　术后随访

术后3个月、6个月、12个月及此后每年定期随访，计算患者B-F MDRS量表评分，评估患者疗效，同时根据患者的评分改善情况确定是否需要调整刺激参数，以使患者能获得持续的症状改善，并且避免电刺激的副作用。

梅杰综合征脑深部电刺激术（DBS）治疗的诊疗流程

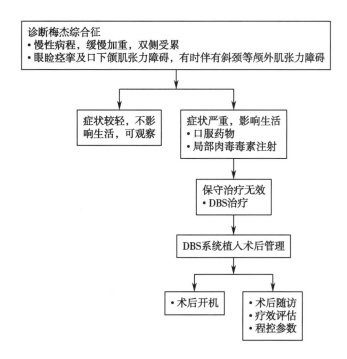

（刘如恩）

第九章 脊柱和脊髓疾病

第一节 脊柱退行性疾病

一、颈椎病

颈椎病是指颈椎间盘退行性病变及其继发性椎间关节退行性变所致的脊髓、神经、血管损害而表现的相应症状和体征。

1. 颈椎病的诊疗经过　通常包括以下环节：

（1）详细询问患者的症状学特征及相关病史。

（2）查体时重点关注患者四肢各肌群的肌力、浅感觉有无减退，腱反射、病理反射有无以及放射痛分布情况等。

（3）针对疑诊的患者进行颈椎 X 线及 CT 等影像学检查，以确定颈椎病的临床诊断；颈椎 MRI 可以有效评估神经受压情况。

（4）结合患者的情况选择初始的治疗方案，如经保守治疗无效，神经受压出现脊髓变性信号，可对颈椎病患者收入病房住院治疗。

（5）根据颈髓受压情况，确定手术治疗方案。

（6）对于术后患者，佩戴颈托以增加融合率。

（7）确定治疗结束的时间、出院随访日期、定期复诊的日期，以及出院后的注意事项。

2. 临床关键点

（1）颈椎病的初步诊断多为临床诊断，影像学检查可明确诊断。

（2）对确诊颈椎病的患者可进行临床分型，根据分型的不同，选择的手术方式亦可不同。

（3）一旦出现脊髓变性信号或者病理反射阳性，需早期积极外科干预治疗。

（4）术后早期患者要佩戴颈托，注重颈椎保养。

病历摘要

女，49 岁。主因"双上肢疼痛、麻木半年"来院就诊。初步病史采集如下：

患者于半年前无明显诱因出现双上肢疼痛、麻木，右侧为重，疼痛麻木多以上肢桡侧为重，拇指、示指及中指症状最为明显，呈放射状分布，疼痛持续，劳累后加重，休息后可缓解。期间自服"布洛芬"治疗，卧床休息，疼痛略减轻，近日来，口服止疼药无明显效果。

【问题1】 通过上述问诊，该患者可疑的诊断是什么？

思路　根据患者的主诉双上肢放射性麻木、疼痛，且沿神经根分布区域明显，应高度怀疑颈椎病。

【问题2】 有无发病的诱因或前驱症状？可能的临床分型是什么？

思路1　有些颈椎病的发生可能会有诱因，如果在询问病史中能够及时发现这些诱因，有时对明确诊断非常重要。比如患者从事文秘或教师工作，长期伏案，或者曾遭遇紧急刹车致使颈部活动剧烈等。

思路2　患者的症状以神经根痛为主，呈现放射性特点，故考虑神经根型颈椎病可能性较大。

知识点

颈椎病分型

1. 神经根型颈椎病　颈椎病中神经根型发病率最高（50%～60%），这是由于颈椎间盘侧后方突出、钩椎关节增生、肥大，压迫神经根所致。临床上开始多为颈肩痛，加重可向上肢放射。放射痛的范围根据受压神经根不同而表现在相应皮节的疼痛。皮肤可有麻木、过敏等感觉异常。同时可有上肢肌力下降，手指动作不灵活。当头部或上肢姿势不当，或突然牵撞患肢即可发生剧烈的闪电样锐痛。

2. 脊髓型颈椎病　占颈椎病的10%～15%。脊髓受压的主要原因是中央后突之髓核、椎体后缘骨赘、增生肥厚的黄韧带及钙化的后纵韧带等。由于下颈段椎管相对较小（脊髓颈膨大处），且活动度大，故退行性变亦发生较早、较重，脊髓受压也易发生在下颈段。脊髓受压早期，由于压迫物多来自脊髓前方，故临床上以侧束、锥体束损害表现突出。此时颈痛不明显，而以四肢乏力、行走"踩棉花感"以及持物不稳为最先出现的症状。随病情加重发生自下而上的上运动神经元性瘫痪。有时压迫物也可来自侧方（关节突增生）或后方（黄韧带肥厚），而出现不同类型的脊髓损害合并神经根损害。

3. 交感神经型颈椎病　本型的发病机制尚不清楚。一般认为：颈脊神经灰交通支与颈交感神经及第1、2胸交感神经节的白交通支相连，故颈椎各种结构病变的刺激通过脊髓反射或脑-脊髓反射而产生一系列交感神经症状：①交感神经兴奋症状。如头痛或偏头痛，头晕特别在头转动时加重，有时伴恶心、呕吐；视物模糊、视力下降；心率加速、心律不齐，心前区痛和血压升高；头颈及上肢出汗异常以及耳鸣、听力下降等。②交感神经抑制症状。主要表现为头昏、眼花、流泪、鼻塞、心动过缓、血压下降等。

4. 椎动脉型颈椎病　颈椎横突孔增生狭窄、上关节突明显增生肥大可直接刺激或压迫椎动脉；颈椎退行性变后稳定性降低，在颈部活动时椎间关节产生过度移动而牵拉椎动脉；或颈交感神经兴奋，反射性地引起椎动脉痉挛等，以上均是本型病因。当患者有动脉硬化等血管疾病时则更易发生本病。临床表现有：①眩晕：为本型的主要症状，可表现为旋转性、浮动性或摇晃性眩晕，头部活动时可诱发或加重；②头痛：由椎基底动脉供血不足而侧支循环血管代偿性扩张引起，主要表现为枕部、顶枕部痛，也可放射到颞部；多为发作性胀痛，常伴自主神经功能紊乱症状；③视觉障碍：为突发性弱视或失明、复视，短期内自动恢复，由大脑后动脉及脑干内Ⅲ、Ⅳ、Ⅵ脑神经核缺血所致；④猝倒：由椎动脉受到刺激突然痉挛引起，多在头部突然旋转或屈伸时发生，倒地后再站起即可继续正常活动；⑤其他：还可有不同程度运动及感觉障碍以及精神症状。

需要指出的是，交感神经型及椎动脉型颈椎病的诊断客观依据少，临床争议目前较多，因此在诊治过程中需要慎重，尤其在决定手术治疗时。

【问题3】　病史采集结束后，下一步查体应重点针对哪些方面？

思路　针对神经根型颈椎病的试验有以下两种。①上肢牵拉试验：术者一手扶患侧颈部，一手握患腕，向相反方向牵拉。此时因臂丛神经被牵张，刺激已受压之神经根而出现放射痛。②压头试验：患者端坐，头后仰并偏向患侧，术者用手掌在其头顶加压，出现颈痛并向患手放射。

查体记录

查体：患者患侧上肢牵拉试验阳性，压头时，出现颈部疼痛并向患侧手部放射分布。

【问题4】　结合上述体检结果，为明确诊断应进一步实施哪些影像学检查？

思路

（1）X线检查：常规拍摄颈椎正位、侧位及动力位X线平片。颈椎生理前凸减小或消失；受累椎间隙变窄，可有退行性改变。在年轻病例或急性外伤性突出者，其椎间隙可无异常发现，但在颈椎动力性侧位片上可见受累节段不稳，并出现较为明显的梯形变（假性半脱位）。

（2）CT检查：CT检查对本病的诊断有一定帮助。另外，颈椎CT平扫可诊断是否存在颈椎后纵韧带骨化和钩椎关节的增生。

（3）MRI 检查：MRI 检查对颈椎间盘突出症的诊断具有重要价值，其准确率明显高于 CT 检查和椎管造影。

在 MRI 片上可直接观察到椎间盘向后突入椎管内，椎间盘突出成分与残余髓核的信号强度基本一致。在中央型颈椎间盘突出者，可见突出椎间盘明显压迫颈髓，使之局部变扁或出现凹陷，受压部位的颈髓信号异常。在侧方型颈椎间盘突出者，可见突出的椎间盘使颈髓侧方受压变形，信号强度改变，神经根部消失或向后移位。

辅助检查

患者行影像学检查 MRI 提示，颈椎退行性变、$C_5 \sim C_6$ 椎间盘突出，脊髓受压（图 9-1、图 9-2）。可以诊断为颈椎间盘突出（$C_5 \sim C_6$），神经根受压明显。

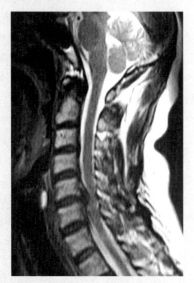
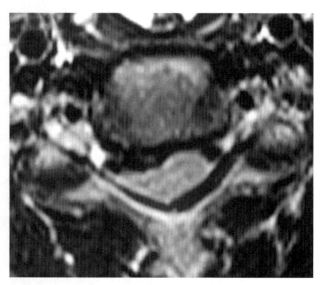

图 9-1　矢状位，颈椎间盘突出 $C_5 \sim C_6$，脊髓受压　　图 9-2　横断位，颈椎间盘突出，右侧较重，脊髓及神经根受压

【问题 5】　如何判读患者的 MRI 检查结果？

思路 1　经矢状位影像，可以判断有无间盘突出及节段，对比相应节段观察横断位影像，从而进一步判断间盘突出位置及神经根受压情况。

思路 2　因为颈椎病表现多样化，故临床应注意多种鉴别诊断，尤其是头晕、头痛等症状，应排除其他可引起该症状的疾病。

知识点

不同类型颈椎病的鉴别诊断

1. 神经根型颈椎病的鉴别诊断

（1）粘连性肩关节囊炎和腕管综合征：颈椎病时单根神经损害少，往往有前臂及手的根性疼痛，且有神经定位体征。此外，头颈部体征多于肩周炎。而 66%～88% 的腕管综合征患者可出现 Phalen 试验阳性，即急剧被动屈腕，1 分钟内正中神经支配区出现麻木或刺痛感，87% 的腕管综合征患者正中神经压迫试验阳性。

（2）胸廓出口综合征：包括前斜角肌综合征、肩锁综合征及肋锁综合征等。在使斜角肌收缩、增大胸腔压力（挺胸深吸气）及改变患侧上肢位置（过度外展肩部或向下牵引上肢）时，可诱发或加重症状。X 线片可发现颈肋、锁骨与第 1 肋骨间隙狭窄等。锁骨下血管造影有助于诊断。

（3）肌萎缩型侧索硬化症：表现为进行性肌萎缩，从手向上肢近端发展，最后可累及舌肌和咽部。与颈椎病的鉴别点为：①对称性发病；②感觉正常，感觉神经传导速度亦正常；③无神经根性疼痛。

（4）颈神经根肿瘤：临床表现为进行性根性疼痛，有典型节段性损害体征。可借助 MRI 进行诊断。

2. 脊髓型颈椎病的鉴别诊断　后纵韧带骨化症：骨化的后纵韧带可为节段性或连续性，当骨化的后纵韧带厚度超过颈椎椎管的30%时,即可出现脊髓压迫症状。在X线片的侧位及CT片上可明确显示此种病变,诊断较容易。MRI可反映脊髓受压的情况及有无变性。

3.椎动脉型和交感神经型颈椎病的鉴别诊断　本型的主要特点之一是可能发生眩晕,与颈椎不稳定和椎动脉旁骨质增生,在活动头颈部时牵拉、刺激椎动脉,使其痉挛而导致一过性脑缺血有关。故应注意与各类眩晕鉴别。

(1)能引起眩晕的疾病:眩晕可分为脑源性、耳源性、眼源性、外伤性及神经性等。颈椎病所致眩晕属脑源性。常见耳源性眩晕有梅尼埃病,眩晕发作多与情绪变化有关,前庭功能减退,发作时有水平性眼震颤,神经系统无异常。眼源性眩晕多由眼肌麻痹或屈光不正引起,当遮蔽病眼时眩晕可消失。头部外伤所致眩晕常伴有大脑皮质功能障碍及头痛等症状。神经症性眩晕者,常有多样临床表现,但检查时却无明显客观体征,其发作也无一定规律性,易受情绪影响。

(2)冠状动脉供血不足:与交感神经型颈椎病有相同的心前区痛、心律失常等表现,但前者没有上肢节段性疼痛和感觉异常。心电图检查有病理性改变,用血管扩张剂可缓解症状。

(3)锁骨下动脉盗血综合征:有椎基底动脉供血不足表现,患侧上肢乏力、沉重、疼痛及麻木。检查可发现患侧上肢血压低于健侧,桡动脉搏动减弱及患侧锁骨处可闻及血管杂音。此病与椎动脉型颈椎病的鉴别方法主要是行椎动脉造影和血管超声。如发现锁骨下动脉起始段狭窄或闭塞,伴患侧椎动脉血液向锁骨下动脉远端逆流,则诊断肯定。

【问题6】　颈椎病的治疗方法有哪些?

思路1　非手术治疗

(1)颌枕带牵引:适用于脊髓型以外的各型颈椎病,治疗过程较痛苦,患者依从性不高,难以达到理想效果。

(2)颈托和围领:主要用以限制颈椎过度活动,而患者行动不受影响。

(3)推拿按摩:对脊髓型以外的早期颈椎病有减轻肌痉挛、改善局部血液循环的作用。应注意手法需轻柔,不宜次数过多,否则反而会增加损伤。由非专业人员进行颈部拔伸、推扳而产生颈椎脱位并发四肢瘫痪的病例时有发生。

(4)理疗:有加速炎性水肿消退和松弛肌肉的作用。

(5)自我保健疗法:在工作中定时改变姿势,做颈部轻柔活动及上肢运动,有利于颈、肩肌肉弛张的调节和改善血液循环。在睡眠时,宜用平板床,枕头高度适当,不让头部过伸或过屈。

思路2　手术治疗:诊断明确的颈椎病经非手术治疗无效,或反复发作者,或脊髓型颈椎病诊断确立后适于手术治疗。根据手术途径不同,除传统的前路及后路手术外,利用显微外科技术还可以进行前外侧及后外侧椎间孔扩大,以达到神经根减压的目的。

(1)前路颈椎间盘显微切除及植骨融合内固定术:对于压迫来自前方的脊髓型颈椎病及神经根型颈椎病,可选择经前方入路,对于多节段颈椎病患者而言,若根性症状为主诉,亦可考虑经前入路,以达到充分减压的目的。

(2)前外侧入路椎间孔扩大减压术:利用显微外科技术,暴露并磨除增生的钩椎关节,完全开放椎间孔,达到减压神经根及解除椎动脉压迫的理想效果。这一术式不需要固定。

(3)后路手术:主要是通过椎板切除或椎板成形术达到对脊髓的减压。单纯椎板切除不推荐,尤其在年轻患者,最好同时行固定融合以降低颈椎后凸畸形的发生率。椎板成形术包括"单开门"及"双开门"等。

(4)后外侧入路椎间孔扩大减压术:显微镜或内镜下直接显露病变节段的关节突关节内侧,利用磨钻或枪状咬骨钳开放椎间孔,对神经根充分减压;对突出至椎管侧方、神经根腹侧的椎间盘,可通过神经根下方或上方摘除。

【问题7】　该患者入院后下一步应如何处理?

思路　该患者病变节段单一,神经根症状明显,可考虑行前路颈椎间盘显微切除及植骨融合内固定术。

二、颈椎后纵韧带骨化

颈椎后纵韧带骨化症(ossification of posterior longitudinal ligament,OPLL)是指因颈椎的后纵韧带发生

骨化,从而压迫脊髓和神经根,产生肢体的感觉和运动障碍及内脏自主神经功能紊乱的疾病。骨化韧带突向椎管,可产生脊髓损害症状,与脊髓型颈椎病难以区别,多在40岁以上男性发病。

1. 颈椎后纵韧带骨化的诊疗经过　通常包括以下环节:

(1)详细询问患者的症状学特征及相关病史。

(2)查体时重点关注患者四肢各肌群的肌力、浅感觉有无减退、腱反射是否亢进、病理反射有无以及放射痛的分布情况等。

(3)针对疑诊的患者进行颈椎X线及CT等影像学检查,以确定OPLL的临床诊断,尤其是CT检查可以明确判断OPLL并为鉴别脊髓型颈椎病提供重要证据;颈椎MRI可以有效评估脊髓受压情况。

(4)结合患者的情况选择初始的治疗方案,如经保守治疗无效,神经受压出现脊髓变性信号,若患者自身情况无手术禁忌证,可对OPLL患者收入病房住院治疗。

(5)根据颈髓受压情况,确定手术治疗方案。

(6)对于术后患者,佩戴颈托以增加融合率。

(7)确定治疗结束的时间、出院随访日期、定期复诊的日期,以及出院后的注意事项。

2. 临床关键点

(1)颈椎病的初步诊断多为临床诊断,其临床表现可与脊髓型颈椎病相类似,但症状往往较重,影像学检查可明确诊断。

(2)CT检查可明确诊断以及脊髓受压程度,根据脊髓受压程度及患者自身情况不同,可选择的治疗方式亦可不同。

(3)如患者采取保守治疗,一定严防跌倒及颈椎剧烈活动,否则可能引起颈髓急性损伤,严重时可危及生命。

(4)一旦出现脊髓变性信号或者病理反射阳性,建议早期积极外科干预治疗。

(5)外科手术主要包括经前路椎体次全切及植骨融合术、后路开门手术以及后路椎板切除融合术。

(6)术后早期患者要严格佩戴颈托,注重肢体功能康复。

病历摘要

患者,男,57岁。主因"四肢麻木疼痛3年,加重伴无力1年"来院就诊。

现病史:患者3年前无明显诱因出现四肢麻木,程度较轻,后症状逐渐加重,但无上肢运动障碍。1年前患者无明显诱因出现双下肢无力感,行走踩棉花感,同时双手持物不稳,双手出现疼痛症状。患者自认有颈椎病可能,接受推拿及按摩等保守治疗,但无效果。

既往史:平素身体一般,高血压病史20余年,血压最高至160/100mmHg,未予规律治疗;糖尿病史6年,餐前血糖约9mmol/L,餐后未检测,平日自服阿卡波糖片治疗,血糖控制佳。否认冠状动脉粥样硬化性心脏病史,否认手术外伤史。

【问题1】 通过上述问诊,该患者可疑的诊断是什么?

思路　患者四肢症状严重,出现行走及持物不稳症状,中年男性,存在脊髓型颈椎病可能性,但同时存在颈椎OPLL可能性,目前无影像学资料,尚需进一步查体及检查确诊。

知识点

颈椎OPLL的临床表现

颈椎后纵韧带骨化患者的临床表现与椎管狭窄症、颈椎病临床表现十分相似,既可有脊髓压迫症状,也可有神经根受压症状。患者感觉颈部疼痛或不适,逐渐出现四肢感觉、运动功能障碍和膀胱、直肠功能障碍,并进行性加重。查体发生肢体及躯干感觉障碍,深反射亢进,多伴有上肢及下肢病理反射。绝大多数患者起病时无明显诱因,缓慢发病,但有近20%的患者因程度不同的外伤、行走时跌倒或乘车时头颈突然后仰等突发起病,或使原有症状加剧甚至造成四肢瘫痪。

【问题2】 下一步查体应注意什么?

思路 患者出现行走踩棉花感及持物不稳等症状,应着重检查肌力及病理反射,病理反射阳性往往代表较严重的上运动神经元损害。查体可见:四肢远端肌力4级,肌张力增高,四肢腱反射亢进,双侧 Hoffmann 征阳性,双侧 Chaddock 征及 Babinski 征阳性,颈部以下浅感觉减退。

【问题3】 结合上述体检结果,为明确诊断应进一步实施哪些影像学检查?

思路 怀疑患者颈髓有受压可能,可先行颈椎 X 线检查及颈椎 MRI 检查。

辅助检查

颈椎 X 线提示颈椎椎体后缘异常的高密度条状阴影(图9-3),提示后纵韧带骨化可能较大($C_3 \sim C_6$); MRI 检查示 $C_3 \sim C_5$ 脊髓明显受压,椎体后缘异常低信号影,信号明显低于椎间盘组织(图9-4、图9-5)。

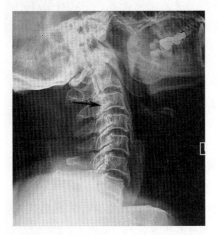

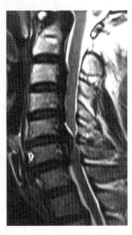

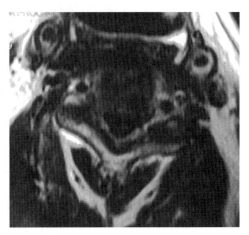

图9-3 椎体后缘可见条索状高密度影(箭头所示)

图9-4 脊髓受压明显,椎管狭窄,椎体后缘低信号影

图9-5 横断位 MRI 可见脊髓受压侧别及严重程度

【问题4】 颈椎 MRI 检查提示脊髓受压明显,但压迫物呈现 T_2 极低信号,提示存在 OPLL 可能,还需要进一步做何种检查确诊?

思路 X 线片提示椎体后缘高密度影,以及 MRI 检查颈髓明显受压,椎体后缘异常低信号影,提示可能存在 OPLL,需行颈椎 CT 检查确认。

CT 检查提示椎体后缘高密度影,后纵韧带骨化,椎管狭窄严重(图9-6、图9-7)。

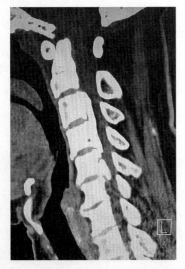

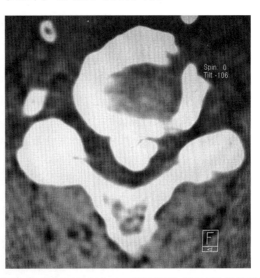

图9-6 CT 平扫可见椎体后缘高密度影

图9-7 轴位相可见骨化的后纵韧带造成严重的椎管狭窄

知识点

颈椎 OPLL 的辅助检查

1. X 线表现及骨化类型　颈椎后纵韧带骨化的 X 线片主要特征为椎体后缘异常的高密度条状阴影。为准确判断狭窄程度，可早期行 CT 扫描及重建。

2. CT 检查表现　是诊断后纵韧带骨化症的重要方法，可以在横断面上观察和测量骨化物的形态分布及其与脊髓的关系。在 CT 扫描图像上，可见椎体后缘有高密度骨化块突向椎管内，椎管容量变小，脊髓和神经根受压移位变形。可用椎管横断面狭窄率来表示椎管狭窄程度，如果对横断面图像进行矢状面重建，可观察骨化物在椎管纵向、横向的发展情况。

3. MRI 检查表现　可根据脊柱韧带的形态和信号变化判断韧带的正常或异常情况，在 MRI 的 T_1 加权、T_2 加权图像上，骨化的后纵韧带常呈低信号改变并凸入椎管，并可见硬膜囊外脂肪减少及硬膜囊受压。在相应横断面上，可见椎体后缘呈低信号的后纵韧带骨化影从椎管前方压迫脊髓及神经根。MRI 对判断脊髓受压损伤的程度及手术预后尤其重要，如果术前已经出现脊髓内异常变性信号改变，往往提示即使手术后减压良好，脊髓功能也不一定有较好恢复。另外，MRI 检查对确定手术减压范围十分重要，许多情况下，后纵韧带增生范围较广，但脊髓压迫往往局限于某一两个节段。

有两个问题需要明确：

1. 后纵韧带骨化并不一定有临床症状出现，许多 X 线普查发现的后纵韧带骨化十分严重，但其本人还可以正常生活而无明显的症状。同样，在某些广泛的颈椎后纵韧带骨化灶中，并不是每个平面都产生压迫症状，必要时可采用神经诱发电位和肌电图来确定受累及的神经范围及平面。

2. 除了后纵韧带骨化之外，骨化灶还可以发生在黄韧带，这两组韧带的同时骨化就会严重影响椎管的容积，产生明显的脊髓压迫症，若同时累及胸椎、腰椎，则病情将更为复杂多变。

【问题 5】　该患者年龄 57 岁，采取保守治疗后无效，收入院后，该如何进行治疗？

思路 1　手术适应证：

(1) 症状严重，骨化明显，椎管矢状径小，12mm 以下。

(2) 症状和体征进行性加重，保守治疗无效者。

(3) 影像检查见骨化灶十分明显，此时颈椎管已极度狭窄，轻微外伤即可引起脊髓损伤，有人主张积极手术。

(4) 颈椎后纵韧带骨化症的手术可选择前路和后路两种途径实施，目的是扩大椎管，解除骨化的后纵韧带对脊髓的压迫。

思路 2　颈前路手术适应证：

(1) C_3 以下节段性后纵韧带骨化，骨化灶厚度 < 5mm，椎管狭窄率 <45%，前路手术较安全。

(2) 对于 3 个或 3 个以下节段的后纵韧带骨化灶，前路减压加植骨融合为首选。

从理论上讲，前路手术可以直接切除韧带骨化灶解除脊髓压迫，但许多情况下，如骨化的韧带与硬膜粘连严重，或硬膜本身即为骨化的一部分，不得不选择韧带"漂浮"技术，即将骨化的韧带四周磨除至正常硬膜处，使韧带游离并漂浮于硬膜之上，达到脊髓减压的目的。椎体或椎间盘切除后须植骨内固定。

思路 3　颈后路手术适应证：

(1) 4 个或 4 个以上节段的连续型或混合型后纵韧带骨化症。

(2) 后纵韧带骨化灶累及 $C_1 \sim C_2$ 者。

(3) 后纵韧带骨化灶波及颈胸段。

(4) 后纵韧带骨化灶伴发急性颈脊髓损伤，须做广泛多节段椎板切除减压者。

后路手术包括椎板切除减压和椎管成形术两类。不管哪种手术方式，减压范围应包括病变上下各一节段的正常椎板。全椎板切除减压较为彻底，手术并不复杂，但对脊柱稳定性破坏较大，并可因环形瘢痕形成脊髓压迫，在对颈椎后纵韧带骨化行全椎板切除术后患者的长期随访报道中发现，约 1/3 的患者骨化灶有不同程度的发展。颈椎曲度畸形率达到 43%，主要为后凸畸形，因此，建议椎板减压的同时行颈椎侧块螺钉内固定以降低该并发症的发生率。许多情况下，由于脊髓已经严重受压，椎板切除或椎板扩大成形过程中，切不可造成脊髓的进一步损伤。

【问题6】 该患者应选择何种手术方式?

思路 该患者病变节段为 C_3~C_5,累及 3 个节段,故可考虑前路手术,但患者 C_5 节段钙化程度较严重,可能术中需要采取"漂浮"技术。

> 知识点
>
> ## 颈椎 OPLL"漂浮"技术减压
>
> 由于后纵韧带骨化块可与硬脊膜粘连,或硬膜本身也发生骨化,与 OPLL 粘连紧密,手术完全切除骨化块十分困难,此时可先切除减压范围内椎间盘,再用咬骨钳将椎体部分咬除,并用微型钻头磨削切除椎体后缘骨质,使后纵韧带骨化块逐渐显露出手术野,并将骨化灶四周完全游离呈浮动状态,此时只将骨化块与周围组织松解、游离,减压后硬脊膜下脑脊液搏动膨胀,骨化灶可以逐渐向前移动,从而达到减压目的。减压区域须植骨。"漂浮"技术可防止加重脊髓损害,又能达到减压的目的。后纵韧带骨化块"漂浮"手术难度较大,在骨化块局限、矢状径较大及与骨化硬膜紧密粘连时采用。

三、颈椎管狭窄

构成颈椎管的各解剖结构因发育性或退变性因素造成骨性或纤维性增生,引起一个或多个平面管腔狭窄,导致脊髓血液循环障碍、脊髓及神经根压迫者为颈椎管狭窄症。Arnold 等于 1976 年将椎管狭窄分为先天性和后天性两类。颈椎管狭窄症多见于中老年人,好发部位为下颈椎,以 C_4~C_6 节段最多见,发病缓慢。

1. 颈椎管狭窄的诊疗经过 通常包括以下环节:

(1)详细询问患者的症状学特征及相关病史。

(2)查体时重点关注患者四肢各肌群的肌力、浅感觉有无减退,腱反射、病理反射有无以及放射痛分布情况等。

(3)针对疑诊的患者进行颈椎 X 线及 CT 等影像学检查,以确定颈椎管狭窄的程度;颈椎 MRI 可以有效评估神经受压情况。

(4)结合患者的情况选择初始的治疗方案,如经保守治疗无效,神经受压出现脊髓变性信号,可将颈椎管狭窄患者收入病房住院治疗。

(5)根据颈髓受压情况,确定手术治疗方案,手术包括前路手术及后路手术。

(6)对于术后患者,佩戴颈托以增加融合率。

(7)确定治疗结束的时间、出院随访日期、定期复诊的日期,以及出院后的注意事项。

2. 临床关键点

(1)颈椎管狭窄的初步诊断多为临床诊断,影像学检查可明确诊断。

(2)对确诊颈椎管狭窄的患者,可根据狭窄类型及程度选择不同的治疗及手术方式。

(3)一旦出现脊髓变性信号或者病理反射阳性,需早期积极外科干预治疗。

(4)术后早期患者要佩戴颈托,注重颈椎保养。

病历摘要

患者,男,42 岁。主因"四肢麻木 5 年,无力伴步态不稳 2 年"来院就诊。

现病史:患者 5 年前自感四肢麻木,口服甲钴胺无效,针灸中医治疗效果不佳。近 2 年来,四肢麻木加重,并出现步态不稳症状,自觉四肢较以往无力。中医推拿按摩等保守治疗无效。

既往史:无脑卒中病史,无糖尿病,无外伤等其他病史。

【问题1】 通过上述问诊,该患者可疑的诊断是什么?

思路 患者四肢麻木无力,步态不稳,既往无特殊病史,中年男性,考虑颈髓受压可能性较大。可疑诊断包括颈椎间盘突出、颈椎管狭窄以及后纵韧带骨化。

知识点

颈椎管狭窄临床表现

1．感觉障碍　主要表现为四肢麻木、过敏或疼痛。大多数患者具有上述症状，且为始发症状。主要是脊髓丘脑束及其他感觉神经纤维束受累所致。四肢可同时发病，也可以一侧肢体先出现症状，但大多数患者感觉障碍先从上肢开始，尤以手臂部多发。躯干部症状有节段平面以下感觉障碍，胸、腹或骨盆区发紧，谓之"束带感"，严重者可出现呼吸困难。

2．运动障碍　多在感觉障碍之后出现，表现为锥体束征，为四肢无力、僵硬不灵活。大多数从下肢无力、沉重、行走拖地、踩棉花感开始，重者站立步态不稳，易跪地，需扶墙或双拐行走，随着症状的逐渐加重出现四肢瘫痪。

3．大小便障碍　一般出现较晚。早期为大小便无力，以尿频、尿急及便秘多见，晚期可出现尿潴留、大小便失禁。

4．颈部症状　不多，颈椎活动受限不明显，颈棘突或其椎旁肌肉可有轻压痛。躯干及四肢常有感觉障碍，但不很规则，躯干可以两侧不在一个平面，也可能有一段区域的感觉减退。浅反射如腹壁反射、提睾反射多减弱或消失。深感觉如位置觉、震动觉仍存在。肛门反射常存在，腱反射多明显活跃或亢进，Hoffmann 征单侧或双侧阳性。下肢肌肉痉挛侧可出现 Babinski 征阳性，髌、踝阵挛阳性。四肢肌肉萎缩、肌力减退，肌张力增高。肌萎缩出现较早且范围较广泛，尤其是发育性颈椎管狭窄的患者，因病变基础为多节段之故，因而颈脊髓一旦受累，往往为多节段。但其平面一般不会超过椎管狭窄最高节段的神经支配区。

【问题2】　若为颈椎管狭窄，可能的病因是什么？下一步应进行哪些专科体格检查？

思路　根据病因将颈椎管狭窄症分 3 类：①发育性颈椎管狭窄；②退变性颈椎管狭窄；③医源性颈椎管狭窄。查体应针对颈髓病变进行相应的体格检查。

查体记录

查体：自胸骨角水平以下肢体及躯干浅感觉障碍，四肢肌力 4$^+$ 级，四肢腱反射亢进，双侧 Hoffmann 征、Babinski 征、Chaddock 征阳性。压头试验阴性。

【问题3】　结合上述体检结果，为明确诊断应进一步实施哪些检查？

思路1　颈椎 MRI 检查可以判断有无颈椎管狭窄及其他脊髓病变可能。

辅助检查

颈椎 MRI 检查提示，颈椎管狭窄（C$_3$～C$_6$），椎体后缘低信号影，颈髓受压并有变性信号（图9-8、图9-9）。

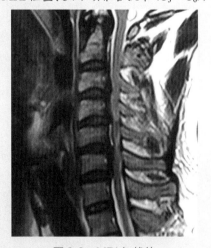

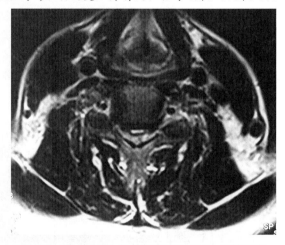

图 9-8　MRI 矢状位　　　　　　　　　　图 9-9　脊髓受压，椎管横断面积减少，椎管狭窄
可见颈椎管狭窄，椎体后缘低信号影，脊髓受压并可见变性信号。

思路 2　经 MRI 检查提示,可能存在颈椎 OPLL,为了确诊以及测量颈椎管的狭窄程度,可行颈椎 CT 进一步检查。

CT 检查提示椎管狭窄的原因为后纵韧带骨化 $C_3 \sim C_6$(图 9-10)。颈椎管矢状径狭窄,严重处为 5mm。

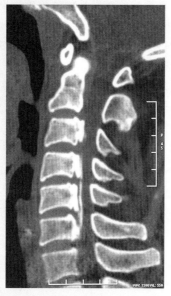

图 9-10　后纵韧带骨化造成的椎管狭窄

知识点

颈椎管狭窄的影像学检查

1. 影像学检查　X 线平片检查颈椎发育性椎管狭窄主要表现为颈椎管矢状径减少。因此,在标准侧位片行椎管矢状径测量是确立诊断的准确而简便的方法。椎管矢状径为椎体后缘至棘突基底线的最短距离。凡矢状径绝对值<12mm,属发育性颈椎管狭窄;绝对值<10mm 者,属于绝对狭窄。用比率法表示更为准确,因椎管与椎体的正中矢状面在同一解剖平面,其放大率相同,可排除放大率的影响。正常椎管/椎体比率为 1:1,当比率小于 0.82:1 时提示椎管狭窄,当比率小于 0.75:1 时可确诊,称之为 Parlov 比值。

2. CT 扫描检查　CT 可清晰显示颈椎管形态及狭窄程度。能够清楚地显示骨性椎管,但对软性椎管显示欠佳。CTM(CT 椎管造影)可清楚显示骨性椎管、硬膜囊和病变的相互关系,以及对颈椎管横断面的各种不同组织和结构的面积及其之间的比值进行测算。

3. MRI 检查　MRI 可准确显示颈椎管狭窄的部位及程度,并能纵向直接显示硬膜囊及脊髓的受压情况,尤其当椎管严重狭窄致蛛网膜下腔完全梗阻时,能清楚显示梗阻病变头、尾侧的位置。

【问题 4】　下一步考虑何种治疗?
思路 1　患者已经采取保守治疗,无效,且 MRI 提示颈髓变性信号,应积极行手术治疗。

知识点

颈椎管狭窄的治疗

对轻型病例可采用理疗、制动及对症处理。多数患者非手术疗法往往症状获得缓解。对脊髓损害发展较快、症状较重者应尽快行手术治疗。手术方法按照入路不同可分为:前路手术、前外侧路手术、后路手术。

1. 前路手术 减压分为两类：根据退行性变的来源及程度，可单纯切除突出的椎间盘，把突向椎管的髓核及纤维环彻底刮除，也可行椎体次全切术。

2. 后路手术

（1）椎板切除减压术：适用于发育性的或继发性的颈椎管狭窄患者。其颈椎管矢状径<10mm，或在 10~12mm 而椎体后缘骨赘>3mm 者，或颈脊髓后方有明显压迫者，一般减压 C_3~C_7 的 5 个节段，必要时还可扩大减压范围。如关节突增生明显压迫神经根时，则应同时行部分关节突切除，扩大椎间孔减压。

（2）椎管扩大成形术：鉴于颈后路全椎板切除的许多弊病，各国学者开展了各种椎板成形术。开门术后椎管矢状径增大而呈椭圆形，瘢痕组织较少与硬膜粘连，故不致压迫脊髓。由于保留了椎板，使椎管的稳定性增加。手术方法有：①单开门法；②双开门法。

后路手术中，为了减少由于肌肉剥离及瘢痕引起的颈后部不适症状（轴性症状），以及术后的颈椎后凸，有人建议尽量保护附着在 C_2 及 C_7 棘突的肌肉。

思路2 该患者病变节段累及 C_3~C_6，可考虑行后路手术，可选择开门法及椎板切除减压术。

四、腰椎间盘突出

腰椎间盘突出主要是因为腰椎间盘各部分（髓核、纤维环及软骨板），尤其是髓核，有不同程度的退行性改变后，在外力因素的作用下，椎间盘的纤维环破裂，髓核组织从破裂之处突出（或脱出）于后方或椎管内，导致相邻脊神经根遭受刺激或压迫，从而产生腰部疼痛，一侧下肢或双下肢麻木、疼痛等一系列临床症状。腰椎间盘突出以 L_4~L_5、L_5~S_1 两个节段发生率最高，约占 95%。目前，年轻患者发生腰椎间盘突出的比例有所增加。

1. 腰椎间盘突出的诊疗经过 通常包括以下环节：

（1）详细询问患者的症状学特征及相关病史。

（2）查体时重点关注患者下肢肌力、浅感觉有无减退，腱反射、病理反射有无以及放射痛分布情况等；如存在病理反射阳性，则应怀疑是否存在颈椎病或者其他引起上运动神经元损伤的疾病。

（3）针对疑诊的患者进行腰椎 X 线及 CT 等影像学检查，以确定腰椎是否存在病变及严重程度；腰椎MRI 可以有效评估椎间盘突出程度、类型、硬膜囊及神经根受压情况。

（4）结合患者的情况选择初始的治疗方案，一般首选保守治疗，如经保守治疗无效，出现手术适应证，可将腰椎间盘突出患者收入病房住院治疗。

（5）根据患者年龄及间盘突出类型，确定手术治疗方案，手术包括微创手术及开放手术两大类。

（6）对于术后患者，佩戴腰围以增加融合率或保护椎间盘。

（7）确定出院随访日期、定期复诊的日期，以及出院后的注意事项。

2. 临床关键点

（1）腰椎间盘突出的初步诊断多为临床诊断，影像学检查可明确诊断。

（2）对确诊腰椎间盘突出的患者可根据患者年龄及突出程度的不同，选择不同的治疗方法。

（3）一般首选保守治疗，如出现手术适应证，可考虑手术摘除突出椎间盘，手术方式根据间盘突出位置及患者年龄有多种选择。

（4）一旦查体发现病理反射阳性，需高度怀疑是否合并严重的颈椎病，不可盲目手术治疗腰椎间盘突出，待查明上运动神经元损害原因后，再考虑下一步治疗措施。

（5）术后早期患者要佩戴腰围，限制腰部活动，增加融合率或者保护健康的椎间盘。

病历摘要

患者，女，40 岁。主因"右下肢麻疼 3 个月"就诊。

现病史：患者于 3 个月前于锻炼活动弯腰后顿觉右下肢疼痛伴有麻木，疼痛呈放射状，沿坐骨神经分布,休息后缓解不明显,服用止痛药效果不佳。疼痛难忍,影响休息及正常工作。卧床休息及推拿治疗效果不明显。目前大小便正常。

既往史:既往体健,否认手术外伤史。

【问题1】 通过上述问诊,该患者可疑的诊断是什么?

思路　中年女性,活动后右下肢麻木疼痛,放射状疼痛感,考虑腰椎间盘突出可能性较大。

> 知识点
>
> ### 腰椎间盘突出的临床表现
>
> 1. 腰痛　是大多数患者最先出现的症状,发生率约91%。由于纤维环外层及后纵韧带受到髓核刺激,经窦椎神经而产生下腰部感应痛,有时可伴有臀部疼痛。
>
> 2. 下肢放射痛　虽然高位腰椎间盘突出(L_2~L_3、L_3~L_4)可以引起股神经痛,但临床少见,不足5%。绝大多数患者是L_4~L_5、L_5~S_1间隙突出,表现为坐骨神经痛。典型坐骨神经痛是从下腰部向臀部、大腿后方、小腿外侧直到足部的放射痛,在喷嚏和咳嗽等腹压增高的情况下疼痛会加剧。放射痛的肢体多为一侧,仅极少数中央型或旁中央型髓核突出者表现为双下肢症状。坐骨神经痛的原因有三个:①破裂的椎间盘产生化学物质的刺激及自身免疫反应使神经根发生化学性炎症;②突出的髓核压迫或牵张已有炎症的神经根,使其静脉回流受阻,进一步加重水肿,使得对疼痛的敏感性增高;③受压的神经根缺血。上述三种因素相互关联,互为加重因素。
>
> 3. 马尾神经症状　向正后方突出的髓核或脱垂、游离椎间盘组织压迫马尾神经,其主要表现为大小便障碍,会阴和肛周感觉异常。严重者可出现大小便失控及双下肢不完全性瘫痪等症状,临床上少见。

【问题2】 可能的病因及诱因是什么? 应该进行何种专科查体?

思路1　基本病因可能为:

(1)腰椎间盘的退行性改变是基本因素:髓核的退变主要表现为含水量的降低,并可因失水引起椎节失稳、松动等小范围的病理改变;纤维环的退变主要表现为坚韧程度的降低。

(2)损伤:长期反复的外力造成轻微损害,加重了退行性变的程度。突然的暴力因素可导致间盘突出即刻加重,严重时可使间盘脱出。

(3)椎间盘自身解剖因素的弱点:椎间盘在成年之后修复能力逐渐变差。在上述因素作用的基础上,某种可导致椎间盘所承受压力突然升高的诱发因素,即可能使弹性较差的髓核穿过已变得不太坚韧的纤维环,造成髓核突出。

(4)遗传因素:腰椎间盘突出有家族性发病的报道,有色人种本症发病率低。

(5)腰骶椎先天异常:包括腰椎骶化、骶椎腰化、半椎体畸形、小关节畸形和关节突不对称等。上述因素可使下腰椎承受的应力发生改变,从而导致椎间盘内压升高和易发生退行性变和损伤。

思路2　诱发因素可能为:在椎间盘退行性变的基础上,某种可诱发椎间隙压力突然升高的因素可致髓核突出。常见的诱发因素有增加腹压、腰姿不正、突然负重、剧烈活动、妊娠、受寒和受潮等。该患者主诉为活动后出现单侧下肢麻木、疼痛症状,考虑为剧烈活动诱发。

思路3　针对腰椎间盘突出的专科查体主要包括有无腰椎侧弯、腰部活动是否受限、有无压痛、叩痛及骶棘肌痉挛;直腿抬高试验及加强试验;双下肢肌力、浅感觉有无减退,会阴区括约肌功能及皮肤浅感觉、腱反射以及病理反射的有无等。

> 知识点
>
> ### 腰椎间盘突出的体征
>
> 1. 一般体征　①腰椎侧弯:是一种为减轻疼痛而出现的姿势性代偿畸形。视髓核突出的部位与

神经根之间的关系不同而表现为脊柱凸向健侧或患侧。如髓核突出的部位位于脊神经根内侧,因脊柱向患侧弯曲可使脊神经根的张力减低,所以腰椎弯向患侧;反之,如突出物位于脊神经根外侧,则腰椎多向健侧弯曲。②腰部活动受限:大部分患者有不同程度的腰部活动受限,急性期尤为明显,其中以前屈受限最明显。③压痛、叩痛及骶棘肌痉挛:压痛及叩痛的部位基本上与病变的椎间隙相一致,80%~90%的病例呈阳性。叩痛以棘突处为明显。压痛点主要位于椎旁处,可出现沿坐骨神经放射痛。

2. 特殊体征　①直腿抬高试验及加强试验:患者仰卧,伸膝,被动抬高患肢。正常人神经根有4mm 滑动度,下肢抬高到60°~70°始感腘窝不适。腰椎间盘突出患者神经根受压或粘连使滑动度减少或消失,抬高在60°以内即可出现坐骨神经痛,称为直腿抬高试验阳性。在阳性患者中,缓慢降低患肢高度,待放射痛消失,这时再被动屈曲患侧踝关节,再次诱发放射痛称为加强试验阳性。有时因髓核较大,抬高健侧下肢也可牵拉硬脊膜诱发患侧坐骨神经产生放射痛。②股神经牵拉试验:患者取俯卧位,患肢膝关节完全伸直。检查者将伸直的下肢高抬,使髋关节处于过伸位,当过伸到一定程度出现大腿前方股神经分布区域疼痛时,则为阳性。此项试验主要用于检查 $L_2 \sim L_3$ 和 $L_3 \sim L_4$ 椎间盘突出的患者。

3. 神经系统表现　①感觉障碍:视受累脊神经根的部位不同而出现该神经支配区感觉异常。阳性率达 80% 以上。早期多表现为皮肤感觉过敏,继而出现麻木、刺痛及感觉减退。因受累神经根以单节单侧为多,故感觉障碍范围较小;但如果马尾神经受累(中央型或旁中央型),则感觉障碍范围较广泛。②肌力下降:70%~75% 患者出现肌力下降,L_5 神经根受累时,踝及趾背伸力下降,S_1 神经根受累时,趾及足跖屈力下降。③反射改变:亦为本病的典型体征之一。L_4 神经根受累时,可出现膝腱反射减退,L_5 神经根受损时对反射多无影响,S_1 神经根受累时则出现跟腱反射障碍。反射改变对受累神经的定位意义较大。

查体记录

查体:患者腰部外形正常,前屈活动受限,L_5 棘突处叩击痛明显,椎旁压痛,疼痛沿坐骨神经分布。右下肢跖屈肌力减退,肌张力正常,右下肢足跖屈肌力 4 级,跟腱反射减退,病理征未引出,右下肢直腿抬高试验阳性,深浅感觉检查无异常。会阴区感觉正常,括约肌功能正常。

【问题3】　结合上述体检结果,为明确诊断应进一步实施哪些检查?

思路　体格检查结果提示腰椎间盘突出可能性较大,可定位于 $L_5 \sim S_1$ 腰椎间盘突出。为进一步确定诊断,可行腰椎 MRI 检查。

腰椎 MRI 检查结果提示腰椎间盘 $L_5 \sim S_1$ 突出,压迫硬膜囊(图 9-11、图 9-12),可诊断为腰椎间盘突出($L_5 \sim S_1$)。

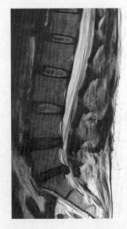 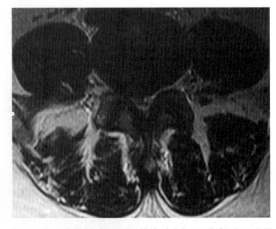

图 9-11　腰椎 MRI 提示 $L_5 \sim S_1$ 节段腰椎间盘突出,压迫硬膜囊　　图 9-12　腰椎间盘突出,偏向右侧,硬膜囊受压明显

知识点

腰椎间盘突出的影像学检查

1. 腰椎X线平片 单纯X线平片不能直接反映是否存在椎间盘突出，但X线平片上有时可见椎间隙变窄、椎体边缘增生等退行性改变，是一种间接的提示，部分患者可以有脊柱偏斜、脊柱侧弯。此外，X线平片可以发现有无结核、肿瘤等骨病，有重要的鉴别诊断意义。

2. CT检查 可较清楚地显示椎间盘突出的部位、大小、形态和神经根、硬脊膜囊受压移位的情况，同时可显示椎板及黄韧带肥厚、小关节增生肥大、椎管及侧隐窝狭窄等情况，也可提示突出椎间盘有无钙化，对本病有较大的诊断价值，但不能很好显示神经根及硬膜囊压迫程度，也不能显示椎间盘的改变。

3. MRI检查 对腰椎间盘突出的诊断具有重要意义。MRI可以全面地观察腰椎间盘是否有病变，并通过不同层面的矢状面影像及所累及椎间盘的横切位影像，清晰地显示椎间盘突出的形态及其与硬膜囊、神经根等周围组织的关系，另外可鉴别是否存在椎管内其他占位性病变。但对于突出的椎间盘是否钙化的显示不如CT检查。

4. 其他电生理检查（肌电图、神经传导速度与诱发电位） 可协助确定神经损害的范围及程度，观察治疗效果。实验室检查主要用于排除一些疾病，起到鉴别诊断作用。

【问题4】 腰椎间盘突出有何保守治疗方法？

思路 中年女性，首次发病，可考虑采取保守治疗措施。

知识点

腰椎间盘突出的保守治疗方法

大多数腰椎间盘突出患者可以经非手术治疗缓解或治愈。其治疗原理并非将退变突出的椎间盘组织回复原位，而是通过减少对神经根的进一步刺激，消除神经根的炎症，从而缓解症状。非手术治疗主要适用于：①年轻、初次发作或病程较短者；②症状较轻，休息后症状可自行缓解者；③影像学检查无明显椎管狭窄者。

1. 绝对卧床休息 初次发作时，应严格卧床休息，强调大小便均不应下床或坐起，这样才能有比较好的效果。卧床休息3周后可以佩戴腰围保护起床活动，3个月内不做弯腰持物动作。此方法简单有效，但较难坚持。缓解后，应加强腰背肌锻炼，以减少复发的概率。

2. 牵引治疗 采用骨盆牵引，可以增加椎间隙宽度，减少椎间盘内压，椎间盘突出部分回纳，减轻对神经根的刺激和压迫，需要在专业医师指导下进行。

3. 理疗和推拿、按摩 可缓解肌肉痉挛，减轻椎间盘内压力，但注意暴力推拿按摩可以导致病情加重，应慎重。

4. 皮质激素硬膜外注射 皮质激素是一种长效抗炎剂，可以减轻神经根周围炎症和粘连。一般采用长效皮质类固醇制剂+2%利多卡因行硬膜外注射，每周1次，3次为1个疗程，4周后可再用1个疗程。

5. 髓核化学溶解法 利用胶原蛋白酶或木瓜蛋白酶注入椎间盘内或硬脊膜与突出的髓核之间，选择性溶解髓核和纤维环，而不损害神经根，以降低椎间盘内压力或使突出的髓核变小从而缓解症状。但该方法有产生过敏反应的风险。

【问题5】 该患者经保守治疗无效，可考虑采取何种手术治疗措施？

思路 患者为中年女性，首次发病，经保守治疗无效，可考虑行手术治疗。到目前为止，对单纯的椎间盘突出，显微椎间盘切除仍为标准的手术治疗方式。近年来内镜技术迅速发展，在严格把握适应证的情况下，效果与显微镜相当。本例患者即采用椎间孔镜下椎间盘切除。

手术治疗情况

经皮内镜下椎间盘摘除：可通过椎间孔（L_4、L_5以上）或椎板间（L_5、S_1）入路切除突出的髓核（图9-13、图9-14）。

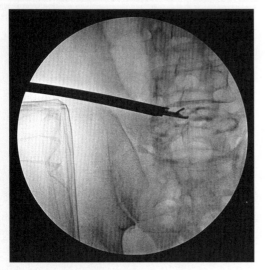

图9-13 术中C臂透视下定位操作通道
显示髓核钳进入椎间隙。

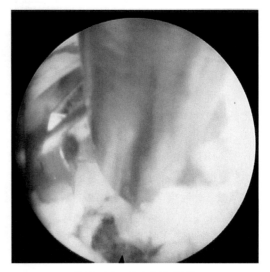

图9-14 术中操作图像
髓核钳正在咬除突出的间盘组织。

知识点

腰椎间盘突出的手术治疗方法

1. 手术适应证 ①病史超过3个月，严格保守治疗无效，或保守治疗有效但经常复发且疼痛较重者；②首次发作，但疼痛剧烈，尤以下肢症状明显，患者难以行动和入眠，处于强迫体位者；③合并马尾神经受压表现者；④出现单根神经根麻痹，伴有肌肉萎缩、肌力下降者；⑤合并椎管狭窄者。

2. 手术方法 对单纯椎间盘突出、不合并椎体间不稳的患者，单纯椎间盘切除为首选治疗方式，不需要内固定。单纯椎间盘切除后，一般认为随着时间延长，椎间盘突出复发率在2%～10%。

（1）显微镜下椎间盘摘除：对单纯的腰椎间盘突出，显微镜下髓核摘除仍为标准的手术治疗方式。

（2）经皮内镜下椎间盘摘除：可通过椎间孔（L_4、L_5以上）或椎板间（L_5、S_1）入路切除突出的髓核。为近年发展较快的一项技术，但学习曲线大，适应证也应严格把握。

（3）对于合并椎体不稳的患者，往往需要行内固定辅助，达到椎体间融合效果。

五、腰椎管狭窄

腰椎管狭窄是由椎间盘突出、骨质增生及韧带增生等多种原因引起的椎管、神经管以及椎间孔的狭窄，出现以间歇性跛行及腰腿痛等为特征的神经系统症状，许多情况下，神经系统查体无阳性发现。

1. 腰椎管狭窄的诊疗经过 通常包括以下环节：

（1）详细询问患者的症状学特征及相关病史，尤其注意间歇性跛行症状的有无及严重程度。

（2）查体时重点关注患者下肢肌力、浅感觉有无减退，腱反射、病理反射有无以及放射痛分布情况等；如存在病理反射阳性，则应怀疑是否存在颈椎病或者其他引起上运动神经元损伤的疾病。

（3）针对疑诊的患者进行腰椎X线及CT等影像学检查，可以确定腰椎管狭窄有无及严重程度，同时可判断有无黄韧带钙化；腰椎MRI可以有效评估硬膜囊及神经根受压情况。

（4）结合患者的情况选择初始的治疗方案，一般首选保守治疗，如经保守治疗无效，间歇性跛行严重，可将腰椎管狭窄患者收入病房住院治疗。

（5）根据患者年龄及狭窄严重程度，确定手术治疗方案，手术包括微创手术及开放手术两大类。

（6）对于术后患者，佩戴腰围以增加融合率或腰椎稳定性。

（7）确定出院随访日期、定期复诊的日期，以及出院后的注意事项。

2. 临床关键点

（1）腰椎管狭窄的初步诊断多为临床诊断，患者表现有典型的间歇性跛行症状，影像学检查可明确诊断。

（2）对确诊腰椎管狭窄的患者可根据患者年龄及狭窄程度的不同，选择不同的治疗方法。

（3）一般首选保守治疗，如出现手术适应证，可考虑手术治疗，手术方式根据椎管狭窄的位置及患者年龄有多种选择。

（4）一旦查体发现病理反射阳性，需高度怀疑是否合并严重的颈椎病，不可盲目手术治疗，待查明上运动神经元损害原因后，再考虑下一步治疗措施。

（5）术后早期患者要佩戴腰围，限制腰部活动，增加融合率或椎体稳定性。

病历摘要

患者，男，53 岁。主因"腰痛、双下肢麻木伴间歇性跛行 3 年"来院就诊。

现病史：患者于 3 年前始觉腰痛、双下肢麻木，行走及体力劳动后显著加重，行走约 500m 后出现跛行症状，休息后可缓解。开始未予特殊治疗，近 1 年来，跛行症状明显加重，仅可行走约 300m。采取针灸、推拿等保守治疗无效，口服止疼药效果不佳。患者自觉上肢活动良好，无麻木、疼痛感，大小便正常。

既往史：平素身体健康，否认高血压病史，否认冠状动脉粥样硬化性心脏病病史，否认糖尿病史，否认手术外伤史。

【问题 1】　通过上述问诊，该患者可疑的诊断是什么？

思路　患者中年男性，表现有腰腿痛及典型的间歇性跛行症状，考虑腰椎管狭窄的可能性较大。

> 知识点
>
> #### 间歇性跛行是腰椎管狭窄典型临床表现
>
> 间歇性跛行是指患者行走一段路程以后（一般为数十至数百米），出现单侧或双侧腰酸腿痛，下肢麻木无力，以至跛行，但稍许蹲下或坐下休息片刻后，症状可以很快缓解或消失，仍可继续行走，再走一段时间后，上述症状再度出现。因为在这一过程中，跛行呈间歇性出现，故称为间歇性跛行。

【问题 2】　可能的病因是什么？进一步查体应注意什么？

思路 1　腰椎管狭窄的常见病因有以下几类：

（1）发育性腰椎管狭窄是由先天性发育异常所致。

（2）退变性腰椎管狭窄主要是由于脊柱发生退行性病变所引起。

（3）脊柱滑脱性腰椎管狭窄由于腰椎峡部不连或退行性变而发生脊椎滑脱时，因上、下椎体发生前后移位，使椎管进一步变窄，同时脊椎滑脱，可促进退行性变进一步发展，更加重椎管狭窄。

（4）外伤性椎管狭窄：脊柱受外伤时，特别是外伤较重引起脊柱骨折或脱位时常引起椎管狭窄。

思路 2　腰椎管狭窄一般表现为明显的腰腿痛症状和间歇性跛行。查体几乎同腰椎间盘突出。

> 知识点
>
> #### 腰椎管狭窄患者临床表现
>
> 腰椎管狭窄患者往往主诉多而体征少。查体可见脊柱后伸时症状加重，前屈时症状减轻。少数病例因压迫马尾及神经根而影响大小便，甚至造成下肢不完全性瘫痪。检查脊椎偏斜不明显，腰椎正常，

279

只是后伸痛。直腿抬高试验正常或只有中度牵拉痛。跟腱反射有时减弱或消失。大多数腰椎管狭窄患者都有下腰痛的病史或伴有下腰痛。疼痛一般比较轻微，卧床休息则减轻或消失，腰前屈不受限制，后伸活动往往受限。许多患者不能长时间站立。

查体记录

查体结果提示双下肢肌力稍减弱，呈 4+ 级，肌张力正常，双下肢腱反射减退，病理征未引出，感觉检查无异常。直腿抬高及加强试验阴性。

【问题3】 间歇性跛行应与何种疾病进行鉴别？

思路　腰椎管狭窄表现为神经性间歇性跛行，应与血管性间歇性跛行（如血栓闭塞性脉管炎）进行鉴别。

知识点

神经性间歇性跛行的鉴别诊断

1. 神经性间歇性跛行足背动脉搏动良好，血管性间歇性跛行足背动脉搏动减弱或消失。

2. 神经性间歇性跛行下肢可有节段性感觉障碍，血管性间歇性跛行为袜套式感觉障碍。

3. 神经性间歇性跛行步行距离随病程延长而逐渐缩短，血管性间歇性跛行则不明显。

4. 必要时，可行动脉造影检查，神经性间歇性跛行动脉良好，血管性间歇性跛行可显示动脉腔狭窄区。

5. "蹬车试验"神经性间歇性跛行蹬车时发生下肢症状的时间会比血管性间歇性跛行时间长（蹬车时腰椎处于屈曲状态，可以相应地扩大腰椎管体积）。

【问题4】 腰椎管狭窄是否可以合并腰椎间盘突出？怎样同腰椎间盘突出进行鉴别？

思路1　两者同为腰椎退行性变，故可以同时发生，因此可同时表现两者的症状及体征。

思路2　两者的鉴别主要依靠临床表现特点，腰椎间盘突出一般不具有间歇性跛行等临床表现。

知识点

腰椎管狭窄与腰椎间盘突出的鉴别

腰椎间盘突出一般不具备间歇性跛行、主诉与客观检查不符、腰部后伸受限三大症状，腰椎间盘突出屈颈试验（Linder 征：患者仰卧，也可端坐或者直立位，检查者一手置于患者胸部前，另一手置于枕后，缓慢、用力上抬其头部，使颈前屈，若下肢出现放射痛，则为阳性。阳性者主要见于腰椎间盘突出的"根肩型"患者。其主要机制是屈颈时，硬脊膜上移，脊神经根被动牵扯，加重了突出的椎间盘对神经根的压迫，因而出现下肢的放射痛）和直腿抬高试验多为阳性，而在腰椎管狭窄中则为阴性。此外，腰椎管狭窄在影像学上与腰椎间盘突出有较明显的区别，即腰椎管狭窄在 CT、磁共振、脊髓造影等检查时均显示椎管矢状径小于正常，而腰椎间盘突出则无此影像特点。两者是单独的两种疾病，但同时还有一定联系，可以相伴发生，而且伴发比例十分高，这也是人们易将两者混淆的原因。因为在腰椎间盘突出后期，由于相应的小关节发生滑膜炎性渗出反应、关节软骨磨损及碎裂，导致在椎体侧后缘及关节突处出现增生的骨赘，继发腰椎管狭窄。在两病同时发生时，患者可同时表现两者的症状及体征，临床诊断多无困难。

【问题5】 应对患者进行何种影像学检查？

思路　考虑到患者存在腰椎管狭窄可能性，对其进行腰椎 CT 及 MRI 检查。

辅助检查

　　MRI 检查示黄韧带肥厚,腰椎间盘轻度膨出,腰椎管狭窄明显(图 9-15、图 9-16)。CT 检查提示腰椎侧隐窝狭窄,椎管狭窄,黄韧带肥厚(图 9-17)。影像学检查提示患者存在腰椎管狭窄。

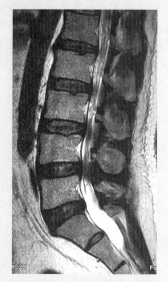

图 9-15　矢状位磁共振提示腰椎管矢状径狭窄,硬膜囊受压

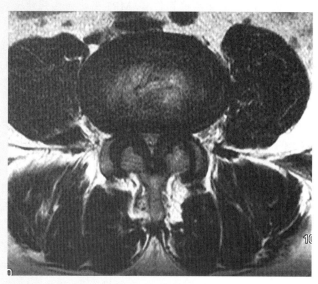

图 9-16　横断位磁共振提示黄韧带增生,侧隐窝狭窄,硬膜囊受压

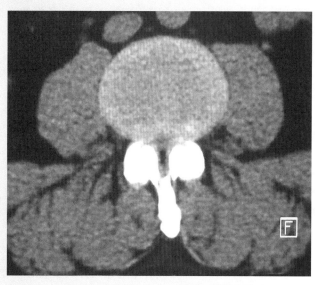

图 9-17　CT 见中央椎管狭窄,侧隐窝狭窄

　　知识点

腰椎管狭窄的影像学诊断

　　应根据临床表现选择适当的辅助检查方法,如各种投照方法的 X 线平片、CT 扫描、CT 脊髓造影、磁共振等,以作出精确的定位、定性及定量诊断。

　　CT 表现:①椎管狭窄,分为骨性和软组织性两种。包括中央椎管狭窄,其矢状径<11.5mm,横径<16mm,关节突间距<12mm,横断面积<1.45cm²,椎体面积/椎管面积>4.5;神经根管狭窄,其侧隐窝前后径<3mm。②硬膜外脂肪减少或消失。③黄韧带及后纵韧带肥厚、钙化及骨化,黄韧带厚度>4mm。

④腰椎间盘变性突出，以 $L_5 \sim S_1$ 多见，其次为 $L_4 \sim L_5$，其余少见。⑤椎体后缘及脊椎小关节骨质增生、骨赘形成、软骨下硬化和囊腔形成，可见下段椎管的横断面典型表现为三叶草状影。⑥椎体向前滑脱，由于椎弓峡部断裂或小关节紊乱引起椎管的前后径明显缩小，最终形成椎管狭窄。

MRI 表现：①骨性椎管狭窄，MRI 矢状面或冠状面显示椎管蛛网膜下腔受压程度和范围大小，由骨质软化所致的椎管狭窄范围较长，由椎体骨质增生或关节突肥大、后纵韧带骨化、椎体后缘软骨结节和椎体滑脱等引起者多较局限。②软组织性椎管狭窄，黄韧带肥厚是常见原因，硬膜囊受压表现为横断面的三角形或三叶形，矢状面呈束腰状狭窄；椎间盘突出时，MRI 显示纤维环断裂、硬膜囊局限性压迹影、椎管的横径与前后径明显变小或完全消失、神经根受压等。

【问题6】 腰椎管狭窄有何保守治疗方法？目前应给予患者何种治疗方法？

思路1 对于初次发病、症状较轻的患者，可以给予保守治疗，主要包括：

（1）日常家庭治疗：包括休息、理疗、按摩、服药等。绝大多数患者通过保守治疗可以获得较好的疗效。第一，注意卧床休息，避免腰椎受外力压迫；第二，应用其他方法积极锻炼腰部肌肉力量，增加腰椎前韧带、后韧带及侧韧带的力量，避免椎间盘受压迫突破人体正常韧带、肌肉的保护。加强腰部肌肉的锻炼可以预防和延缓腰椎病的发生和发展并治疗早期腰椎管狭窄。

（2）药物治疗：对神经根的无菌性炎症可采用镇痛抗炎药物如布洛芬缓释胶囊等。

（3）封闭治疗：硬膜外激素封闭治疗腰椎管狭窄的方法仍有争议，一般认为，用于治疗根性痛的疗效较差。硬膜外激素封闭疗法治疗腰椎管狭窄虽有硬膜外血肿、感染和化学性脑膜炎等并发症，但在非手术治疗中，仍是一种重要的治疗方法。不少作者认为其具有相对安全、副作用小、患者易于接受等优点。

思路2 该患者经保守治疗无明显效果，间歇性跛行症状较严重，且影像学检查提示严重的腰椎管狭窄，故可以考虑手术治疗。

知识点

腰椎管狭窄的手术治疗

目前对于引发症状的主要椎管狭窄节段，手术方式包括直接减压和间接减压两种。

1. 手术指征

（1）活动后腰及腿痛，影响生活工作，经保守治疗不愈者。

（2）进行性跛行加重或站立时间渐缩短者。

（3）神经功能出现明显缺损者。

2. 手术方式

（1）直接减压：活动后腰及腿痛，影响生活工作，经保守治疗不愈者进行显微镜下减压，术后可获得较好效果。患者俯卧位下，后正中手术切口，显微镜下切除增厚的黄韧带可增加椎管容积，从而解除狭窄引起的压迫。

手术的目的是解除神经组织和血管在椎管内、神经根管内或椎间孔内所受的压迫。可以采用显微镜或内镜下一侧入路、双侧减压的手术方式，以保护对侧肌肉及韧带，同时保护棘突间及棘上韧带不受损伤，在手术创伤的同时，也减少了术后不稳的发生。术后腰围保护可增加腰椎的稳定性，以减轻疼痛，但应短期应用，一般不超过3个月，以免发生腰肌萎缩。对于合并腰椎间不稳的患者，在手术减压后，应考虑同时行内固定。

（2）间接减压：主要适用于间盘突出和黄韧带肥厚所致的椎管狭窄。对骨性椎管狭窄的疗效目前还存在争议。患者一般取侧卧位，透视下确定责任阶段，经腹膜后腰大肌前方入路（oblique lumbar interbody fusion，OLIF），切除责任阶段的椎间盘，植入较高的椎间融合器，恢复椎体间的高度，从而将后纵韧带和黄韧带拉长变薄，椎间孔的高度扩大，通过间接的减压方式，增加椎管容积，解除椎管狭窄引起的压迫。

手术的目的是通过切除间盘后，植入合适高度的椎间融合器，恢复椎间高度，通过间接的减压方式，将腰椎后纵韧带和黄韧带拉长变薄，并扩大椎间孔的高度。此种手术方式避免了对腰椎后方的肌肉和韧带的损伤，通过人体的自然解剖间隙，组织损伤小，出血量少。患者可以术后早期下地行走。但是对于骨性椎管狭窄，特别是由于小关节骨质增生导致的狭窄，其减压效果目前还存在争议。对于合并腰椎间不稳的患者和存在骨质疏松的患者，在手术减压后，应考虑同时行侧方螺钉固定或后方经皮螺钉内固定，增加局部的稳定性，减少术后融合器沉降的发生。

六、腰椎滑脱

腰椎峡部是指上、下关节突之间的狭窄部分，此处骨质结构相对薄弱。正常腰椎有生理前凸，骶椎呈生理后凸，腰、骶椎交界处成为转折点。上方腰椎向前倾斜，下方的骶骨则向后倾斜，因此，腰骶椎的负重力自然形成向前的分力，使 L_5 有向前滑移的倾向。正常情况下，L_5 下关节突和周围关节囊、韧带的力量可限制此滑移倾向，从而使 L_5 峡部处于两种力量的交点，因此峡部容易发生崩裂，这也是 L_5 峡部崩裂最多的理由。

峡部崩裂以后，椎弓分为两部分，上部为上关节突、横突、椎弓根、椎体，仍与上方的椎体保持正常联系；下部为下关节突、椎板、棘突，与下方的骶椎保持联系。两部之间失去骨性联结，上部因失去限制而向前移位，表现为椎体在下方椎体上向前滑移，称为腰椎滑脱（lumbar spondylolisthesis）。

1. 腰椎滑脱的诊疗经过 通常包括以下环节：

（1）详细询问患者的症状学特征及相关病史。

（2）查体时重点关注患者腰椎有无压痛、叩击痛，下肢肌力、浅感觉有无减退，腱反射、病理反射有无以及放射痛分布情况等；如存在病理反射阳性，则应怀疑是否存在颈椎病或者其他引起上运动神经元损伤的疾病。

（3）针对疑诊的患者进行腰椎 X 线及 CT 等影像学检查，可以确定峡部裂及腰椎滑脱有无及严重程度；腰椎 MRI 可以有效评估硬膜囊及神经根受牵拉的情况。

（4）结合患者的情况选择初始的治疗方案，针对不同程度的滑脱可采取不同的治疗方法。

（5）如需手术治疗，根据患者年龄及滑脱严重程度，确定手术治疗方案，陈旧性滑脱难以完全复位。

（6）对于术后患者，佩戴腰围以增加融合率或腰椎稳定性。

（7）确定出院随访日期、定期复诊日期，以及出院后的注意事项。

2. 临床关键点

（1）腰椎滑脱的初步诊断多为临床诊断，影像学检查可明确诊断。

（2）可根据影像学检查结果对腰椎滑脱进行分级。

（3）对确诊腰椎滑脱的患者可根据患者年龄及滑脱程度的不同，选择不同的治疗方法。

（4）一旦查体发现病理反射阳性，需高度怀疑是否合并严重的颈椎病，不可盲目手术治疗，待查明上运动神经元损害原因后，再考虑下一步治疗措施。

（5）术后早期患者要佩戴腰围，限制腰部活动，增加融合率或椎体稳定性。

病历摘要

患者，女，60岁。主因"臀部及双下肢酸痛4年"来院就诊。

现病史：患者自诉4年前劳累后出现臀部、双下肢外侧酸疼不适感，疼痛可同时向骶尾部、臀部或大腿后方放射，行走、久立时诱发，症状经常发生，休息后缓解不明显，口服止痛药尚有一定疗效。近期止痛药物效果减退，目前站立10分钟或行走几百米即感疼痛症状明显加重，但无跛行症状，按摩及推拿治疗无效，采取封闭术效果不明显。

既往史：平素身体健康，否认高血压病史，否认冠状动脉粥样硬化性心脏病病史，否认糖尿病史，否认手术外伤史。

【问题1】 根据上述问诊,患者可能的诊断是什么?

思路　老年女性,劳累后发病,主诉以臀部及双下肢酸痛为主,休息后缓解不佳,无间歇性跛行症状,考虑可能存在腰椎滑脱。

> **知识点**
>
> **腰椎滑脱的症状**
>
> 早期腰椎峡部崩裂和腰椎滑脱者不一定有症状。部分患者可有下腰部酸痛,其程度大多较轻,往往在劳累以后加剧,也可因轻度外伤开始。适当休息或服止痛药以后多有好转,故病史多较长。腰痛初为间歇性,以后则可呈持续性,严重者影响正常生活,休息也不能缓解。疼痛可同时向骶尾部、臀部或大腿后方放射。若合并腰椎间盘突出,则可表现为坐骨神经痛症状。

【问题2】 可能的病因是什么?

思路　腰椎滑脱的原因包括先天性腰椎滑脱,外伤和劳损也可引起腰椎滑脱。腰椎峡部崩裂的真正原因仍不能肯定。先天性发育缺陷和慢性劳损或应力性损伤是两个可能的重要原因。

【问题3】 查体应注意什么?

思路　腰椎滑脱查体内容可借鉴腰椎间盘突出查体,但是应注意压痛、叩击痛以及腰部有无代偿性侧弯表现。

> **知识点**
>
> **腰椎滑脱的临床表现**
>
> 腰椎滑脱通常体征不多,单纯峡部崩裂而无滑脱者可无任何异常发现。体检时仅在棘突、棘间或棘突旁略有压痛。腰部活动可无限制或略受限。骶尾部及臀部其他检查多无异常客观体征。
>
> 伴有腰椎滑脱者可出现腰向前凸、臀向后凸、腹部下垂及腰部变短的特殊外观,此时病椎的棘突后突,而其上方的棘突移向前方,两者不在一个平面上。局部可有凹陷感,骶骨后突增加。腰骶棘突间压痛,背伸肌多呈紧张状态。腰部活动均有不同程度受限,下肢运动、感觉功能及腱反射可有相应的异常改变。

查体记录

查体: 双侧下肢伸膝、屈膝、足背伸及跖屈 4^+ 级,双侧直腿抬高试验阴性,肌张力正常,腱反射减退,病理征未引出,感觉检查无异常。$L_4 \sim L_5$ 棘突叩击痛,棘突间压痛明显,疼痛可沿坐骨神经放射。腰椎外形无明显侧弯。

【问题4】 应对患者进行何种影像学检查?

思路　腰椎X线检查可以提示有无滑脱,前后斜位片可提示峡部裂情况。腰椎CT可以更清楚地显示峡部裂及滑脱严重程度。腰椎MRI可以显示硬膜囊受压情况及有无合并椎管狭窄和椎间盘突出等。

> **知识点**
>
> **腰椎滑脱的影像学检查**
>
> 1. **X线平片表现**　本病的诊断及程度判定主要依据X线平片检查。凡疑诊本病者均应常规拍摄正位、侧位,过伸过屈位及左、右斜位片。
>
> 2. **CT、MRI检查**　可以明确脊髓或神经根受压情况,协助鉴别诊断。对于必须与其他疾病鉴别诊断或合并有神经症状者,仍是必不可少的诊断方法。

辅助检查

腰椎 X 线检查提示腰椎 $L_4 \sim L_5$ 椎体滑脱,椎间隙塌陷(图 9-18)。MRI 提示,$L_4 \sim L_5$ 椎体滑脱,终板变性,椎间隙塌陷,硬膜囊受压(图 9-19)。CT 检查可见椎体滑脱及明显峡部裂(图 9-20)。诊断:腰椎滑脱($L_4 \sim L_5$)。

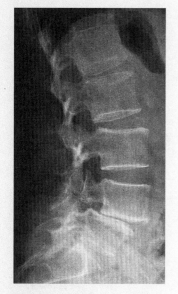

图 9-18　腰椎 $L_4 \sim L_5$ 椎体滑脱,椎间隙塌陷

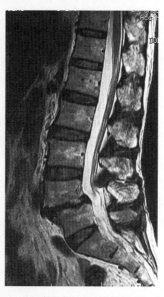

图 9-19　磁共振显示椎体滑脱、终板变性、椎间隙塌陷及硬膜囊受压情况

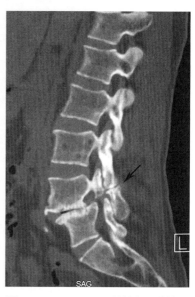

图 9-20　CT 见明显的峡部裂(箭头所示)

【问题 5】 该患者腰椎滑脱严重程度如何评判?

思路　可于患者腰椎侧位 X 线平片及 CT 正中矢状位片进行测量,患者滑脱椎体向前滑动超过下位椎体中部矢状径的 1/4 但不超过 2/4,因此可以评为Ⅱ度滑脱。

知识点

腰椎滑脱的分度

将下位椎体上缘终板分为 4 等份,并根据滑脱的程度不同分为 4 度。Ⅰ度:指椎体向前滑动不超过椎体中部矢状径的 1/4 者;Ⅱ度:超过 1/4,但不超过 2/4 者;Ⅲ度:超过 2/4,但不超过 3/4 者;Ⅳ度:超过椎体矢状径的 3/4 者(图 9-21)。度数越大,滑脱越严重,神经剪切、压迫损伤越大。

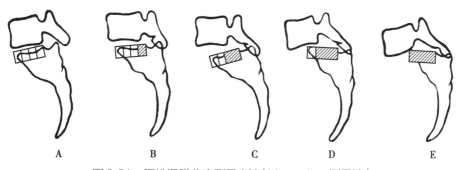

图 9-21　腰椎滑脱分度测量方法(Meyerding 测量法)
A. 正常;B. Ⅰ度滑脱;C. Ⅱ度滑脱;D. Ⅲ度滑脱;E. Ⅳ度滑脱。

【问题 6】 腰椎滑脱的治疗方法有哪些? 该患者应采取何种治疗?

思路　对于轻度的腰椎滑脱患者可以采取保守治疗,但对于腰疼明显、保守治疗无效的患者,可考虑采取手术治疗。该患者保守治疗无效,滑脱程度为Ⅱ度,可以考虑手术治疗。

　　知识点

腰椎滑脱的治疗方法

　　1. 非手术治疗　对Ⅰ度以内的滑脱大多数情况下非手术治疗是有效的，包括非甾体消炎药、短期卧床休息、避免搬重物及剧烈活动、佩戴支具、腰背肌及腹肌锻炼。经过6～8周治疗，症状可得到改善，对发育未成熟的青少年尤其适合。并不是每一个腰椎峡部裂或脊椎滑脱患者都需要治疗，有相当一部分峡部崩裂及Ⅰ度腰椎滑脱患者并无症状，不需要治疗。

　　2. 手术治疗　对腰痛症状持续，或反复发作且非手术治疗无效，患者为青年及中年，均可行手术治疗，伴有椎间盘突出者，同时摘除突出的椎间盘髓核。

　　腰椎滑脱的手术治疗方法如下。①减压：对马尾神经或责任神经根压迫的解除，应探查峡部纤维骨痂增生有无压迫或切除椎弓彻底减压；②滑脱复位：切除相应椎间盘使复位更容易；③融合，椎体间植骨融合或横突间（后侧方）植骨融合；④椎弓根螺钉内固定：需要在融合的节段上下椎弓根植入螺钉，连接钛棒，利用钉棒系统恢复脊柱的即刻稳定性。

　　手术治疗应注意，对于陈旧性滑脱，滑脱椎间隙塌陷后，可能存在不同程度的自身融合，此时手术切除椎间盘较难。另外，增生的软组织包绕峡部裂，术中复位困难，此时手术需要显微镜下减压受累神经根，后方充分减压以达到缓解症状的目的。

（菅凤增）

第二节　椎管内肿瘤

　　椎管内肿瘤是源于椎管内各种组织的原发性和转移瘤的统称。按解剖分为髓内、髓外硬脊膜内和硬脊膜外三类。临床分期：刺激期——疼痛；脊髓部分受压期——脊髓半切综合征（Brown-Sequard's syndrom）；脊髓横贯损害期。

　　1. 椎管内肿瘤的诊疗经过　通常包括以下环节：

　　（1）询问症状特征及相关病史。①起病和进展情况，病程长短；②首发症状：疼痛、麻木、运动力弱或其他；③症状的性质、部位和发展经过；④有无肿瘤史；⑤目前服用药物及药物过敏史等；⑥有无化学药物、农药、重金属接触史；⑦其他。

　　（2）全面神经系统和脊柱检查。

　　（3）辅助检查：①X线平片正侧和双斜位；②除禁忌外，MRI是首选检查；③CT可显示硬突或钙化影；④其他，肌电图、诱发电位、膀胱功能、超声、同位素扫描或PET-CT、免疫学等，根据需要选择。

　　（4）根据肿瘤部位、手术适应证决定治疗方案。

　　（5）术前准备：①感染筛查、血型、各种常规和生化；②心脑血管、心肺功能、全身状况评估；③特殊病例和情况的检查和专业会诊；④确定停用某些如抗凝药物的时间、避免使用的药物及必需使用的药物，比如术晨口服降压药物，糖尿病患者禁食期间防止低血糖处理；⑤将手术方案、并发症风险告知患者及家属，签订知情同意书；⑥术前医嘱包括术区备皮、禁饮食、留置导尿管、备血、抗生素皮试及术用药。嘱患者术前解大便。

　　（6）术后：选择给予神经营养、糖皮质激素、止血、抑酸及止吐等药物。观察病情和引流变化。酌情服用缓泻药。告知术后卧床时间、翻身等。

　　（7）预估住院时间、随访和定期复诊日期，院外注意事项和康复训练等治疗。

　　2. 临床关键点

　　（1）诊断路径：①定位，髓内/髓外硬脊膜内/硬脊膜外；②定性，根据定位、病例特点和影像学特征分析肿瘤性质；③鉴别其他疾病。

　　（2）各节段脊髓损害表现：参见第一、二章。

一、髓外硬脊膜内肿瘤

临床关键点

1. 常见神经鞘瘤和脊膜瘤 增强 MRI 有脑膜强化(脑膜尾征)是脊膜瘤主要特征。圆锥 - 马尾区常见先天性肿瘤。

2. 临床特征 ①病史较长;②根痛明显,与姿势有关,可有强迫头位和脑脊液冲击征;③常见脊髓半切综合征,感觉障碍上行发展,呈传导束型分布;④上运动神经元麻痹明显,下运动神经元麻痹不明显,膀胱直肠括约肌障碍出现晚;⑤脊髓梗阻多见,脑脊液蛋白增高明显。

3. 髓外硬脊膜内肿瘤典型影像表现 ①脊髓移位变扁,而硬脊膜无移位;②肿瘤两端蛛网膜下腔增宽,两极呈偏心杯口充盈缺损,少数可见肿瘤发出异常血管。

病历摘要1

男,45 岁。就诊前 2 天出现左颈肩部刀割样剧烈疼痛,持续性,向左上肢放射。附近医院诊断为"颈椎病",给予按摩和"止痛药"治疗,疼痛稍好转。夜间再次加重,影响睡眠。次日晨起大便后疼痛突然加剧难忍,强迫颈部向右侧屈曲。病前 1 个月内无受凉、感冒发热史。神经内科门诊转入我科。

【问题1】 通过上述问诊,初步考虑到哪些诊断?

思路 根据主诉疼痛的特点,且有强迫头位,应高度怀疑脊髓压迫症。

知识点

椎管内肿瘤的发病率及诊断

1. 原发性椎管内肿瘤发生率为(0.9～2.5)/10 万,远低于脊柱疾病。许多患者被长期误诊为"落枕"、脊柱疾病等,给予按摩、理疗等。这些都可能加重病情或促进肿瘤生长。

2. 疼痛多是肿瘤刺激神经根和脊膜引起。分布于相应神经范围内或沿其放射,可提示肿瘤所在节段。平卧、夜间明显。因咳嗽、打喷嚏、大便等增加腹压的动作加重(脑脊液冲击征)是髓外脊髓压迫特征之一,特别是髓外硬脊膜内肿瘤。

【问题2】 有无发病的诱因或前驱症状?

思路 此时,应关注有无诱因、加重因素及伴发症状。追问病史:①患者 2 年来常有颈肩疼痛发作,未在意。此次病前当日曾长途驾车,路上已觉颈肩疼痛,自以为劳累,饮酒后入睡。②咳嗽时疼痛加剧,为此戒烟。③左脚踩离合器不灵活约 9 个月。④患病以来无呛咳、吞咽困难,无大小便习惯改变。

知识点

疼痛的注意事项

针对疼痛,应注意发病年龄、发作和持续时间、部位、性质、频率、诱发或加重因素、伴发症状。诱发或加重因素包括冷热刺激、劳累、体位、碰触压迫及引起脑脊液冲击征的动作等。伴发症状包括恶心、呕吐、麻木、力弱、步态不稳、呛咳、吞咽困难等。

【问题3】 病史采集结束后,查体应重点关注哪些方面?

思路 1 目前应考虑颈椎病变、硬脊膜外出血、脊髓压迫包括肿瘤、髓内出血、脊髓炎、多发性硬化等可能。首先要查明压迫节段,以选择辅助检查和部位。查体重点:

(1)神经系统:①有无感觉过敏、减退、缺失及其范围或平面;感觉障碍属于根性、节段性或传导束型分布;有无节段性分离性感觉障碍;②四肢肌力和肌张力;有无肌肉萎缩、肌束纤颤、髌阵挛、踝阵挛等;步态,Romberg 征;③腹壁反射、提睾反射、四肢的深浅反射变化;有无病理反射,膀胱功能和肛门括约肌变化及肛门反射；④出汗变化，皮肤干燥、皲裂、脱屑、压疮溃疡，有无 Horner 征、色素斑及血管痣、腰骶部包块、皮凹、潜毛窦等皮肤表征；⑤有无脑膜刺激征；⑥有无呼吸困难或胸式呼吸减弱和心功能不全等。

（2）脊柱：①有无脊柱变形；颈椎各向活动范围；棘突和椎旁有无压痛、叩击痛；②压头（Spurling）试验是否阳性；③臂丛神经牵拉（Eaton）试验是否阳性；④屈颈试验是否阳性。

思路 2　患者病程 2 年，此次加重，疼痛剧烈，病情随时会有变化。初诊查体可记录目前病情，为观察病情变化提供依据。

知识点

脊髓压迫的诊断和压迫节段定位

1. 脊髓压迫　来自脊柱疾病和椎管内肿瘤，分为髓内或髓外，后者分为硬脊膜内和硬脊膜外。查明压迫节段并区分是髓内/髓外硬脊膜内/硬脊膜外是诊断分析的必经过程。

2. 节段定位　①疼痛、压痛、叩击痛分布；②感觉平面和范围，早期不恒定，有时不可靠；③下运动神经元麻痹的体征；④Horner 征；⑤呼吸变化；⑥其他体征。

查体记录

门诊查体：强迫头位。棘突和椎旁轻压痛，无叩击痛；压头、屈颈、臂丛牵拉试验不能配合。右侧 C_7 以下痛觉下降；左侧上下肢触觉、音叉震动觉下降，左上下肢肌力 4+ 级。四肢肌张力稍高，无肌肉萎缩。左上下肢腱反射稍活跃；足跖反射：左足中性，右足屈性。其余未见异常。

【问题4】　结合上述体征，应进一步实施哪些检查？

思路　根据病史和体征，颈髓髓外压迫的可能大，应进一步区分是硬脊膜外或硬脊膜内压迫。辅助检查：①颈部 MRI 平扫和增强；②X 线平片正侧位和双斜位及过伸过屈位。

辅助检查

患者MRI检查结果见图9-22。

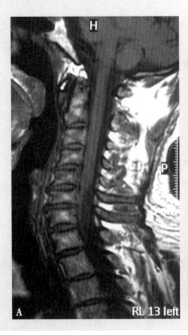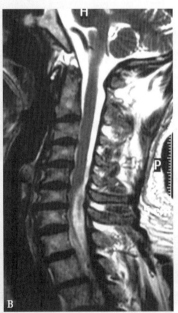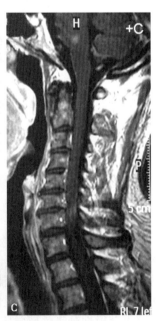

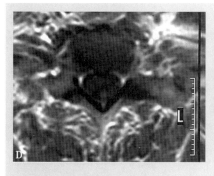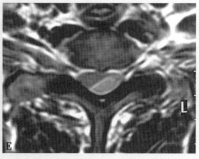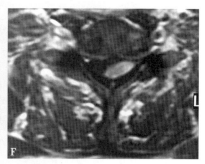

图 9-22　MRI 检查

A. 矢状位 T_1WI；B. 矢状位 T_2WI；C. 矢状位增强；D. 轴位 T_1WI；E. 轴位 T_2WI；F. 轴位增强。

【问题 5】　如何判读 X 线平片和 MRI?

思路 1　MRI：①C_6～C_7 椎管内边界清楚的椭圆形肿瘤。T_1WI 低信号（图 9-22A、D），T_2WI 高信号（图 9-22B、E）。因肿瘤信号接近脑脊液，肿瘤下端与增宽的蛛网膜下腔分界不清（图 9-22B）。增强扫描显示肿瘤下极在 C_7 水平，下方为增宽的蛛网膜下腔。无脑膜尾征（图 9-22C、F）。②肿瘤左背侧，脊髓变扁向右腹侧移位（图 9-22D～F）。③C_4～C_5、C_5～C_6 间盘轻度膨出。

知识点

影像资料的阅读

应该全面阅读影像资料，判断：①脊髓有无移位，脊髓有无变扁、增粗、水肿、空洞、变性坏死等改变；②蛛网膜下腔是增宽、变窄或消失，蛛网膜下腔有无迂曲粗大血管影；③硬脊膜有无受压移位；④观察肿物边界、长度、各序列成像信号特征及强化特征。

思路 2　X 线平片显示颈椎生理屈度变直，椎体骨质增生。

知识点

X 线平片的观察

X 线平片应观察：①颈椎生理屈度变化，颈椎稳定情况。有无扁平颅底、峡部裂等畸形。②椎间隙和椎间孔有无狭窄或扩大，椎体前后缘及钩椎关节有无骨质增生。③有无椎管扩大、椎弓根变扁及其间距增宽、椎体后缘压迹、椎体破坏等。椎间孔扩大支持神经鞘瘤或神经纤维瘤；椎体破坏、压缩性骨折支持转移瘤。椎间隙变窄、椎间孔狭窄、骨质增生支持颈间盘突出和颈椎病。④胸段肿瘤在术中定位时需要参照 L_5 或 C_2，要注意有无腰椎骶化、骶椎腰化、连椎畸形，避免定位时数错。

【问题 6】　本病例有哪些特点?

思路　总结病例特点是诊断分析的必经过程。①中年男性；②隐匿起病，驾车后加重，缓慢进展，病程 2 年；③首发症状为颈肩疼痛，有脑脊液冲击征，呈强迫头位，伴发左上下肢力弱；④查体：脊髓半切综合征；⑤MRI 示髓外硬脊膜内占位。

【问题 7】　诊断和鉴别诊断?

思路 1　定位诊断：C_6～C_7 髓外硬脊膜内。依据：①颈肩疼痛，向上肢放射，有脑脊液冲击征和脊髓半切综合征表现；②MRI 示髓外硬脊膜内肿瘤。

思路 2　定性诊断：神经鞘瘤。依据：①髓外硬脊膜内肿瘤；②起病隐匿，缓慢发展，劳累后加重，病程较长支持良性肿瘤；③首发和突出症状为根性疼痛，伴强迫头位；④MRI 显示肿瘤信号支持神经鞘瘤，脑膜无强化。

知识点

神经鞘瘤的诊断

①神经鞘瘤属良性肿瘤,占椎管内肿瘤的首位。②好发于 20～40 岁,男性略多于女性。③起源于脊神经,特别是后根的鞘膜。可发生于椎管的任何节段,多在脊髓侧外的硬脊膜内,其次是硬脊膜外。部分经椎间孔至椎管外呈哑铃形,颈部可在颈前触及。④临床多呈现髓外硬脊膜内压迫的表现,多数以疼痛为首发症状,剧烈。⑤X 线平片或 CT 显示椎弓根破坏和其间距增宽、椎间孔扩大、椎体凹陷等。

术前诊断主要依靠 MRI:①髓外硬脊膜内或硬脊膜外肿瘤,可经椎间孔扩展到椎管外。②T_1WI 呈低或等信号,T_2WI 呈高或稍高信号,或偏高的混杂信号。有些因下端脑脊液蛋白增高,肿瘤与增宽的蛛网膜下腔信号接近,使瘤体的下界不易分辨。③多数均匀强化,界限清楚,无脑膜强化尾征。④如肿瘤多发,则为神经纤维瘤病。

思路3 鉴别诊断

1. 脊膜瘤 依据:①髓外硬脊膜内常见肿瘤,但首发剧烈疼痛,强迫头位少见。②本病例 MRI 强化无脑膜尾征。

2. 肠源性囊肿或蛛网膜囊肿 依据:①前者多见于青少年,中年少见。②有些与髓外硬脊膜内囊性肿瘤类似,但剧烈疼痛,强迫头位少见。③本病例 MRI 有囊性特征,但囊壁很厚,强化不支持囊肿。

3. 神经纤维瘤病 依据:①髓外硬脊膜内常见肿瘤,多发,本病例现有资料未见多发。②查体未见咖啡牛奶斑、血管痣、皮下肿物等。

知识点

神经纤维瘤病的特点

神经纤维瘤病(von recklinghausen disease)的特点:①与神经鞘瘤的特点相似。②肿瘤在神经系统多发。可伴发其他性质的肿瘤,如听神经瘤、脑膜瘤、胶质瘤等。③伴有皮肤色素痣、咖啡牛奶斑、血管瘤、皮下多发结节等。

【问题8】 下一步如何处理?

思路1 患者疼痛剧烈,诊断明确,决定手术治疗。与患者及其家属讲明手术是唯一治疗方法,患者和家属同意并签订知情同意书。

思路2 血压、脉搏、呼吸及体温均在正常范围。完成血、尿、粪便常规、凝血功能、血生化、血型及感染筛查。多数应在术前看到结果。有些检查需要时间,手术前应留取样本。

思路3 术前医嘱:①血液配型、备血 400ml;②备皮;③术前 6 小时禁饮食;④麻醉后留置导尿管;⑤头孢曲松钠皮试(−),头孢曲松钠 2g,术前 30 分钟静脉滴注。

知识点

神经鞘瘤的常见并发症

神经鞘瘤的治疗首选手术,多能完整切除,极少复发。常见并发症:

1. 疼痛和麻木 可能由于关节不稳、神经根受牵拉或切断等。后索损害可出现酸麻胀、踩棉花感等。

2. 肌肉萎缩、运动障碍甚至瘫痪 可能由于肿瘤质地硬韧或粘连,牵拉损伤脊髓、损伤分水岭血管致脊髓梗死、术后血肿压迫脊髓等引起。有些颈、腰膨大肿瘤与多根粗大神经根粘连,切除肿瘤可能会同时切除这些神经根,造成上肢或下肢下运动神经元麻痹表现。

3. 自主神经功能障碍　汗分泌异常,大小便困难或失禁,皮肤干燥皲裂。

4. 椎板和/或关节切除、脊柱变形或不稳　术前多有脊柱变形或破坏,手术损害韧带、椎板、关节等稳定结构会加重脊柱变形,以致不稳定。必要时需要内固定。

5. 围手术期心、肺、脑血管意外　患者存在血管疾病,手术刺激、术后长期卧床形成的血栓脱落,可引起急性心、肺、脑梗死。也可能因为高血压、动脉瘤等原因发生脑出血。

6. 脑脊液漏、伤口裂开甚至中枢神经系统感染　由于硬脊膜变薄,或哑铃形肿瘤导致不能密缝硬脊膜所致。术后脑脊液内血细胞崩解产物也可引起发热。可能需要腰大池外引流,或多次腰穿、鞘内注药等。

7. 肿瘤不能全切除或术后复发。

8. 其他　出血、输血、术后血肿、麻醉意外、伤口、肺部和尿路感染、压疮等。

手术治疗情况

$C_6 \sim C_7$ 左侧半椎板切除。硬脊膜变薄,硬脊膜囊增粗膨隆。纵行剪开硬脊膜,见到蛛网膜下腔内肿瘤。纵行剪开蛛网膜,将其与硬脊膜一起两侧悬吊。肿瘤上下端蛛网膜下腔填塞小棉片。肿瘤光滑,边界清楚。分离肿瘤,见一根神经分支瘤化,电灼剪断后,将肿瘤完整摘除。病理报告为神经鞘瘤。

知识点

神经鞘瘤

神经鞘瘤多呈圆形、椭圆形或腊肠状,包膜完整,表面光滑,常有 $1 \sim 2$ 支神经瘤化或紧密粘连。圆锥-马尾区可能与更多根神经粘连或包裹。瘤周蛛网膜常有粘连,与脊髓分界清楚,多数容易分离。脊髓受压变扁,血管迂曲增生,有时误以为血管畸形。肿瘤质软、中或硬韧,切面均匀细腻,鱼肉色半透明状。有些有坏死、囊变或黏液样变,偶有钙化。术中一般要切断瘤化的神经根。颈膨大、圆锥马尾区肿瘤过多切断神经根,会引起上下肢功能障碍。如包裹神经过多难以分离则不要勉强全切,行囊内分块部分或大部切除。对于椎管内外哑铃形肿瘤,手术难度相对较大,根据具体病变位置,通过采取改良的手术入路、切除遮挡的骨质、辅助内固定技术等方法,一般也可达到一期全切除。

术后第 1 天疼痛消失。48 小时拔除引流管。术后 5 天戴颈托下地活动。术后 10 天拆线后出院。嘱患者 3 个月内起床活动时戴颈托保护。半年后复查。

病历摘要 2

女,39 岁。入院前 3 年无诱因感左下肢麻木。入院前 1 年右下肢行走不利,麻木发展到胸背部。入院前半年出现双下肢力弱。肩胛间区刀割样痛,无放射。右脚踏地不实,如踩棉花。入院前 1 个月 MRI 示 T_3 髓外硬脊膜内肿瘤。患病以来无大小便习惯改变。查体:双侧 T_3 以下痛触觉下降;右下肢音叉震动觉、关节位置觉下降;右下肢肌力 3 级,左下肢肌力 4 级。双下肢肌张力高,无肌肉萎缩。双下肢膝腱反射、跟腱反射活跃;双足 Babinski 征(+)。

患者 MRI 检查见图 9-23。

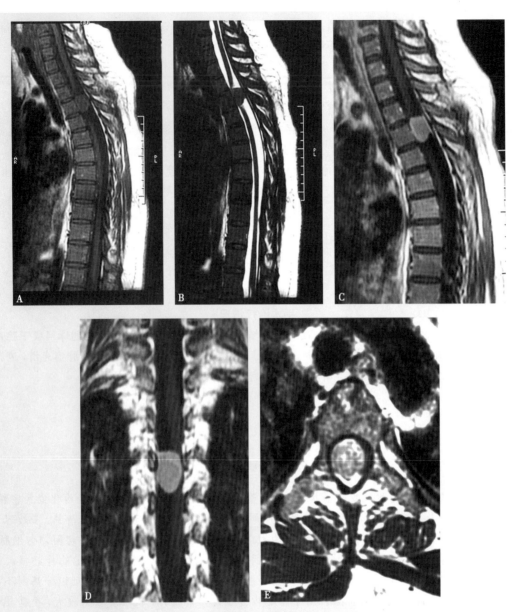

图9-23　MRI检查

①T₃椎管内边界清楚的椭圆形肿瘤；②肿瘤位于右背侧，紧贴硬脊膜，脊髓变扁，向左腹侧移位（图D、E）；③肿瘤两端蛛网膜下腔增宽，呈偏心"杯口"（图A～C）；④T₁WI和T₂WI肿瘤呈等信号（图A、B）。肿瘤均匀强化，硬脊膜强化，有脑膜尾征（图C～E）。

【问题1】 通过上述问题和查体，初步考虑哪些诊断?

思路　诊断分析参见病例1。

知识点

脊膜瘤

1. 脊膜瘤多为良性，椎管内仅次于神经鞘瘤。起源、病理同颅内脑膜瘤。

2. 好发于40～60岁，女性略多于男性。

3. 好发胸段，其次颈段，腰骶段少见。多位于硬脊膜内，硬脊膜外很少见。肿瘤紧贴脊膜，可在髓周各方位。女性胸段髓外硬脊膜内肿瘤应首先考虑脊膜瘤。

4．临床呈髓外硬脊膜内压迫的表现，感觉障碍、运动障碍、疼痛均可能为首发症状。感觉障碍多见，疼痛相对不剧烈。

5．影像学检查：①髓外硬脊膜内占位。②MRI：T_1WI 呈等或稍高信号；T_2WI 呈等或混杂信号；多数均匀强化，界限清楚，硬脊膜强化有脑膜尾征。③椎弓根、椎间孔改变比神经鞘瘤少且轻。X 线平片或 CT 有可能发现肿瘤钙化。

6．治疗首选手术，多能完整切除，复发率较低。常见并发症同其他髓外肿瘤。

手术治疗情况

T_3 右侧半椎板切除。考虑肿瘤基底与硬膜内层关系密切，显微镜下将硬脊膜外层及内层予以分离，探查肿瘤上下极蛛网膜界限并锐性分离，连带肿瘤及硬脊膜内层一并整块切除，术中见肿瘤光滑，脊髓侧边界清楚，肿瘤质硬，断面粗糙，灰白色，供血丰富。病理报告为脊膜瘤。

【问题2】　脊膜瘤的病理特点与治疗是什么？

思路　①脊膜瘤多呈圆、椭圆或结节状，多数体积不大。大多数表面光滑，常与硬脊膜紧密粘连。与脊髓分界清楚，多数容易分离。②肿瘤供血丰富，来自脊膜，附近脊膜血管增粗。③多数硬韧，切面粗糙，灰白色或红褐色，常有钙化。④根据肿瘤部位和质地选择完整或分块切除。通常硬膜内层与肿瘤关系密切，切除肿瘤前应分离硬膜内外层，将肿瘤连带硬脊膜内层一并切除，对于硬脊膜完全侵蚀则予以切除累及的全层硬膜后采取筋膜或人工硬膜修补，以期减少复发概率。

二、髓内肿瘤

临床关键点

1．常见室管膜细胞瘤和星形细胞瘤，术前很难鉴别。其余可见恶性胶质瘤、血管网织细胞瘤、海绵状血管瘤、脂肪瘤、部分先天肿瘤等。转移瘤罕见。

2．临床特征　①病史因肿瘤良恶而异。②可见自发性、无定位、烧灼样疼痛。根痛较轻，无脑脊液冲击征，无棘突叩痛、压痛。③早期出现两侧表现，很少脊髓半切综合征。感觉障碍下行发展，节段型或传导束型分布，可见感觉分离。④下运动神经元麻痹明显，可见肌萎缩及肌束纤颤。上运动神经元麻痹出现晚。膀胱直肠括约肌障碍出现早。⑤脊髓梗阻少见，脑脊液蛋白多正常。

3．髓内占位典型影像表现　①脊髓增粗无移位。②肿瘤在髓内纵向生长大于横向，多数较长，占据数个节段。两侧蛛网膜下腔变窄或消失，两极呈喇叭口状。③性质较难鉴别。室管膜瘤界限清楚，T_1WI 为等、低或混杂信号，肿瘤两端可伴空洞形成，均匀或混杂增强。星形细胞瘤界限不清，T_1WI 为等、低或混杂信号，瘤内可有囊变，不规则增强或无明显强化。

病历摘要

男，54 岁。入院前 10 年无诱因出现颈肩烧灼样痛，上肢对针刺不敏感，做饭时烫伤数次而不觉。入院前 5 年双手手指力弱，笨拙。入院前半年手指不能伸直，下肢发僵，行走不利，逐渐加重。1 周前 MRI 发现脊髓肿瘤。近 2 年大便干燥困难，尿频，尿不尽感。查体：双侧 C_2～T_1 痛觉减退，触觉保留。双上肢肌力近端 4 级，远端 2～3 级，无名指和小指伸不直。双侧冈上窝、前臂尺侧、双手大、小鱼际肌萎缩。右下肢肌力 4 级，左下肢肌力 5 级。双上肢肌张力低下，双下肢肌张力增高。双上肢肱二头肌、肱三头肌腱反射、双下肢膝腱反射、跟腱反射均活跃；双足 Babinski 征（+）。肛门括约肌紧，肛门反射存在。"高血压病"5 年，口服苯磺酸氨氯地平 5mg，每天 1 次；拜阿司匹林肠溶片 100mg，每天 1 次；阿托伐他汀 10mg，每天 1 次。其余未见异常。

患者 MRI 检查见图 9-24。

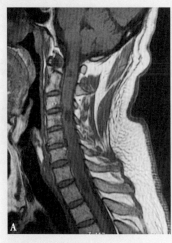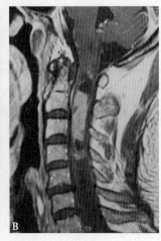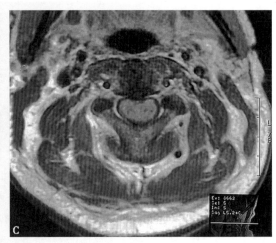

图9-24 MRI检查

①C₁～T₁脊髓增粗无移位。②C₂～C₄髓内肿瘤，T₁WI为等信号（图A），不均匀强化（图B、C），界限相对清楚。肿瘤两端为空洞。③肿瘤两侧蛛网膜下腔变窄，下极呈"喇叭口"样。

【问题1】 本病例有哪些特点?

思路 参见病例1知识点"神经鞘瘤"。

【问题2】 诊断和鉴别诊断?

思路1 定位诊断，$C_2 \sim T_1$髓内。依据：①早期出现双侧症状，膀胱直肠功能障碍明显；②双侧$C_2 \sim T_1$节段分离性感觉障碍；双上肢下运动神经元麻痹表现为主；③MRI示髓内占位。

思路2 定性诊断：室管膜细胞瘤。依据：①肿瘤位于髓内；②男性，起病隐匿，缓慢进展，病程较长；③MRI示肿瘤界限清楚，两端空洞。

知识点

髓内肿瘤的特点

1. 髓内肿瘤好发于10～40岁，男略多于女。室管膜细胞瘤多见于儿童和青年，良性居多。星形细胞瘤以中年常见。二者起源和病理同脑胶质瘤。

2. 可发生于髓内各段，以颈髓或颈胸交界处最常见。

3. 临床多呈髓内脊髓压迫症的表现。

思路3 鉴别诊断：

1. **星形细胞瘤和恶性胶质瘤** 依据：①常见髓内肿瘤，但本病例病程长，发展缓慢不符合星形细胞瘤或其他恶性胶质瘤；②MRI示肿瘤界限清楚，两端有空洞形成，星形细胞瘤可能较小。

2. **肠源性囊肿** 依据：有些位于髓内，多见于青少年。本病例肿瘤强化不支持本病。

3. **血管网织细胞瘤或海绵状血管瘤** ①前者常多发，常有家族史或其他脏器囊肿或血管网织细胞瘤。本病例眼底检查未见血管瘤，应行腹部超声。②MRI：血管网织细胞瘤可见囊内瘤特点。海绵状血管瘤可见瘤周含铁血黄素信号。两种瘤结节多数局限，强化明显，有明显异常血管影，似血管巢。本病例肿瘤较长，未见异常血管影，血管源性肿瘤可能不大。

4. **脊髓空洞症** 本病例病史类似脊髓空洞症，但MRI示肿瘤结节可除外本病。

5. **脂肪瘤** 好发于腰骶段，瘤体多在软膜下，实性脂肪为主。本病例MRI无脂肪信号可除外本病。

6. **多发性硬化和脊髓炎** 本病例无视力异常，病程长，进展慢。MRI示较大肿瘤结节和空洞，并非单纯水肿不支持本病。

【问题3】 下一步如何处理?

思路1 患者出现中度以上神经功能障碍，诊断明确，决定择期手术治疗。鉴于手术风险很大，反复与患者及其家属讲明可以选择保守观察或手术治疗。术后拟回 ICU 病房。患者和家属同意并签订知情同意书。

知识点

手术时机及适应证

一种认为诊断清楚后，即使神经系统功能良好，亦应立即手术；另一种认为手术应在神经功能恶化时施行。多数认为出现中度神经功能障碍时手术。

手术治疗是唯一有效方法，风险远远大于髓外肿瘤。脊髓损害几乎不可避免，术后基本上都有一定程度的并发症。除髓外肿瘤常见并发症外，脊髓损害常见：感觉障碍，大部分都有；运动障碍和大小便困难或失禁比髓外肿瘤明显多见，特别是星形细胞瘤或恶性胶质瘤。

思路 2　为了解膀胱功能，做腹部超声和尿动力学检查。结果提示膀胱残余尿量 120ml，逼尿肌反应消失，神经源性膀胱。

思路 3　除常规术前准备外，停用阿司匹林肠溶片 1 周后择期手术；入手术室前少量水服用当日当次降压药物。术前医嘱同病例 1。

手术治疗情况

$C_1 \sim C_6$ 全椎板切除。考虑病变节段长，术后脊柱稳定性影响，采取铣刀或超声骨刀将椎板棘突复合体完整取下，硬脊膜变薄，硬脊膜囊增粗膨隆。纵行剪开硬脊膜和蛛网膜一起两侧悬吊。见脊髓增粗，表面色白。两端为空洞，穿刺抽出淡黄色液体，空洞塌陷，显示肿瘤轮廓。后正中切开脊髓，约 2mm 深见到肿瘤。肿瘤边界清楚，质中，供血一般。沿肿瘤与脊髓组织两侧界面分离，将肿瘤全部切除。切除肿瘤后逐层缝合软脊膜、蛛网膜及硬脊膜，将取下的棘突椎板复合体还纳解剖复位并用钛连接片固定，病理报告为室管膜细胞瘤。

术后嘱患者卧床 2 周，余同病例 1。术后即出现下肢酸麻胀感，有踩棉花感。其余体征同术前。

知识点

室管膜细胞瘤的病理特点与治疗

室管膜细胞瘤多数边界清楚，与脊髓组织分界明显。质软或中，供血中等，肿瘤可长达几个或十几个椎体，上下极多有空洞形成。星形细胞瘤呈浸润性生长，与正常脊髓组织缺少明确分界。脊髓表面色泽、血管分布多接近正常。低级别者，肿瘤组织稍显异常，偏韧。囊性者，囊壁为瘤组织。界限清楚的肿瘤可以全切或大部切除。界限不清者，多部分切除。此外，还需要减张修补硬脊膜以达到减压目的。术后辅助放疗和化疗。

三、硬脊膜外肿瘤

临床关键点

1. 硬脊膜外肿瘤大多为恶性，转移瘤多见，其次为淋巴瘤等。

2. 临床特征　①恶性肿瘤起病急，进展快，病程短。很快出现脊髓横贯损害甚至脊髓休克表现，棘突叩痛、压痛较突出。良性病变病程较长。脑脊液冲击征和脊髓半切综合征较少见。②脊髓梗阻多见，脑脊液蛋白增高明显。

3. 髓外硬脊膜外占位典型影像表现　①脊髓、硬脊膜、硬脊膜外脂肪移位，硬膜囊变扁。②肿瘤沿硬脊膜外间隙扩展，背侧者有肿瘤环抱硬脊膜囊的态势。两端蛛网膜下腔变窄移位，脊髓造影呈水平截面或梳齿状。③常见骨质改变，如破坏、增生、钙化等。

病历摘要

女，76岁。入院前1周胸背部疼痛，束带感。咳嗽、打喷嚏时稍加重。入院前2天双下肢麻木、力弱。入院前1天双下肢失动伴大小便失禁。MRI示T_8～T_{10}椎管内硬脊膜外肿瘤。无肿瘤史。"高血压病"20年。"腔隙性脑梗死"10年。口服硝苯地平控释片30mg，每天1次，拜阿司匹林肠溶片100mg，每天1次，查体：T_8～T_{10}压痛，叩痛。双侧T_8以下各种感觉消失；双下肢肌力0级，肌张力消失。双侧腹壁反射、四肢腱反射、病理反射均未引出。肛门括约肌松弛，肛门反射消失。双侧腹股沟淋巴结触及2～3个肿大淋巴结，质软光滑。X线平片未见感染和肿瘤。

患者MRI检查见图9-25。

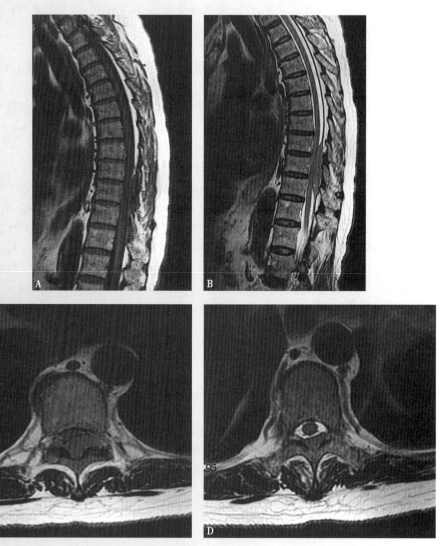

图9-25 MRI检查

①T_8～T_{10}椎管内边界清楚的肿瘤，T_1WI和T_2WI为等信号；②硬脊膜外脂肪移位（图A），肿瘤两端蛛网膜下腔变窄移位（图B），肿瘤沿硬脊膜外背侧间隙扩展（图C、D）。

【问题1】 本病例有哪些特点？

思路 参见病例1知识点"神经鞘瘤"。

【问题2】 本病的诊断和鉴别诊断有哪些？

思路1 定位诊断：T_8～T_{10}硬脊膜外。依据：①T_8～T_{10}压痛，叩痛明显；②感觉平面位于T_8；③MRI示T_8～T_{10}硬脊膜外肿瘤。

思路2 定性诊断：淋巴细胞瘤。依据：①老年，女性，硬脊膜外肿瘤；②起病急，进展快，病程短，支持恶性肿瘤；③未见骨质破坏，腹股沟肿大淋巴结提示淋巴瘤可能，应行腹部、盆腔超声等。

知识点

硬脊膜外恶性肿瘤的特点

1. 硬脊膜外恶性肿瘤好发中老年，男多于女。

2. 可发生于任何节段，多见胸段，其次是腰段。

3. 主要经动脉血行转移；其次是邻近病灶侵入椎管。经淋巴转移少见。

4. 临床上多呈硬脊膜外压迫症的表现，首发症状多为疼痛，恶性肿瘤迅速进展为脊髓横贯损害，甚至脊髓休克表现。

5. 恶性肿瘤需要手术、放疗和化疗等综合治疗。

思路3　鉴别诊断

1. 转移瘤　依据：①硬脊膜外常见肿瘤，同样多见于老年，起病急，进展快，病程短；②多有其他部位肿瘤；③可见骨质破坏，PET-CT有助于诊断。本病例未见骨质破坏，腹股沟发现肿大淋巴结，首先考虑淋巴瘤。但不能除外转移瘤。

2. 硬脊膜外血肿　依据：①多见于青壮年；②起病急，进展快，病程短，多在运动、劳动后发作；③影像可见血肿信号。本病例病前无运动，MRI不支持血肿。

3. 硬脊膜外囊肿　依据：①少见；②多见于青壮年；③起病隐匿，进展慢，病程长，极少截瘫和脊髓休克；④MRI显示囊性占位。本病例资料不支持本病。

4. 脊柱结核　常有结核病史。与转移癌一样有腰背痛，腰肌强直及椎体破坏，常难于鉴别。对椎体相邻边缘破坏、楔形压扁、椎间隙变窄或消失，有死骨及梭形寒性脓肿者，应考虑为结核。本病例资料不支持本病。

5. 嗜酸性肉芽肿　多发生于儿童及青年，临床表现较轻，血白细胞及嗜酸性细胞增多，长期观察无改变。本病例资料不支持本病。

【问题3】　下一步如何处理？

思路1　手术切除是唯一可能改善截瘫的方法。术后拟回ICU病房，根据病理性质决定下一步治疗。患者和家属同意并签订知情同意书。

思路2　因患者高龄，急诊查血气在正常范围。超声心动图：二尖瓣、三尖瓣、主动脉瓣轻度反流，左心室肥大，心肌肥厚；射血分数>66%。

手术治疗情况

$T_8 \sim T_{10}$全椎板切除。见肿瘤位于硬脊膜外，经上下神经根袖之间向两侧扩展。将肿瘤分块切除。肿瘤质中，灰红色，供血丰富。术中出血800ml，输血800ml。术后处理同病例"髓内肿瘤"。病理报告为非霍奇金淋巴瘤，转入血液科继续治疗。

知识点

硬脊膜外肿瘤的病理特点和治疗

1. 手术原则是椎板减压，尽量切除肿瘤以解除对脊髓的压迫。

2. 转移瘤大多较弥散，与硬脊膜粘连较紧，且受神经根袖影响，不易全切除。而淋巴瘤、肉瘤和良性肿瘤范围较局限，可以做到全切或大部切除。

3. 肿瘤多数供血丰富，来自脊膜，附近脊膜血管增粗。

4. 术后应积极寻找和治疗原发灶，给予放疗和化疗。

四、先天性肿瘤

临床关键点

1. 好发于儿童和青少年　以圆锥 - 马尾区多见。该区域囊性肿瘤首先考虑先天性肿瘤（表 9-1）。椎管骨性改变多见，常有脊柱裂。

表 9-1 先天性肿瘤及其特点

先天性肿瘤	胚层来源	内容物特征	影像特征
表皮样囊肿	外胚层鳞状上皮	脱落细胞角化物	囊肿，因胆固醇含量而异
皮样囊肿	外、中胚层皮肤 + 附件	有毛发，偶有骨和软骨	同上，部分与中央管相通
肠源性囊肿	内胚层为主 + 中胚层	油性或乳白色液体	稍高于脑脊液，脊髓嵌入征
畸胎瘤	三个胚层	有脂肪、骨、牙等	囊实性结节，壁有脂肪等
脊索瘤	胚胎残留脊索组织	主体在骶尾骨内溶骨膨胀性破坏，侵入椎管内，实性	分叶状，明显强化。CT 钙化、斑块。MRI T_1WI 低或等信号，T_2WI 高信号

2. 多表现为圆锥 - 马尾综合征　以腰腿疼痛和直肠膀胱功能障碍较多，运动损害常见下肢变细、马蹄内翻足。可合并其他先天性畸形，如脊柱裂和腰背部皮肤和软组织异常。可合并其他畸形。容易并发颅内感染，可有脑膜炎史。

3. 多选择囊壁翻转缝合术　也有人争取囊壁大部或全切除。术后可能出现无菌性脑膜炎等。

病历摘要

男，17 岁。生后发现腰骶包块，后逐渐缩小。经常尿床，便秘。入院前 15 年右腿变细，右足内翻，脚跟不能着地。入院前 5 年尿频，尿线短。跑跳或大笑时遗尿。入院前半年腰腿痛，向右大腿后部放射。MRI 示 L_2 以下椎管内多发肿瘤。X 线平片示 L_3 至骶椎脊柱裂。超声和尿动力学报告：逼尿肌反射亢进，神经源性膀胱。查体：右 L_3～S_2 根性分布痛触觉下降。左下肢肌力 5 级，右下肢肌力 4 级，右下肢明显变细，右侧马蹄内翻足。双下肢肌张力低下。提睾反射弱。右下肢膝腱反射、跟腱反射未引出；双侧 Babinski 征（－）。肛门反射消失。腰骶部可见皮赘。患者 MRI 检查见图 9-26。

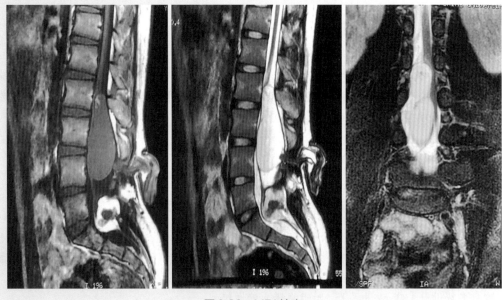

图 9-26 MRI 检查

手术所见：椎管内 $L_2 \sim L_4$ 囊肿壁薄，内含油性液体和黄色膏状物，有毛发。L_5 肿瘤表面为脂肪，钙化硬韧，囊内淡黄色膏状物。病理分别为"皮样囊肿"和"畸胎瘤"。嘱患者半年后到神经外科和泌尿科复诊，每月更换导尿管。

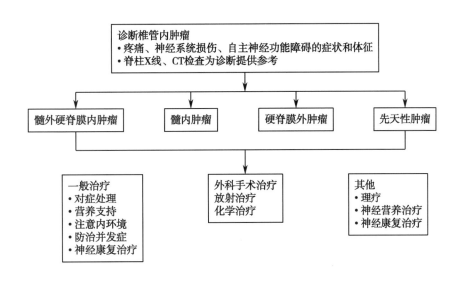

椎管内肿瘤诊疗流程

（程宏伟）

第三节 脊柱脊髓损伤

脊柱骨折（spine fracture）发生率在骨折中占 5%～6%，以胸腰段骨折发生率最高，其次为颈、腰椎，胸椎最少。常可并发脊髓或马尾神经损伤，致残率较高。本节结合具体病例对常见类型脊柱脊髓损伤的诊断和治疗过程进行论述。

1. 脊柱脊髓损伤的诊疗经过 通常包括以下环节：

（1）详细询问患者的病史，判断患者的受伤机制。

（2）查体时首先关注患者的生命体征，关注潜在的可能危及生命的复合伤。

（3）对患者的脊柱进行制动，对患者的神经功能进行检查，判断患者脊髓损伤的程度和节段。

（4）对患者进行颈椎、胸椎和腰椎 X 线检查，如果损伤区域位于颅颈交界区或颈胸交界区，则需要进行 CT 检查并进行矢状位和冠状位三维重建。对存在神经功能缺损的患者进行脊柱 MRI 检查，在 T_1 加权像中可以判断韧带结构损伤，在 T_2 短时反转恢复序列中可以判断脊髓水肿的情况。

（5）结合患者脊柱骨折的类型和神经损伤情况决定治疗方式。

（6）对于存在脊髓损伤的患者早期进行支持治疗，预防并发症的发生，积极进行神经康复治疗。

（7）确定需要佩戴支具的时间和定期随访的时间。

2. 临床关键点

（1）详细了解患者损伤机制对于判断脊柱骨折的力学机制有重要意义。

（2）对可疑脊柱损伤患者进行可靠的制动，可以防止发生继发性脊髓损伤。

（3）严格的神经查体，准确进行 ASIA 分型，对判断脊髓损伤的严重程度和预后有重要意义。

（4）脊柱正侧位 X 线片、CT 三维重建是判断脊柱损伤分型的依据。

（5）外科治疗的目的是早期解除神经压迫，重建脊柱的稳定性，促进脊柱骨折的愈合。

女,43岁。"车祸导致颈肩部疼痛,双上肢麻木7小时"入急诊室。初步病史采集如下:

患者于7小时前乘坐车辆与前车发生追尾,患者在副驾驶位置上,佩戴安全带,撞击发生时身体剧烈向前移动。伤后无头痛头晕,无视物模糊,无恶心呕吐。颈部剧烈疼痛,撕裂样,活动时加重,双上肢疼痛,四肢可以活动,无抽搐,无大小便失禁。为诊治来我院急诊就诊。

【问题1】 通过上述问诊,该患者可疑的诊断是什么?

思路 根据患者描述的受伤机制,应高度怀疑患者颈椎损伤。患者在车辆追尾事故中存在颈椎向前挥鞭样损伤,伤后出现颈部剧烈疼痛。

知识点

脊柱骨折发生率

脊柱骨折发生率在骨折中占5%~6%,以胸腰段骨折发生率最高,其次为颈椎、腰椎,胸椎最少。

【问题2】 病史采集结束后,下一步查体应重点针对哪些方面?

思路1 对于急诊就诊患者,为排除其他疾病的可能,进行查体的重点应包括:①患者的意识情况。患者受伤过程中存在颅脑损伤的可能,对患者意识的检查有助于评价颅脑损伤的情况。②患者呼吸频率、血压和脉搏的检查。由于患者受伤过程中可能出现胸腔和腹腔的内脏复合伤,应该重视患者生命体征的检查。③肢体其他部位是否存在压痛、反常活动等情况,以判断患者是否存在其他部位骨折。

思路2 ①针对患者颈部的检查,检查颈部是否存在活动受限、压痛,以判断颈椎损伤的位置和程度。②患者神经系统检查,判断患者是否存在脊髓损伤,以及损伤节段和损伤严重程度。

查体记录

查体:患者意识清醒,言语流利,呼吸12次/min,脉搏80次/min,血压135/70mmHg。双侧瞳孔等大同圆,约3mm,直接和间接光反射灵敏,其余脑神经无阳性体征。胸廓无畸形,无压痛,双肺呼吸音清,腹部平软,无压痛、反跳痛及肌紧张,四肢无畸形及反常活动,骨盆无压痛,分离挤压试验阴性。颈椎活动明显受限,C_5~C_6棘突压痛,双上肢尺侧、双手感觉过敏,双下肢肌力4级,双下肢腱反射亢进,双侧Hoffman征(−),双侧Babinski征(+)。

【问题3】 结合上述查体结果,可以得出哪些初步临床诊断可能?

思路 结合病史、受伤机制,以及查体的结果,可以基本排除颅脑损伤、胸腹腔内脏损伤的可能。颈部疼痛、活动受限,双上肢疼痛,双下肢肌力减退,病理征阳性均提示患者可能发生颈椎损伤并伴有脊髓损伤。

知识点

脊柱骨折的临床表现

患者有明显的外伤史,如车祸、高处坠落、躯干部挤压伤等。检查时脊柱可有畸形,脊柱棘突骨折可见皮下淤血。伤处局部疼痛,如颈项痛、胸背痛、腰痛或下肢疼痛等。棘突显示浅压痛。脊背部肌痉挛,骨折部有压痛和叩击痛。颈椎骨折时,屈伸运动或颈部回旋运动受限。颈、胸椎骨折常可并发脊髓损伤,腰椎骨折可并发脊髓圆锥和马尾神经损伤。这些损伤可使患者表现为四肢瘫、截瘫、Brown-Sequard综合征和大小便功能障碍等,出现完全或不完全性感觉、运动和括约肌功能障碍。

知识点

脊髓损伤

脊柱骨折脱位常致脊髓损伤（spinal cord injury）。我国因脊髓损伤所致的截瘫发病率为（6.7~23）/100万。脊髓损伤多为脊髓受压、挫伤，较少为脊髓横贯性完全断裂。

知识点

脊髓损伤的分类

1. 脊髓震荡 脊髓神经细胞遭受强烈刺激而发生超限抑制，脊髓功能处于生理停滞状态，脊髓实质无损伤。临床上表现为损伤平面以下感觉、运动及反射完全消失。一般经过数小时至2~3周，感觉和运动开始恢复，不留任何神经系统后遗症。

2. 脊髓休克 脊髓与高级中枢的联系中断以后，断面以下的脊髓暂时丧失反射活动，处于无反应状态，称为脊髓休克。表现为断面以下脊髓所支配的感觉丧失和骨骼肌张力消失，外周血管扩张，血压下降，括约肌功能障碍及发汗反射消失，内脏反射减退或消失。脊髓休克是暂时现象，损伤后不久可逐渐恢复，一般持续1~6周，但也可能持续数月。脊髓休克恢复过程中，原始简单的反射先恢复，复杂高级的反射后恢复。反射活动恢复中最早出现的是球海绵体反射和肛门反射，并从尾端向头端方向恢复。反射恢复后，其他反应往往比正常时加强并广泛扩散。

3. 不完全性脊髓损伤 损伤平面以下保留有部分感觉和/或运动功能并有球海绵体反射，为不完全性脊髓损伤。脊髓不完全性损伤分3种：①前脊髓综合征（anterior cord syndrome）：脊髓前侧受损，并有少量后柱感觉的压力和位置觉存在，受伤平面以下无运动功能。此型损伤的预后为不完全性损伤中最差者。②脊髓中央综合征（central cord syndrome）：常见为脊柱过伸性损伤，常见于老年患者既往合并颈椎病，受伤后患者表现为上肢功能丧失，脊髓远端运动功能优于脊髓近端运动功能，或同脊髓远端功能丧失表现一致，肛门周围感觉存在。这种现象的原因是支配上肢的皮质脊髓束纤维的组成位于脊髓中央。③Brown-Sequard综合征，亦称脊髓半切综合征，为脊髓一侧受损，伤侧的运动和本体感觉丧失，而对侧的感觉和温觉丧失。

4. 完全性脊髓损伤 脊髓实质完全性横贯性损害，损伤平面以下最低位的骶段感觉、运动功能完全丧失，包括肛门周围的感觉和肛门括约肌的收缩运动。不出现球海绵体反射。

5. 脊髓圆锥综合征 脊髓圆锥指S_3~S_5脊髓段，此处脊髓末端为锥形，故称圆锥。其位于脊柱L_1椎节。当圆锥与腰骶神经根在同平面均损伤时，神经感觉运动障碍平面在L_1神经节段。当仅圆锥损伤时，支配下肢神经的感觉和运动功能存在，而会阴、骶区表现为鞍区感觉障碍，尿道括约肌、肛门括约肌、膀胱逼尿肌瘫痪，跟腱反射消失、肛门反射和球海绵体反射消失。

【问题4】 对于可疑脊柱骨折患者应采取哪些紧急治疗措施？

思路 对于可疑脊柱骨折患者应进行脊柱制动，防止在搬运患者过程中脊髓受到进一步损伤。

知识点

颈椎骨折患者应采用硬质颈托或颈胸支具进行固定，检查和转运患者时如需翻转患者，注意沿患者身体轴线进行翻转。

【问题5】 针对可疑颈椎骨折患者应该进行哪些辅助检查？

思路 应该进行X线片、CT和MRI等影像学检查确诊颈椎骨折和脊髓损伤的情况。

知识点

X线、CT和MRI检查的特点

凡疑有脊柱骨折者均应摄X线片,以了解骨折部位、损伤类型以及骨折、脱位的严重程度。CT可从轴位了解椎体、椎弓根和关节突损伤情况,以及椎管容积改变。MRI对于有脊髓和神经损伤者为重要检查手段,可了解椎骨、椎间盘对脊髓的压迫,脊髓组织的血肿、液化、变性等。

辅助检查

结合患者病史和查体怀疑患者颈椎骨折,给患者佩戴硬质颈托,急诊进行正侧位X线片、颈椎CT以及颈椎MRI检查。

正侧位X线片见图9-27,颈椎CT三维重建结果见图9-28,颈椎MRI扫描结果见图9-29。

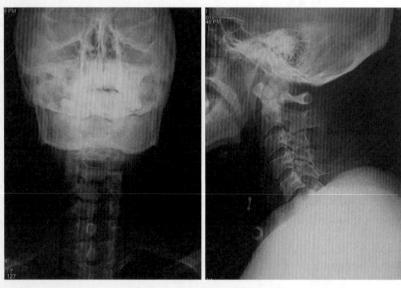

图9-27　颈椎正侧位X线片

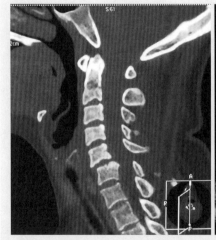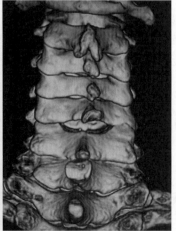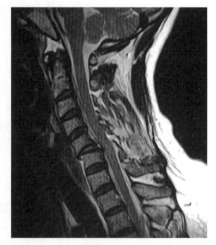
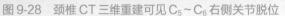

图9-28　颈椎CT三维重建可见C$_5$～C$_6$右侧关节脱位　　　　图9-29　颈椎MRI扫描结果

【问题6】 如何判读颈椎X线片?

思路1　颈椎各个节段椎体、椎弓、关节突和棘突等部位没有明显的骨折线,但X线正位片可见C$_5$～C$_6$椎体右侧关节突脱位绞锁。X线侧位片看到C$_5$～C$_6$存在脱位。

思路 2 颈椎骨折脱位类型,患者 C_5～C_6 之间出现脱位,因此为不稳定性骨折。

知识点

脊柱骨折分类

1. 依据损伤机制(Magerl)分类

(1)压缩骨折:可分为屈曲压缩和垂直压缩力造成的两类骨折。其中以屈曲压缩为最常见,如背部受重物砸伤使椎体前方压缩,椎体楔形变。重者可同时并发脊柱向前脱位。垂直压缩骨折如高处坠下,足和臀部着地,脊柱承受轴向的垂直力,产生椎体终板骨折,椎间盘突入椎体中,椎体粉碎骨折。X 线片侧位观椎体前后径增加,椎体高度减小,称爆裂性骨折。此型骨折属于不稳定性骨折。

(2)屈曲-分离骨折:屈曲分离损伤是轴向旋转载荷,从后方作用至前纵韧带。此型损伤产生前柱压缩,而后、中柱产生张力性损伤。此种损伤多见于汽车安全带损伤,当躯干为安全带固定,突然刹车,头颈及躯干上半身向前屈曲,发生颈椎或胸椎骨折脱位。此型损伤在严重屈曲暴力下可产生通过椎体的水平骨折,在张力作用下可伴韧带或椎间盘的脊柱三柱均发生损伤,称为 Chance 骨折。

(3)旋转骨折:旋转损伤一般伴有屈曲损伤或压缩损伤。旋转屈曲损伤可见于矢状面或冠状面的损伤,包括后柱损伤、横突骨折和非对称性前柱损伤。旋转压缩损伤,即在轴向旋转载荷产生椎体侧方压缩骨折,常合并对侧旋转损伤。此类损伤多发生于胸腰段,常并发肋骨和横突骨折。

(4)伸展-分离骨折:脊柱呈过伸位承受外力,如向前跌倒,前额着地。颈部过伸位损伤可表现为椎弓骨折、棘突骨折、椎体前下缘骨折。

2. 依据骨折形态分类

(1)压缩骨折:椎体前方受压呈楔形。压缩程度以椎体前缘高度占后缘高度的比值计算。分级为前缘高度与后缘高度之比:Ⅰ度为 1/3,Ⅱ度为 1/2,Ⅲ度为 2/3。

(2)爆裂骨折:椎体呈粉碎骨折,骨折块向四周移位,向后移位可压迫脊髓、神经,椎体前后径和横径均增加,两侧椎弓根距离加宽,椎体高度减小。

(3)撕脱骨折:在过伸、过屈位损伤时,在韧带附着点发生的撕脱骨折,或旋转损伤时的横突骨折。

(4)Chance 骨折:经椎体、椎弓及棘突的横向骨折。

(5)骨折-脱位:脊柱骨折并脱位,脱位可为椎体的向前或向后移位并有关节突关节脱位或骨折。脱位亦可为旋转脱位,一侧关节突绞锁,另一侧半脱位。

【问题 7】 如何判读颈椎 CT?

思路 颈椎 CT 三维重建后可以看到 C_6 椎体后缘轻微压缩,C_5～C_6 椎体脱位,颈椎管轻度狭窄,C_5～C_6 右侧关节突关节脱位。

【问题 8】 如何判读颈椎 MRI?

思路 颈椎 MRI 可见 C_5～C_6 脱位,颈椎间盘没有明显突出,颈椎管内没有明显血肿,颈髓轻微压迫,T_2 加权像中颈髓内出现高信号区域。颈椎后方黄韧带、棘间韧带断裂。

【问题 9】 结合临床和影像学检查结果,患者的确定诊断应该是什么?

思路 患者存在颈椎外伤病史,颈椎压痛、活动受限等颈椎外伤的体征,以及双下肢肌力减退、腱反射亢进、病理征阳性等脊髓损伤的体征,结合影像学检查,可以确诊患者为颈椎外伤,C_5～C_6 骨折脱位,颈髓损伤(Frankel D 级)。

知识点

脊髓损伤的诊断

脊髓损伤的诊断包括脊髓损伤平面、脊髓损伤性质和脊髓损伤严重程度的诊断。

1. 脊髓损伤平面的诊断　通过确定保留脊髓正常感觉功能和运动功能的最低脊髓节段进行诊断。体检时按照浅深感觉、运动、浅深反射、病理反射仔细检查，能确定脊髓损伤平面。

2. 脊髓损伤性质的诊断　脊髓损伤后表现为损伤平面以下感觉、运动和括约肌功能障碍，需鉴别以下情况：上神经元瘫痪和下神经元瘫痪的鉴别；脊髓休克与脊髓震荡的鉴别；不完全性与完全性脊髓损伤的鉴别（表9-2）。

表9-2　不完全性与完全性脊髓损伤的鉴别

鉴别点	不完全性	完全性	鉴别点	不完全性	完全性
运动障碍	不完全，不对称	完全，基本对称	脊髓休克期	短、不超过1周	多在3周以上
感觉障碍	可保留部分感觉	完全丧失	反射障碍	不完全，不对称	完全，对称
括约肌障碍	较轻	完全	病理反射	可有可无	多有

3. 脊髓损伤严重程度分级　脊髓损伤严重程度分级可作为脊髓损伤的自然转归和治疗前后对照的观察指标。依据脊髓损伤的临床表现进行分级，目前国际上较常用 Frankel 功能分级法（表9-3）。

表9-3　Frankel功能分级

级别	功能	级别	功能
A	完全瘫痪	D	有功能性运动
B	损伤远端感觉功能存在，无运动功能	E	感觉运动功能正常
C	有非功能性运动		

入院后诊疗经过

患者急诊收入神经外科病房，首先给予病情评估，确定患者颈椎和颈髓损伤的情况，确定患者为颈椎外伤、C_5～C_6骨折脱位，颈髓损伤（Frankel D 级）。

【问题10】 进一步需要完善哪些辅助检查？
思路　急查血常规、血生化、凝血系列、床旁心电图以及床旁胸片检查。

知识点

严重颈髓损伤可能需要的辅助检查和监测

严重颈髓损伤可能导致患者出现呼吸肌麻痹，引起患者通气功能障碍，严重的患者需要进行血气分析；颈髓损伤患者还可能出现窦性心动过缓，因此需要进行心电监护。

【问题11】 患者应该采用何种治疗方式？
思路1　患者诊断为 C_5～C_6 骨折脱位，合并脊髓不完全损伤。患者颈椎 X 线片和 CT 三维重建可见 C_5～C_6 右侧关节脱位，颈椎 MRI 矢状位 T_2 加权像可见 C_5～C_6 后方韧带损伤，因此患者 C_5～C_6 骨折根据损伤机制分类为屈曲-分离骨折。由于中柱和后柱结构均受到损伤，是不稳定性骨折，因此需要进行手术治疗。

知识点

骨折依据稳定性的分类

1. 稳定性骨折　轻度和中度的压缩骨折，脊柱后柱完整。

2. 不稳定性骨折 ①脊柱三柱中二柱骨折，如屈曲 - 分离损伤累及后柱和中柱骨折；②爆裂性骨折，中柱骨折、骨折块突入椎管，有潜在神经损伤，属于不稳定性骨折；③骨折 - 脱位累及脊柱三柱的骨折脱位常有神经障碍症状。

思路 2 患者影像学检查结果可见 C_5～C_6 右侧关节突关节脱位，可以采用术中牵引的方式进行复位。患者关节突关节和后方韧带复合体损伤属于不稳定性骨折，因此需要进行 C_5～C_6 内固定融合手术，由于患者脊髓损伤程度为 Frankel D 级，患者颈椎 CT 未见到 C_5 和 C_6 椎弓发生骨折，椎管内没有见到骨折片，患者颈椎 MRI 未见到颈椎管出现狭窄，椎管内未见到明显血肿，脊髓压迫不明显，因此患者不需要进行后路椎板切除减压，通过颈椎前路 C_5～C_6 椎间盘切除植骨融合内固定手术就可以恢复患者颈椎生理曲度和稳定性。

知识点

脊柱外伤患者手术治疗原则

解除神经组织压迫，恢复脊柱正常序列和稳定性，恢复脊柱正常生理曲度。手术方式有两种：前路椎间盘切除或椎体次全切除植骨融合内固定术和后路椎管减压内固定术，部分严重骨折脱位患者可以联合应用两种手术，以确保神经组织减压充分，有效恢复脊柱稳定性。

思路 3 脊髓损伤的治疗，由于患者出现脊髓不完全损伤 Frankel D 级，损伤发生到入院接受治疗时间为 7 小时，因此应用甲泼尼龙进行冲击治疗，预防脊髓发生继发性损伤，改善患者脊髓功能预后。

知识点

甲泼尼龙大剂量疗法

甲泼尼龙（methylprednisolone）的作用机制为大剂量使用能阻止类脂化合物的过氧化反应，从而减轻了外伤后神经细胞的变性，减少细胞内钙离子蓄积，预防类脂化合物的作用及前列素 E_2 和凝血酶原 A_2 的形成，预防损伤后脊髓缺血进一步加重，促进新陈代谢和预防神经纤维变性。甲泼尼龙剂量：首剂按体重 30mg/kg，15 分钟内静脉输入，然后以 5.4mg/kg 静脉输入，持续 23 小时。在伤后 8 小时内应用效果最佳，超过伤后 24 小时不再应用。另外，单唾液酸四己糖神经节苷脂（monosialotetrahexosyl ganglioside，GM-I）、促甲状腺激素释放激素（thyrotropin-releasing hormone，TRH）和阿片受体阻滞剂等药物在实验中显示对脊髓功能恢复有效，但尚待临床广泛应用证实。

手术治疗情况

患者于入院后第 2 天在全麻下行前路 C_5～C_6 椎体复位，颈椎间盘切除植骨融合内固定术。手术时首先进行颈椎牵引，颈前横行皮肤切口，分离颈动脉鞘和气管食管鞘之间的间隙，显露 C_5～C_6 椎体前缘，透视定位 C_5～C_6 椎间隙，行 C_5～C_6 椎体复位。显微镜下切除 C_5～C_6 椎间盘，见椎间盘后纤维环部分破裂，小块髓核组织突入椎管，压迫硬脊膜。完全摘除 C_5～C_6 髓核组织，切除后纤维环和后纵韧带，充分减压硬脊膜。减压充分后，在 C_5～C_6 椎间隙内放置大小适宜的椎间融合器，并进行前路钛板固定。

术后第 2 天患者双下肢肌力恢复，佩戴颈托可以离床活动。术后第 3 天患者转入康复科，进行神经康复治疗。嘱患者术后佩戴颈托 6 周，3 个月后门诊复查颈椎 X 线片和颈椎 MRI。

手术后第 2 天复查颈椎正侧位 X 线片（图 9-30），显示 C_5～C_6 椎体复位良好。

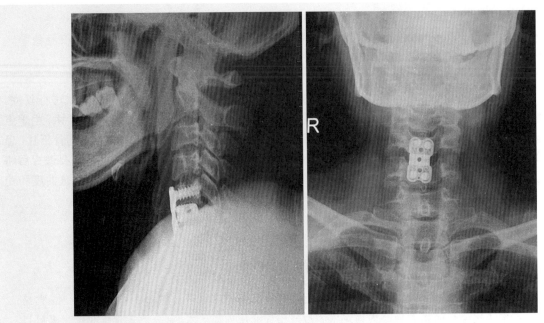

图 9-30　术后第 2 天患者颈椎 X 线片

【问题 12】　确保手术远期疗效的关键是什么？

思路　手术后颈椎顺利融合是确保手术远期疗效的关键，脊柱内固定技术的应用大大提高了脊柱融合手术的成功率。为了进一步确保脊柱融合，通常建议患者在术后佩戴支具 6～8 周，限制手术节段脊柱的活动度。术后 3 个月复查 X 线片，判断脊柱融合的情况。

（菅凤增）

第四节　先天性脊柱脊髓疾病

一、神经管与椎管闭合及发育不良疾病

此类疾病多因胚胎期神经轴及其相应节段中胚叶发育不良所致，相关疾病常见的有脊柱裂、脊髓空洞症、脊髓分裂症等。

（一）脊柱裂

脊柱裂（spinal bifida）又称椎管闭合不全，分显性、隐性脊柱裂两大类。其中有椎管内容物膨出的称显性脊柱裂，即囊性脊柱裂，依据病理学类型又可分为 3 型：①脊膜膨出：膨出囊内可含硬脊膜及脑脊液，无脊髓神经组织；②脊膜脊髓膨出：膨出物内可含硬脊膜、脑脊液及脊髓神经组织；③脊髓膨出或脊髓外露：脊髓神经组织直接暴露在外，仅有一层蛛网膜相隔，少有硬脊膜覆盖，局部可见组织波动。隐性脊柱裂仅有脊柱闭合不全，无椎管内容物膨出，可有多毛、色素沉着、毛细血管瘤、皮肤凹陷等体征，复杂性隐性脊柱裂常可导致脊髓栓系综合征。

1. 脊柱裂的诊疗经过　通常包括以下环节：

（1）详细询问患者症状学特征及相关病史。

（2）详尽的神经系统查体及脊柱检查，重点关注四肢活动、神经反射、膀胱肛门括约肌功能，以及脊柱皮肤状况、有无脊柱侧弯等畸形。

（3）针对疑似患者拟行脊柱 X 线、CT、MRI 等影像学检查，椎管膨出物可行透光试验，确定诊断。

（4）对确诊患者视临床分型及严重程度，住院治疗或门诊随访。

（5）对有皮肤破溃、脑脊液感染明显的患儿，需保持皮肤干洁，予抗感染、降温等对症处理。

（6）对病情进行系统评估，有手术指征的积极制订手术方案，做好各项术前准备。

（7）对于术后患者，积极予以对症支持治疗，减少并发症发生。

（8）确定治疗结束的时间、出院随访时间、定期复诊时间以及出院后的注意事项。

2. 临床关键点

（1）脊柱裂的初步诊断多为临床诊断，脊柱 X 线检查是诊断首选检查，了解骨性缺损情况。

（2）对初步诊断的患者建议进一步行 MRI 检查，了解病变节段脊髓、神经等软组织损伤情况，为病情评估及治疗提供影像学参考。

（3）对于无症状隐性脊柱裂无须特殊处理，可门诊随访；对于症状明显或合并有其他脊柱疾病的隐性脊柱裂及显性脊柱裂，需行手术治疗。

（4）术后患者需积极预防感染、尿潴留、下肢深静脉血栓等并发症发生，注意神经功能变化，加强神经营养支持治疗。

（5）适时进行肢体活动，加强下肢功能锻炼及膀胱功能锻炼。

病历摘要

女，20岁。因"发现颈胸背部包块并反复破溃20年"门诊就诊。初步病史采集如下：

患者出生时即发现后颈胸背部一包块，如铜钱大小，位于后正中线上，当时未予重视，20 年来该处反复破溃感染，多次予抗炎、换药等处理后好转，今为求进一步治疗来门诊就诊。病程中，包块无明显增大，患者无头痛、头晕，无昏迷、抽搐，无大小便失禁，无遗尿，体温正常。患者家族中无类似疾病史。

【问题1】 通过上述问诊，该患者可疑的诊断是什么？

思路　根据患者出生后即出现相应症状与体征，考虑先天性疾病可能性大，颈胸背部包块 20 年大小无变化且反复破溃，应高度怀疑脊柱裂的可能。

知识点

脊柱裂的发病情况

1. 脊柱裂可分为显性与隐性两类，其中隐性较为常见，占总人口的 1‰～2‰，显性发病相对较少。

2. 单纯隐性脊柱裂可无临床症状及体征，复杂性则常合并脊髓神经组织发育异常，导致脊髓栓系综合征等。

3. 显性脊柱裂因椎管内容物膨出，常表现为体表皮肤变化和神经压迫所致肢体感觉、活动障碍的症状与体征。

【问题2】 有无发病的诱因或前驱症状？

思路　脊柱裂是胚胎期神经管发育异常导致的一种疾病，遗传因素及孕期内外环境因素可能是发病的诱因。显性脊柱裂出生时即可出现症状，表现为局部皮肤包块等；多数隐性脊柱裂无前驱临床表现，少数可出现后背中线部位皮肤色素沉着、局部多毛、毛细血管扩张、皮肤凹陷等体征，复杂性的常并发脊髓神经组织发育不良导致脊髓栓系综合征。

【问题3】 病史采集结束后，下一步查体应重点关注哪些方面？

思路1　为排除其他可能的疾病，进行查体的重点应包括：

（1）局部皮肤改变：检查脊柱正中特别是颈部及腰骶部有无包块，如存在包块，检查包块的大小，活动度，能否回纳，透光试验情况；皮肤有无毛发生长、色素沉积、皮肤破溃等表现；有无脑脊液渗出等。

（2）神经系统体征：感觉：深、浅感觉有无异常，范围及平面，感觉障碍的性质，有无分离性感觉障碍；运动：肌力、肌张力有无异常，有无肌萎缩、肌束颤动、髌阵挛、踝阵挛等；反射：生理反射是否存在，病理反射是否可引出。

（3）尿便情况：膀胱、肛门括约肌功能情况，有无便秘，有无小便失禁、遗尿等。

（4）合并其他畸形：是否合并其他先天性疾病，如先天性脑积水，脊柱侧弯，足内翻、足外翻，弓形足等。

思路 2　这些重点查体主要是针对患者病变的定性、定位诊断，并可通过对患者感觉平面、运动功能、反射功能、排便功能的检查，按照脊柱裂神经学量表（SBNS）进行脊柱神经功能评分，这对疾病严重程度及预后有提示作用，具体分型仍需进一步影像学检查明确。

知识点

脊柱裂的诊断

1. 脊柱裂分为显性与隐性两大类，定位、定性诊断是临床诊疗的前提。
2. 显性脊柱裂体征明显，且多有椎管膨出物膨出体表。
3. 单纯隐性脊柱裂可无明显临床症状与体征，定性、定位诊断较为困难；复杂的隐性脊柱裂可引起脊髓栓系综合征，神经系统体征较明显。
4. 腰骶部病变因圆锥、终丝受损常可引起大小便异常，会阴部感觉障碍。
5. 对于先天性发育缺陷病，查体时常可见其他先天性疾病存在。

查体记录

查体：神志清楚，精神可，头颅无畸形，各项生命体征平稳。颈胸背部后 $C_7 \sim T_1$ 水平可见一直径约 4.0cm 大小包块，边缘清楚，局部轻微红肿，皮肤破溃且有脑脊液渗出，透光试验阴性。双上肢肌力下降，约 4 级，其余检查正常，无感觉异常，无肌肉萎缩。膀胱功能和肛门括约肌功能正常，大小便尚可。

【问题 4】　结合上述体检结果，为明确诊断应进一步实施哪些检查？

思路　患者后背中线囊性包块破溃且有脑脊液渗出，加之神经功能损害体征存在，高度怀疑显性脊柱裂的可能。为进一步明确诊断，应行脊柱 X 线、CT 或 MRI 检查。

辅助检查

颈胸椎 MRI 检查结果见图 9-31。

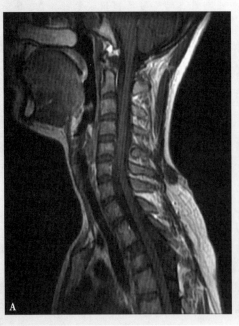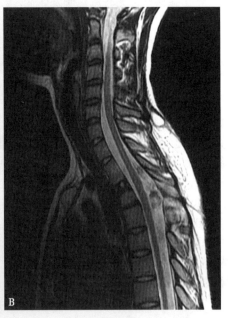

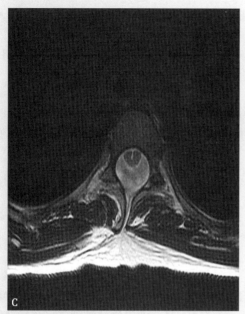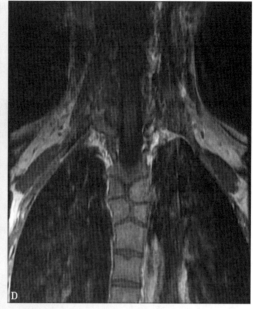

图9-31　颈胸椎MRI

A. 矢状位T_1WI; B. 矢状位T_2WI; C. 轴位T_2WI; D. 冠状位T_1WI。

【问题5】　如何判读X线片和MRI?

思路1　X线片显示脊柱闭合不全的部位,确定脊柱裂的骨性结构缺损改变。

思路2　MRI显示:①T_3、T_4椎体前缘融合,呈蝴蝶椎畸形;②T_3~T_5附件发育异常,部分椎板不连,相应段椎管增宽,T_3~T_4椎间盘水平脊膜向后膨出,相应段脊髓前部呈线状内凹;③C_6~C_7背部结节状混杂T_1及混杂T_2信号,增强无强化,似见线样长T_2信号与C_4~C_5椎管相通。

知识点

影像学在脊柱裂中的应用价值

X线片可显示脊柱整体骨性结构,大致了解脊柱生理弯曲、椎体、椎间隙、椎管等骨性解剖结构,可初步明确脊柱裂椎板、棘突缺损情况;MRI显示脊髓、神经等软组织结构优势明显,可明确脊柱裂部位及膨出脊髓、神经与周围组织的关系,对于临床诊疗及手术方案制订意义重大。

思路3　显性脊柱裂临床多较典型,一般容易诊断,临床应注意与骶尾部畸胎瘤、脂肪瘤、皮样囊肿等进行鉴别诊断;隐性脊柱者需与椎间盘突出、腰肌劳损、脊髓肿瘤等鉴别。成人发病者还需与椎管狭窄症等鉴别,疾病的特异性及影像学、神经肌电图等辅助检查为主要鉴别依据。

知识点

脊柱裂的鉴别诊断

1. 显性脊柱裂鉴别诊断

(1)骶尾部畸胎瘤:体表肿物常为囊实质性分化或未分化组织,如骨骼、牙齿、毛发等。若肿物为囊性可出现透光试验阳性,压迫肿物时不引起颅内压变化,无囟门冲击感。X线片无腰骶椎骨质缺损表现。

(2)脂肪瘤:常为突出体表的包块,质软,透光试验阴性,压迫肿物不能进入椎管。部分脂肪瘤脊髓脊膜膨出型可出现脂肪瘤向椎管内生长,鉴别困难时可借助影像学检查。

（3）皮样囊肿：囊肿常由结缔组织构成，内含皮脂腺、汗腺、毛发等。光线不易透过囊肿，与椎管不相通，压迫肿物时无囟门冲击感。

（4）其他皮肤包块：感染、肉芽组织生长等其他原因常可引起皮肤包块，但多数透光试验阴性，在X线片上也无骨质缺损表现，诊断常常较为容易。

2. 隐性脊柱裂鉴别诊断

（1）椎间盘突出：主要是因为腰椎间盘各部分突入椎管内刺激或压迫周围神经根而产生临床症状，常可表现为神经根性疼痛，直腿抬高试验常阳性，CT检查常可显示椎间盘突出的部位、大小、形态和神经根、硬脊膜囊受压移位的情况。

（2）腰肌劳损：腰部肌肉及其附着点筋膜或骨膜的慢性损伤性炎症，常常有过度活动病史，CT上无脊柱畸形变化。

（3）脊髓肿瘤：脊髓肿瘤生长过程中可压迫椎弓根、椎体后缘而出现凹陷压迹，X线片上可表现为脊柱骨质改变，但MRI常可显示肿瘤位置及与周围脊髓、神经、血管的解剖关系。

【问题6】 如何判断该患者病情的严重程度？

思路1 明确脊柱裂类型。显性脊柱裂症状明显，SBNS评分低、常合并颅内感染、其他部位畸形导致预后不佳。单纯的隐性脊柱裂常无明显临床表现，一般预后较好；复杂的隐性脊柱裂常可并发脊髓栓系综合征，临床症状明显，需尽早行手术治疗，改善预后。

思路2 结合影像学资料明确脊柱裂形态及局部解剖环境；加深对临床表现与影像学相关性认识，个体化设计手术方案。

思路3 对于显性脊柱裂患者，门诊告知手术治疗的必要性，及时收住入院。

知识点

脊柱裂的临床病情评估

隐性脊柱裂可分单纯性与复杂性两种，前者病情较轻，多无临床症状，定期随访即可，复杂性常并发脊髓栓系综合征，脊髓神经组织受牵拉引起一系列神经系征，需尽早手术治疗，解除牵拉压迫效应。显性脊柱裂病情较严重，明确诊断后应积极行手术治疗，改善预后。

入院后诊疗经过

该患者门诊收住病房，首先予以病情评估，并积极完善相关检查。

【问题7】 该患者入院后处理方案如何？进行哪些检查？

思路 积极抗感染等对症处理，系统体检及影像学检查，完善血常规、大小便常规、血生化、血凝系列、免疫、胸片、心电图等检查，必要时可针对具体患者请相关科室会诊，制订诊疗方案。

【问题8】 脊柱裂的手术指征、手术时机包括哪些？

思路 ①隐性脊柱裂无临床表现者，无须手术治疗；②对于无感染的显性脊柱裂患者均应尽早手术；③对于婴儿时期曾行单纯手术切除囊肿，但大小便和下肢功能障碍，局部皮肤尚正常者仍应争取再次手术治疗；④对于囊壁破溃伴感染，或具有严重神经功能障碍，或脑积水及智能严重减退者禁忌手术。同时应抗感染、脑脊液分流等对症处理。需手术者待症状控制后，早期行手术治疗。

手术治疗情况

手术原则：脊柱裂手术以切除包块、松解神经，降低椎管内压力、回纳入膨出神经组织，修补软组织缺损，避免神经组织遭到持久性牵扯而加重症状为原则。

手术流程：采用纵行手术切口，包块周围分离至椎体缺损边缘，切除椎板至正常硬脊膜，切开硬脊膜逐步向下探查,分离切除无功能膨出组织,松解脊髓神经组织,严密缝合硬脊膜和各层组织。

术后处理:①术后抗炎、止血、补液等常规处理;②嘱患者取俯卧或侧卧位,避免脑脊液漏及切口感染;③注意神经功能变化,加强神经营养支持治疗;④嘱患者出院后加强营养,予以神经修复治疗,必要时辅以理疗,建议尽早恢复肌肉活动,加强肢体锻炼。

脊柱裂诊疗流程

```
┌────────────────────────────────────────────────────────┐
│ 诊断脊柱裂                                               │
│ ·脊柱正中皮肤包块、神经系统损伤、自主神经功能障碍的症状和体征  │
│ ·脊柱X线、CT检查常可明确诊断                             │
│ ·MRI检查明确脊髓、神经畸形以及局部粘连等病变               │
└────────────────────────────────────────────────────────┘
                          ↓
┌────────────────────────────────────────────────────────┐
│ 治疗原则                                                 │
│ ·无症状隐性脊柱裂可不予特殊处理,注意门诊随访             │
│ ·显性脊柱裂及隐性脊柱裂引起脊髓栓系综合征者,均适合于手术,积极采 │
│ 取手术治疗                                               │
│ (1)保持皮肤清洁、避免长期压迫等对症处理                   │
│ (2)对无明显手术禁忌患者采取手术治疗                       │
│ (3)术后治疗及防治并发症处理                               │
│ (4)出院后续治疗及随访                                     │
└────────────────────────────────────────────────────────┘
                          ↓
┌──────────────┐  ┌──────────────┐  ┌──────────────┐
│ 一般治疗       │  │ 外科治疗       │  │ 其他          │
│ ·对症处理      │  │ ·脊髓粘连松解  │  │ ·理疗         │
│ ·营养支持      │  │ ·脑积水引流    │  │ ·神经营养治疗 │
│ ·注意内环境    │  │              │  │ ·加强肢体锻炼 │
│ ·防治并发症    │  │              │  │              │
│ ·神经修复治疗  │  │              │  │              │
└──────────────┘  └──────────────┘  └──────────────┘
```

(二)脊髓空洞症

脊髓空洞症(syringomyelia)是一种进行缓慢的脊髓内空洞形成的病理生理过程,最常发生在颈髓,其次为胸髓,很少累及腰髓。空洞通常位于脊髓横断面中心,也可偏于一侧,由于空洞影响的脊髓部位及范围不同,临床表现差异较大,多表现为早期节段性分离性感觉障碍、下运动神经元性瘫痪及神经营养障碍,到后期随脊髓空洞扩大,可出现受损节段以下传导束型感觉障碍及锥体束受损症状。脊髓空洞形成的病因较多,枕骨大孔区畸形(如 Arnold-Chiari 畸形等)、脊柱疾病、脊髓外伤、脊髓肿瘤、炎症等均可导致本病发生,对于脊髓空洞的形成机制至今尚无统一观点,当前 Gardner 的流体动力学理论和 Williams 的颅内与椎骨内压力分解理论被广泛接受。明确病因后的手术治疗是脊髓空洞症主要的治疗方法,早期治疗效果一般良好,对于空洞较小、症状较轻的患者亦可暂不进行特殊处理,定期临床随访。

1. 脊髓空洞症的诊疗经过 通常包括以下环节:

(1)详细询问患者的症状学特征及相关病史,着重询问肢体感觉、运动障碍及自主神经损害症状出现的时间、部位及其进展情况,是否存在面部感觉障碍、咀嚼肌力弱、眩晕、呕吐、恶心、步态不稳、饮水呛咳、吞咽困难、声音嘶哑及大小便功能障碍等,以及既往有无脊柱外伤史等。

(2)查体应包括以下几方面。①脊柱检查:重点关注脊柱有无畸形,有无外伤痕迹等;②神经系统检查:重点关注痛温觉消失、深感觉存在的分离性感觉障碍的节段性分布及其对称性,四肢活动及其肌力、肌张力情况,是否存在肌肉萎缩;③自主神经功能检查:关注是否存在 Horner 综合征;④脑神经功能检查:重点检查后组脑神经功能。

(3)对疑诊患者进行脊髓 MRI 等影像学检查,以确定脊髓空洞症的临床诊断。

(4)对确诊的脊髓空洞症患者,视病情严重程度门诊随访或收住入院治疗。

(5)结合患者情况选择相应治疗方案,主要是延缓神经功能障碍进展。

（6）对于术后患者，积极给予减少并发症出现的各种治疗。

（7）确定治疗结束的时间、出院随访时间、定期复诊时间，以及出院后的注意事项。

2. 临床关键点

（1）脊髓空洞症的初步诊断多为临床诊断，脊髓 MRI 检查是诊断首选检查。

（2）如空洞较小，临床症状较轻，可暂行观察随访；如空洞较大，症状进行性发展可行手术治疗，手术方式主要包括后颅窝减压术和空洞引流术等。

（3）术后注意观察四肢活动及感觉障碍平面，警惕脊髓血肿。高颈段脊髓空洞患者术后应戴颈托。术后注意观察呼吸，积极预防呼吸功能障碍、肺部感染等并发症。

（4）适时进行肢体活动，加强肢体功能锻炼。

病历摘要

女，42 岁。因"左侧头颈及肢体麻木、乏力 8 个月余"入院。初步病史采集如下：

患者 8 年前无明显诱因下出现左侧头颈及肢体麻木、无力，症状波动，未予以重视，后病情加剧，就诊于当地医院拟颈椎病治疗近半年，效果不佳，为求进一步治疗来门诊就诊，病程中患者无昏迷、抽搐，无恶心、呕吐，饮食、睡眠可，无明显大小便功能障碍。

【问题 1】 通过上述问诊，该患者可疑的诊断是什么？

思路 根据患者主诉左侧头颈及肢体麻木症状，结合患者性别、年龄等一般情况，应高度怀疑脊髓病变可能。

知识点

脊髓空洞症的发病情况

脊髓空洞症多在 20~30 岁起病，男∶女约为 3∶1，起病隐匿，临床症状进展缓慢，部分患者症状可持续多年无明显进展，或成波动式进展。

知识点

脊髓空洞症的临床表现

脊髓空洞症可发生在脊髓的任意部位，最常发生在颈髓，由于空洞部位及范围不同，临床表现差异较大。常见临床表现为感觉障碍、运动障碍和自主神经受损症状。①感觉障碍：是最常见、最早出现的症状，以节段性感觉分离障碍为特点，即痛、温觉障碍，而精细触觉和深感觉存在，空洞累及脊髓丘脑束时可出现损害平面以下的传导束型感觉障碍；②运动障碍：空洞累及脊髓前角，出现受累节段下运动神经元性瘫痪（肌张力下降、腱反射减弱）、肌肉萎缩和肌束颤动，晚期累及皮质脊髓束，出现受累节段上运动神经元性瘫痪（肌张力高，腱反射亢进，出现病理反射）；③自主神经受损症状：空洞累及 C_8~T_1 脊髓侧角交感神经中枢，可出现 Horner 综合征，病变节段皮肤汗液分泌异常及皮肤营养障碍，温度降低，皮肤光泽消失，指端、指甲角化过度，晚期出现大小便功能障碍等。

【问题 2】 病史采集结束后，下一步应重点做哪些查体？

思路 1 ①对患者感觉的检查：检查患者肢体麻木区域、范围及感觉障碍平面，需检查感觉障碍性质，具体检查痛觉、温度觉、精细触觉等浅感觉和实体觉等深感觉；②运动觉的检查：注意检查四肢肌力、肌张力及腱反射，需检查双侧病理征；③其他：部分患者可有颈交感神经损伤体征，如 Horner 综合征等。

思路 2 上述体征能否有利于判断疾病严重程度？这些重点查体主要是有利于初步定位、定性诊断，对病情严重程度的判断价值有限。

查体记录

　　查体：神清，精神可，头颅外观无畸形，双瞳孔等大等圆，对光反射灵敏，无水平眼震，无饮水呛咳，颈软，脊柱及四肢无畸形，无肌肉萎缩，双上臂外侧痛、温觉障碍，触觉正常，深感觉正常，余感觉无明显异常，双上肢肌力4级，肌张力可，腱反射减弱，双下肢肌力5级，肌张力可，腱反射稍亢进，双侧Babinski征（−）。

　　【问题3】　结合上述体检结果，为明确诊断应进一步实施哪些检查？

　　思路　结合上述体检结果，考虑脊髓疾病可能性大，为进一步明确定性及定位诊断，应行颈髓MRI扫描。

辅助检查

颈胸椎MRI检查结果见图9-32。

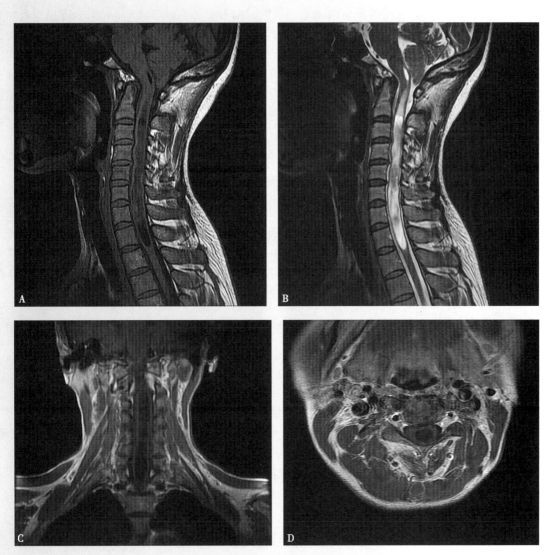

图9-32　颈胸椎MRI
A. 矢状位 T_1WI；B. 矢状位 T_2WI；C. 冠状位 T_2WI；D. 轴位 T_1WI。

　　【问题4】　如何判读脊髓空洞症患者的影像学检查结果？

　　思路1　颈胸椎MRI示颈椎生理弯曲略直，C_5～C_7椎体缘见骨质增生变尖，小脑扁桃体及延髓向枕骨大孔内疝入，延髓至 T_1 脊髓内见长梭形长 T_1 长 T_2 信号，增强后未见强化。黄韧带不厚，椎间盘未见明显膨出或突出征象。考虑小脑扁桃体下疝合并脊髓空洞形成。

　　思路2　影像学对脊髓空洞综合征诊断意义重大，结合相应临床资料可明确诊断。

> **知识点**
>
> ### 脊髓空洞形成的原因
>
> 形成空洞的原因多样，如枕骨大孔区畸形（如 Arnold-Chiari 畸形等）、脊柱疾病、脊髓外伤、脊髓肿瘤、炎症等均可导致空洞形成，因此在判读空洞影像的同时，应注意是否有上述征象存在。

> **知识点**
>
> ### 脊髓空洞症影像学检查
>
> 脊髓空洞症影像学诊断主要依靠 MRI 检查。脊髓 MRI 检查可显示空洞大小、形态、累及节段和有无分隔等病理解剖情况。MRI 上常表现为长 T_1 长 T_2 信号。此外，MRI 还能显示与空洞共同存在的其他病变，如脊髓内肿瘤、小脑扁桃体下疝以及脊髓栓系综合征等。

思路 3　对于怀疑脊髓空洞症的患者，应注意与脊髓髓内肿瘤、肌萎缩侧索硬化、脊髓出血、小脑肿瘤所致慢性枕骨大孔疝、颈肋综合征、寰枕畸形、麻风等进行鉴别诊断，疾病影像学检查为主要鉴别依据。

> **知识点**
>
> ### 脊髓空洞症与其他疾病的鉴别诊断
>
> 1. 脊髓髓内肿瘤　初期可有节段性分离性感觉障碍，病情进展快。MRI 检查可鉴别。
> 2. 肌萎缩侧索硬化　多于中年以后发病，只累及运动神经元，无感觉障碍。
> 3. 脊髓出血　常有外伤史，起病急骤，MRI 可资鉴别。
> 4. 其他　还需与小脑肿瘤所致慢性枕骨大孔疝、颈肋综合征、寰枕畸形等相鉴别，经 CT、MRI 等影像学检查一般可予鉴别。

入院后诊疗经过

该患者门诊收住病房，首先予以病情评估，并积极完善相关检查。

【问题 5】该患者入院后处理方案如何？进行哪些检查？

思路 1　积极对症处理，完善体检及影像学检查，积极行血常规、尿常规、粪便常规、血生化、凝血系列、免疫、心电图、全胸片等术前准备。

思路 2　患者空洞较大，症状进行性发展，可考虑行手术治疗。

> **知识点**
>
> ### 脊髓空洞症治疗方案选择及手术指征
>
> 由于本病多数患者进展缓慢，如空洞较小，临床症状较轻，可暂行观察随访；如空洞较大，症状较重或呈进行性发展，可行手术治疗。

手术治疗情况

手术目的：后颅窝寰枕减压，解除空洞形成及加重的因素。

手术过程：沿中线分离枕颈部肌肉，至枕骨大孔后缘显露 C_1 后弓，暴露寰枕交接区骨质，咬除寰枕交界区畸形凹陷、增厚的骨质，磨除寰椎后弓上骨质，使枕骨大孔区充分骨性减压，将局部增生的寰枕筋膜切除，使寰枕部硬膜充分减压，切开硬膜减张缝合，减压后彻底止血，逐层缝合切口各层组织结构，结束手术。术后给予抗炎、止血等对症支持治疗，颈部颈托固定，关注呼吸异常情况，注意预防肺部感染等并发症，加强神经营养。

本例患者术后 7 天可下床活动，术后 10 天出院。

嘱患者出院后佩戴颈托，加强营养，尽早恢复肢体活动，必要时辅以理疗，3 个月后门诊复查颈髓 MRI。

【问题 6】　脊髓空洞症的手术治疗有哪几种？

思路　①后颅窝减压术：适用于颅颈交界区畸形、小脑扁桃体下疝患者；②空洞引流术：适用于非小脑扁桃体下疝的患者，选取脊髓最薄和空洞最宽处造口，行空洞 - 蛛网膜下腔或空洞 - 腹腔引流术。

【问题 7】　如何进行脊髓空洞症的术后护理及并发症预防？

思路　关注患者呼吸，若有呼吸功能障碍，需及时呼吸机辅助呼吸；密切观察肢体活动及感觉平面变化，警惕发生脊髓血肿；高颈段脊髓空洞患者术后应佩戴颈托；术后患者应"轴式"翻身；术后出现脊髓水肿，可予以脱水及糖皮质激素治疗；有发热患者可行腰穿送检脑脊液；肢体活动障碍者应加强被动及主动活动；术后大小便功能障碍者应加强括约肌功能锻炼。

预后：手术治疗可使病情得到一定程度改善，但此类手术目的在于解除潜在病因，延缓病情进展，患者神经功能一般不能恢复正常，甚至可能加重，即便病情好转，短期内也可能反复。

脊髓空洞症诊疗流程

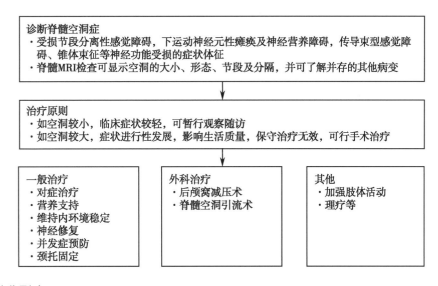

（三）脊髓分裂症

脊髓分裂症（split cord malformation）是临床极为少见的脊髓畸形，本节仅作理论介绍。脊髓分裂症是胚胎期神经管发育不良的一种，一般指脊髓在矢状面上的纵向分裂，临床可分为两种类型：①双干脊髓；②脊髓纵裂畸形：多见于婴幼儿及青少年，偶见于成人，多数患者可无临床症状，少数可出现脊髓分裂综合征。

1. 脊髓分裂症的诊疗经过　通常包括以下环节：

（1）详细询问患者症状学特征及相关病史。

（2）详尽的神经系统查体及脊柱检查，多数可无明显阳性体征，部分出现脊髓栓系综合征，查体时重点关注下肢感觉、运动功能、神经反射、膀胱肛门括约肌功能、大小便情况及有无其他畸形等。

（3）针对疑诊患者行脊柱 MRI 检查，明确诊断，注意与脊柱裂相鉴别。

（4）对确诊患者视临床分型及严重程度，住院治疗或门诊随访。

（5）对引起脊髓栓系综合征者，尽早行手术治疗。

（6）对病情进行系统评估，详尽制订手术方案，做好各项术前准备。

（7）对于术后患者，积极予以对症支持治疗，减少并发症发生。

（8）确定治疗结束的时间、出院随访时间、定期复诊时间以及出院后的注意事项。

2. 临床关键点

（1）脊髓分裂症的初步诊断多为临床诊断，脊柱 MRI 检查是诊断首选检查。

（2）脊柱 MRI 可明确脊髓分裂症并可显示脊髓间骨质及软组织情况，借此进行临床分型，初步了解有无脊髓栓系综合征存在，为病情评估及治疗提供影像学参考。

（3）无症状的脊髓分裂症，一般无须特殊处理，定期随访即可；对于合并脊髓栓系综合征者，应尽早进行手术治疗。

（4）手术目的在于通过切除脊髓间分隔的骨性及软组织结构，及时解除脊髓栓系和受压因素，改善预后。

（5）术后患者需积极预防感染、尿潴留、下肢深静脉血栓等并发症发生，注意神经功能变化，加强神经营养支持治疗。

（6）适时进行肢体活动。

二、其他先天性脊柱畸形疾病

脊柱本身先天性畸形疾病种类较多，主要体现于脊柱形态学的异常，如先天性脊柱弯曲等。本节重点就颈肋综合征、椎体发育缺陷疾病展开理论学习。

（一）颈肋综合征

颈肋综合征（cervical rib syndrome）是一种先天性发育异常疾病，归类于胸出口综合征（thoracic outlet syndrome），是颈肋畸形或第 7 颈椎横突过长压迫臂丛神经及锁骨下血管导致临床表现的总称。颈肋是第 7 颈椎横突处胚胎期的骨性残迹，发生率仅为 0.5%～1%，单、双侧均可发生，女性多于男性，其中有临床症状者约占 10%，青春期少见，成年人因肩胛带下降，肩部下垂等症状明显。1869 年，Gruber 将颈肋大致分为 4 类。①残留性颈肋：颈肋短小，不超过或刚超过横突；②明显性颈肋：颈肋超过横突，末端游离或与第 1 肋骨相连；③次全颈肋：颈肋几近完整，并经其末端或纤维带与第 1 肋软骨相连；④全颈肋：颈肋完整，有真性肋软骨与第 1 肋软骨或胸骨相连。后 3 类常引起症状；颈肋多经前、中斜角肌间附着于第 1 肋骨前方，压迫前斜角肌间隙内臂丛神经及锁骨下血管，导致一系列临床症状，其中以上肢感觉异常、疼痛、放射痛、乏力等症状为主，常伴有患肢苍白、发凉、水肿、溃疡、坏死等血管性表现，少数可出现颈交感神经受损，即 Horner 综合征等。临床治疗以手术为主，效果普遍满意。

1. 颈肋综合征的诊疗经过 通常包括以下环节：

（1）详细询问患者症状学特征及相关病史。

（2）查体时重点关注臂丛神经分布区域神经功能受损情况、锁骨下动脉及其分支受压程度和表现，以及有助于判断病情严重程度的其他体征。

（3）针对有疑诊的患者进行颈胸椎 X 线等影像学检查，以确定颈肋畸形的临床诊断。

（4）结合影像及临床表现，确诊为颈肋综合征的患者，视严重程度于门诊处理或住院治疗。

（5）建议行颈椎三维重建成像，了解颈肋局部空间解剖环境。

（6）结合患者的情况选择初始的治疗方案，主要为对症治疗、神经营养、改善血供等处理。

（7）在适当时间段进行详尽系统的病情评估，有手术指征的予以手术治疗。

（8）对于术后患者，积极给予减少并发症出现的各种治疗。

（9）确定治疗结束的时间、出院随访时间、定期复诊时间以及出院后的注意事项。

2. 临床关键点

（1）颈肋综合征的初步诊断多为临床诊断，颈胸部 X 线检查是诊断首选检查。

（2）临床诊断注意与肋锁综合征、胸小肌综合征、椎间盘突出症、颈椎关节病、腕管综合征、平山病、风湿病、雷诺症、周围神经炎、前斜角肌综合征等相鉴别。

（3）对确诊颈肋综合征的患者建议行三维重建检查，以了解颈肋局部解剖环境，为病情评估及治疗提供影像学参考。

（4）残留性颈肋及体检发现无症状型颈肋，可予对症处理或临床随访，对症状明显的患者，首选手术治疗。

（5）手术指征：①持续性剧痛患者；②神经性或血管性表现进展者；③臂丛神经受压出现感觉障碍或小

鱼际肌萎缩者；④锁骨下动脉受压导致手部青紫苍白，甚至引起栓塞者。

（6）手术方法：①颈肋切除术；②第一肋骨切除术；③前斜角肌切断术。

（7）术后患者积极预防感染、出血等并发症，注意神经功能及血流变化，并及时予以相关支持对症处理。

（8）适时进行肢体活动，加强上肢功能锻炼。

（二）椎体发育缺陷疾病

脊椎胚胎期发育大致可分为脊索期、膜性期、软骨期、骨性期四个阶段，在这一过程中任何内外不良因素均可导致先天性椎体发育缺陷疾病。椎体发育缺陷疾病（developmental defect of spinal vertebral body）大致可分为：①椎体分节不良；②椎体形成不良。两者均可导致脊柱形态学改变，其中单节椎体分节不良又称骨桥，因限制了凹侧的生长发育常导致脊柱侧弯，椎体前方分节不良可导致进行性驼背，后方分节不良常导致前突畸形，两节以上分节不良称为大块椎体，导致如 Klippel-Feil 综合征等，严重影响脊柱活动度；椎体形成不良常导致半椎体畸形，侧方引起脊柱侧弯，后方引起脊柱后凸。

1. 椎体发育缺陷疾病的诊疗经过　通常包括以下环节：

（1）详细询问患者症状学特征及相关病史，重点询问脊柱形态学畸形发生的时间，程度及进展情况，了解有无晨起腰背部僵硬感、髋部疼痛、呼吸困难等，并询问有无外伤、肿瘤、感染、代谢性疾病史及家族史等。

（2）查体时重点关注有无脊柱形态学畸形存在，如脊柱生理曲度消失、脊柱侧弯、脊柱后凸等，测算畸形角度，了解脊柱活动度，有无关节压痛，以及有助于判断病情严重程度的其他体征。

（3）针对有疑诊的患者进行脊柱 X 线等影像学检查，必要时行 MRI 检查及脊髓造影等。

（4）完善红细胞沉降率、抗链球菌溶血素 O、类风湿因子、血清 HLA-B27 等检查，排除内科原发疾病引起脊柱畸形可能。

（5）结合影像及临床表现，确诊为椎体发育缺陷疾病的患者，明确临床类型，视严重程度于门诊处理或住院治疗。

（6）结合患者的情况选择初始的治疗方案，有手术指征的予以手术治疗。

（7）确定治疗结束的时间、出院随访时间、定期复诊时间，以及出院后的注意事项。

2. 临床关键点

（1）椎体发育缺陷疾病的初步诊断多为临床诊断，全脊柱、骨盆 X 线检查是诊断首选检查。

（2）临床诊断注意与内科原发病引起的继发性脊柱畸形相鉴别。

（3）对确诊椎体发育缺陷疾病的应进行临床分型，及时进行病情评估，制订诊疗方案。

（4）手术指征：①脊柱侧凸，Cobb 角>50°及 40°～50°非手术治疗无效者；②脊柱后凸，后凸畸形严重者。

（5）手术方法：①脊柱融合术，其中半椎体畸形应在处理半椎体后再行脊柱融合术；②脊柱截骨内固定术。

（6）非手术治疗手段：对症治疗，并予纠正姿势、体疗、支架矫形、腰背肌锻炼等处理。

（7）术后患者积极预防感染、出血等并发症，关注脊髓神经功能变化，及时处理。

（8）注意进行肢体活动，加强锻炼。

（三）脊髓血管畸形

脊髓血管畸形（spinal vascular malformation）是脊髓内外血管先天发育异常导致的一类血管性疾病。依据病理可分为动脉畸形、静脉畸形、动静脉畸形和毛细血管扩张症 4 类，其中以动静脉畸形最多见；临床可分为椎管内动静脉畸形、海绵状血管瘤和复合性动静脉畸形三大类，本节主要介绍椎管内动静脉畸形。

椎管内动静脉畸形包括硬脊膜动静脉瘘、髓内动静脉畸形、髓周动静脉瘘。硬脊膜动静脉瘘最为多见，病患以青壮年多见，男女比例约 3∶1，病变部位以颈椎为主，临床常以脊髓蛛网膜下腔出血及神经系统症状多见，表现为腰痛、根性疼痛、运动、感觉及括约肌功能障碍等。其发病机制在于血管间直捷通路使正常动静脉不经毛细血管直接沟通，导致静脉压升高，引起缺血或出血症状。此病临床诊断多依赖于影像学资料，治疗以手术为主，手术方式主要有血管内介入治疗和显微手术治疗两种，各有优缺点，其中血管内介入治疗近年来发展迅速，前景广阔，此外，立体定向放射外科治疗在此病诊疗中也有一定的应用。

1. 椎管内动静脉畸形的诊疗经过　通常包括以下环节：

（1）详细询问患者症状学特征及相关病史，重点询问症状出现的时间、程度、缓急，了解有无蛛网膜下腔出血症状,有无诱因及相关病史、家族史等。

（2）查体时着重神经系统检查,了解感觉、运动、反射、括约肌功能等,关注感觉平面变化情况,以及有助于判断病情严重程度的其他体征。

（3）针对有疑诊的患者进行脊髓 MRI、CTA、MRA 等影像学检查,以确定脊髓血管畸形的临床诊断,必要时可行脑脊液检查以了解脑脊液性状及动力学改变。

（4）症状明显且影像学高度提示脊髓血管畸形的患者住院治疗。

（5）行全脊髓 DSA 检查,明确诊断并结合无创影像学结果获得对病变区解剖的全面认识。

（6）对病情进行系统评估,个体化设计手术方案。

（7）对于术后患者,积极给予减少并发症出现的各种治疗。

（8）确定治疗结束的时间、出院随访时间、定期复诊时间,以及出院后的注意事项。

2. 临床关键点

（1）脊髓血管畸形诊断常较困难,根据年龄、性别、起病方式、症状、体征应考虑患病可能性,依据脑脊液检查及无创影像学检查常可确诊。

（2）对高度怀疑脊髓血管畸形患者入院后必须尽早行全脊髓血管造影检查,全脊髓血管造影是目前确诊和分类脊髓血管畸形的唯一方法,为治疗提供极有价值的信息,可了解畸形血管团的大小、形态、部位及局部解剖环境,为病情评估及治疗提供重要参考。

（3）对此病精确分类意义重大,不同的类别手术方式不同。手术方式可分为血管内栓塞、显微手术治疗两种,有时需两者结合应用。

（4）术后患者要积极预防呼吸异常、肺部感染等并发症,注意神经功能变化,加强神经营养支持治疗。适时进行肢体活动,加强四肢功能锻炼。

（5）显微手术及血管内介入治疗各有优缺点,不可互相取代,但后者更为微创,且近年来发展迅速,未来前景广阔。

病历摘要

男,35 岁。因“双下肢乏力进行性加剧 2 个月”就诊。初步病史采集如下：

患者 2 个月前无明显诱因突感双下肢乏力,未予重视,后症状加重,出现双下肢麻木、痛觉减退,小便失禁,于当地医院就诊,保守治疗无效,为求进一步治疗来门诊就诊。病程中,患者无昏迷、抽搐,无恶心、呕吐,饮食、睡眠差,大便略难解,近期无感染、外伤或中毒病史,无类似家族史。

【问题 1】 通过上述问诊,该患者可疑的诊断是什么?

思路　根据患者主诉双下肢乏力、感觉异常及小便功能障碍症状,考虑脊髓疾病可能性大,结合患者病程较短,突发起病及无外伤、感染、中毒等既往病史,考虑脊髓血管疾病可能存在。

知识点

脊髓血管畸形的发病情况

脊髓血管畸形临床较为少见,是异常发育的血管结构,易导致血流动力学的改变,使局部高灌注或盗血现象发生,产生出血或缺血症状。临床常表现为脊髓蛛网膜下腔出血,腰痛、根性疼痛、运动、感觉及括约肌功能障碍,肌肉萎缩等神经系统症状。

【问题 2】 有无发病诱因或前驱症状?

思路　脊髓血管畸形属先天性硬脊膜内外血管发育异常导致的血管性疾病,病情进展较慢,且多于成年后出现症状,一般无明显诱因及前驱症状;但脊髓血管畸形部分症状及体征可能会在某种诱因影响下显著或加剧,如在询问病史时能够及时发现这些诱因,可利于疾病的诊断及对病情转归的预期与理解,例如体力劳动、长时间站立和各种俯身、弯腰、伸展或屈曲等姿势加重了静脉的充血,诱发出血或者缺血,可使症状加重,利于临床初步诊断。

【问题3】 病史采集结束后,下一步查体应重点针对哪些方面?

思路1　对于门诊就诊患者,为排除其他可能的疾病,进行查体的重点应包括:

(1)神经系统体征检查:包括生理反射、病理反射、四肢活动、肌力、肌张力、深浅感觉检查等,评估神经功能障碍情况。

(2)括约肌功能评估:有无尿便失禁,膀胱测压,肛门反射存在与否,肛门指检可了解括约肌功能等,指导病变定位及神经功能损害程度的评估。

(3)感觉平面检查:了解异常感觉平面水平及其变化,有利于病变节段定位。

(4)运动系统疾病鉴别检查:直腿抬高试验及加强试验,用于与椎间盘突出症及腰肌扭伤患者的鉴别诊断,脊髓血管畸形时该试验多阴性,故可与此类疾病相鉴别;股神经牵拉试验,阳性结果提示$L_2 \sim L_4$椎间盘突出。

思路2　上述体征能否有利于判断疾病严重程度?这些重点查体主要是有利于初步确定患者病变位置及性质,而对病情严重程度的判断价值有限。如果患者的临床情况较差,需要特别关注患者生命体征及神经系统体征的变化,尤其应注意肌力、肌张力及感觉平面的变化,借此可了解病情进展及转归,为诊疗方案的制订提供重要参考。

查体记录

查体:患者神志清楚,精神可,扶入病房,步履蹒跚,生命体征平稳,左下肢腱反射消失、痛觉消失、余浅感觉减退,右下肢膝关节以下痛觉减退,双上肢肌力、肌张力正常,双下肢肌张力可,双下肢肌力4级,左侧Babinski征(+),肛门反射减退。直腿抬高试验及加强试验(-),股神经牵拉试验(-),左侧踝内侧皮肤烫伤溃疡。

【问题4】 结合上述体检结果,为明确诊断应进一步实施哪些检查?

思路　通过上述查体结果可以发现患者神经系统体征明显,结合病史,考虑脊髓血管畸形可能。为进一步明确诊断,行脑脊液检查了解脑脊液性状及动力学变化,以及MRI、CTA或MRA等影像学检查。

辅助检查

脊髓CTA检查及重建结果见图9-33,全脊髓血管造影结果见图9-34。

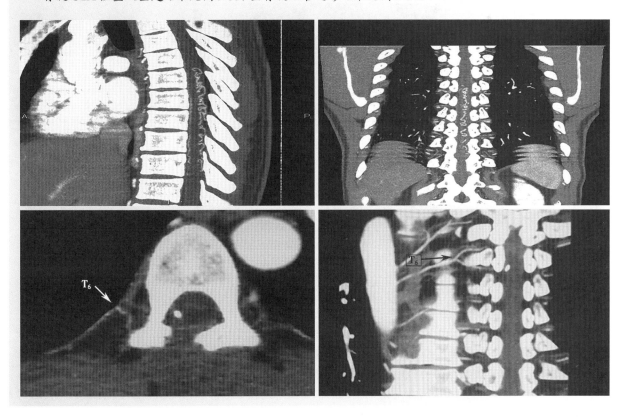

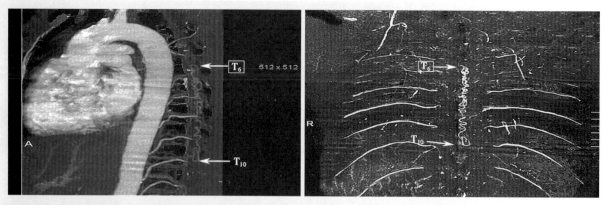

图 9-33 脊髓 CTA 检查及重建

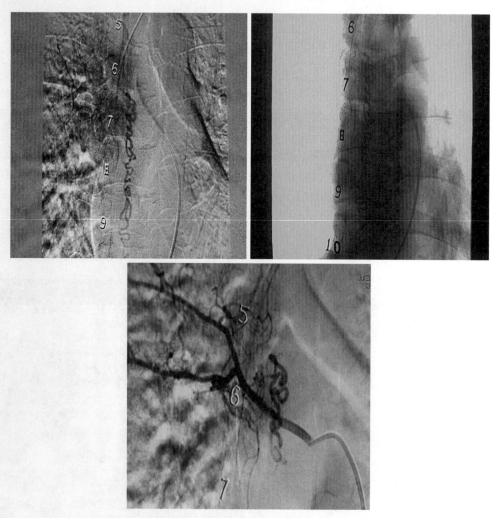

图 9-34 全脊髓血管造影

【问题 5】 如何判读脊髓血管畸形患者的辅助检查结果？

思路 1 脊髓 CTA 检查示：$T_6 \sim T_{10}$ 层面，椎管内见迂曲扩张走行的静脉血管，轴位观察上部层面部分迂曲血管伸入髓内，下部层面迂曲血管位于硬膜下；矢状位观察 T_{10} 水平椎管前后静脉吻合，并见两侧椎后静脉汇集呈粗大静脉支回流至两侧肋间静脉；供血动脉主要为两侧肋间动脉分支——前髓动脉及后髓动脉，前髓动脉部分层面可见，较为细小，未见确切粗大的供血动脉连接椎后静脉，未见扩张的瘤样血管团。考虑椎管内硬脊膜动静脉瘘可能。

思路2　脑脊液检查可发现脑脊液性状及动力学改变,属间接征象;影像学检查可明确畸形血管的大小、形态、位置及其毗邻关系,属直接征象,真实可观性强,临床参考价值高。

知识点

脊髓血管畸形的辅助检查

脑脊液检查:由于病灶存在出血或缺血,多数患者脑脊液性状发生变化,表现为蛋白含量增高,细胞数不增多或轻微增加,有蛛网膜下腔出血的呈血性或变黄,对于部分患者脑脊液性状检查正常;动力学检查仅约1/5显示椎管内梗阻,且常为部分梗阻,完全梗阻者少见。

影像学检查:MRI是脊髓血管畸形的一种安全有效的检查方法,可显示畸形血管的形态、大小、部位、范围及有无出血,在T_1、T_2加权像均呈低信号流空影,部分因有蛛网膜下腔出血呈出血、水肿影;MRA能较好显示畸形血管团及部分供养和引流血管,但对硬脊膜内动静脉瘘的显影效果差,且不能明确病变类型;CTA可安全无创地显示各部位的畸形血管团、供血动脉及增粗迂曲的引流静脉等,但对复杂的血管畸形瘘口位置显示欠佳,畸形类型亦难以确定。

【问题6】　初步的检查提示存在脊髓血管畸形,下一步有何检查更有利于全面评估病情?

思路1　全脊髓血管造影(图9-34)提示右侧第6肋间动脉供血的脊髓硬脊膜动静脉瘘:上起T_5,下至T_{11}水平。

思路2　需与脊髓肿瘤相鉴别,两者临床表现相似,但后者一般慢性起病,MRI征象为团块样占位效应,很少有血管性流空影;需与脊髓海绵状血管瘤进行鉴别诊断,后者MRI T_2WI成像具有特异性,可见含铁血黄素沉积所呈环状低信号区,脊髓海绵状血管瘤MRI检查结果见图9-35。

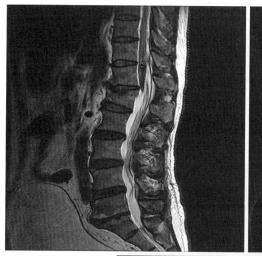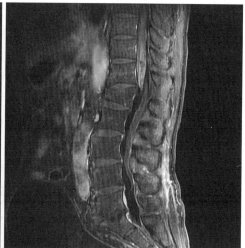

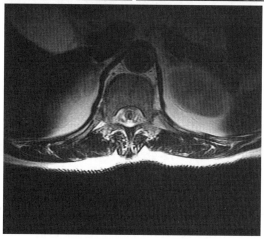

图9-35　脊髓海绵状血管瘤MRI

知识点

血管造影

血管造影（angiography）是通过将造影剂注入血管，而后在透视下观察对比剂在血管内的充盈和流通情况，它不仅能提供脊髓本身的间接影像，而且还能显示髓周血管的直接影像，是脊髓血管性疾病诊断的"金标准"。

【问题7】 如何判断该患者病情的严重程度？
思路1 结合脊髓血管畸形类型、临床表现及脊髓血管造影结果综合评估。
思路2 一旦确诊，需尽早行手术治疗。

知识点

脊髓血管畸形的治疗原则

脊髓血管畸形病情重，呈进行性进展，非病因治疗一般预后较差，针对畸形血管的手术治疗一般疗效满意，当前多采用手术治疗。

入院后诊疗经过

该患者门诊收住病房，首先予以病情评估，并积极完善相关检查。

【问题8】 该患者入院后处理方案如何？进行哪些检查？
思路 积极对症处理，完善体检及影像学检查，积极行血常规、尿常规、粪便常规、血生化、血凝系列、免疫、心电图、全胸片等术前准备，完成必要的 MRI 及 DSA 检查，必要时请神经内科、骨科会诊，协助治疗。

知识点

脊髓血管畸形的手术治疗

脊髓血管畸形患者可产生一系列神经系统症状与体征，一旦临床确诊，首先手术治疗，术前积极完善相关检查，并请相关科室会诊，协同诊疗。

手术治疗情况

患者在全麻下行后正中入路 $T_5 \sim T_6$ 椎板减压 + 硬脊膜动静脉瘘断流术，椎板开窗后，正中切开硬脊膜，见 $T_5 \sim T_6$ 节段髓外硬膜下偏右侧一丛异常增粗血管，其中一根从硬脊膜外发出与该增粗血管直接沟通；分离瘘口区动脉，选择钛夹2枚予稳固夹闭，再予电灼，确认瘘口区完全闭塞，术中注意确保脊髓完好。

术后给予调整液体入量，第2天复查胸椎CT，未见明显出血，第3天给予腰椎穿刺，释放血性脑脊液，术后7天可下床活动，术后2周出院。

嘱患者出院后注意加强营养，并行神经修复治疗，必要时可辅以理疗，建议尽早恢复肌肉活动，加强肢体锻炼。

【问题9】 脊髓血管畸形的手术治疗有哪些？
思路 脊髓血管畸形手术个体化程度高。当前手术方式主要包括介入栓塞治疗、外科手术治疗及两者的联合。

脊髓硬脊膜动静脉畸形既可行介入栓塞治疗,也可行外科手术切除,80%以上的患者可获得较满意结果。介入栓塞治疗的优点在于创伤小,外科手术治疗在处理多发病灶方面更具优势,特别是对于介入不易到达部位病变的治疗;而对于硬脊膜下病变,当前更多地采用介入栓塞方法进行处理。

脊髓血管畸形诊疗流程

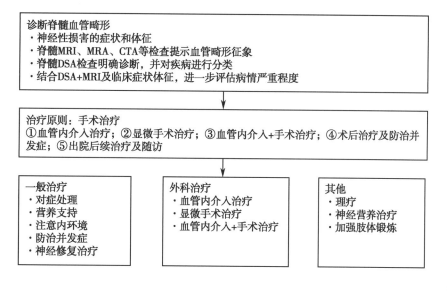

（程宏伟）

第五节 脊椎感染性疾病

临床常见的脊椎感染性疾病包括化脓性脊椎炎及脊椎结核。化脓性脊椎炎临床上有两种类型:椎体化脓性骨髓炎和椎间隙感染。椎体化脓性骨髓炎的致病菌以金黄色葡萄球菌最为多见,其次为白色葡萄球菌、链球菌、铜绿假单胞菌和变形杆菌等。病原菌通过3种途径侵入脊椎:①血液播散,先有皮肤及黏膜化脓性感染病灶,经血液途径播散;②邻近脊椎的软组织感染直接侵犯;③经淋巴引流蔓延至椎体。本病多见于成人,腰椎最为常见,其次为胸椎及颈椎;病变多局限于椎体,向椎间盘与上下椎体扩散,少有向椎弓扩散侵入椎管内的;多数形成椎旁脓肿,或腰大肌脓肿(腰椎)及咽后壁脓肿(颈椎);病变发展迅速,彼此融合成骨桥,甚至椎体间融合。

根据病情急缓可将椎体化脓性感染分为急性型、亚急性型和慢性型。急性型即椎体型,多源于血液播散,起病急骤,有畏寒、寒战及高热,毒血症症状明显,伴腰背痛或颈背痛,椎旁肌肉痉挛及叩痛,部分可出现肢体瘫痪,大型腰大肌脓肿可在腰部或流至股部时触及;亚急性型即骨膜下型或边缘型,多有腹腔内炎症或腹腔术后感染病史,出现腰背痛及发热,毒血症症状轻微,病程多为良性过程;慢性型起病隐匿,出现腰背痛,多无神经根症状,体温不高或仅有低热,使用抗生素后症状可改善,但易反复发作,表现为慢性迁延性病程。此外,伤寒菌性骨髓炎、梅毒性骨髓炎、布鲁氏杆菌骨髓炎及真菌性骨髓炎也可累及椎体,临床较少见。

椎间隙感染的致病菌以金黄色葡萄球菌与白色葡萄球菌最为常见,细菌侵入椎间隙的途径有2种。①经手术器械污染直接带入椎间隙:多见于椎间盘术后感染;②经血液途径播散:可急性起病,出现寒战、高热及腰背痛加剧,伴有明显的神经根刺激症状,伴有全身症状及体征,或起病缓慢,出现发热、食欲缺乏等症状,症状迁延反复,最严重的并发症为截瘫。

化脓性脊椎炎以非手术治疗为主,选用足量抗生素及全身支持疗法,如出现截瘫等症状,需外科手术治疗,如椎板切除减压术、病灶清除术及脓肿引流术等;慢性病例如出现脊椎不稳定表现,可考虑行脊柱融合术。

脊椎椎体结核约占所有骨关节结核患者的50%,病变在胸椎中下段居多,其次为胸腰椎、上段胸椎、颈椎和腰骶椎,女性略多于男性,结核分枝杆菌由呼吸道、纵隔淋巴或颈部淋巴结核等初次感染原发病灶,经淋巴、血行播散到全身,在播散灶中多数结核分枝杆菌被吞噬细胞消灭,待人体免疫力低下时,初染播散灶在脊椎椎体中的结核分枝杆菌繁殖致病。10%～30% 患者可并发截瘫。

除化脓性脊椎炎及脊椎结核外，肉芽肿性脊椎炎临床较少见，由细菌、真菌或螺旋体等致病，临床上以胸椎多见，出现背部疼痛及脊柱畸形等，病史较长，有时神经功能受累甚至截瘫。

1. 脊椎感染的诊疗经过　通常包括以下环节：

（1）详细询问患者的症状学特征，如发热寒战、毒血症症状或倦怠无力、午后低热及盗汗等结核病全身中毒症状及相关病史、结核患者接触史。

（2）查体时重点关注患者疼痛的部位、性质、放射痛部位、姿势异常、脊椎生理曲度变化；幼儿患者进行幼儿脊柱活动测验；截瘫患者检查有无肌肉抽动、肌力、生理反射、病理反射、大小便功能及自主神经功能障碍。

（3）实验室检查包括血常规、红细胞沉降率及 C 反应蛋白；根据情况进行血培养、痰培养、尿常规及尿培养；怀疑结核时，进行结核菌素试验及结核分枝杆菌培养，但阴性结果不能完全除外结核；明确感染的原发病灶有利于控制感染。

（4）影像学检查包括 X 线片、CT 及 MRI，在早期脊椎感染的诊断中，MRI 较其他影像学检查更为敏感，可显示椎体病变、椎旁脓肿及椎间盘改变。

（5）结合患者的情况选择治疗方案，合理选择抗生素或抗结核药物治疗、局部制动、外科治疗如脓肿穿刺引流、病灶清除、椎管减压及矫形固定等。

（6）术后并发症的防治及患者神经功能康复。

（7）确定治疗结束的时间、出院随访日期、定期复诊的日期，以及出院后的注意事项。

2. 临床关键点

（1）脊椎感染的诊断多为临床诊断，依靠临床病史、体征及影像学检查，MRI 是诊断脊椎结核的首选检查。

（2）对确诊脊椎感染的患者，无手术指征者合理应用抗生素或抗结核药物治疗和局部制动；有手术指征者需根据情况选择脓肿穿刺、病灶清除及椎管减压。

（3）截瘫患者，可行短期非手术治疗，无好转可作脓肿穿刺引流、病灶清除、椎管减压术，脊柱不稳定者可考虑行矫形固定。

（4）术后继续应用抗生素或抗结核药物治疗，尤其注意预防泌尿系感染及严重压疮，因两者为截瘫患者死亡的主要原因。

（5）术后神经功能康复。

病历摘要

男，47 岁。因"间断低热 2 年，腰骶部胀痛 1 年，加重伴左下肢疼痛 3 个月"入院。患者入院前 2 年出现阵发低热 37.5～38℃，在当地医院以上呼吸道感染、肺炎治疗后有好转。入院前 1 年出现腰骶部胀痛，消炎镇痛稍好转。近 3 个月疼痛加剧，同时出现左下肢大腿处疼痛。

【问题 1】　通过上述问诊，该患者可疑的诊断是什么？

思路　根据患者的主诉间断低热，后出现腰骶部疼痛，加重伴左下肢疼痛，应高度怀疑炎症相关性疾病、感染或类风湿性关节炎可能，结合患者间断低热病史，结核可能性大，考虑脊椎结核。

知识点

脊椎结核发病情况

脊椎结核约占所有骨关节结核患者的 50%，青壮年居多，女性略多于男性，多发生于负重较大的腰椎，其次为下段胸椎、胸腰椎、上段胸椎、颈椎和腰骶椎。脊柱结核中约 99% 是椎体结核，部分病变可同时累及椎弓，单纯的附件结核仅占 1% 左右。90% 脊柱结核病灶为一处，10% 有两处及两处以上病变，在每处病灶之间间隔有正常的椎体与椎间盘，形成所谓的跳跃性病变。

【问题2】　病史采集结束后，下一步查体应重点针对哪些方面？

思路1　对就诊患者而言，为进一步明确诊断，进行查体的重点，应包括：①疼痛的部位、性质、放射痛部位；②姿势异常、脊椎生理曲度变化；③下肢深浅感觉、肌张力、肌力、生理反射、病理反射、大小便功能及自主神经功能障碍。

思路2　上述这些体征能否有利于判定病情严重程度？这些重点查体主要有利于初步确定患者病变部位或性质，并对病情严重程度初步判断。

查体记录

脑神经及双上肢无明显阳性体征，心肺查体未及异常，腰骶部肌紧张，压痛阳性，L_3～L_4叩痛阳性，左下肢大腿外侧及小腿外侧痛觉减退，左屈髋肌力4⁻，左伸屈膝正常，病理征阴性，右侧正常。

【问题3】　结合上述体检结果，为明确诊断应进一步实施哪些检查？

思路　腰骶部局部紧张及压痛，叩痛阳性，左下肢感觉障碍，左屈髋肌力4⁻，有L_3～L_5神经根症状。考虑患者的下腰椎受累的可能较大。

知识点

脊椎结核的临床表现

患处钝痛与低热等全身症状多同时存在，在活动或咳嗽时加重，卧床休息后缓解，夜间痛加重，疼痛可沿脊神经放射，上颈椎放射到后颈部，下颈椎放射到肩或臂，胸椎沿肋间神经放射至上下腹部，常误诊为胆囊炎、胰腺炎或阑尾炎等，下段T_{11}～T_{12}可沿臀上神经放射到下腰或臀部，腰椎病变沿腰神经丛多放射到大腿的前方，偶涉及腿后侧，易误诊为椎间盘突出症。

姿势异常是由于疼痛致使椎旁肌肉痉挛引起，颈椎结核患者常表现为斜颈、头前倾、颈缩短和双手托着下颌，托胸凸腹的姿势常见于胸腰椎或腰骶椎结核。正常人可弯腰拾物，而患者不能弯腰而代之以屈髋屈膝，一手扶膝，另手捡拾地上的东西，即拾物试验阳性。

颈椎和腰椎有时会有生理前凸消失，胸椎有生理后凸消失，自上而下触诊每个棘突有无异常突出，尤其是局限性后凸成角，多见于脊柱结核，与青年椎体骨软骨病、强直性脊柱炎、姿势不良等成弧形后凸有别。

椎体病灶所产生的脓液可汇集于椎体前方、后方或两侧的骨膜下。形成局限性椎旁脓肿，随着脓液的聚集增多，将病椎与相邻椎体骨膜掀起，形成广泛性椎旁脓肿，也可穿破骨膜，沿筋膜组织间隙向远处扩散，形成流注脓肿；甚至向外溃破形成窦道，经久不愈，向相应腔道、体腔等穿破形成内瘘，治疗较为困难。巨大的脓肿可产生相应的压迫症状。相邻的椎体骨膜被广泛掀起剥离后，严重损害其血供，且椎体长期浸泡在脓液中，可造成继发的腐蚀性病变，甚至椎体大块坏死。

C_4椎体以上结核常形成咽后壁脓肿，C_5椎体以下结核形成食管后脓肿。巨大的咽后壁脓肿可影响呼吸与吞咽。咽后壁或食管后脓肿若向咽腔或食管突破，脓液、干酪样物质或死骨碎片可自口腔内吐出或咽下。此外，颈椎椎体侧方病变的脓肿可出现在颈两侧或沿椎前筋膜及斜角肌流向锁骨上窝，形成锁骨上窝脓肿。颈胸段病变的脓肿可沿颈长肌下降到上纵隔两侧，使上纵隔阴影扩大，易被误诊为纵隔肿瘤。上胸椎病变的脓肿可沿颈长肌上行，形成颈根部两侧脓肿。胸椎结核容易造成广泛的椎旁脓肿，可呈球形、长而宽的烟筒状或呈梭形，脓肿的边缘应与心脏及主动脉阴影相区别。椎旁脓肿若向胸膜内或肺内穿破，则可在肺野内出现与椎旁阴影相连的球形阴影。椎旁脓肿的脓液可沿肋间神经血管的后支向背部流注，形成背部脓肿。胸腰段结核脓肿，可同时具有胸椎和腰椎结核的特点，即上方有椎旁脓肿，下方有腰大肌脓肿。腰椎结核不易形成广泛的椎旁脓肿，脓液穿破骨膜后，主要汇集在腰大肌鞘内形成腰大肌脓肿。可有一侧或两侧的腰大肌脓肿。腰大肌深层脓肿可穿越腰背筋膜而流注到腰三角，形成腰三角脓肿。腰大肌脓肿可下坠至髂凹，也可流注到股三角，甚至经髂腰肌止于股骨小转子处又流注到大腿外侧。腰骶段结核可同时有腰大肌脓肿与骶前脓肿。骶椎结核脓肿常汇集在骶骨的前方，形成骶前脓肿，并可沿梨状肌经坐骨大孔流注到大转子附近，或经骶管流注到骶骨后方，或下坠到坐骨直肠窝及肛门附近。骶前脓肿可腐蚀骶骨前方，也可向直肠内穿破。

在脊柱结核合并瘫痪中，根据病灶是否活动，将其分为骨病活动型瘫痪与骨病治愈型瘫痪。前者指结核病灶尚在活动期，造成瘫痪的原因以结核性物质直接压迫脊髓的可能性最大；后者是指结核病灶已治愈，但有严重的畸形，造成瘫痪的原因以骨嵴和增生纤维组织压迫为主，称为晚发性瘫痪。脊柱结核导致瘫痪的各种原因，均是逐渐发生的，多为不完全性瘫痪，且进展缓慢，很少发展为完全性瘫痪，与脊椎肿瘤不同。及时有效的病灶清除、脊髓减压与植骨内固定常能使脊髓神经功能得以较好的恢复。有极少数病例，椎管内结核性物质穿破硬脊膜和蛛网膜，侵犯脊髓，结核性物质长期压迫脊髓前动脉合并炎症而引起脊髓前动脉栓塞，致脊髓缺血软化、变性坏死，而产生瘫痪，其预后不良。

辅助检查

结合病史及查体，疑诊脊椎结核，行腰椎 X 线片、腰椎 CT 及 MRI 检查。

入院查红细胞沉降率为 117mm/h。腰椎 X 线片见图 9-36，腰椎 MRI 检查结果见图 9-37。

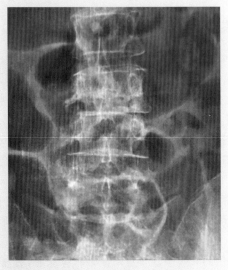

图 9-36 腰椎 X 线片

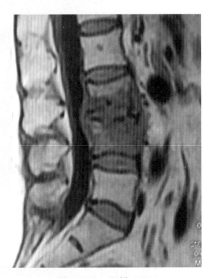

图 9-37 腰椎 MRI

【问题 4】 如何判读患者的红细胞沉降率、腰椎 X 线片及腰椎 MRI?

思路 1 红细胞沉降率增高可见于各种炎症、急性或慢性感染、恶性肿瘤或组织变性坏死性疾病，为非特异性检验。腰椎 X 线片示：$L_3 \sim L_4$ 椎间隙变窄，椎体骨质疏松，有死骨和椎旁阴影扩大；腰椎 MRI 示：$L_3 \sim L_4$ 椎体骨质疏松，椎旁低密度软组织影，散在小碎片。根据脊椎结核的特点，考虑 $L_{3/4}$ 脊椎结核诊断。

思路 2 X 线片及 MRI 是否为诊断脊椎结核提供影像学依据，需要结合临床的各种资料进行综合判定（表 9-4）。

表 9-4 脊柱结核椎体病变类型

椎体病变类型	病变机制	放射学改变
椎间盘周围型	动脉播散导致	相邻椎体破坏，椎间隙变窄
中央型	椎体静脉丛播散导致	椎体中心破坏，远近端椎间隙无变化
椎体前缘型	脓肿沿前纵韧带或骨膜下播散导致	椎体前缘破坏
跳跃型	椎体静脉丛播散导致	非连续椎体破坏，相隔椎体和椎间盘正常
滑膜型	滑膜下血管播散导致	累及寰枕或寰枢关节
椎体后弓型	直接播散或椎体后方椎管外静脉丛播散导致	累及后弓而椎体无破坏

知识点

脊椎结核的辅助检查

1. 实验室及其他检查 血常规、红细胞沉降率及 C 反应蛋白,患者常有轻度贫血,白细胞计数增加,红细胞沉降率在病变活动期多加快,少数病例也可正常,C 反应蛋白在活动期迅速升高,病变消退迅速下降;结核菌素试验(PPD)阳性者提示活动性结核病,但阴性不能完全除外活动性结核。

2. 影像学检查 ①X 线片:在病变早期多为阴性,椎体骨质破坏 50% 以上时才能显示出;②CT:能早期发现并明确病变的范围,特别是寰枢椎、颈胸椎和外形不规则的骶骨等处,常规 X 线不能获得满意影像的部位,可表现为碎片型、溶骨型、骨膜下型及局限性骨破坏型;③MRI:软组织分辨率高,可显示椎体病变、椎旁脓肿及椎间盘改变,对早期脊椎结核的诊断较其他影像学检查更为敏感,但受累椎体处于炎症期时,如无软组织和椎间盘信号改变,尚不能与椎体肿瘤鉴别,必要时应行活检证实。

入院后诊疗经过

该患者收入神经外科病房,首先给予病情评估,确定患者为 $L_3 \sim L_4$ 椎体结核。

【问题5】 该患者入院后下一步应如何处理?

思路1 脊椎结核患者可能出现贫血及白细胞计数增加,常规行血常规、凝血、生化及心电图检查。

思路2 给予一般性治疗,制订医嘱:

(1) 局部制动,平卧休息。

(2) 对症镇痛治疗。

(3) 抗结核药物治疗:标准四联药物[成人异烟肼 300mg,利福平 450mg,乙胺丁醇 750mg,每天 1 次(晨起空腹顿服),链霉素 750mg 肌内注射,每天 1 次]治疗 10 天。

知识点

脊椎结核患者急性期注意事项

脊椎结核脊柱生物力学不稳定、肌肉痉挛的患者,病变急性期应卧床休息,局部制动预防畸形,缓解患处疼痛和减轻负担。

知识点

脊椎结核治疗原则

抗结核化疗用药应按照早期、规范、全程、适量和联合的原则用药,在系统抗结核药物治疗的基础上,外科手术是有效的治疗措施,待一般情况改善后择期手术。

手术治疗情况

入院后 10 天,患者红细胞沉降率下降至 56mm/h,于全麻下行前路 $L_{3/4}$ 脊椎结核病灶清除 + 前路钉棒固定 + 髂骨植骨融合。术中引流椎旁脓肿,结扎节段血管,清理死骨及椎间盘,注意椎体后缘和左侧近间孔的减压。取髂骨块 + 链霉素粉植骨,钉棒固定。

术后处置:引流 3 天拔除,患者复查。术后 10 天出院,一般情况良好。继续抗结核药物治疗。

嘱患者 1 个月后及半年行腰椎 CT 检查,观察腰椎情况。

【问题6】　脊椎结核的手术治疗。

思路　按手术适应证，以下情况需在全身结核中毒症状减轻后，择期行病灶清除术：①有较大、不易吸收的冷脓肿；②有明显的死骨或骨空洞；③经久不愈的窦道；④有脊髓受压症状和/或体征；⑤非手术治疗无效。

手术采取的路径，应根据病情、客观条件及术者所熟悉的途径选择。脊柱结核以椎体破坏为主，经前路椎体结核病灶清除、椎管减压的同时，行椎体间植骨是必需的；椎体间的植骨块必须具有相当的支撑力，以切取带三面皮质的自体髂骨块最佳，在胸椎可用自体肋骨条加髂骨。腰椎结核经腹膜外途径，如腰大肌脓肿较大，术毕可置管闭式引流。

术后48～72小时拔除引流管，脊椎结核术后一般卧床休息6～8周，脊柱疼痛减轻，原有脓肿消失，体温趋于正常，红细胞沉降率下降，脊柱结构稳定后，可锻炼起床。先自理生活，随后逐渐加大活动量，坚持抗结核药物治疗满疗程。

> 知识点
>
> #### 脊椎结核转归与预后
>
> 采用合理抗结核药物治疗及外科手术，脊椎结核经历浸润、破坏、控制、恢复和治愈5个阶段，符合以下条件者可认为病灶治愈：①全身体温正常，食欲好；②病灶局部温度正常，无压痛，无肌痉挛，无脓肿，无窦道，活动时不痛；③红细胞沉降率或C反应蛋白重复检查正常；④影像学检查提示脓肿消失、骨质疏松好转、病灶边缘轮廓清晰；⑤治疗结束，随访3年左右。脊柱结核总体预后良好，多项研究显示，82%～95%的患者采用药物化疗效果理想。一项韩国研究报道了116例脊柱结核患者，35%的患者有严重神经症状，84例（62%）患者实施了外科治疗，分析显示年龄和手术干预是预后良好的指标。

脊椎感染诊疗流程

```
┌─────────────────────────────────────────────────────┐
│ 诊断脊椎感染                                            │
│ ·患处钝痛及全身症状、神经根症状、姿势异常                  │
│ ·红细胞沉降率、CRP升高以及PPD阳性可提示结核感染，寻找原发感染灶  │
│ ·X线、CT或MRI提示椎体病变、椎旁脓肿或椎间盘改变              │
└─────────────────────────────────────────────────────┘
                         ↓
┌─────────────────────────────────────────────────────┐
│ 治疗原则                                               │
│ ·合理使用抗生素或抗结核药物治疗及局部制动                   │
│ ·根据手术适应证选择手术，如脓肿引流、病灶清除、椎管减压         │
└─────────────────────────────────────────────────────┘
                         ↓
┌─────────────────────────────────────────────────────┐
│ 术后处置                                               │
│ ·卧床休息6~8周                                          │
│ ·功能锻炼及康复治疗                                      │
│ ·坚持抗生素治疗或抗结核药物治疗满疗程                       │
└─────────────────────────────────────────────────────┘
```

（菅凤增）

第三篇
神经外科常用操作和手术基本知识

第十章 神经外科常用操作

第一节 腰椎穿刺术

一、适应证

1. 无明显颅内压增高的占位性病变，做腰椎穿刺测量颅内压和进行脑脊液常规和生化测定。
2. 鉴别脑震荡、脑挫伤和颅内血肿。有蛛网膜下腔出血者，可用于诊断、减压及引流。
3. 出血性脑血管病与缺血性脑血管病的诊断和鉴别诊断。
4. 中枢神经系统感染性疾病、脱髓鞘疾病和变性疾病的诊断和鉴别诊断。
5. 颅脑手术后检查颅内压及进行脑脊液化验。
6. 脊髓病变，行腰椎穿刺检查，了解脑脊液动力学情况，明确脊髓腔有无梗阻及梗阻程度。
7. 特殊检查，如脊髓造影和核黄素脑池扫描等。
8. 椎管内注射药物，如抗生素等。
9. 某些原因不明的昏迷、抽搐等疾病的鉴别诊断。

二、禁忌证

1. 凡有脑疝征象（如双侧瞳孔不等大、去皮质强直、呼吸抑制等）者，属绝对禁忌。
2. 临床诊断为颅内占位性病变，存在视盘水肿，颅骨 X 片或 CT 扫描提示有显著颅内压增高者。
3. 穿刺部位有皮肤和软组织感染者，腰椎穿刺造成椎管甚至颅内感染。
4. 开放性颅脑损伤或者有感染的脑脊液漏，腰椎穿刺时放液可造成颅内逆行感染。
5. 穿刺部位的腰椎畸形或骨质破坏者。
6. 全身严重感染（败血症）、休克或濒于休克者，或躁动不安不能配合者。
7. 上颈段脊髓占位性病变，脊髓功能完全消失时，腰椎穿刺术后易出现病情恶化，甚至呼吸停止。

三、术前准备

1. 术前向患者和家属说明检查的目的与必要性，减少其顾虑，取得合作。
2. 做局部麻醉药皮内试验。

四、操作方法及程序

1. 患者取去枕平卧位，床面平整，保持姿势平稳，患者头与身体呈一直线，躯干背面应与检查台垂直，头部向胸前尽量俯屈，下肢尽量向胸腹部屈曲，使脊背弯成弓状，椎间隙增大到最大程度。如患者意识不清，可由助手协助以维持体位。
2. 选择穿刺点　两髂嵴最高点的连线与背部正中线的交点为第 4 腰椎棘突。一般选取 $L_3 \sim L_4$ 或 $L_4 \sim L_5$ 椎间隙进行穿刺。
3. 消毒皮肤，铺孔巾。
4. 局麻　先于穿刺间隙做一皮丘，然后垂直刺入，浸润皮下及深层组织。
5. 进针　在选定的腰椎间隙，以左手拇指紧按住皮肤以固定，右手持穿刺针，针尖由穿刺点垂直脊背稍向头侧倾斜刺入，如针尖遇到骨质时将穿刺针方向略做深浅调节，当针尖穿过黄韧带和硬脊膜时，可感阻力突然减轻；此时针尖可能已进入蛛网膜下腔，取出针芯，即有脑脊液滴出。若无脑脊液滴出，可将穿刺针捻转或略做深浅调节，亦可缓慢将针退出直到有脑脊液顺利滴出；若仍无脑脊液滴出，可将穿刺针退出皮下，调整方向后，再行刺入。

6. 测压　见到脑脊液滴出后即接上测压管，嘱患者完全放松，平稳呼吸，将头稍伸直，双下肢改为半屈位，进行测压，先测初压。如压力高时，不可释放脑脊液，将针拔出，仅取压力管中的脑脊液做细胞计数和生化测定。如压力不高，可缓慢放出需要量的脑脊液，放液后测末压。

7. 将未污染的针芯插入，将穿刺针拔出。局部再次消毒，覆以无菌纱布，胶布固定。

8. 穿刺后嘱患者去枕仰卧或俯卧，足部抬高 4～6 小时，以免发生脑脊液经穿刺针孔漏入硬膜外隙引起颅内压降低，导致腰椎穿刺后头痛。若有头痛、恶心，可延长平卧时间，并酌情对症处理。

五、注意事项

1. 测压前，患者头部应与身体呈一直线，全身放松，均匀呼吸，头颈部及腰部不应过度弯曲，以免压迫颈静脉和腹腔静脉，使压力呈假象增高。

2. 测压时若脑脊液上升过快，可用手指按住测压管末端，使液柱缓慢上升。如拔出针芯时，见脑脊液喷出，提示压力很高，则不应继续测压，并不应继续测压，并立即静脉滴注 20% 甘露醇。

六、手术后并发症

1. 感染。
2. 脑疝。
3. 低颅压反应。
4. 截瘫及大小便障碍。

腰椎穿刺术（视频）

（陈陆馗）

第二节　腰大池置管脑脊液持续外引流术

一、适应证

1. 蛛网膜下腔出血的患者。
2. 脑室内出血的治疗。
3. 脑脊液漏。
4. 颅内压监护、动态了解颅内压。
5. 颅内感染持续引流。

二、禁忌证

1. 凡有脑疝征象（如双侧瞳孔不等大、去皮质强直、呼吸抑制等）者，属绝对禁忌。
2. 穿刺部位有皮肤和软组织感染者，腰椎穿刺造成椎管甚至颅内感染。
3. 开放性颅脑损伤或者有感染的脑脊液漏，腰椎穿刺时放液可造成颅内逆行感染。
4. 穿刺部位的腰椎畸形或骨质破坏者。
5. 全身严重感染（败血症）、休克或濒于休克者，或躁动不安不能配合者。

三、操作方法及程序

1. 向患者及其家属说明治疗的目的及重要性，消除恐惧心理，以取得术中的密切配合，保证手术顺利进行，同时也应说明可能出现的并发症，并让家属签字。

2. 术前用药：术前 30 分钟快速滴注 20% 甘露醇 125ml，以降低颅内压，预防术中脑疝的发生。

3. 患者取侧卧位，头和双下肢屈曲，在 L$_3$～L$_4$ 或 L$_4$～L$_5$ 椎体间，用硬脊膜外穿刺针行穿刺术，见脑脊液流出后，将直径 1cm 硅胶管放入腰椎管蛛网膜下腔内 4～6cm，观察管内脑脊液呈流通状态后，将硅胶管予以固定,以防脱出,将该管外接无菌密闭式引流瓶,持续引流即可。

四、注意事项

1. 颅内高压患者,为避免术后形成脑疝,可先用脱水剂减低颅内压后再行穿刺,放脑脊液时应谨慎,缓慢。

2. 穿刺部位有炎症或压疮时,不宜穿刺。

3. 穿刺过程中注意观察患者脉搏,呼吸、面色等,如出现头痛,呕吐等,应监测血压,对症处理,必要时暂停腰椎穿刺。术后应嘱患者去枕平卧4~6小时。

4. 严格控制引流速度及引流量,以免造成颅内血肿,张力性气颅,颅内压过低等。

5. 如鞘内冲洗或用药,需放出等量脑脊液后缓慢均匀注入,冲洗用温生理盐水,使用的药品及浓度应严格按规定执行。

6. 注意引流是否通畅,不通畅的主要原因有导管打折,位置不当,脑脊液中破碎组织造成导管阻塞等。

7. 尽量缩短引流时间,严格无菌操作,防止逆行感染。

五、手术后并发症

1. 颅内感染　管引流时间过长者;无菌操作不当等易造成逆行性感染引起的脑膜炎。

2. 气颅　在脑脊液外流速度过快,引流量过多时,使颅内压与外界大气压形成负压梯度,使空气从漏口进入颅内。

3. 颅内血肿　脑脊液外流速度过快,引流量过多,导致颅内压降低,出现桥静脉撕裂出。

4. 引流管堵塞　主要原因为引流管置入位置过深,过浅或引流管扭折,移位,以及脑脊液中蛋白质含量过高,小血块导致引流管堵塞等。

5. 神经根刺激症状　约30%的患者有轻度神经根痛症状,拔管后症状消失。

6. 穿刺部位脑脊液漏　置管时间过长,形成漏道。

腰大池穿刺置管外引流术(视频)

（陈陆馗）

第三节　脑室穿刺外引流术

一、适应证

1. 诊断性穿刺　神经系统X线检查,向脑室内注入对比剂或气体做造影检查。

(1) 抽取脑脊液做生化和细胞学检查等。

(2) 鉴别脑积水的类型,常须做脑室及腰椎的双重穿刺测试脑室与蛛网膜下腔是否通畅。做脑室酚红或靛胭脂试验等。

2. 治疗性穿刺

(1) 因脑积水引起严重颅内压高的患者,特别是抢救急性枕骨大孔疝导致呼吸功能障碍者,行脑室引流暂时缓解颅内压是一种急救性措施,为进一步检查,治疗创造条件。

(2) 脑室内出血的患者,穿刺引流血性脑脊液可减轻脑室反应及防止脑室系统阻塞。

(3) 开颅术中为降低颅内压,为解除反应性颅内高压,也常用侧脑室外引流。

(4) 引流炎性脑脊液,或向脑室内注入药物以治疗颅内感染。

(5) 做脑脊液分流手术时,将分流管脑室端置入侧脑室。

二、禁忌证

1. 穿刺部位有明显感染者,如头皮感染,硬脑膜下积脓或脑脓肿患者,脑室穿刺可使感染向脑内扩散,且有脓肿破入脑室的危险。

2. 有大脑半球血管畸形或血供丰富的肿瘤位于脑室附近时,做脑室穿刺可引病变出血,必须十分慎重。

3. 有明显出血倾向者,禁做脑室穿刺。

4. 严重颅高压,视力<0.1者,穿刺须谨慎,因突然减压有失明危险。

5. 弥散性脑肿胀或脑水肿,脑室受压缩小者,穿刺困难,引流亦无价值。

三、操作方法及程序

1. 依据病情及影像学检查选择穿刺部位,并测量进针深度。

(1)额角穿刺(穿刺侧脑室前角):常用于脑室造影及抢救性引流,亦可用于脑脊液分流术。颅骨钻孔部位位于发际内或冠状缝前 2~2.5cm,中线旁开 2~3cm,穿刺方向与矢状面平行,对准两外耳道假想连线,深度依据影像学资料测量而定。

(2)枕角穿刺(穿刺侧脑室三角区):常用于脑室造影、侧脑室 - 小脑延髓池分流术和颅后窝手术后的持续性脑脊液引流。颅骨穿刺点位于枕外隆凸上方 6~7cm,中线旁开 3cm,穿刺方向与矢状面平行,对准同侧眉弓中点。深度依据影像学资料测量而定。

(3)侧脑室穿刺(穿刺侧脑室三角区):常用于脑室 - 新房分流术或脑室 - 腹腔分流术等。在外耳道上、后方各 3cm 处做颅骨钻孔后,用穿刺针垂直刺入。右利手者禁经左侧穿刺,因易造成感觉性失语。

(4)经前囟穿刺:适用于前囟未闭的婴幼儿。经前囟侧角的最外端穿刺,其方向与额入法相同。前囟大者与矢状面平行刺入。前囟小者,针尖稍向外侧。

2. 常规消毒,铺巾,局部麻醉。以尖刀在选好的穿刺部位刺一小孔。

3. 以颅锥在穿刺点部位锥透颅骨。以带管芯的穿刺针穿过骨孔,刺透硬脑膜,按上述方向逐渐进针,动作平稳而缓慢,注意阻力的改变;至有脑脊液流出时,拔出针芯,外接引流管及引流瓶;固定穿刺管。

四、注意事项

1. 注意保护切口各层和颅骨板障,避免感染扩散。

2. 严格确定穿刺点和穿刺方向。

3. 不要过快、过多释放脑脊液,以免引起颅内出血或小脑幕切迹上疝。

五、手术后并发症

1. 切口不愈合,形成窦道。

2. 感染扩散。

3. 脑脊液漏。

4. 周围脑组织损伤致相应神经功能障碍。

5. 颅内血肿。

6. 癫痫。

(陈陆馗)

第十一章 神经外科手术基本知识

第一节 常用手术体位及选择

（一）患者体位摆放一般原则

体位摆放是神经外科手术最基本和重要的环节，正确的体位摆放对于达成手术目的以及安全完成手术操作而言是至关重要的，同时也是不理想的体位往往会阻碍手术操作的顺利进行、额外增加术者的疲劳、延长手术时间甚至导致各种术后并发症的发生。神经外科手术体位摆放方法应符合以下要求。

1. 常采用轻度头高脚低位（一般20°左右），开颅部位保持基本水平。因颈部和颅内静脉无静脉瓣，颅内静脉压水平高低的主要依据与右心房水平之间的高度有关。头位过高切口时可造成静脉负压，当静脉破裂时形成血栓。头位过低可造成手术中出血增多。

2. 患者气管内插管不扭曲，呼吸道通畅，头部静脉回流不受阻。

3. 避免身体突出部位（如髋、肘关节）的血管神经和皮肤受压、保护好易损伤的眼、耳。

4. 手术医师术中操作舒适，能在直视下分离深部结构。

为了满足上述要求，患者的体位摆放应当由手术医师、麻醉医师及手术室工作人员协同完成。另外，术中调整手术床的高度与角度，也可弥补体位摆放的不足。手术医师最好能观察麻醉诱导过程。对延髓、颈髓病变的患者，麻醉插管时，避免过度牵拉颈部，以免影响患者呼吸。

（二）患者体位的摆置程序

1. 完成麻醉插管，盖好眼罩。

2. 医师安装头架，翻转患者时须注意气管内插管。

3. 依要求摆好所需体位。

4. 巡回护士协助将患者头固定在适当位置。

5. 巡回护士用约束带固定好患者体位，保护好关节突出部位。

6. 检查气管插管位置是否正常、颈静脉是否受压。

（三）常用手术体位

1. 仰卧位（supine position） 仰卧位是开颅手术最常用的体位，适用于额部、颞部、顶部和翼点等多种手术切口。患者仰卧于手术台上，双臂固定在身体两侧，肘部垫以棉垫，保护尺神经不受压迫（图11-1）。

可根据不同手术切口要求，通过调整头架，转动头部角度从30°～60°（图11-2）。眼睑内涂眼膏封闭，防止角膜干燥和有害光照射。

患者头部应稍高于心脏水平，以防止头部静脉血回流障碍。头部位置应有利于术中通过脑组织自身重力作用自然下垂，加大脑底与颅底的间隙，增大手术空间，减少术中对脑组织牵拉。可根据需要旋转头部，但角度过大时，患者肩下应置一枕垫，以防颈部过度扭转影响静脉回流。麻醉所用的管道不要压迫颈部血管，保障患者呼气道通畅。另外，显微手术时，患者身体上方

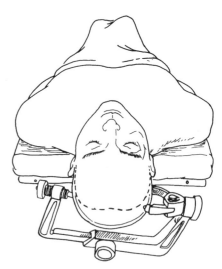

图11-1 仰卧位

患者仰卧于手术台上，双臂固定在身体两侧，肘部垫以棉垫，保护尺神经不受压迫。

的手术器械托盘应超过头顶部40cm,以不妨碍装置手术显微镜为度。安装头架时注意勿使头架压迫双耳。

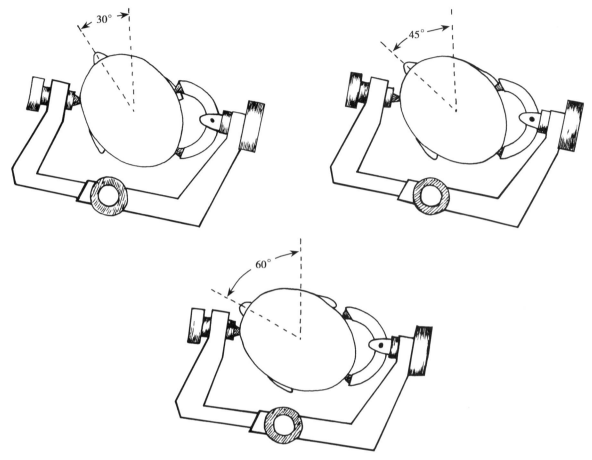

图11-2　患者仰卧位时,根据不同手术入路要求,通过调整头架,转动头部30°～60°

2. 侧卧位(lateral position)和倾斜侧位　侧卧位(图11-3)适用颞部、颅中窝底切口和枕下切口手术,也可用于椎板手术。侧卧位时,需用枕垫将患者胸部略垫高,以减少对患者身体下方腋窝内神经血管的压迫。头部摆放适中位即可。令患者一侧下肢(靠上侧)髋和膝关节屈曲,以避免躯体向一侧倾倒。用约束带将患者上面的手臂,自肩部向下牵拉,并固定在手术床上,这样可获得头部满意的暴露。

行枕下开颅时,还可采用倾斜侧卧位(lateral oblique position)(图11-4)。侧倾斜卧位较单纯侧卧位患者身体向前倾斜,更适用乳突后切口,切除桥小脑角区肿瘤。安装头架固定头部时,将患者下颌尽量靠近胸部,颈部屈曲以充分暴露后颈部。这样可使头颅和寰椎后弓间隙变宽。这一点在体胖颈部较短的患者,行枕下后中线切口时尤为重要。

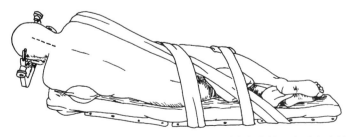

图11-3　侧卧位时,需用枕垫将患者胸部略垫高,以减少对患者身体下方腋窝内神经血管的压迫

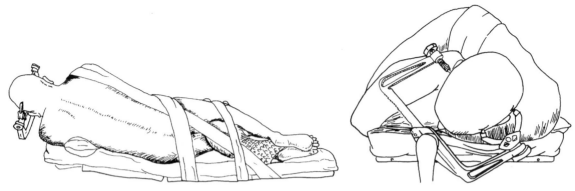

图 11-4　侧倾斜卧位，较单纯侧卧位患者身体向前倾斜，多用于乳突后切口

3. 俯卧位（prone position）　俯卧位（图 11-5A）用于枕下切口、椎板手术，颅 - 颈交界手术等。使用特殊的架子支撑骨盆和侧胸壁，尽量减小对腹腔的压力，保持膈肌运动，降低下腔静脉的压力，以减少硬脊膜外出血。俯卧位时要避免压迫腹股沟处股神经，防止术后出现股痛等感觉障碍。

有些颅后窝和颅 - 颈交界处手术，如颈关节不稳定需要用头架牵引固定头部（图 11-5B）。弯曲颈部使下颌尽量靠胸，最大程度暴露后颈部。患者手臂放在身体两侧，勿压迫上肢的周围神经。用约束带系在肩部两侧并在背部十字交叉，向下牵拉充分显露后颈部术野。

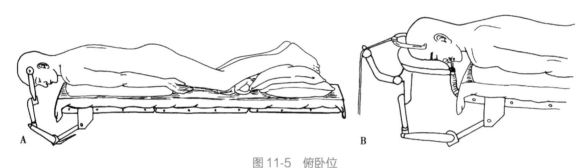

图 11-5　俯卧位

A. 患者肩部、胸部和髂部以软垫支持，不致使胸、腹部受压而影响呼吸；B. 颅后窝和颅颈交界处手术用头架牵引固定头部。

上述原则适用成人。对儿童和婴幼儿，应使用头托。手术时要用泡沫塑料或手术巾衬垫身体，小心勿压迫患者眼球。应用保温毯保持婴幼儿体温。

俯卧位摆置完成后，必须确定患者通气道是否正常。若患者的头颈被过度屈曲，使气管插管扭曲，会造成通气困难。使用螺旋弹簧气插管，可防止这种意外发生。另外患者在俯卧位时，低头屈颈，下颌靠近手术床的边缘，要注意勿使下颌受压。通过调整舌与口咽通气道及气管插管的位置，可以预防术后患者舌体下垂性水肿。双眼应涂眼膏后封闭，预防术后球结膜水肿。俯卧位的缺点是胸腔内压力升高、颈部过屈、手术时不利于观察颅后窝侧方。

4. 坐位（sitting position）　坐位适用于松果体区肿瘤，脑桥小脑角肿瘤等，也有用于岩斜区占位病变者。其优点是可减少术中出血，尤其在后颅窝富于血运的肿瘤和巨大动静脉畸形切除术中，因患者胸腔不受压，手术中呼吸道保持通畅好；易保持患者头部的中线位置，减少椎动脉扭曲的危险（图 11-6）。

坐位切口手术的缺点也较多：手术中出血后易引起血压降低，手术后颅内血肿率较高；空气易进入静脉或静脉窦内引起空气栓塞（发生率可达 25%～50%，小儿多见）、张力性气颅（发生率 3%）；臂丛神经易受损；手术医师的手臂易疲劳等。因此该体位国内较少使用。

有些手术（例如经蝶垂体腺瘤切除术，立体定向手术和颅底手术等）对体位有特殊要求，请参阅相关章节。

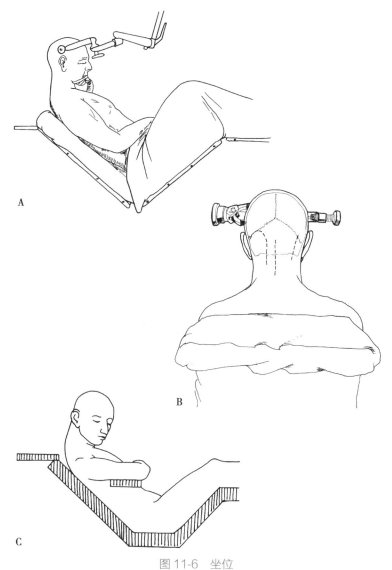

图 11-6　坐位

A. 患者坐位时体位摆放侧面观；B. 患者坐位时体位摆放后面观；C. 患者坐位时，头位可向对侧转，适用于乳突后入路。

（江　涛）

第二节　术中影像技术在神经外科的应用

随着微侵袭神经外科的发展，精准化、个体化的理念使得患者能更好地从手术中获益，其中很大程度上得益于现代影像技术的迅猛发展。近年来，影像技术正逐步发展到为神经外科医师提供术中实时图像，不仅提高了手术安全性，提高了疾病的治愈率，而且也降低了术后神经功能障碍的发生率。术中影像技术包括神经导航、术中 X 线或术中 CT、术中 MRI、术中超声影像、术中脑血管造影（DSA）等。

一、神经导航

在微侵袭神经外科的发展历程中，神经导航无疑是一重要的里程碑式的工具，更是一种理念。它将各种影像学通过一定的注册配准方法与实际的手术解剖进行近乎完美地融合，从而判定手术的入路，了解深部的比邻解剖关系，判别手术的切除范围，从而最大限度地治疗疾病，最大范围地保护重要的解剖结构。

导航影像数据的来源,包含 CT、MRI、DSA、超声、PET-CT 等。不同的数据在导航时应用的侧重点各不相同:CT 更优于显示颅骨、脊柱等骨性结构以及急性期的血肿等;MRI 更优于显示脑正常实质、实质性病变、部分血管病变;DSA 主要用于显示脑血管及相关脑血管病;超声主要用于术中实时对病灶的定位,脑室的定位等;PET-CT 主要用于脑代谢异常疾病的定位。

这些影像数据经过一定的专业处理后可以进一步获得更多信息。比如:CT 可以通过 CT 血管造影(CTA),重建出脑和脊髓血管;MRI 可以通过 MRI 动脉血管造影(MRA)和 MRI 静脉血管造影(MRV)构建出动静脉血管外,可以通过弥散张量成像(DTI)扫描并经过纤维束示踪成像技术(tractography)构建出脑白质通路,可以通过血氧水平依赖成像(BOLD)扫描,并经过数据后处理显示脑功能区(包括任务态脑功能磁共振成像和静息态脑功能磁共振成像),可以通过磁共振波谱成像(MRS)扫描来显示代谢功能异常的病灶。

依据神经导航数据是否在术中实时获取,可以将神经导航分为普通导航和术中实时导航。前者是在术前采集患者的影像数据,经过处理后导入神经导航系统,在术前按解剖标记将影像和患者颅脑进行注册,在术中以术前的影像为依据指导手术;后者是在术中实时采集患者解剖信息并转化为可视化影像,用于实时导航,它相比于普通导航,可以弥补脑移位的不足,可以在术中判断肿瘤切除程度并进一步更新导航,指导残余肿瘤的切除。

神经导航往往需要融合或结合,才能构建患者个体化的导航,从而制订个体化的手术策略:①对于颅底肿瘤,将 CT/CTA 和 MRI 融合,可以更好地判断肿瘤和血管的关系,肿瘤和颅底的关系;②对于功能区脑肿瘤,将 MRI 结构像与 DTI、BOLD 成像融合,可以显示脑肿瘤和重要的语言或运动白质通路的关系,脑肿瘤和重要的脑功能皮质的关系;③对于不明病变的脑病灶穿刺活检,可以将 MRI 结构像和 MRS、PET 影像融合,选择最有可能代表疾病性质的病灶高代谢部位的穿刺靶点;④对于侵及重要静脉的脑膜瘤,可以将 MRI 结构像和 MRV 融合,从而帮助术者更好地保护静脉;⑤对于较小的深部病灶,可以结合术前 MRI 和术中 B 超进行准确定位;⑥对于需要排除术中脑移位因素进行精准实时定位,如残余肿瘤的定位,可以结合术中和术前 MRI 进行综合判断,并将术中 MRI 影像进行导航更新。

病历摘要

女,50 岁,头痛伴记忆力减退 1 个月余。不伴抽搐,不伴意识障碍。追问病史,患者自觉最近数月视物模糊。体检发现患者神志清楚,左眼视力 0.12,右眼 0.1,向右同向偏盲,肢体肌力正常。磁共振如下(图 11-7),考虑左顶枕胼胝体巨大高级别胶质瘤。

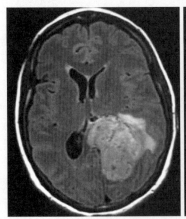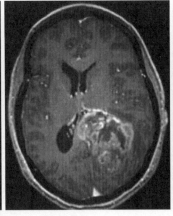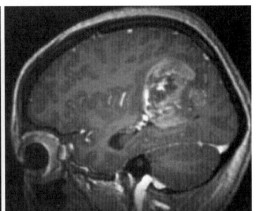

图 11-7　术前磁共振影像

【问题 1】　通过上述病例资料,如果需要进行手术导航,需要进行哪种影像导航?

思路　肿瘤位于顶枕深部,在磁共振上有明显强化,所以结构影像的导航应使用头颅 T_1 增强导航序列。病灶深部前方紧邻锥体束,所以应融合基于 DTI 的白质示踪影像。同时,可以扫描 BOLD 序列,重建运动功能区,融合到导航影像上(图 11-8)。

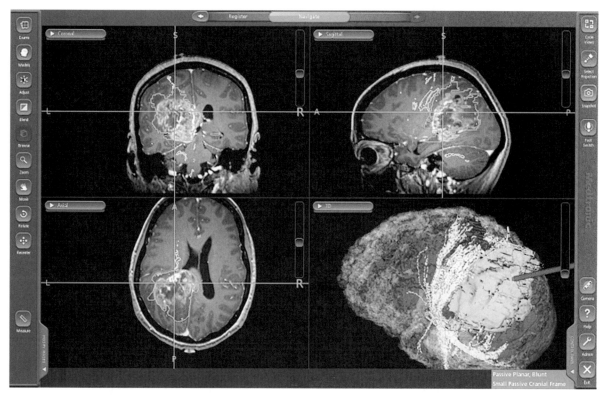

图 11-8　磁共振导航，蓝色区域为肿瘤边界，红色为运动区，黄色为锥体束

【问题 2】　在术中应用导航时，如何看待导航误差？

思路　在导航注册时应该注意注册误差。不同的导航仪提供不同的导航注册方式，包括点对点注册、轨迹注册、扫描注册等。作为神经外科医师需了解不同的导航注册方式，知道其各自的优劣，在术前注册时尽量降低注册误差。

【问题 3】　如何正确理解导航漂移，如何降低导航漂移带来的偏差？

思路　由于我们使用的导航数据是术前的磁共振影像，所以要注意在切除到病变深部时，导航可能因为脑移位而出现导航漂移，镜下的仔细观察解剖边界以及对导航漂移的评估也很重要。如果有条件，可以进行术中磁共振扫描，准确了解术中实时的解剖关系。

二、术中 MRI

术中 MRI 按操作流程和设计可分为移动患者和移动磁体两大类，两者各有利弊，但都需要一个训练有素的手术团队来进行安全、高效的操作。这个团队包括神经外科医师、手术室专科护士、麻醉医师、影像医师和技师、导航技师以及相关工作人员。在应用术中磁共振的每个环节中，团队每个成员的紧密配合、规范操作、反复核查均至关重要。

术中 MRI 从低场强（<0.5T）逐步发展到高场强（1.0～1.5T）和超高场强（>2.0T）。随着图像信噪比逐步提升，影像质量逐步清晰；随着成像速度逐步增加，使得术中扫描更加安全高效；随着磁敏感效应增强，影像序列也逐步从基本的结构像逐步扩展到基于 DTI 的纤维束示踪成像，再到基于 BOLD 的术中脑功能成像；随着弛豫时间的延长，有助于更快更清晰地进行术中脑血管成像（MRA）。同时，磁共振线圈的逐步改良，使得术中磁共振的成像质量逐步接近于普通磁共振扫描。与此同时，随着场强的提高，也会出现一些不足：电介质效应明显，由于波的干涉作用，造成图像信号强弱不均，中心信号偏高；射频特殊吸收率增加，导致局部组织产热，可能会造成热损伤；运动伪影、化学位移伪影以及磁化率伪影也可能更明显。术中磁共振的制造工艺的逐步改进，正在逐步提高优势，弥补不足。

由于术中磁共振操作复杂，应用成本相对较高，手术时间延长，对技术团队的要求较高，所以了解其适应证，选择合理的病例进行术中 MRI 扫描，并使患者从中获益，显得尤为重要。主要应用于：①纠正普通导航的脑移位；②确认术中残余病灶的部位和大小，以及与周围正常解剖结构的比邻关系；③深部病变的穿刺活检手术,确认活检部位是否满意;④术中重建白质传导束和进行脑功能定位;⑤脑血管疾病手术中脑血流动力学的评估;⑥紧急状态下判断颅内情况。

应用术中磁共振的注意事项包括:①建立规范的操作流程并严格执行。在磁共振手术室需明确按照磁共振兼容性标识所有设备,在扫描前由手术医师、护士、麻醉科医师、影像科技师多方反复核查扫描环境。在扫描过程中严密监测患者生命体征,麻醉状态;②对于扫描的 MRI 数据需要在摸索中不断调整参数、改进质量,遇到成像不满意的情况,及时寻找可能的原因;③针对紧急情况,做好各项预案,例如停电,机械故障,患者扫描过程中出现异常情况等;④定期保养,及时维修,确保机器安全高效地运转;⑤技术团队成员的上岗培训对于安全使用至关重要。⑥磁体周围的磁场可能会干扰到周围一些仪器设备,如麻醉机,需考虑到使用过程中可能出现的异常情况。

病历摘要

男,44 岁,1 个月内突发肢体抽搐伴意识障碍 2 次。不伴头痛,不伴恶心呕吐。体检发现患者神志清楚,对答切题,肢体肌力正常。磁共振如下(图 11-9),考虑左额颞岛低级别胶质瘤。

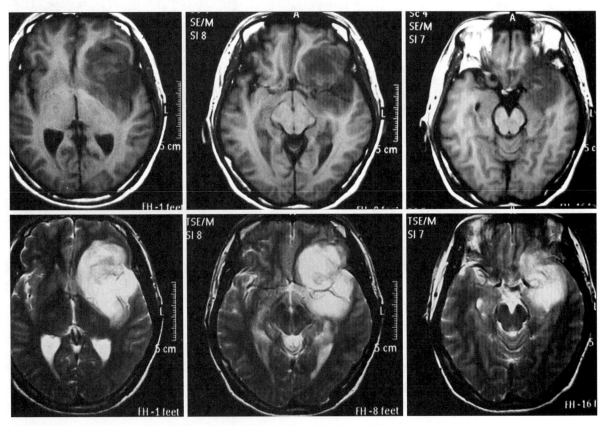

图 11-9 术前磁共振提示左额颞岛低级别胶质瘤

【问题 1】 通过上述病例资料,有无进行术中磁共振扫描的适应证?

思路 肿瘤位于左额颞岛,范围较广,且属于低级别胶质瘤,术中可能边界欠清。病灶深部后方紧邻锥体束,所以术中在切除大部分肿瘤后可能出现脑移位,并且需要在术中判断肿瘤切除范围,了解残余肿瘤与锥体束的关系,指导是否进一步切除肿瘤,有益于术者手术计划的制订,从而达到最大范围安全切除的目的,所以该病例具有术中磁共振扫描的适应证。

手术治疗情况

患者在唤醒麻醉下行开颅肿瘤切除术,在逐步切除肿瘤并逐步达到深部重要解剖结构时,较难判断肿瘤的切除程度。为了判断是否进一步切除,并了解深部重要纤维束的走行,进行了术中 MRI 扫描(图 11-10)。

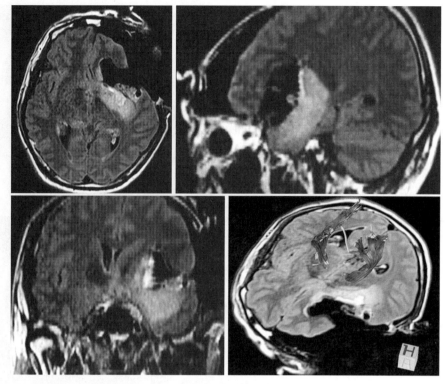

图 11-10　术中 MRI 第一次扫描图像

【问题2】　按照第一次术中 MRI 扫描图像，是否有肿瘤残留，是否需要进一步切除肿瘤？

思路　根据该患者影像，看到在肿瘤深部后缘仍有肿瘤残留，这部分肿瘤距离锥体束仍有一定距离，所以需要进一步切除。

手术过程

将第一次术中 MRI 扫描影像更新至导航仪后（图 11-11），进行残余肿瘤的进一步切除，并在术后进行了第二次术中 MRI 扫描，提示肿瘤获得次全切除（图 11-12），后方紧邻锥体束部分未强行切除，实现术前计划。

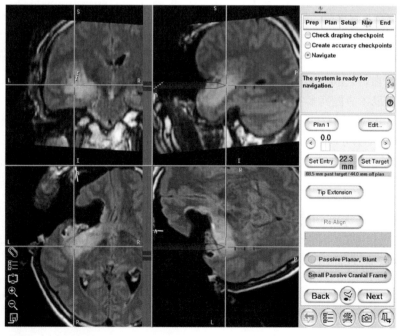

图 11-11　第一次术中 MRI 扫描影像更新至导航仪

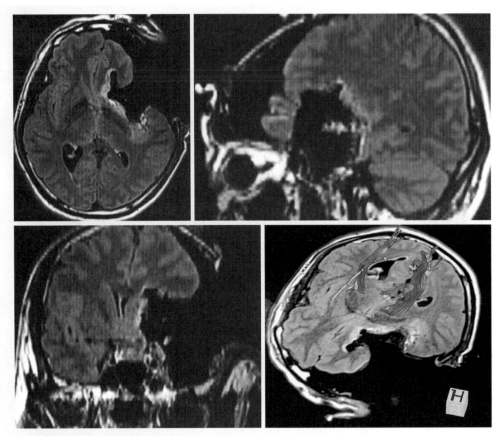

图 11-12　第二次术中 MRI 影像提示肿瘤已达次全切除

三、术中 X 线及术中 CT

脊柱脊髓神经外科涉及的解剖结构较复杂，神经、血管密集，手术难度也较大。由于 X 线平片及 CT 在骨性结构显示方面的独特优势，目前仍然是脊柱脊髓神经外科的重要检查手段。术中 C 型臂 X 线机检查在脊柱脊髓外科手术中广泛应用，术中 O 型臂 CT 机及导航仪可进行骨性结构的三维重建并实时导航，也越来越多地应用于脊柱脊髓外科手术。

脊柱内固定技术随着手术器械的不断改进，内置物的更新换代，经历了长足的进步。然而椎弓根螺钉置钉技术等手术操作仍是神经外科医师的一个难点，徒手置钉风险大，手术时间长，学习曲线长。不完美的置钉可能导致较多出血，反复置钉，甚至术后神经功能障碍、术后疼痛或者术后翻修。所以术中 X 线或者 CT 辅助检查，可以帮助术者提高术中置钉的安全性和准确性，减少手术时间，降低术后并发症，无论在脊柱外伤、脊柱畸形矫正、脊髓肿瘤切除后的内固定等领域都有广泛的应用价值。另外，也有学者认为 O 型臂 CT 扫描联合实时导航技术可以降低术者和患者的辐射剂量。有国外学者报道，在脊髓肿瘤切除中使用术中 CT 也可以提高肿瘤的切除率。在颈椎退行性变的椎管减压术中，术中 CT 的使用对提高椎管减压术的彻底性也有重要意义。目前脊柱内镜的广泛应用，使得术中 X 线和 CT 能发挥更大的作用，使得微侵袭脊柱脊髓外科手术的安全性更高，疗效更佳。

与术中 MRI 相似的是，术中 CT 或 X 线检查也同样需要一个紧密合作、安全高效的团队。术中 CT 相较于术中 MRI，除了在脊柱脊髓神经外科方面的独特优势之外，它的价格相对低廉、对手术室的建造要求相对较低，扫描流程相对比较简单快速，在紧急状况需要明确颅内情况时，其相对较高的灵活性可以服务于更多的手术患者。

病历摘要

女，57 岁，四肢麻木 1 年，左侧为著，近 1 个月加重。四肢肌力正常，四肢浅感觉、皮质感觉及位置觉减退。生理反射（+），病理征（−）。排便正常，排尿略费力，行走略欠稳。磁共振如下（图 11-13），考虑 $C_6 \sim C_7$

椎间盘突出，T_2加权像可见脊髓信号异常，诊断为脊髓型颈椎病。

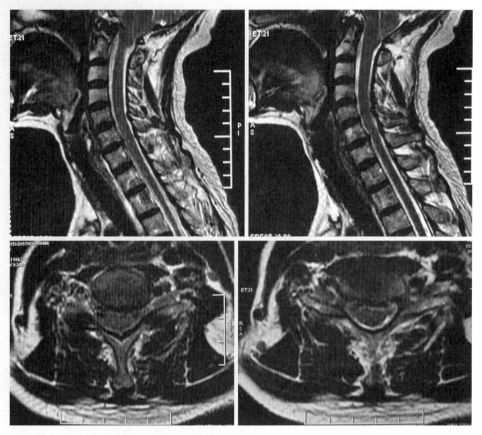

图 11-13　$C_6 \sim C_7$椎间盘突出，T_2加权像可见脊髓信号异常

【问题】　通过上述病例资料，需要做什么手术？术中需要进行何种影像学检查？

　　思路　患者需要进行颈椎前路椎间盘切除、融合术。术中经颈前路，切除椎间盘后，进行融合手术，术中需进行 X 线或者 CT 检查确认植入部位的准确性。

入院后诊疗过程

　　患者需要进行颈椎前路椎间盘切除、融合术。术中进行颈前路，切除椎间盘后，植入 6mm 的自锁式颈椎融合器 ROI-C，植入过程中采用 C 型臂 X 线检查，确认了植入部位的准确性（图 11-14）。术后 MRI（图 11-15）提示脊髓受压完全解除，手术疗效满意。

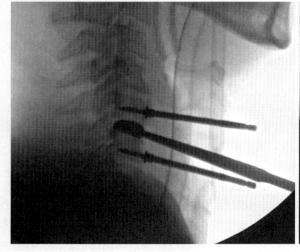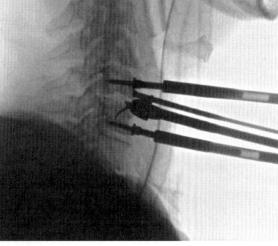

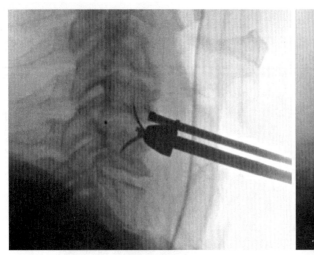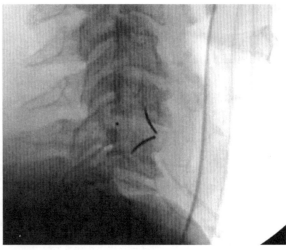

图 11-14 颈椎前路椎间盘切除、融合术，颈椎融合器 ROI-C 植入

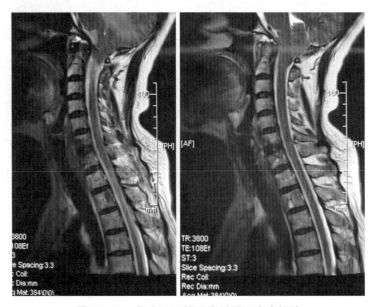

图 11-15 术后 MRI 提示脊髓受压完全解除

四、术中超声影像

超声影像的发展经历了从一维的 A 超到二维的 B 超，再到目前的三维超声，从灰阶超声成像到彩色多普勒血流成像，即使在 CT 和 MRI 等影像飞速发展的现在，仍然有着其独有的发展活力。20 世纪 50 年代起，从 A 超被应用于颅脑占位性病变的检查开始，超声影像在神经外科的应用也经历了近 70 年的发展。超声影像的优势在于：廉价便捷，可从多角度探测，反复且实时，无电离辐射，对场地要求简单等。

超声图像中根据不同灰阶强度可以将回声信号分为强回声（如钙化灶）、高回声（如各种纤维组织）、等回声（如脑实质）、低回声（如疏松结缔组织）、无回声（如脑室系统）。所以，颅脑组织的回声强弱顺序为：颅骨>大脑镰>脑组织>脑室。病变回声的一般顺序为：海绵状血管瘤>脑膜瘤>垂体瘤>胶质瘤>早期血肿>转移瘤（>正常脑组织）>陈旧性血肿。血管疾病的成像一般采用彩色多普勒成像，例如动静脉畸形（AVM）可显示为特征性的红蓝混杂的团块状异常血流影像。神经外科术中使用的超声频率一般是 3.0～7.5MHz，低频超声的组织穿透力强，但图像分辨率差，高频超声的组织穿透力差，但图像分辨率好，所以一般采用 5MHz 进行成像。

超声可以应用于神经外科术中对病变进行定性诊断、深部病灶的定位、判断肿瘤的切除程度、测定病灶的血流量、判断血管搭桥手术后动脉吻合口的通畅性，以及紧急情况下的颅内情况的监测等。术中超声探测始于手术骨窗成形，在硬膜打开前，先行超声扫描，此时采集的声像图可以作为后续图像的基准。打开硬膜后，需以生理盐水湿润脑皮质，减少摩擦力。在深部进行扫描时，需先撤除牵开器、脑棉，并用生理盐水灌满腔隙，作为探头与界面间的耦合剂。

随着超声影像在神经外科术中的广泛应用，随之发展起来的还有超声造影技术，超声导航技术等。超声造影技术可以显著改善颅内血管以及富含血供病灶的显像，比如血管网状细胞瘤的显影，比如 AVM 供血动脉的寻找与鉴别。将标准神经导航仪和 3D 超声仪集合而成的 3D 超声神经导航系统已经问世，它的优势在于即时整合术中实时 3D 超声影像和术前 CT 或 MRI 影像，弥补脑移位误差，提高导航准确性。

病历摘要

患者，女，37 岁，头痛 2 个月余。查体：意识清楚，对答正常，脑神经检查正常，四肢肌力肌张力正常，四肢浅感觉、皮质感觉正常。生理反射（+），病理征（－），右侧轻度共济失调。磁共振见图 11-16，考虑右小脑囊实性病灶，诊断为右小脑血管网状细胞瘤。

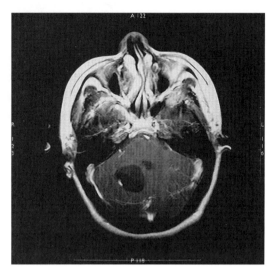

图 11-16　MRI 提示右小脑囊实性病灶

【问题 1】　通过上述病例资料，需要做什么手术？手术的要点是什么？术中导航可能会出现哪种情况？

思路　患者需要进行右小脑血管网状细胞瘤切除术，手术的要点是将实质性病灶完整切除。由于血管网状细胞瘤的实质性瘤体的体积较小，可能只有几毫米，囊液流出后，原囊壁塌陷所形成的皱襞与实质性瘤体用肉眼很难鉴别，所以容易把这些皱襞误以为是实质性瘤体而予以切除，而把真正的肿瘤组织遗留于颅内引起复发。术中可能会出现囊液流出后原囊壁塌陷后导致脑移位和导航漂移。

【问题 2】　针对术中可能出现的导航漂移，最简单便捷找到实质结节的方法是什么？

思路　由于病灶很小，在超声下可以有高回声，而且超声有其独特的便携性，所以可以选择术中超声进行实质结节的定位。

手术治疗情况

该病例术中在打开囊壁前即进行了超声定位（经右侧枕后部横断面），找到病灶结节，以及其在囊腔壁上的位置，顺利完整切除图（图 11-17）。

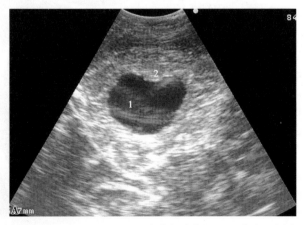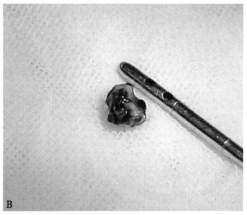

图 11-17　术中超声（图 A，1 为实质部分，2 为囊性部分）及术后病灶（图 B）

五、复合手术术中DSA

复合手术室最早诞生于20余年前的摩纳哥,实现了将造影设备配备到手术室的创举。这一技术的应运而生,得益于多学科交叉,多团队联合诊治的理念。广义的复合手术是指将现代化影像诊断或介入技术和外科手术室进行基础设施上的一体化整合,诊疗技术上的广泛融合,不同专业医、护、技等人员的紧密合作,将原本需要在不同时间段,不同诊疗地点,依靠不同专业人员才能完成的手术,在一个手术室由一个合作团队,一期完成手术。目前狭义上的复合手术主要是指介入诊疗与微创、微侵袭外科的整合,应用于神经外科、心血管外科、骨科和妇产科等。复合手术的理念是现代多学科融合诊疗模式的集中体现,不仅实现了疾病诊治更安全、更高效,还实现了有些疾病诊疗的范围从不可治到可治。

神经外科血管相关疾病的外科治疗主要包含介入治疗和外科手术。将数字减影血管造影机和现代化神经外科手术室进行有机结合而构建的复合手术室,可以将介入诊治和外科手术方式进行高效整合。血管相关性疾病主要包括:①富含血管的颅脑肿瘤(包括血管网状细胞瘤,血供丰富的孤立性纤维瘤或脑膜瘤),可以在肿瘤切除前甚至在肿瘤切除过程中进行造影并行肿瘤供血动脉的栓塞;②复杂动脉瘤,不仅可以在术中进行即刻行造影检查,判断动脉瘤夹闭是否彻底,判断有无误夹重要血管,还可以为有些术中破裂风险较大的动脉瘤(大的颈眼动脉瘤、后循环动脉瘤等)手术保驾护航;③在 AVM 复合手术中,既可以在述前进行栓塞,降低 AVM 血供,也可以通过术中造影判断 AVM 是否完全切除;④需要行搭桥的血管病手术,术中造影可以判断桥血管的通畅性,以及对目标脑区的供血情况;⑤损伤颅脑重要大血管的重度颅脑外伤,在处理破裂血管或者取出颅内异物的过程中,可能造成大出血,术中紧急造影栓塞可以为手术保驾护航。

DSA 复合手术需要一个紧密合作的团队,需要对各类复杂脑血管疾病都有十分深刻的理解,需要对疾病制订详细的手术计划和预案。这样,DSA 复合手术能使治疗事半功倍、安全高效。

病历摘要

患者,女,46 岁,头痛 1 年余,左眼视物模糊 1 月余。查体:意识清楚,对答正常,左眼视野缺损。四肢肌力肌张力正常,四肢浅感觉、皮质感觉正常。生理反射(+),病理征(−)。术前 MRI 及 DSA 如下(图 11-18、图 11-19)

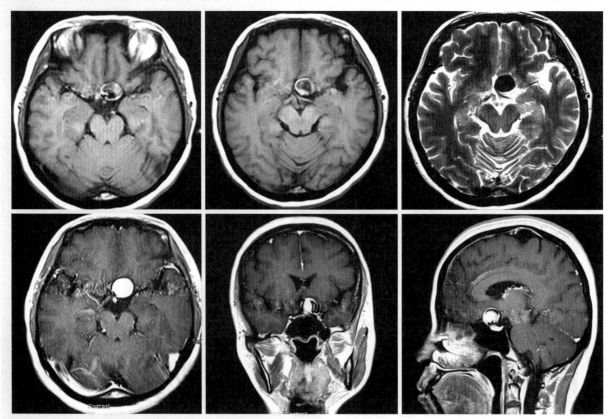

图 11-18 鞍上区巨大留空信号影

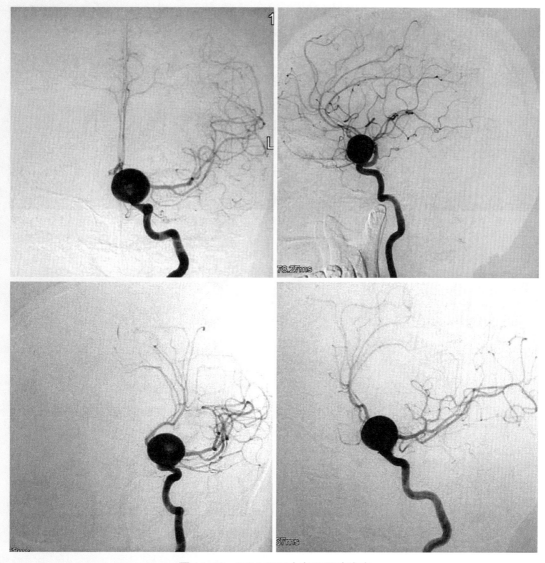

图 11-19　DSA 示巨大左颈眼动脉瘤

【问题 1】　通过上述资料,该患者需要做什么手术? 手术可能会出现哪种情况?

思路　患者既可以选择介入栓塞 + 密网支架植入术,也可以选择开颅动脉瘤夹闭术。

【问题 2】　如果患者选择动脉瘤夹闭术,手术可能会出现哪种情况? 如何制订开颅手术方案?

思路　可能会在术中出现以下情况:①在夹闭过程中出现动脉瘤破裂出血;②由于动脉瘤体积巨大,难以很好地暴露动脉瘤颈,很难很好地暴露近端颈内动脉实现临时夹闭;③由于动脉瘤张力很高,导致无法顺利上夹。为了更安全、顺利地进行动脉瘤夹闭,可以在复合手术室进行球囊辅助动脉瘤夹闭术。

手术治疗情况

在全麻下行开颅手术,在暴露动脉瘤后,行 DSA 下球囊临时阻断近端颈内动脉并回抽远端血液后,动脉瘤体明显缩小,在有限时间内,迅速暴露动脉瘤颈并进行完整夹闭。夹闭后即刻行 DSA 提示动脉瘤夹闭完全,ACA、MCA 等正常血管保护好(图 11-20、图 11-21)。

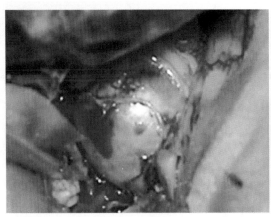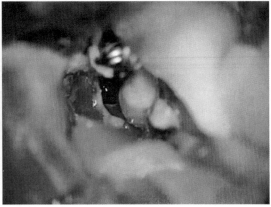

图 11-20 球囊辅助动脉瘤夹闭术

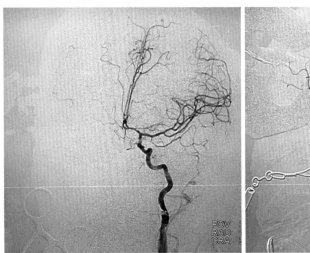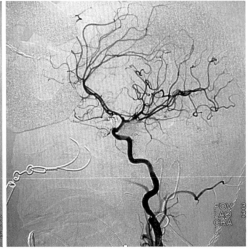

图 11-21 术中 DSA 提示动脉瘤夹闭完全

小 结

术中影像技术日新月异,很大程度上依赖于临床需求的提出,影像采集和处理技术的不断创新发展,医疗设备的持续更新,治疗理念的日臻成熟。因此,临床医师需要和各方人员密切合作,共同攻关,推动术中影像技术的进一步完善,使得神经外科手术更安全、精准和高效。

(王镛斐)

推 荐 阅 读

[1] 周良辅. 现代神经外科学. 3 版. 上海:复旦大学出版社,2021.

[2] HAMEED N,ZHU Y,QIU T,et al. Awake brain mapping in dominant side insular glioma surgery:2-dimensional operative video. Oper Neurosurg(Hagerstown),2018,15(4):477.

[3] LI J,CHEN G,GU S,et al. Surgical outcomes of spinal cord intramedullary cavernous malformation:a retrospective study of 83 patients in a single center over a 12-year period. World Neurosurg,2018,118:e105-e114.

[4] LI P L，SONG J P，ZHU W，et al. The application of hybrid operation suite in the management of cerebral and spinal vascular diseases and intracranial hypervascular tumors. Zhonghua Waike Zazhi，2019，8（57）：607-615.

[5] YU Z，HAMEED N，ZHANG N，et al. Intraoperative awake brain mapping and multimodal image-guided resection of dominant side insular glioma. Neurosurg Focus，2018，45（Video Suppl 2）：V2.

索　引